腹腔镜手术麻醉实践

胡志向　编著

中国海洋大学出版社

·青岛·

图书在版编目(CIP)数据

腹腔镜手术麻醉实践 / 胡志向编著. —青岛:中
国海洋大学出版社,2017.9
ISBN 978-7-5670-1580-7

Ⅰ.①腹⋯　Ⅱ.①胡⋯　Ⅲ.①腹腔镜检—外科手术—
麻醉学　Ⅳ.①R656.05

中国版本图书馆 CIP 数据核字(2017)第 232915 号

出版发行	中国海洋大学出版社
社　　址	青岛市香港东路 23 号　　　　　邮政编码　266071
出 版 人	杨立敏
网　　址	http://www.ouc-press.com
电子信箱	369839221@qq.com
订购电话	0532—82032573(传真)
责任编辑	矫燕　　　　　　　　　　电　　话　0532—85902349
印　　制	蓬莱利华印刷有限公司
版　　次	2017 年 11 月第 1 版
印　　次	2017 年 11 月第 1 次印刷
成品尺寸	185 mm×260 mm
印　　张	20.875
字　　数	483 千
印　　数	1～1 000
定　　价	66.00 元

发现印装质量问题,请致电 0535—5651533,由印刷厂负责调换。

前　言

腹腔镜是目前广泛应用于临床的可视化手段,可直接清楚地观察患者腹腔内情况,同时进行检查和治疗,在治疗外科疾病中的作用已越来越受到人们的瞩目,得到迅猛发展,从事腹腔镜手术麻醉的专业人员也日益增多。在促进腹腔镜外科发展的诸多因素中,腹腔镜手术麻醉占有极其重要的地位。评价腹腔镜外科水平的高低,以及治疗水平的好坏,不仅取决于外科或外科医师的水平,更重要的决定于包括麻醉在内的所有参与腹腔镜外科治疗工作的综合实力和整体水平。因此,所有参与腹腔镜手术的工作人员,都必须对腹腔镜手术麻醉有所了解,而专职从事腹腔镜手术麻醉的人员,不仅要精通腹腔镜手术麻醉,也要孜孜不倦地努力扩展知识面,尤其是与腹腔镜手术麻醉相关的知识。只有这样,才能驾驭病人的安全,维持循环、呼吸和内环境的稳定,确保病人顺利康复。鉴于此,作者借鉴国内外腹腔镜手术麻醉的有关文献资料,结合多年来临床实践体会,编写成了《腹腔镜手术麻醉实践》,为腹腔镜手术麻醉管理专业及相关人员提供参考,以提高腹腔镜手术治疗水平。

本书内容结构清晰,贴近临床,注重实用,内容集中反映近年国内外腹腔镜手术麻醉的新知识、新理念、新技术、新进展。适合麻醉科医师、临床研究生及其他相关人员使用。

为了提高本书质量,在编写时参考了国内外大量相关资料和教科书,在此对参考文献的作者表示诚挚的感谢和敬意。中国海洋大学出版社给予了大力支持,使本书得以顺利出版,在此一并致以真诚的谢意!

由于作者对丰富的腹腔镜手术麻醉内容的掌握难免有偏差,加之水平有限,因此书中一定存在不足之处,恳请专家、读者批评指正。

胡志向

2017 年 9 月

目　　录

第一章　腹腔镜手术麻醉前评估与准备

当代医疗提倡人性化关怀,术前访视可以充分了解患者病情,评估患者心肺及各项功能是否适合麻醉,同时与患者及其家属进行良好的沟通,取得其信任。对于腹腔镜外科手术,术前均会产生不同程度的恐惧、焦虑等不良心理应激状态,术前应激可以致失眠、紧张、胃肠功能紊乱等,影响手术耐受力和术后康复。术前访视能够提高患者的耐受力,并且减少术后并发症发生,提高护理满意度,腹腔镜手术患者术前病情评估是保障手术患者安全的重要环节,术前病情评估不仅对麻醉科医师,而且对手术科室医师都是至关重要的工作,其意义涉及保障患者麻醉和手术中的安全,以及减少围术期并发症的发生率和病死率,多数麻醉药对机体的重要生命器官和系统功能,例如呼吸、心血管系统等都有非常明显的影响。麻醉药的治疗指数(半数致死量/半数有效量)仅为 $3\sim4$;相比之下,大多数非麻醉药的治疗指数确实数百甚至数千。麻醉药这么窄的安全范围,说明了麻醉自身的风险性,然而更重要的方面是来自患者病情和手术的复杂性,以及患者对麻醉和手术的承受能力。因此,麻醉的危险性、手术的复杂性和患者的承受能力是麻醉前病情评估的要点。

所有麻醉药和麻醉方法都可影响病人的生理状态稳定性,手术创伤和出血可使病人生理功能处于应激状态;外科疾病与并存的内科疾病又有各自的病理生理改变,这些因素都将造成机体生理潜能承受巨大负担。为减轻这种负担和提高手术麻醉安全性,在手术麻醉前对全身情况和重要器官生理功能做出充分估计,并尽可能加以维护和纠正。麻醉科医师在麻醉前访视病人,目的在于:①获得有关病史体检和精神状态的资料,做出麻醉前病情估计;②指导病人熟悉有关的麻醉问题,解决其焦虑心理;③与外科医师和病人之间取得一致的处理意见。全面的麻醉前估计工作应包括以下几个方面:①充分了解病人的健康状况和特殊病情;②明确全身状况和器官功能存在哪些不足,麻醉前需做哪些积极准备;③明确器官疾病和特殊病情的安危所在,术中可能发生哪些并发症,需采取哪些防治措施;④估计和评定病人接受麻醉和手术的耐受力;选定相适应的麻醉药、麻醉方法和麻醉前用药,拟订麻醉具体实施方案。为了切实做好术前病情评估和准备工作,要求:①充分认识手术患者术前病情评估与准备的重要性;②了解麻醉前访视与检查的流程;③对麻醉前准备的特殊性有初步概念;④掌握麻醉前用药的原则。

第一节　腹腔镜手术麻醉前访视与评估

一、病史复习

麻醉前要对病历资料采取系统性复习方法,尽可能做到全面详细的了解。

(一)个人史

个人史包括:日常生活、劳动能力,能否胜任较重的体力劳动和剧烈活动,是否出现心慌气短;有无饮酒、吸烟嗜好,每日量多少;有无长期咳嗽、咳痰、气短史;有无吸毒成瘾史;有无长期服用安眠药等历史;有无怀孕等。

(二)过去史

了解以往疾病史,特别注意与麻醉有关的疾病,如抽搐、癫痫、高血压、脑血管意外、冠心病、心肌梗塞等心脏病,肺结核、哮喘、慢性支气管炎、肝炎、肾病、疟疾、脊柱疾病、过敏性疾病或出血性疾病等。同时询问曾否出现过心肺功能不全或休克等情况,近期是否还存在有关征象,特别对心前区疼痛、心悸、头晕、昏厥、活动后呼吸困难、夜间憋醒、长期咳嗽多痰等征象应引起重视,还需判断目前的心肺功能状况。

(三)过敏史

病人的过敏反应具有重要性,但对过敏反应与副作用,应予明确鉴别。对以往任何药物过敏史,都应该有详细的文字记录,应对过敏反应的真实性质(系过敏反应还是副作用)有所判定,以利于为今后的处理提供判断参考。

(四)治疗用药史

有些手术病人因治疗需要,常已应用降压药、β-受体阻滞药、皮质激素、洋地黄、利尿药、抗菌素、降糖药、抗癌药、镇静安定药、单胺氧化酶抑制药、三环抗抑郁药等药物,应了解其药名,用药持续时间和用药剂量,有无特殊反应。

(五)外科疾病史

明确病人当前患有哪几种外科疾病。麻醉处理取决于拟施行的手术类型,也决定于术前的治疗和准备程度,同时要指出麻醉处理的危险所在,还需要做那些补充检查和治疗。

(六)以往麻醉手术史

①以往做过哪种手术,用过何种麻醉药物和麻醉方法,麻醉中及麻醉后是否出现特殊情况,有无意外、并发症和后遗症,有无药物过敏史,家庭成员中是否也发生过类似的麻醉严重问题。②以往手术可能影响麻醉方案,例如颈椎固定手术史病人,对其麻醉处理就不同于正常颈椎和呼吸道的病人;又如对正在进行动静脉瘘血液透析的病人,避免在患肢上施行静脉穿刺置管或缚扎血压充气套囊。③了解以往对某些麻醉药的不良药

物反应(如病人对琥珀胆碱曾出现异常麻痹延长史,或恶性高热史),今次麻醉需避免再使用。④重点询问麻醉后的并发症问题,在上次麻醉后是否出现过异常情况。

(七)今次手术情况

麻醉前访视中需与手术医师交谈,了解手术意图、目的、部位、手术难易程度、出血程度、手术时间长短、手术危险所在,以及是否需要专门麻醉技术(如低温、控制性低血压等)配合。此外,还需了解手术的急缓程度。

(八)内科疾病史

许多内科疾病从麻醉处理角度看属高危病例,与麻醉手术预后有密切关系,需从病史中获得所需的有关资料。

1. 心血管系统

(1)高血压、瓣膜病、缺血性心脏病、周围血管病病史应列为重点;重点询问风湿热史和心脏杂音史,是否出现过昏厥史,后者常发生于在二尖瓣脱垂病和肥厚性心肌病病人。①对高血压病应了解患病的时间、接受何种治疗、治疗时间、是否有效等问题。合并高血压未经治疗或治疗不恰当的病人,围术期血流动力学波动幅度大,危险性倍增,死亡率较高。②对中年以上冠状动脉粥样硬化病人,应询问是否有心绞痛史、陈旧性心肌梗塞史或充血性心力衰竭史。据报道,术前伴心肌梗塞不足 6 个月(称"近期心肌梗塞")的非心脏手术病人,其围术期的再心肌梗塞率和死亡率都显著增高。因此,对近期心肌梗塞病人的择期手术应予以推迟;如系急诊手术,围术期应加强血流动力学监测,手术全过程要时刻警惕再发心肌梗塞。此外,要核对当前所用的治疗药物,记录静息无疼痛期的心率和血压;记录运动诱发心绞痛时的心率—收缩压乘积(PPP);明确是否存在肺静脉高压和充血性心力衰竭。冠心病病人常伴有焦虑,应利用术前药、麻醉处理和其他方法使病人充分安静休息,防止儿茶酚胺大量释放。手术前晚应使病人充分睡眠。术前药宜用地西泮或劳拉西泮(0.15 mg/kg)诱导前 1 h 口服及吗啡(0.1 mg/kg)和东莨菪碱(0.2~0.5 mg)肌注。

(2)心律失常:重点注意心律失常的性质与类型,是否已安装心脏起搏器。衡量病人的脉搏和神志的关系。症状性心律失常同样具有重要性。术前指诊摸出室性早搏的病人,择期手术前应加以治疗。有心动过速病史的病人,手术期间可能出现阵发性室上性心动过速。某些心律失常(包括非窦性律、房性早搏和每分超过 5 次的室性早搏),围术期可能发生心脏意外。

(3)心脏起搏器:①需要安置起搏器的病人,提示已确诊存在严重心血管系疾病,同时还可能并存其他器官退行性病变。因此,术前除需要估计和调整心功能失常外,还必须处理其他器官系统功能衰竭。术前需要测定病人的清醒程度,这不仅与脑灌注有关,也反映心输出量现状。②需牢记起搏电极与心脏直接相连,且心脏完全依靠它才能较正常地跳动。因此,术前必须了解起搏器的类型与安装部位。在安置体位时,要特别注意防止起搏器电极与心脏脱开,同时必须将起搏器系统与任何电器设备隔绝,严格防止外界电源误传至心脏而引起心室纤颤意外。手术中使用电灼,可干涉起搏器的功能,因此,术前有必要更换为非同步型起搏器,后者不受电灼干扰。明确起搏器安装部位的另一个理由是,便于事先设计安置电灼极板的恰当位置,使电灼电流尽可能少地经过起搏器。

2.呼吸系统:重点在对肺气肿、支气管炎、哮喘、近期上呼吸道感染、经常性或非经常性咳嗽,以及鼻窦炎病人进行估计。①需了解病人的日常活动能力。通过询问问题即可初步获知,例如"能否快速登上一层楼,登上后是否上气不接下气"。但心脏病同样也可发生呼吸困难,需加以鉴别。②对慢性阻塞性肺疾病病人(COPD)应了解每天咳痰量。如果每天痰量增多或痰颜色与平时不一样,提示病人已合并急性上呼吸道感染。此时,择期手术应推迟,直至感染痊愈后2周再进行。③病人突发不能控制的剧咳,往往是哮喘或胃内容物反流和误吸的唯一征象。④患有鼻窦炎或鼻息肉的病人,应禁用经鼻气管内插管。

3.胃肠系统:胃内容物误吸是麻醉期间最危险的并发症之一。麻醉前对病人是否面临反流误吸危险,必须做出明确的判断。下列因素如疼痛、近期损伤、禁食时间不足、糖尿病、肥胖、妊娠,或应用麻醉性镇痛药、β-肾上腺素能药物或抗胆碱药等,均可延迟胃内容物排空,或改变食管下端括约肌张力,显然会增加误吸的机会。对肝病病人应询问输血史、肝炎史、呕血史,慢性肝病如肝硬化和低血浆白蛋白史。这类病例的药物药代学和药动学常发生明显改变。此外,肝功能不全病人常出现凝血机制异常。

4.生殖泌尿系统:①肾功能不全,也可能来自泌尿系统以外的其他器官疾病,如糖尿病、结缔组织病、高血压或周围血管病等,应详细询问肾功能不全的症状和体征。对慢性肾功能衰竭病人应明确最后一次血液透析的时间,因透析前和后体内的血容量和血浆钾浓度常会发生显著改变;②应询问病人近期是否有慢性泌尿道感染史,尤其是对生育年龄妇女应询问近期是否怀孕。

5.内分泌系统:①对每一例病人都应常规询问是否有糖尿病史。因糖尿病常合并静息性心肌缺血、自主神经系统疾病和胃麻痹症,应重点注意心血管系统和其他器官系统改变。②肾上腺功能抑制与使用皮质激素有关。对经常使用皮质激素治疗的病人(如哮喘、溃疡性结肠炎和风湿性关节炎等),应询问共用药剂量和最后一次用药时间。肾上腺皮质功能抑制不能预测,取决于激素的用药剂量、药效和频度,以及激素治疗时间的长短。泼尼松累积剂量大于0.4 g,即会发生肾上腺皮质功能抑制,且可延续至停止用药后一年。③甲状腺疾病有甲状腺素补充型(甲状腺机能低下)或抗甲状腺素型(甲状腺机能亢进)两类。近年资料表明,对稳定型的甲状腺机能低下病人,允许施行择期麻醉和手术,但为慎重考虑,也可推迟择期手术,其间适当补充甲状腺素治疗。④其他内分泌疾病如甲状旁腺机能亢进,提示病人存在多发性内分泌赘生物综合征,需进一步排除其他内分泌异常,如嗜铬细胞瘤或甲状腺髓体癌。

6.神经系统:询问病人是否患有中枢和周围神经系统疾病,颅内压改变情况。①颅内病变必然并发颅内高压。②垂体瘤可引起内分泌异常,围术期需特别小心处理。③近期曾有脑缺血发作史者,术前必须对其神经系统情况进行仔细评估,大致可分为三类:一过性缺血发作,其症状和体征的持续时间一般不超过24 h;可逆性缺血损害,其症状和体征持续一般不超过72 h;完全性脑缺血,即脑血管意外,遗留永久性体征。④有癫痫史者,应询问癫痫病史,包括癫痫的类型、发作频度、最后一次发作时间,以及是否已用抗癫痫药治疗。⑤有脊髓损伤史者,必须测定其神经损害平面;损害平面超过胸,给以持续性皮下刺激或内脏膨胀刺激可诱发自主神经系反射亢进发作。近期脊髓损伤病人应避用琥珀胆碱,因去极化过程可促使细胞内钾大量释出而引起高血钾。⑥肌肉骨骼系统改变常见于风湿性关节炎史病人,可引起麻醉麻烦问题,应预先估计,如喉头解剖学改变,颈椎、颞颌关节活动度受限等可致呼吸管理发生困难;颈椎不稳定常发生于环枢关节,气管插管期对头位的要求,需加倍谨慎处理;因风湿性关节炎致关节活动显著受限时,麻醉诱导后安置和固定手术体位常可能遇到困难。

7. 体壁系统:近期烧伤病人应禁忌使用去极化肌松药,因有发生高血钾的危险,需要急诊手术者,要特别重视呼吸道管理,以及适宜的输液扩容治疗。

8. 血液系统:询问病人以往是否有出血病史,是否需要经常输血,足以说明在围术期可会出现异常出血。如果术前有足够的时间,应考虑采用自体输血技术。已证实对这类病人采用自体输血是有效的措施。应用红细胞生成素可增加术前自体采血的有效性和采血量。

二、术前用药检查

外科对手术病人在手术前,常有应用内科治疗用药物的情况,术前需要全面检查,以决定是否继续用药或停止使用,相应还需要注意哪些事项。合并内科疾病的病人,常使用降压药、β-受体阻滞药、皮质激素、洋地黄、利尿药、抗菌素、降糖药、抗癌药、镇静安定药、单胺氧化酶抑制药、三环抗忧郁药等治疗。应了解其药名、用药时间和用量,有无特殊反应;明确哪些药物与麻醉药之间可能存在相互不良作用。据此,决定术前是否需要继续使用或停止用药。

(一)抗高血压药

一般情况下,除利尿药以外的抗高血压药应一直用到手术前。许多报告强调,围术期停用 β-肾上腺阻滞药或可乐定,反会引起明显的血流动力学副效应。

(二)利尿药

术前一般应停用利尿药,术前应用噻嗪类利尿药者,尽管已采用补钾或使用钾缓释制剂,仍不免发生低钾血症,15%的病人血清钾浓度<3.5 mmol/L;10%的病人血清钾浓度<3.0 mmol/L。术前血清钾一般仍应以保持>3.5 mmol/L为妥。

(三)洋地黄

围术期应继续使用地高辛,对Ⅲ、Ⅳ级充血性心功能衰竭病人证明是有效的。近期资料指出,心房纤颤病人应用地高辛应有所限制。

(四)抗心绞痛药

正在使有心绞痛治疗药包括硝酸酯类、钙通道阻滞药、β-肾上腺素能受体阻断药者,都应继续使用到手术前;如系口服用药者,应继续保持其常用剂量和时间间隔。

（五）抗心律失常药

根据抗心律失常药的应用指证,围术期抗心律失常药应一直延续使用至手术前。但有些抗心率失常药的副作用与麻醉药之间存在一定的相关性。例如:①奎尼丁用于地高辛血浆浓度已达稳态的病人,麻醉可致地高辛清除率降低,易因此引起洋地黄中毒。②奎尼定和普鲁卡因酰胺都可引起 QT 间期延长综合征。③丙吡胺(Disopyramide)是心肌抑制药,在吸入挥发性麻醉药恢复期间,可出现心肌抑制加重。④胺碘酮(Amiodarone)可引起甲状腺功能改变,对甲状腺毒症具有更大的敏感性,易诱发甲状腺机能亢进,同时易感肺炎。⑤利多卡因是常用抗心律失常药,可降低吸入麻醉药的 MAC,因此也可用作静脉麻醉辅助药。

（六）支气管扩张药

氨茶碱除抑制磷酸二酯酶外,还引起去甲肾上腺素释放。在氟烷麻醉期间并用氨茶碱,可引起室性心律失常。围术期改用非肠道营养,可引起肝脏代谢氨茶碱的能力发生改变,容易导致氨茶碱血清浓度达中毒水平。经验指出,氨茶碱用于已经接受稳定剂量氨茶碱的病人无害,但对继发性反应性支气管痉挛病人,应避用氨茶碱注射用药,可改用雾化吸入支气管扩张药和皮质激素。如果病人已常规雾化吸入支气管扩张药,术前 30～60 min 应再予雾化吸入一次。

（七）胰岛素和口服降糖药

1. 对成人胰岛素依赖型糖尿病病人,在手术日晨开始静脉输注葡萄糖盐水后,给予1/2 平常用剂量胰岛素即足。

2. 口服降糖药:手术日晨不应使用口服降糖药,特别是长效降糖药如氯磺丙脲(Chlorpropamide)、吡磺环已脲(Glipizide)、优降糖(Glyburide)。这类与血浆白蛋白呈离子化结合的药物,当围术期使用其他药物时,它们可从结合部位游离,从而可加剧降糖作用。曾用口服长效降糖药治疗的病人,术后在未清醒期间可出现无症状性低血糖。

（八）皮质激素

曾用过皮质激素和促肾上腺皮质激素的病人,围术期应再补充适量皮质激素。

（九）甲状腺药物

鉴于甲状腺素的半衰期较长(1.4～10 d),因此手术当天可以不再使用。抗甲状腺素药物如甲巯基米唑、丙基硫氧嘧啶则应继续用至手术当天晨。

（十）抗癫痫药

抗癫痫药应继续使用至手术当天。许多抗癫痫药可降低肝脏微粒体酶系功能,因此,可引起围术期所用药物的药代学改变。

（十一）抗精神病和抗抑郁药

这类药物一般都应使用至手术前,但有些特殊情况需加以慎重考虑。

1. 单胺氧化酶抑制药(MAOI):应用 MAOI 者,一般需在术前 2 周停止使用,否则围术期可出现许多不良反应,包括心律失常和死亡,有关这方面麻醉意外的报道已较多。

给这类病人使用麻醉药,其主要危险在停药后可能出现严重精神病并发症。

2.锂:用于治疗狂躁病的碳酸锂,可增强肌松药的作用,同时麻醉药用量也减少。

3.三环抗抑郁药(TCA):可阻滞去甲肾上腺素的再摄取,并耗空神经末梢这类神经递质。

(十二)非甾类抗炎药(NSAID)

非甾类抗炎药可影响血小板功能而导致凝血机制异常。水杨酸钠(阿司匹林)引起血小板环氧酶不可逆性乙酰化,其结果是使血小板寿命期 7～10 d 内的聚集性减退。其他 NSAID 也同样抑制血小板酶体,但均属可逆性,单次用药一般最多仅抑制 2 d。因此,阿司匹林应在择期手术前至少停用 7 d,其他 NSAID 在手术前应至少停用 48 h。

(十三)抗凝药

手术前一般都必须停用抗凝药。

(十四)抗肿瘤药

对肿瘤病人麻醉科医师需要询问其有关抗肿瘤药的使用情况,已用什么治疗药、已使用多久等,此外还需要测定其骨髓功能状况。阿霉素主要副作用为骨髓功能抑制和心脏副作用。博来霉素(争光霉素)主要问题在于引起肺间质纤维性变。

(十五)抗青光眼药

应用抗青光眼药的病人,围术期应常规继续使用。碘化二乙氧磷酰硫胆碱和异氟磷均为非可逆性抗胆碱酯酶药,都延长琥珀胆碱的作用。眼局部应用 β-阻断药可吸收入血,并引起全身影响,有些病人的心血管系应激反应储备可能被削弱。

(十六)抗菌素

抗菌素特别是氨基糖苷类(aminoglycoside)可增强神经肌接头阻滞作用,这样对术毕逆转神经肌接头阻滞作用可能发生困难,或出现呼吸性酸中毒。

(十七)阿片类与苯二氮卓类药

这类药物宜继续用至术前。如果经口服用药不合适,可改经非口服途径用药。

三、术前体格检查

麻醉前要针对与麻醉实施有密切关系的全身情况和器官部位进行重点复查。

(一)全身情况评估

通过快速视诊病人观察全身情况,包括有无发育不全、畸形、营养障碍、贫血、脱水、浮肿、发绀、发热、消瘦或过度肥胖等,常能提供重要的评估资料。

(二)生命体征

1.术前应常规测定生命体征,包括血压、脉搏、呼吸、体温和体重,并作记录。对周围血管疾病病人应测定双侧上肢的血压,如果两侧血压不一致,超过 20% 或大于 2.66 kPa(20 mmHg)时,提示病人存在血管硬化。

2.术前测定脉搏血氧饱和度(SpO_2)基础值,不仅可确定呼吸系统有否异常,还有助于指导术后是否需要持续吸氧,对病人离开麻醉恢复室提供依据。

3. 了解近期内的体重变化。成人标准体重(kg)可按身高(cm)减 100 粗略估计,超过标准体重 10% 以上者为体重过重,麻醉剂量可能较一般人大;低于标准体重 10% 以上者为体重过轻,麻醉剂量应适当减少。近期体重逐渐上升者,提示对麻醉的耐受性多半较好;近期内体重显著减轻者,对麻醉的耐受一般很差,应加以注意。对过度消瘦或极度肥胖病人要警惕术中容易发生呼吸循环意外。小儿术前必须常规测量体重。如果实际体重大于年龄体重(=年龄×2+7),用药量可根据实际体重计算;如果小于年龄体重,用药量宜按年龄体重的偏小剂量计算。

4. 体温上升常表示体内存在炎症或代谢紊乱,对其麻醉用药和剂量需慎重,一般耐药均差,耗氧量大,术中供氧需充分。体温低于正常者,表示代谢低下,一般情况差,麻醉耐受性也不佳。

5. 血压升高者,应在反复多次测量双上肢血压,明确其原因、性质和波动范围,决定术前是否需要抗高血压治疗;同时要估计高血压累及心、脑、肾等重要器官功能损害的程度,是否合并冠状动脉、主动脉、颈动脉、脑动脉、肾动脉及周围动脉病变,相应脏器是否出现供血不足。

6. 血红蛋白、红细胞计数和血细胞比积,可反映贫血、脱水及血容量的大致情况。成人血红蛋白低于 80 g/L 或高于 160 g/L(多因脱水所致),麻醉时容易发生休克、栓塞等严重并发症,需于术前尽可能作纠正。对年龄超过 60 岁者,术前应重视纠正正常血容量性贫血。年龄小于 3 个月的婴儿,术前血红蛋白应至少超过 100 g/L;大于 3 个月者,应至少达到 90 g/L 方称满意。白细胞计数和中性细胞增高,以及红细胞沉降率增快,提示体内存在急性炎症病变,愈严重者,麻醉耐受性愈差。

7. 尿常规检查需包括每小时尿量或每日总尿量。通过尿比重可估计病人的水和电解质代谢情况;尿糖阳性应考虑糖尿病,需进一步检查确诊;尿蛋白阳性应考虑肾脏实质性病变;尿红、白细胞和管型阳性,应想到泌尿系炎症。尿量明显减少,以至少尿、闭尿时,应考虑严重肾功能衰竭。对尿常规检查阳性的病人,应进一步做血液生化检查,以判断肾功能状况。肾功能已减退的病人,麻醉耐受性极差,术后容易出现急性肾功能衰竭。

8. 基础代谢率可明显影响麻醉药用量和麻醉耐受性。基础代谢率高者,麻醉药用量大,氧耗量大,且麻醉不易平稳;代谢率低者,麻醉药用量需减小,麻醉耐受差。

9. 观察呼吸次数、深度、形式(即胸式呼吸、腹式呼吸)及通气量大小,有无呼吸道不通畅、胸廓异常活动和畸形。

10. 遇有下列 X 线检查阳性征象者,应考虑改变麻醉方法以求适应。例如,气管明显移位或狭窄;纵隔占位病变已压迫邻近大血管、脊神经、食管和气管;主动脉瘤;肺气肿、肺炎、肺不张;肺水肿或肺实变;脊椎、肋骨或锁骨新鲜骨折;右位心、心包填塞、心包炎或心脏明显扩大等。

11. 对并存急性上呼吸道感染(鼻堵塞、咽充血疼痛、咳嗽、咳痰或发热)者,除非急症,手术应暂停,至少需推迟到治愈一周后再手术。对于慢性气管、支气管炎或肺部疾病病人或长期吸烟者,注意痰量、性状、浓稠度、是否易于咳出,需采取预防术后肺并发症或病变播散的措施,禁用刺激呼吸道的麻醉药。对于已影响呼吸道通畅度的疾病要特别重视,如鼻中隔偏歪、鼻甲肥大、鼻息肉、扁桃体肥大、颈部肿物压迫气管、声带麻痹、大量咯血、呕血、频繁呕吐、昏迷、过度肥胖、头面颈烧伤或创伤,以及颈项过短等,麻醉中都易引起急性呼吸道阻塞,需常规采取清醒气管内插管,或事先做好抢救准备(如气管插管用具、吸引器、气管切开器械包及纤支镜等)。对拟行气管内插管的病人,必须常规检查呼吸道有关解剖及其病理改变。

12. 肺活量计检查(spometry):文献资料认为,对某些非胸腔手术病人术前常规检查肺功能,有其实际价值。预测上腹部手术后肺部合并症,以仔细询问分析病史和体检,比肺活量计测定为有效。

(三)气道、牙齿、颈部检查

1. 对拟经口腔插管病人,气道应做精确的重点检查,包括颈椎活动度、颞颌关节功能和牙齿情况。

2. 牙齿,应仔细检查病损牙和镶牙的情况,有脱落被误吸危险,作好记录。对松动牙或义齿在麻醉前应摘下。

3. 颈部检查可与上述的气道检查同步进行。颈动脉区有杂音,提示存在周围血管病,需要做进一步检查,但并不意味着围术期的中风率增加。迅速触诊检查和明确甲状腺和气管情况。

(四)呼吸功能的评估

麻醉前对急慢性呼吸系疾病或呼吸功能减退病人,施行一定的估计和治疗准备,可显著降低围术期呼吸系统并发症及其死亡率。

1. 常见呼吸系疾病病人的麻醉耐受力估计。手术病人并存呼吸系慢性感染和肺通气功能不全者并不罕见,其中尤以哮喘和慢性支气管炎并肺气肿为常见。麻醉前要重点掌握有关病史和体检,以判断感染程度和肺功能减退程度,并据此进行细致的术前准备工作。下面列举常见的病史和体检项目,对这类病人的术前估计和准备具有实用价值。

(1)呼吸困难:活动后呼吸困难(气短)是衡量肺功能不全的主要临床指标,据此可作出估计,详见表1-1。

表1-1 呼吸困难评级

0级	无呼吸困难症状
Ⅰ级	能较长距离缓慢平道走动,但懒于步行
Ⅱ级	步行距离有限制,走一或二条街后需要停步休息
Ⅲ级	短距离走动即出现呼吸困难
Ⅳ级	静息时也出现呼吸困难

注:指呼吸系疾病引起的呼吸困难。根据正常步速、平道步行结束后观察。

(2)慢性咳嗽多痰:病人在1年中有持续3个月时间慢性咳嗽多痰,并已连续2年以上历史者,即可诊断为慢性支气管炎,是一种慢性阻塞性肺疾病,手术后极易并发弥散性肺泡通气不足或肺泡不张,术前应做痰细菌培养,并应用相应的抗菌素控制感染。

(3)感冒:为病毒性呼吸道感染,可显著削弱呼吸功能,呼吸道阻力增高可持续达 5 周,同时对细菌感染的抵抗力显著减弱,从而容易使呼吸道继发急性化脓性感染,或使原有呼吸系疾病加重。

(4)哮喘:提示呼吸道已明显阻塞,肺通气功能严重减退,哮喘病人围术期的呼吸系并发症可比呼吸系正常病人高 4 倍。

(5)咯血:急性大量咯血有可能导致急性呼吸道阻塞和低血容量,甚至出现休克,有时需施行紧急手术,麻醉处理的关键在控制呼吸道,必须施行双腔支气管插管。

(6)吸烟:凡每日吸烟 20 支以上,并有 10 年以上历史者,即可认为已经存在慢性支气管炎,平时容易继发细菌感染而经常咳嗽吐痰,麻醉后则容易并发呼吸系严重并发症,发生率远比不吸烟者为高。

(7)长期接触化学性挥发气体:为引起慢性支气管炎的主要诱因之一,同时伴有全身毒性反应。

(8)高龄:老年人易并发慢性肺疾病,尤以阻塞性肺疾病和肺实质性疾病为多见,并由此继发肺动脉高压和肺心病,这是高龄老人麻醉危险的主要原因之一,麻醉前必须对这类并存症加以明确诊断,并做好细致的术前准备工作。

(9)肺部视诊:观察呼吸频率、呼吸型和呼吸时比;有无唇紫、发绀;有无膈肌和辅助呼吸肌异常活动(三凹征);有无胸壁异常活动(反常呼吸)、胸壁塌陷等;胸廓呈桶状者,提示阻塞性肺疾病已达晚期;脊柱呈后侧凸变形者,提示存在限制性肺疾病。

(10)肺听诊:有无罗音、支气管哮鸣音,或呼吸音减弱或消失。

(11)气管移位或受压:要寻找原因,估计是否会妨碍使用麻醉面罩,是否存在气管插管困难。

(12)过度肥胖:体重超过标准体重 30% 以上者,易并存慢性肺功能减退,术后呼吸系并发症可增高两倍。

2.麻醉前肺功能的估计

(1)简单易行的肺功能估计方法有:①测胸腔周径法:测量深吸气与深呼气时,胸腔周径的差别,超过 4 cm 以上者,提示无严重肺部疾病和肺功能不全。②测火柴火试验:病人安静后,嘱深吸气,然后张口快速呼气,能将置于 15 cm 远的火柴火吹熄者,提示肺储备功能好,否则示储备低下。

(2)凡呼吸困难程度已超过Ⅱ级,或具备前述 12 个病史和体检项目明显异常者,尤其对活动后明显气短、慢性咳嗽痰多、肺听诊有干湿罗音或哮鸣音、长期大量吸烟、老年性慢性支气管炎及阻塞性、限制性肺功能障碍等病人,术前还需做详细的胸部 X 线检查和专门的肺功能测验。测验结果预示高度危险的指标见表 1-2。必须强调这些数据需结合临床表现去综合判断,才有实际意义。近年来,对于慢性肺功能不全,除非需要切除较多的肺组织,或已有广泛的肺纤维性实变,一般均可通过术前细致的治疗而获明显改善,故已很少被列为手术禁忌证。

表 1-2　估计手术后并发肺功能不全的高危性指标

肺功能测验项目	正常值	高危性值
肺活量(VC)	2.44～3.47 L	<1.0 L
第 1 秒时间肺活量(FEV_1)	2.83 L	<0.5 L
最大呼气流率(MEFP)	336～288 L/min	<100 L/min
最大通气量(MVV)	82.5～104 L/min	<50 L/min
动脉血氧分压(PaO_2)	10～13.3 kPa	<7.3 kPa
动脉血 CO_2 分压($PaCO_2$)	4.7～6.0 kPa	>6.0 kPa

（3）肺部听诊可发现有关疾病，也可发现某些无症状的疾病，以指导进一步检查。哮喘病人术前仍伴有支气管痉挛性哮鸣音者，提示术前对病人尚未能做到最佳状态的准备。充血性心力衰竭病人如果还能听到罗音或哮鸣音，提示病人还可能存在亚临床性充血性心力衰竭。

（五）心血管风险的评估

对心脏检查应包括心率、心律、是否存在心脏杂音、颈外静脉膨胀情况。除检查血压、脉搏、皮肤黏膜颜色和温度等周围循环外，还要注意心脏听诊和叩诊，周围浅动脉、眼底动脉和主动脉情况。有心脏扩大，桡动脉和眼底动脉硬化、主动脉迂曲伸直者，对麻醉的耐受性都很差，在麻醉用药量、麻醉深度、氧供应、输液速度和输液量，以及消除手术刺激不良反应等处理上都必须格外谨慎合理。心脏听诊有杂音，但无心脏功能障碍者，对麻醉的耐受未必太差。有心律失常者，需用心电图确诊其性质，并予治疗。对 40 岁以上的病人，术前需常规检查心电图，以排除冠心病。

1. 心血管病病人的麻醉耐受力估计

（1）先天性心脏病中的房缺或室缺，如果心功能仍在Ⅰ～Ⅱ级，对接受一般性手术可无特殊困难或危险；如果同时伴肺动脉高压者，则死亡率显著增高。若并存主动脉缩窄或动脉导管未闭者，应先将这类畸形治愈，而后再施行其他择期手术。轻度肺动脉瓣狭窄不是择期手术的禁忌证，但重度者由于术中容易发作急性右心衰竭，择期手术应列为禁忌。法乐氏四联症由于存在红细胞增多和右心流出道狭窄，麻醉后易致心排血量骤减和严重低氧血症，故择期手术的危险性极大。

（2）高血压病人的麻醉安危，取决于是否并存继发性重要脏器损害及其损害程度。单纯慢性高血压，只要不并存冠状动脉病变、心力衰竭或肾功能减退，即使已有左室肥大和异常心电图，在充分的术前准备和恰当的麻醉处理前提下，耐受力仍属良好，死亡率无明显增高。术前准备的重点之一是施用抗高血压药治疗，有利于术中、术后维持血压平稳，但与麻醉药并用有可能产生相互不良作用，如低血压和心动过缓，麻醉时应予重视。对高血压并存肾脏损害者，术前需对麻醉药的种类和剂量的选择进行全面考虑。对高血压并存心肌缺血者，术前应重点加强对心肌缺血的治疗，择期手术需推迟。

（3）缺血性心脏病病人的麻醉危险性在于围术期发作心肌梗塞，死亡率很高。遇病史中存在下列情况者,并存缺血性心脏病的可能性极大:①糖尿病;②高血压病;③肥胖、嗜烟、高血脂者;④心电图示左室肥厚;⑤周围动脉硬化;⑥不明原因的心动过速和疲劳。缺血性心脏病的典型征象有:①紧束性胸痛,可往臂内侧或颈部放射;②运动、寒冷、排便或饱餐后出现呼吸困难;③端坐呼吸;④阵发性夜间呼吸困难;⑤周围性水肿;⑥家族中有冠状动脉病;⑦有心肌梗塞史;⑧心脏扩大。但有些缺血性心脏病人,平时并无明显症状,也无心电图异常,而冠状动脉造影证实已有1～3支冠状动脉存在超过50%的管腔狭窄。这类无症状的缺血性心脏病人,在麻醉中存在较大的潜在危险。

对缺血性心脏病人,从麻醉处理角度看,麻醉前首先应从病史中明确下列三个问题:①是否存在心绞痛,其严重程度如何,具体参考表1-3作出估计;②是否发生过心肌梗塞,明确最近一次的发作时间;③目前的心脏代偿功能状况如何。大量统计资料指出,心肌梗塞后6个月内施术者,术后再发梗塞率和死亡率明显高于6个月以后施术者。因此,对心肌梗塞病人,择期手术应推迟到梗塞6个月以后施行,同时在手术前尽可能做到:①心绞痛症状已消失;②充血性心力衰竭症状(如肺罗音、颈静脉怒张、呼吸困难、心脏第三音或奔马律等)已基本控制;③心电图已无房性早搏或每分钟超过5次的室性早搏等异常;④血清尿素氮不超过17.85 mmol/L(50 mg/dL),血清钾不低于3 mmol/L,尽管如此,术前对有些因素仍无法主动做到有效控制,围术期的麻醉危险性依然存在。

表1-3 心绞痛分级

分级	表现
Ⅰ级	日常体力活动不引起心绞痛,若快速步行,登楼梯剧烈活动或长时间快速费力工作或娱乐,可出现心绞痛。
Ⅱ级	日常体力活动轻度受限,登楼梯、爬山、餐后散步或登高、寒冷和大风、情绪紧张或睡醒后短时间,出现心绞痛。
Ⅲ级	日常体力活动明显受限,以正常步速、短距离散步或登一段楼梯即出现心绞痛,休息后症状可缓解。
Ⅳ级	任何体力活动均可诱发心绞痛,静息时也发作。

(4)瓣膜病人的麻醉危险性主要取决于病变的性质及其对心功能损害的程度。麻醉前要尽可能鉴别是以狭窄为主,还是以关闭不全为主,还是两者兼有。一般讲:①以狭窄为主的病情发展较关闭不全者为迅速。重症主动脉瓣狭窄或二尖瓣狭窄极易并发严重心肌缺血、心律失常(房扑或房颤)和左心功能衰竭,也易并发心腔血栓形成和栓子脱落。因此,麻醉的危险性相当高,一般应禁忌施行择期手术。②关闭不全病人对麻醉和手术的耐受力一般均属尚可,但易继发细菌性心内膜炎或缺血性心肌改变,而有猝死的可能。③对各类瓣膜性心脏病人,为预防细菌性内膜炎,术前均需常规使用抗菌素。

(5)心律失常:术前心电图存在心律失常者,必须结合病史和临床表现,探讨其实际意义。从麻醉角度看,术前需要纠正的心律失常有:①心房颤动和心房扑动,术前若能控制其心室率在80次/分左右,麻醉的危险性不致增加,相反,若不能控制心室率,提示存在严重心脏病变或其他病因(如甲亢),则麻醉危险性显著增高;②Ⅱ度以上房室传导阻滞或慢性双束性阻滞(右束支伴左前或后半束支传导阻滞),均有发展为完全性心脏传导阻滞而有猝死的可能,术前需做好心脏起搏器准备,术中需连续监测心电图。无症状的右或左束支传导阻滞,一般并不增加麻醉危险性;③房性早搏或室性早搏,偶发者在年轻人多属功能性,一般无需特殊处理,或仅用镇静药即可被解除,不影响麻醉耐受力;发生于中年40岁以上的病人,尤其当其发生和消失与体力活动有密切关系者,应考虑存在器质性心脏病的可能。频发(每分钟多于5次)、多源性或R波与T波相重的室性早搏,容易演变为心室颤动,术前必须用药加以控制,择期手术需推迟;④预激综合征可发生室上性心动过速,一般只要在麻醉前和麻醉中做到防止交感兴奋和血管活性物质释放,即可有效预防其发作,但对持续而原因不明的发作,要引起重视,有时往往是心肌病变的唯一症状,麻醉危险性极高,择期手术必须推迟。

2.心脏功能的临床估计。心脏功能的临床估计方法有以下几种:

(1)体力活动试验:根据病人在日常活动后的表现,估计心脏功能,详见表1-4。

表1-4　心脏功能分级及其意义

心功能	屏气试验	临床表现	心功能耐受力
Ⅰ级	30 s以上	普通体力劳动、负重快速步行、上下坡,不感到心慌气喘	心功能正常
Ⅱ级	20~30 s	能胜任正常活动,但不能跑步或较用力的工作,否则心慌气短	心功能较差,麻醉处理恰当,麻醉耐受力仍好
Ⅲ级	10~20 s	必须静坐或卧床休息,轻度体力活动后即出现心慌气短	心功能不全,麻醉前准备充分,麻醉中避免任何心肌负担增加
Ⅳ级	10 s以内	不能平卧,端坐呼吸,肺底罗音,任何轻微活动即出现心慌气短	心功能衰竭,麻醉耐受力极差,手术必须推迟

(2)屏气试验:病人安静5~10 min后,嘱深吸气后作屏气,计算其最长的屏气时间。超过30 s者表示心脏功能正常;20 s以下者表示心脏代偿功能低下,对麻醉耐受力差。

(3)起立试验:病人卧床10 min后,测量血压、脉搏,然后嘱病人骤然从床上起立,立即测血压、脉搏,2 min后再测一次。血压改变在2.67 kPa(20 mmHg)以上,脉率增快超过20次/分者,表示心脏功能低下,对麻醉耐受力差。本法不适用于心功能Ⅳ级的病人。

3.临床容易被误诊的心脏病

有些心脏病可出现某些消化道症状而被误诊,显然其麻醉和手术危险性倍增。易被误诊为非心脏病的临床表现有:①心绞痛和心肌梗塞可伴剑突下疼痛,类似胃病;②突发性右心衰竭,尤易发生于活动后伴轻度右心衰竭,或严重二尖瓣狭窄突发心房颤动者,常伴有右臂上1/4肩胸部放射性疼痛,类似胆囊病;③慢性发作的右心衰竭,可出现非特异性胃肠道症状,如厌食、恶心、饭后腹部饱胀感,甚至呕吐,常伴体重下降,因此,易被误诊为上消化道癌症;如果不伴心脏杂音,则更容易误诊;④肺动脉栓塞伴黄疸时,易被误诊为胆道系统疾病;⑤右心衰竭或缩窄性心包炎,常伴发腹水;⑥伴巨大右心房的二尖瓣狭窄、心包炎、主动脉瘤、主动脉缩窄或主动脉弓畸形,可压迫食管而出现吞咽困难症状;

⑦急性风湿热，常可伴发急性腹痛，尤易见于儿童；⑧细菌性心内膜炎或心房颤动时并发脾、肾或肠系膜动脉栓塞，可出现急性腹痛；⑨心衰病人应用洋地黄过量中毒时易出现恶心、呕吐症状。

（六）肝脏

1.肝脏病人的麻醉耐受力估计。绝大多数麻醉药（包括全麻药和局麻药）对肝功能都有暂时性影响；手术创伤和失血、低血压和低氧血症，或长时间使用缩血管药等，均足以导致肝血流减少和供氧不足，严重时可引起肝细胞功能损害。这些因素对原先已有肝病的病人，其影响显然更为显著。从临床实践看：①轻度肝功能不全的病人对麻醉和手术的耐受力影响不大；②中度肝功能不全或濒于失代偿时，麻醉和手术耐受力显著减退，术后容易出现腹水、黄疸、出血、切口裂开、无尿，甚至昏迷等严重并发症。因此，手术前需要经过较长时间的严格准备，方允许施行择期手术；③重度肝功能不全如晚期肝硬化，常并存严重营养不良、消瘦、贫血、低蛋白血症、大量腹水、凝血机制障碍、全身出血或肝昏迷前期脑病等征象，则危险性极高，应禁忌施行任何手术；⑤急性肝炎病人除紧急抢救性手术外，一律禁忌施术。⑥慢性肝病病人手术中的最大问题之一是凝血机制异常，与其常合并胃肠道功能异常，维生素K吸收不全，致肝脏合成V、VII、IX、X因子不足有关，术前必须重视纠正。

2.肝功能的临床估计。肝脏有多方面的功能，要弄清其功能状况，需进行多种试验。但需强调，目前临床上习用的肝功能试验，大多数属非特异性，如果单凭某几项试验结果即作为判断依据，往往不可靠，还必须结合临床征象进行综合分析，方能做出较合理的诊断。有关肝功能损害程度，可采用Pugh推荐的肝功能不全评估分级加以评定，见表1-5。

按该表计算累计分：1~3分者为轻度肝功能不全；4~8分为中度不全；9~12分为重度不全。肝病合并出血，或有出血倾向时，提示已有多种凝血因子缺乏或不足。若凝血酶原时间延长、凝血酶时间延长、部分凝血活酶时间显著延长、纤维蛋白原和血小板明显减少，提示已出现弥散性血管内凝血（DIC）和纤维蛋白溶解，表示肝脏已坏死，禁忌做任何手术。

表1-5 Pugh肝功能不全评估分级

肝功能不全	轻度	中度	重度
血清胆红素(μmol/L)	<25	25~40	>40
血清白蛋白(g/L)	35	28~35	<28
凝血酶原时间(sec)	1~4	4~6	>6
脑病分级	无	1~2	3~4
每项异常积分	1分	2分	3分
手术危险性估计	小	中	大

(七)中枢神经系统功能的评估

除颅内疾患和颅脑外伤涉及患者意识和颅内压等方面的问题外,目前临床上更多遇见的是认知功能障碍的老年患者以及抑郁症患者。麻醉药是否存在神经毒性问题,是否对术后认知功能有近期和远期的影响,还是个有争议的课题。抑郁症患者要注意是否长期服用抗抑郁药物,特别是单胺氧化酶抑制剂。由于抗抑郁药可能增加麻醉风险,涉及麻醉前是否停药的问题。应用单胺氧化酶抑制剂的患者麻醉风险是术中可能出现某些不良反应,包括高血压危象(尤其应用间接血管收缩药者)、心律失常、低血压、苏醒延迟或昏迷和体温过高。因此,有学者推荐术前停药至少 2 周(清楚单胺氧化酶抑制剂的应用时间)。但临床研究表明,如果能加强监测和谨慎用药很少发生麻醉意外。基于上述研究结果,现在建议长期服用单胺氧化酶抑制剂的患者其药物可用至手术当天,但应注意单胺氧化酶抑制剂与麻醉药物(如哌替啶、麻黄碱)间的相互作用,同时应避免兴奋交感神经系统的事件发生(低血压、低血容量、贫血和高碳酸血症)。

伴有中枢神经系统合并症的患者,如脑梗死后遗症、脊椎疾患伴神经症状等,也并非麻醉禁忌证。但是应慎用椎管内麻醉和区域阻滞麻醉,避免与这类麻醉的神经并发症混淆。

四、麻醉危险性评估

根据麻醉前访视结果,将病史、体格检查和实验室检查资料,联系手术麻醉的安危,进行综合分析,可对病人的全身情况和麻醉手术耐受力作出比较全面的估计。美国麻醉医师协会(ASA)对上述评估分级加以修订为 5 级,定名为"ASA 体格情况分级",见表1-6。

尽管不同的观察者在运用 ASA 体格情况分级上,存在着判断上的差异性和含糊性,但许多作者指出,ASA 体格情况分级对非心脏性死亡的预测是一个良好指标,适用于整体死亡的评估,但用于预测与麻醉有关的死亡则缺乏敏感性。一般讲,Ⅰ、Ⅱ级病人对麻醉的耐受力一般均良好,麻醉经过平稳;Ⅲ级病人对接受麻醉存在一定危险,麻醉前需尽可能做好充分准备,对麻醉中和麻醉后可能发生的并发症要采取有效措施,积极预防;Ⅳ、Ⅴ级病人的麻醉危险性极大,更需要充分细致的麻醉前准备。

表 1-6　ASA 体格情况分级评估标准

分级	评估标准
Ⅰ	健康病人
Ⅱ	轻度系统性疾病,无功能受限
Ⅲ	重度系统性疾病,有一定的功能受限
Ⅳ	重度系统性疾病,终身需要不间断的治疗
Ⅴ	濒死病人,不论手术与否,在 24 h 内不大可能存活

第二节　麻醉前用药

一、麻醉前用药的目的

1. 镇静,使患者减少恐惧,解除焦虑,情绪安定,产生必要的遗忘。

2. 镇痛,减轻术前置管、局麻、搬动体位时疼痛。

3. 抑制呼吸道腺体分泌,预防局麻药的毒性反应。

4. 调整自主神经功能,消除或减弱一些不利的神经反射活动。

二、常用药物

(一)镇静催眠药

镇静催眠药主要有三类。

1. 乙醇或乙醛衍化物:属基础麻醉药范畴,如水合氯醛等。

2. 巴比妥类药:主要选用长效(6～8 h)的鲁米那钠。睡眠剂量成人为 100～200 mg;小儿为 2～4 mg/kg,于麻醉前 2 h 肌注。术前急性癫狂状态者,成人肌注 200～250 mg,小儿按 4～7 mg/kg 计量,或用阿米妥钠 300～500 mg,小儿按 5 mg/kg 计量,静脉缓慢注射。

3. 神经安定类药。

(二)麻醉性镇痛药

一般只对疼痛病人需要注射麻醉性镇痛药作准备。单纯为镇静的目的,麻醉性镇痛药的地位今已完全被苯二氮卓类药所替代。

1. 吗啡

(1)剂量:成人 0.15～0.2 mg/kg,于麻醉前 1～1.5 h 肌注。小儿 2～7 岁用 1～1.5 mg;8～12 岁用 2～4 mg 肌注。

(2)禁忌证:胆道、支气管系痉挛性疾病,糖尿病;肾功能不全;妊娠;肝功能不全。

(3)下列情况宜避用:①老年、虚弱、危重病人,6 个月以内婴儿,极度肥胖者;②紫绀、气管系分泌物多、支气管哮喘、慢性肺部疾病、肺心病继发心力衰竭、并存呼吸功能不全或呼吸道不全梗阻者;③颅脑手术、颅脑外伤、颅内压增高者;④阿狄森病、重症肌无力、肌强直病、神经肌肉系统疾病、甲状腺功能低下、肾上腺皮质机能不全、糖尿病、肝肾功能不全、急性酒精中毒;⑤孕妇和临产妇、子痫;⑥服用单胺氧化酶抑制剂;⑦需保留自主呼吸的麻醉方法;⑧短时间手术。

2. 哌替啶

(1)镇痛强度仅为吗啡的 1/10,持续时间也较短。

(2)与吗啡的不同点有:①产生镇痛后出现酣睡;②缩瞳作用不明显;③恶心、呕吐、呼吸抑制、镇咳、欣快等副作用均比吗啡轻；④有类似阿托品样作用，使呼吸道腺体分泌减少，支气管平滑肌松弛；⑤引起血管扩张、血压轻度下降；⑤有抗组胺作用，可解除支气管痉挛。

（3）副作用：①其代谢产物去甲哌替啶有致惊厥作用，当用药逾量或用于老人，偶尔可出现兴奋、躁动、惊厥、定向力丧失、幻觉、心动过速和呼吸抑制；②与单胺氧化酶抑制剂并用，可能诱发昏迷、惊厥、高血压、高热等副作用，偶尔出现低血压和呼吸抑制，甚至引起死亡。

（4）剂量：1～2 mg/kg 麻醉前 30～60 min 肌注，静注剂量 0.5～1 mg/kg 麻醉前 10～15 min 注射。

3.芬太尼

（1）芬太尼作用于丘脑下部，干扰对痛刺激的传导，从而产生强力镇痛功效，比吗啡强 80～100 倍，较哌替啶强 350～500 倍，且起效迅速。

（2）对大脑皮质抑制较轻，用一般剂量产生镇痛的同时，意识仍正常，此与吗啡和哌替啶不同。但剂量 0.4 mg 时也引起意识丧失，但为时短暂，约 20 min。

（3）对呼吸中枢抑制显著，其程度与剂量有密切关系。静注 0.05～0.08 mg 无呼吸抑制，0.1～0.2 mg 可引起 30 min 的呼吸抑制，表现频率减慢，潮气量增大，每分通气量仍能维持。肌注时较少抑制呼吸。

（4）可能出现"遗忘呼吸"现象，表现为：病人清醒但无自主呼吸，嘱病人呼吸时可出现自主呼吸，但过后仍处于呼吸停止状态。

（5）静注过速时可出现胸腹壁肌肉紧张、僵硬，严重影响呼吸交换量。

（6）循环影响轻微，血压稳定；兴奋迷走中枢，可出现心率减慢、呕吐或出汗征象，用阿托品或氟哌啶可防止。

（7）禁忌证与吗啡者相同。

（8）最适用于伴剧痛的门诊或急症病人。也可与氟哌啶组成"氟芬合剂"用作住院手术病人的麻醉前用药。成人肌注每次 0.1～0.2 mg，7～8 min 起效，维持 1～1.5 h；静注每次 0.05～0.1 mg，1 min 起效，3～5 min 达高峰，维持 30～45 min。

（三）神经安定镇痛药

1.氯丙嗪：为强安定类药，主要抑制脑干网状结构系统，产生强力的镇静、催眠作用，与全麻药、催眠药及镇痛药协同增强，并延长药效，对体温、肌肉、交感神经、副交感神经、α-肾上腺素能受体、血管运动中枢及利尿等都有多方面作用。适用于低温麻醉和小儿麻醉前用药。禁用于老年、虚弱、动脉硬化、肝功能严重减退、中枢神经系统明显抑制、尿毒症及重症心血管疾病病人；急性失血、脱水致低血容量病人也禁用。成人肌注剂量为 25～50 mg，麻醉前 1 h 作肌肉深部注射，15～30 min 起效，维持 4～6 h，严禁皮下注射。静注剂量为 6.25～12.5 mg，麻醉前 15～20 min 经稀释后缓慢注射，5～10 min 起效。禁忌静脉快速注射，否则易并发血压骤降，可用去甲肾上腺素或甲氧胺静脉滴注提升血压。小儿肌注剂量为 1～2 mg/kg，静注剂量为 0.5～1 mg/kg。

2.异丙嗪：有显著的镇静、镇吐、抗痉挛、降低体温等作用，与全麻药、镇静药、催眠药及镇痛药等协同增强,但均较氯丙嗪者弱。若单独用药,偶尔可出现烦躁不安等副作用,此时只需追加小剂量(25 mg)哌替啶静注,即可转为安静入睡。异丙嗪与氯丙嗪合用,作用可更全面,剂量相应各减少 1/2。异丙嗪作为术前药的最适用途是其抗组胺作用显著,故可列入 H_1 抗组胺药。

3.氟哌啶或氟哌啶醇

(1)氟哌啶或氟哌啶醇均为弱安定类药,药理作用与氯丙嗪有相似处,但较弱。作用特点是产生精神运动性改变,表现精神安定,对外界漠不关心,懒于活动,但意识仍存在,能对答问话并良好配合。对全麻药、催眠药、镇静药和镇痛药均协同增强;对心肌无抑制,引起心率稍增快,而血压稳定。用于低血容量、老年体弱或椎管内麻醉病人则仍可出现低血压、中心静脉压和心排血量短暂下降,但程度远比氯丙嗪者轻,且易被升压药和加快输液所对抗,对这类病例用药量宜酌减。

(2)主要经肝脏代谢分解,但对肝功能无影响,适用于肝硬化病人,但作用时间则延长,故用药量应减小。对肾功能影响轻微,用于血容量正常病人,肾血流量增加,尿量增多;对低血容量病人则尿量无明显增加。对消化道功能无明显影响,有很强的抗呕吐作用,是其特点之一。对咽喉、气管反射有很强的抑制作用,特别适用于清醒气管插管或黏膜表面麻醉下咽喉部手术的麻醉前用药。

(3)用药量过大(超过 25 mg)时,中枢失去平衡,表现肌痉挛、颤抖、舌僵硬震颤、上肢抽搐、头后仰或偏斜、吞咽困难及巴彬斯基征阳性,统称为"椎体外系综合征"。

(4)氟哌啶的作用较氟哌啶醇强,且椎体外系兴奋副作用较少,故目前多用氟哌啶,成人剂量为 0.1 mg/kg,麻醉前 1～2 h 肌注,1 h 后起效;静注剂量为 0.05～0.1 mg/kg,5 min 起效,持续 6～12 h。

(四)苯二氮卓类药

苯二氮卓类药为解焦虑药物,能有效解除病人紧张恐惧和疼痛应激反应,特别是对精神高度紧张的病人,解焦虑效果显著。

1.地西泮(安定)

(1)地西泮为弱安定类药,作用于脑边缘系统,对情绪反应有选择性抑制,解除恐惧和焦虑心理,从而引导睡眠和遗忘,作用极为良好,同时有抗惊厥和中枢性肌松作用,可减少非去极化肌松药和琥珀胆碱的用药量。对呼吸和心血管系的作用轻微,即使大剂量,呼吸抑制仍较轻,一般剂量不致延长苏醒。

(2)安定用作为麻醉前用药,尤其适用于一般情况差、循环功能差、心脏病、休克而精神紧张的病人,与东莨菪碱合用,催眠性更强。

(3)一般常用剂量为 0.1～0.2 mg/kg,口服、肌注或静注。静注后 1～2 min 进入睡眠,维持 20～50 min,可按需重复注射 1/2 首次量。

(4)地西泮的消除半衰期较长,为 20～100 h,且其代谢产物 Oxzepam 和 Desmethyl-diazepam 仍有活性作用,仅比其母体的作用稍轻,临床表现应用地西泮 6～8 h 后仍有一定的睡意加强,镇静作用延长。

2.咪达唑仑

(1)咪达唑仑的消除半衰期较短(1~4 h);随年龄增长,咪达唑仑的半衰期可延长为8 h。咪达唑仑与地西泮一样,都在肝内被微粒体氧化酶几乎完全分解,其分解产物仍有活性,但相对较弱。

(2)对小儿应用咪达唑仑 0.5 mg/kg 口服作为术前药,可使小儿处于愉快合作状态,且一般不致造成苏醒延迟。

(五)抗胆碱能药

抗胆碱能药对清醒插管病人有干燥呼吸道的作用。小儿口服或静脉注射阿托品或格隆溴胺可防止因喉刺激、喉痉挛和缺氧引起的心动过缓。

1.阿托品。阿托品的剂量范围较宽,成人皮下或肌注常用量为 0.4~0.8 mg,用药5~20 min 后出现心率增快,45 min 时呼吸道腺体和唾液腺分泌明显减少,持续 2~3 h。静注剂量为皮下剂量的 1/2,1 min 出现作用,持续约 30 min。小儿对阿托品的耐药性较大,一般可按 0.01 mg/kg 计算,必要时可增至 0.02 mg/kg,但面部潮红较明显。

2.东莨菪碱。按 1:25 比例将东莨菪碱与吗啡并用,效果最佳,因东莨菪碱除具有阿托品作用外,还有中枢镇静作用,可协同吗啡增强镇静和遗忘功效,不引起基础代谢、体温和心率增高,而拮抗吗啡的呼吸抑制作用较阿托品强。对腺体分泌的抑制作用则比阿托品稍弱。常用剂量为 0.3~0.6 mg,麻醉前 30 min 皮下或肌注。

(六)抗组胺药

1.组胺释放对人体有多方面危害性:①促使平滑肌痉挛,可致支气管痉挛、肠痉挛和子宫收缩;②引起小动脉和毛细血管扩张,通透性增高,可致血管神经性水肿,表现皮肤潮红、荨麻疹和低血压,甚至喉头水肿和休克;③引起唾液、胃液、胰液和小肠液等腺体分泌增加,特别易大量分泌高酸度胃液;④引起头痛。

2.拮抗或阻止组胺释放的药物,称"抗组胺药"。组胺作用于 H_1 和 H_2 两种受体。H_1-受体的主要作用在平滑肌和血管,可被 H_1 抗组胺药所阻滞,这是当前用于麻醉前用药的主要药物。H_2-受体主要作用于消化道腺体分泌,可被 H_2 抗组胺药所抑制,一般不用作麻醉前用药。

3.常用的 H_1 抗组胺药主要为异丙嗪和异丁嗪(Trimeprazine)。其基本药理作用主要有:①消除支气管和血管平滑肌痉挛,恢复正常毛细血管通透性;②抑制中枢,产生镇静、解除焦虑、引导睡眠,并降低基础代谢率;③抑制呕吐中枢,产生抗呕吐作用;④协同增强麻醉性镇痛药、巴比妥类药、安定类药和麻醉药的作用,增强三碘季铵酚的肌松作用;⑤抑制唾液腺分泌。

4.H_1 抗组胺药用作麻醉前用药,尤其适用于各种过敏病史、老年性慢性支气管炎、肺气肿或支气管痉挛等病人,具有预防作用,但无明显的治疗作用,故适宜于预防性用药。

5.异丙嗪的成人常用剂量为 25~50 mg,麻醉前 1~1.5 h 肌注,或用 1/2 量稀释后静脉缓慢注射,忌皮下注射。小儿按 0.5 mg/kg 计算,可制成异丙嗪糖浆,按 0.5 mg/kg 口服,对不合作的小儿可与等量哌替啶并用。

三、用药方法

麻醉前用药应根据患者情况和麻醉方法,来确定用药的种类、剂量、给药途径和时间。手术前晚可口服镇静、催眠药,消除患者的紧张情绪,使其能安眠休息。手术当日的麻醉前用药根据麻醉方法选择如下。

1. 全身麻醉。麻醉前 30 min 肌内注射哌替啶 50 mg 和阿托品 0.5 mg 或东莨菪碱 0.3 mg。心脏病患者常用吗啡 5～8 mg 及东莨菪碱 0.3 mg 肌注。

2. 局部麻醉。手术范围较大的,麻醉前 2 小时口服地西泮 10 mg 有预防局麻药毒性反应的作用。术前肌注哌替啶 50～100 mg,能增强麻醉效果。

3. 椎管内麻醉。麻醉前 2 小时口服地西泮 10 mg;对预计椎管内麻醉阻滞范围较广的患者可酌情肌注阿托品 0.5 mg。

四、注意事项

要使麻醉前用药发挥预期的效果,其剂量还需要根据病情和麻醉方法作适当的调整:①一般情况欠佳、年老、体弱、恶病质、休克和甲状腺功能低下的患者,吗啡、哌替啶、巴比妥类等药物应酌减剂量;呼吸功能不全、颅内压升高或临产妇,禁用吗啡和哌替啶。②年轻、体壮、情绪紧张或甲状腺功能亢进的患者,麻醉前用药应适当增加剂量;创口剧痛者应给予镇痛药。③心动过速或甲状腺功能亢进者,或周围环境温度高时,可不用或少用抗胆碱药,必须用者以用盐酸戊乙奎醚或东莨菪碱为宜。④施行硫喷妥钠或含卤素吸入麻醉时,阿托品剂量应该增加,因为它能减低迷走神经张力,对硫喷妥钠麻醉时迷走神经兴奋所引起的喉痉挛有一定的预防作用,且能对抗心率减慢作用。⑤小儿对吗啡的耐量小,剂量应酌减。但因小儿腺体分泌旺盛,全麻前抗胆碱药的剂量应略大。⑥多种麻醉前用药复合给药时,剂量应酌减。

第二章　腹腔镜手术气道管理

　　气道是维持患者呼吸功能最主要的部分,如果不能保证呼吸道的充分畅通,任何麻醉都是不安全的。在临床麻醉和危重病患者急救过程中,建立和维持完整而通畅的气道是保证患者正常通气和氧合的前提,也是保证患者安全和进行后续治疗的先决条件。气道控制技术不仅是麻醉科医师必须掌握的基本技术,也是其他科室临床医师在处理危急重病患者时所必须具备的基本技能。在处理气道前,特别是气管内插管前,应首先评估上、下呼吸道的解剖结构及通畅程度,目的是对面罩通气及气管内插管的难易程度做出判断。其次是结合手术部位选择插管径路,并明确气管内插管的适应证与禁忌证,保障气管内插管的质量与安全。因此气管内插管前均应进行上呼吸道评估。做好思想上、人员上和物质上的充分准备,方可降低和消除由此产生的相关风险,以达到安全实行气管内插管的目的。

　　无论行静脉麻醉或吸入麻醉,均有一个使患者从清醒状态转为可以进行手术或操作的麻醉状态的过程,这一过程称为全麻诱导。全麻诱导是预测无明确困难气道的患者气道处理时常用的诱导方式,而对于预测为困难气道的患者,则更多地采用清醒镇静表面麻醉或保留自主呼吸的浅全麻。采用何种诱导方法以及选用哪种药物,主要取决于患者的病情以及面罩通气和气管内插管的困难程度和风险的估计,同时也应考虑麻醉医师的经验和设备条件。

第一节　影响气道通畅的原因

一、气道的应用解剖生理

　　不论采用何种麻醉方法,要求在围术期始终保持呼吸道(也称"气道")通畅和气体交换良好(简称"呼吸管理")。为达到上述目的,需要在气道内根据具体情况置入不同类型的通气道(airway),包括口咽通气管、鼻咽通气管、喉罩通气管、气管内导管或支气管内导管等。这样,麻醉者可以主动掌握气道通畅,施行控制呼吸,其中以气管插管和支气管插管最为常用。麻醉者必须充分了解呼吸系统的有关应用解剖与病理理论知识,要求在麻醉前尽可能做到全面检查与评估,这样将有助于完成气管插管、支气管内插管以及其他多种通气道的安置。呼吸系统由呼吸道(也称气道)和肺两部分组成。呼吸道又可分为上呼吸道与下呼吸道。临床上将口、鼻、咽、喉部称为"上呼吸道";将气管、支气管及其肺内分支支气管称为"下呼吸道"。其中口鼻咽部也是呼吸系统与消化系统的共同通道。麻醉前对呼吸系统解剖进行全面检查与评估,可避免一些在操作过程可能遇到的麻烦和困惑。

(一)颌面、口、齿

1. 颌和面。颌和面的解剖结构与麻醉诱导期应用麻醉面罩的紧贴性或气管内插管操作有着密切的关系。退缩的下颌、大嘴、高大突起的鼻子、男性大胡子等特殊解剖结构可影响麻醉面罩与面部的紧贴性,可致麻醉诱导期不能有效的通气和氧合。常见表现启口疼痛和障碍疾病为颞颌关节功能失常、三叉神经痛或部分头痛,可在气管插管操作中出现张口度不理想,或颞颌关节脱臼,术后疼痛可能加重。

2. 口和口咽。观察口唇和舌部的颜色与形态。有时还可能发现某些潜在的疾病,如贫血、白血病或早期鳞癌等。嘱病人发"啊"声,观察软腭、悬雍垂或舌的关系。舌偏移可发生在某些颅神经功能不全病例中。舌过大或突出(巨舌症)可妨碍气管插管操作。用压舌板压下舌体,一般应观察到口咽腔是否存在增殖体、扁桃体增生和炎症。检查位于上颌第二臼齿处的唾液腺开口,观察是否有异常分泌物。

3. 齿和义齿。观察牙齿排列结构,检查是否存在牙周炎、龋齿、松动齿、齿残缺零乱不全、门齿过长或前耙、全口无牙、全口义齿等。对所有检查到的牙齿异常,应在麻醉前记录于麻醉记录单,并告诉病人麻醉期间有可能引起牙损伤,征得病人同意。插管前采用适宜的牙模保护,有可能避免牙损伤。麻醉诱导前理应常规将义齿摘下,但在诱导前临时摘除全口义齿,有时反而会影响麻醉面罩的紧贴程度或喉镜显露声门,若需保留义齿,应警惕义齿移位或脱落。

(二)鼻腔

鼻与口都是呼吸道的起始部分。对气管插管而言,鼻至气管分叉部的解剖具有特殊性。鼻孔至喉腔为上呼吸道,包括鼻腔(鼻孔至鼻中隔末端)、鼻咽腔(鼻中隔末端至软腭下缘)和咽腔(软腭至喉头)三个解剖部位。

1. 鼻道和鼻腔。鼻道在成人长为 10～14 cm,由鼻中隔分隔为左、右二腔,每一鼻腔有前和后两个鼻孔。鼻前孔与外界相通,鼻后孔与鼻咽腔和口咽腔相通。咽腔是鼻呼吸和口鼻呼吸的共同通道,在咽腔的下方为喉腔,是呼吸道中最狭窄的部位,犹如瓶颈。每一侧鼻腔由顶、底、内侧及外侧壁四部分所组成。

(1)鼻顶壁。较狭窄,由鼻骨、额骨、筛骨筛板、蝶骨等构成,属不能移动的部位,遇到暴力可引起骨折。鼻腔顶部特别是鼻中隔前上区的黏膜具有来自上颌动脉分支极丰富的血管丛分布,称"鼻易出血区"或"Little 区",一旦遇到损伤,极易引起严重出血(epistaxis,约 90% 的鼻出血发生于此)。经鼻气管插管的导管选择过粗,鼻孔将受到持续压力,可能会发生鼻孔皮肤坏死。鼻前部的软骨区属可活动的部位。鼻前孔的直径比鼻后孔大,呼吸困难时前鼻孔可显著扩大,即所谓鼻翼煽动现象。

(2)内侧壁。为两侧鼻腔的间隔,称鼻中隔,由骨质与软骨两部分构成,一般都偏位于一侧,以偏左侧者多见,在成人两侧鼻腔不对称者占 75%。鼻中隔严重偏位者可致通气障碍,此即为鼻中隔偏斜症。

(3)外侧壁。在外侧壁上悬挂上、中、下三个突出的鼻甲,分别称为上鼻甲、中鼻甲和下鼻甲。各鼻甲的下方裂隙分别称为上鼻道、中鼻道和下鼻道。各鼻甲与鼻中隔之间的空隙,称为总鼻道。施行经鼻气管内插管或插入鼻咽通气管时,强调导管必须沿下鼻道(即鼻底部)插入,然后经90°转弯向下抵达鼻咽腔和喉腔。沿下鼻道插入的方法:病人取仰卧位,气管导管或通气道与面部呈90°垂直方向插入,即可沿下鼻道插入鼻咽腔。相反,如果将导管向鼻顶部方向(与鼻外型呈平行方向)插入,则极易引起Little区损伤而严重出血。同理,在施行经鼻吸引管操作时,如果不慎而擦伤鼻顶部的出血区,同样会引起严重出血。有人建议在鼻道内操作前先使用血管收缩剂,可减少出血机会。此外,如果病人正在施行抗凝药治疗,则禁忌经鼻腔插入任何导管(包括通气道、胃管和气管导管),因极易引起凶猛的鼻出血,需用填塞法止血。

2.鼻窦。鼻泪导管以及颅骨额窦均开口于鼻腔。

3.鼻的神经分布。筛窦、副鼻窦等鼻内外壁的皮肤和黏膜均由三叉神经的上、中、下分支的末梢支分布。因此,鼻腔内手术可以在黏膜表面麻醉下施行,也可在鼻外三叉神经分支阻滞麻醉下施行。

(三)咽腔

咽腔是一个漏斗状肌性管道,上起自颅底,下至第6颈椎下缘(在环状软骨环水平),与食管相延续,全长约12 cm。咽腔的后壁扁平,贴附于6个颈椎椎体前面;前壁由上而下分别与鼻腔、口腔和喉腔相通,以软腭与会厌上缘为界,区分为鼻咽腔、口咽腔和喉咽腔三部分。

1.鼻咽腔。鼻咽腔是鼻腔鼻后孔向后方的直接延续,上达颅底,下至软腭平面,长度约2.1 cm,左右径约为1.5 cm;顶壁呈拱顶状,后壁黏膜内有丰富的淋巴组织集聚,称"咽扁桃体";向下与口咽部借鼻咽峡相通。鼻咽峡位于软腭游离缘与咽后壁之间,在吞咽动作时关闭。鼻咽部侧壁上有"咽鼓管咽口",呈三角形开口,位于下鼻甲平面后方约1.0 cm处。鼻咽部的前、上、后方均有明显隆起,称"咽鼓管圆枕"。经鼻插管时,如果导管过硬或弯度不够,可能被隆起的圆枕所阻挡。

2.口咽部。口咽部是口腔向后方的延续部,位于软腭与会厌上缘平面之间,经咽峡与口腔或鼻咽部相通。咽峡由软腭的游离缘、两侧的腭舌弓和舌根围绕而成。其前壁不完整,主要由舌根构成。舌根后部正中有一矢状位黏膜皱襞连至会厌,称为"舌会厌正中襞",该襞的两侧凹陷处称"会厌谷"。该谷是异物易滞留处,也是使用弯型喉镜片显露声门时的着力点。

3.喉咽部。喉咽腔位于喉口及喉的后方,是咽腔的最下部比较狭窄的部分,上起于会厌上缘平面,下至第6颈椎体下缘平面,与食管相延续。向前经喉口与喉腔通连。喉向后膨出于喉咽部的中央位,由此在喉口的两侧各形成一个深窝,称"梨状隐窝",是异物易滞留的部位,也是盲探插管时比较容易损伤的部位。由于喉上神经的内支在梨状隐窝的黏膜下方经过,因此将局麻药涂布于梨状隐窝表面,可产生声带以上的喉表面麻醉,适用于施行喉镜和支气管镜检查。

（四）喉

1.喉头位置。喉头位于颈前部、喉咽部的前方,上与喉咽部相通,下与气管相通。喉藉韧带和肌肉,上与舌骨相连,下与胸骨相连,后方与咽紧密连接。喉于吞咽、发音或头部左右转动时,可随之向上、下、左、右移动。喉头的位置于成人上界正对第5颈椎体之前,下界平对第6颈椎体下缘;女性略高于男性。小儿比成人高,随年龄增长,喉的位置逐渐下降。

2.喉头软骨。喉头以软骨为支架,包括关节和肌肉,内衬黏膜。软骨包括3块单个的甲状软骨、环状软骨和会厌软骨,以及3块成对的杓状软骨、小角状软骨和楔状软骨组成。

（1）甲状软骨。甲状软骨形若僧帽,前面由两块板状软骨拼成,其前角的上端向前突出,称为"喉结",喉结上端的中央呈凹陷状,叫"甲状软骨切迹"。甲状软骨板的后缘呈游离,向上和下各形成突起,称"上角"和"下角"。上角较长,借韧带与舌骨大角相连;下角较短粗,其尖端的内侧面有小关节,与环状软骨构成关节。

（2）环状软骨。在甲状软骨的下方,构成喉头的底座,也是气管的开口,前部较狭扁,叫"环状软骨弓",后部较宽,叫"环状软骨板"。弓的位置平对第6颈椎,是颈部重要的体表标志。板的上缘有一对小关节面,与杓状软骨相连。环状软骨的下缘与气管相连,是气管软骨支架中唯一完整的软骨环,对支撑气管上口的张开起着重要的作用,若受到损伤,可引起气管上口狭窄。

（3）杓状软骨。它是一对略呈三角形的软骨,尖向上,底向下,与环状软骨板下缘构成"环杓关节"。杓状软骨基底向前方突起,称"声带突",有声韧带附着,向外侧较钝的突起叫"肌突",是喉肌的附着处。

（4）会厌软骨。它是上宽下窄呈叶片状的软骨,下端狭细部称"会厌软骨茎",附着于甲状软骨前角的内侧面;舌面稍拱起对向舌根和舌骨,喉面稍凹对向喉前庭。会厌舌面的上部与舌根的黏膜形成位于中线的"舌会厌正中襞",与舌根两侧的黏膜形成"舌会厌外侧襞"。三条皱襞间的一对凹陷称为"会厌谷"。置入弯型喉镜片时,必须深达舌会厌正中襞,使皱襞中的舌会厌韧带拉紧,才能翘起会厌而显露声门。

（5）环杓关节。由杓状软骨底和环状软骨上缘关节面构成。杓状软骨可沿垂直轴作旋转运动,由此使声带突转至内侧或外侧,相应使声带拉紧和松开,构成呼与吸动作以及发声功能。

3.环甲膜

（1）环甲膜由弹性纤维膜片构成,分布于甲状软骨前角后面连至环状软骨上缘和杓状软骨声带突之间,左右环甲膜大致形成上窄下宽近似圆锥的形状。其上缘游离,前附于甲状软骨前角的后面,后附于杓状软骨声带突,称为"声韧带",即"声带",是发音的主要结构。其前部增厚,称"环甲韧带"。环甲膜的位置浅表,易被扪及,在喉阻塞紧急情况急救时,经环甲膜用粗针穿刺气管,或部分切开环甲膜,可建立临时的呼吸通道。

（2）环甲膜位于环状软骨气管韧带与第1气管软骨之间。

4.喉腔连于环状软骨下缘

（1）喉腔。喉腔是指会厌至环状软骨下缘之间的腔隙,由喉软骨支架围成,平均长

4～6 cm。喉腔上经喉口与喉咽部相通。喉口朝向后上方,由会厌软骨上缘、杓会厌襞和杓间切迹围成。喉腔下通声门与气管。喉腔黏膜与咽和气管黏膜相连。

(2)喉腔皱襞。在喉腔的两侧壁可见喉黏膜形成的两对皱襞。上方的一对叫"前庭襞",又称"室襞"(也称"假声带");下方的一对称为"声襞",又名"声带"。室襞与声襞之间向外突出的间隙,称"喉室"。两侧声襞与杓状软骨基底部之间的裂隙,即"声门裂",简称"声门",是气管插管必经之路,是喉腔中最狭窄的部位。小儿的喉腔呈漏斗状,最狭窄的部位在声门裂下方的环状软骨水平。婴儿会厌较长而硬,呈"V"形,且在声门的上方以45°角向后突出,用弯型喉镜片一般不易做到翘起会厌看到声门,采用直型喉镜片挑起会厌才容易看到声门。

5.声门裂(声门)

(1)声门裂可分膜间部和软骨间部,前 3/5 为膜间部,位于两侧声襞之间;后 2/5 为软骨间部,位于杓状软骨之间。声门裂的长度在男性约为 22 mm,女性约为 18 mm。声门裂呈前低后高约为 17°的角度。在平静呼吸时,声门裂的膜间部呈前窄后宽的三角形,软骨间部呈长方形;深呼吸时,杓状软骨外转,声门裂开大呈菱形,此时通过声门裂可看到 2～3 个气管软骨环。

(2)声带在气管内插管后较容易因损伤而出现息肉形成,一般多发生在会厌的后 1/3 部位,这与气管导管压迫杓状软骨声带突的内侧面有关;在气管内插管浅麻醉下,频繁吞咽和咳嗽动作也可导致喉头过度活动,致声带表面细胞擦伤和溃疡,在愈合期可出现纤维组织化,结果是息肉形成。此外,在长时间接受气管内插管的病人,偶尔可并发气管侵蚀和狭窄并发症,但比较罕见,其原因往往与并发杓状软骨脱位有关。

6.喉的括约肌功能。喉是发声器官,但还具有喉肌活动功能以产生气道的活瓣功能,具体有以下四方面作用。

(1)提高胸内压。在剧烈咳嗽或喷嚏动作时,需通过喉的关闭功能以提高胸内压来完成。

(2)提高腹内压。在小便、大便或提举重物等动作时,需要首先关闭喉头以保持膈肌固定,然后再开始腹肌收缩,这样才能有效提高腹内压以完成上述动作。

(3)改善肺泡通气的有效性吸气时,声门开启和气管、支气管扩张,使气流顺利进入肺泡;呼气时,先有声门关闭和气管支气管收缩动作,以促使死腔气逆流回入肺泡,然后再开启呼气,以排除死腔气。

(4)反射性关闭气道。表现为喉痉挛和支气管痉挛,是喉、声门、气管、支气管受到外来刺激时的一种对肺脏的保护性反射。

①喉痉挛:机体受到内源性机械或化学刺激或外源性疼痛刺激时,表现全身肌肉收缩或痉挛,其中也包括喉内肌、气管支气管系平滑肌、喉外肌和胸壁肌等收缩。其结果是喉痉挛,表现气道顽固性关闭,对正压通气产生抵抗,对阿托品治疗完全无反应。由于喉肌是一种特殊型内脏肌,表现随意和不随意肌的双重功能,因此应用神经肌接头阻滞药可使之完全松弛。对喉痉挛的标准处理是:解除刺激源,提下颌向前向上位;气道氧正压通气;静脉注射琥珀胆碱。

②支气管痉挛：引起支气管痉挛的原因较复杂多样，包括副交感神经功能亢进；药物过敏；体内组胺、前列腺素、慢性致敏性物质释放等，也可因体温升高、支气管外压力、充血性心力衰竭、肺水肿和肺栓塞等原因引起。支气管痉挛可导致气道严重狭窄，机体缺氧和 CO_2 蓄积，对其处理的标准方法包括解除刺激源，应用下列一种或几种措施：氧正压通气；应用 β 兴奋药、抗胆碱药、氢化可的松；偶尔可静脉注射氨茶碱；应用神经肌接头阻滞药以解除胸壁肌痉挛。

7. 喉的神经支配。喉的全部功能包括感觉与运动，由来自桥脑迷走神经的分支支配。喉的迷走神经伴随舌咽神经、副神经与颈静脉一起穿出颅骨。阻滞迷走神经分支后即可施行清醒插管，但也可导致呼吸道阻塞。如果术前病人存在声带麻痹，在排除常见原因之后应考虑有脑干病变的可能，此时也可伴有舌咽神经和副神经麻痹。喉的迷走神经分支包括喉上神经和喉返神经。喉的黏膜下分布有丰富的感觉神经末梢，因此，对喉施行黏膜表面麻醉非常容易。

(1) 喉上神经。它是迷走神经的一支，为感觉和运动的混合神经。迷走神经离开颅底神经节后，分为内外两支。喉上神经走行在颈内、外动脉的深部，途中分出细的外支管理环甲肌，分出较粗的内支穿过舌甲膜进入喉内，管理声带以上包括会厌的喉面感觉。因此，在直型喉镜片挑起会厌的刺激下容易诱发喉痉挛和咳嗽，若用弯型喉镜片插入会厌谷刺激会厌舌面时，则不致引起喉痉挛和咳嗽。内支穿透舌甲膜后除管理声带以上水平的喉壁和部分咽壁的感觉外，其中喉上神经是管理喉外肌和环甲肌运动的唯一神经，其神经纤维呈垂直和对角线方向分布于环甲肌。当环甲肌收缩时，可致环状软骨呈矢状面的升降移动，由此使声带的张力发生改变。在舌甲膜处阻滞喉上神经，再结合施行咽喉壁和气管内黏膜表面麻醉，可致声带完全麻痹，由此可提供极为优良的清醒气管插管局部麻醉。

(2) 喉返神经。左或右喉返神经的走行不同。由下向上抵达喉内，管理声带以下水平的气管感觉，以及喉内面的全部肌肉运动。

8. 小儿喉头解剖特点

(1) 喉头。位置比成人高，随着年龄增长而逐渐下降。新生儿的环状软骨下缘平齐颈 4 椎体下缘，6 岁时降至颈 5 水平，13 岁时始达到成人位，即颈 6 平面。一般情况下，声门裂比环状软骨高 1～2 个椎体，故新生儿的声门裂在颈 3～4 椎水平，13 岁后才达到成人颈 5 椎水平。

(2) 会厌。新生儿的会厌相对较宽、僵硬呈 U 状或 V 状；成人者则扁平、有弹性。因此，当使用喉镜显露声门时，小儿比成人困难。新生儿的舌骨紧挨于甲状软骨，舌体较大，故会厌常被舌根组织压向咽腔，使会厌与喉头之间呈 45°倾斜；成人的舌骨与甲状软骨之间有较大距离，舌体相对较小，会厌活动度较大，且呈竖直位置，因此显露声门较新生儿容易。

(3) 环状软骨。婴儿的环状软骨窄细，呈前高后低的倾斜位，且是整个上气道中最狭窄的部位。从上向下看喉头，婴儿的喉头呈漏斗状，即环状软骨的内径比声门裂者小。因此，有时可遇到导管前端虽已通过声门裂，但继续推进时可遇到阻力或不能通过。成人的环状软骨呈水平位,上气道中最狭窄的部位在声门裂。

(4)杓状软骨。在婴儿,杓状软骨的声带突占声带全长的 1/2,因骨性部分较多,声门裂相对较小;在成人则仅 1/3。在婴儿,声带突向喉腔内倾斜,因此声带呈凹位;在成人声带呈水平位。

(5)黏膜。小儿声门下的黏膜与其基底组织呈疏松连接,血管淋巴组织丰富,尤以婴幼儿为明显,因此比成人容易发生声门及声门下水肿并发症。

(五)气管、支气管

1.气管

(1)气管的上端从环状软骨下缘(相当于第 6 颈椎平面)开始,下行进入胸腔,抵达第 4 胸椎下缘(相当于胸骨角)水平时分叉为左、右主支气管。在直立位时,气管下端达第 5 胸椎,深吸气时可达第 6 胸椎。

(2)成人气管的长度为 10~14 cm,平均为 10.5 cm,内腔横径约为 1.6 cm。小儿气管短细,新生儿声门至气管隆突的长度仅 4 cm。

(3)气管由 12~20 个(多为 15~16 个)马蹄形半圆软骨组成,其后壁为肌肉层,由迷走神经末梢支配,有收缩和舒张功能。气管软骨环之间有环韧带相连。

(4)气管的分叉部称"气管杈",位相当于胸骨角水平,或第 2 肋软骨平面,在其末端的内面呈向上隆起,称"气管隆突"。隆突的黏膜下有丰富的迷走神经末梢支配,极为敏感,遇吸痰管或支气管导管刺激易导致剧咳、支气管痉挛,或迷走心脏反射引起血压下降、心动过缓甚至心跳骤停。只有在 3 期 3 级以下的深麻醉,或完善的黏膜表面麻醉才能使隆突反射消失。

(5)自上门齿至隆突的距离,中等体型成人男性为 26~28 cm、女性为 24~26 cm、婴儿约为 10 cm。

(6)支配气管的副交感纤维来自迷走神经的喉返神经气管支;交感纤维来自胸交感干。两者主要分布于气管的平滑肌和黏膜。

2.支气管。气管下端自隆突部起,分为右主支气管及左主支气管。

(1)右主支气管。①右主气管短而粗,走向陡直,成人长为 2~3 cm,内腔横径约为 1.5 cm,它与气管中轴延长线的夹角为 25°~30°,较为陡直,因此,气管导管插入过深(或异物)较容易进入右主支气管。②右肺上叶的支气管开口距气管隆突很近,仅为 1~1.5 cm。因此,如果气管导管插入稍深,就可能进入右主支气管而将右肺上叶支气管开口堵塞,其结果是肺上叶萎陷。

(2)左主支气管。①左主气管较细长而走向稍斜,长度约为 4.9 cm,内腔横径约为 1.1 cm,它与气管中轴延长线的夹角为 40°~50°,其上方有主动脉弓跨越,后方与食管交叉。②左肺上叶支气管的开口距气管隆突较远,故异物或气管导管较不易进入。

二、影响解剖气道通畅的常见原因

相对于气管导管等人工气道而言,人体本身的气道属于解剖气道。临床上,凡是能引起上至口咽部,下至支气管等部位的气道狭窄或梗阻的因素,都是影响解剖气道通畅的原因。常见原因如下。

1.分泌物、出血和异物。分泌物、血液凝块以及异物阻塞是急诊患者气道梗阻的常见原因，在意识不清的患者中更容易出现。咽喉部分泌物多或有异物时，常引起不完全性呼吸道梗阻，表现为吸气性呼吸困难，听诊时可听到患者喉头部和（或）胸部有痰鸣音和高调的哮鸣音。

处理原则：尽快清除分泌物或异物。在气道通畅前，应力争保留患者的咳嗽反射和自主呼吸，防止分泌物或异物向下呼吸道移行，以致造成气道完全性梗阻。分泌物过多或咽喉部有血液时，应及时以负压吸引器吸除；当异物或血凝块阻塞气道时，可将患者的舌头拉出，用手或其他辅助器械将其清理干净；当暴露或操作困难时，可在直接喉镜下吸引或将异物取出，以恢复气道通畅。

2.舌后坠。这是临床上气道梗阻最常见的原因，多发生于意识不清、全身麻醉诱导期与苏醒期患者以及非全身麻醉患者辅用镇痛药时。患者仰卧位时，在重力作用下下颌骨和舌肌松弛，可造成舌体坠向咽后壁阻塞气道。当舌后坠引起不完全性气道梗阻时，最明显的表现为随呼吸发出强弱不等的鼾声以及喉头拖曳征；当舌后坠引起完全性气道梗阻时，鼾声消失，患者早期即出现明显的胸腹反常呼吸、三凹征和口鼻部的呼吸气流完全中断，随即出现 SpO_2 进行性下降和发绀等，此时必须紧急处理。

处理原则：可采用单手抬下颏法或双手托下颌法，或放置口咽通气道。

3.喉痉挛。喉痉挛是由于喉咽部应激性增高，支配喉部的迷走神经兴奋性增加，使声门关闭、活动增强所致。多发生在全麻诱导插管或术后苏醒拔管期，特别是在浅麻醉或低氧和 CO_2 蓄积时，进行喉部操作更容易诱发喉痉挛。临床表现为吸气性呼吸困难，可伴有干咳及典型的高调吸气性喉鸣音。轻度喉痉挛仅假声带挛缩，声门变窄，吸气时出现喉鸣；中度喉痉挛时，真假声带均发生挛缩，但声门未完全关闭，吸气和呼气时都出现喉鸣音；重度喉痉挛时，声门紧闭，呼吸道完全梗阻，呼吸音消失，SpO_2 迅速下降，患者发绀。

处理原则：应强调预防为主，避免在低氧和 CO_2 蓄积或浅麻醉下刺激喉部黏膜。轻度的喉痉挛一般在刺激解除后可自行缓解；中度者需以面罩加压给氧，必要时以短效的麻醉药加深麻醉，并辅助通气；对于重度喉痉挛必须十分迅速地加深麻醉，甚至可加用肌松药以解除痉挛，必要时行紧急气管内插管以解除梗阻；当情况更危急或麻醉药物和器械不具备时，可用粗针头等锐器紧急行环甲膜穿刺，然后再准备气管内插管或气管切开术。

4.支气管痉挛。常因过敏、呕吐物误吸、分泌物过多，以及气管内插管或异物刺激气管黏膜而引起。临床表现以呼气性呼吸困难为特征，呼气期延长且费力，听诊双肺布满哮鸣音，常伴有窦性心动过速甚至更严重的心律失常。最严重的情况下，患者肺部的呼吸气流完全中断，听诊肺部哮鸣音消失，出现"寂静肺"。机械通气时，最显著的特征为气道压显著升高，甚至难以通气。

处理原则：轻度支气管痉挛通过吸氧或以面罩加压给氧即可缓解。中、重度时一般需用药物治疗，如沙丁胺醇或异丙托溴铵气雾剂吸入、静脉注射或雾化吸入糖皮质激素等。围术期出现支气管痉挛者，往往有哮喘病史或气道高反应性者，麻醉过浅是最常见的诱因，因此及时加深麻醉常能起到事半功倍的效果。

5.药物残余作用所致通气障碍。除了神经肌肉系统的病变可导致限制性通气功能障碍外，能抑制中枢神经系统的麻醉药和肌松药使用过多、蓄积或残余作用等，也可造成患者的通气功能障碍，表现为低氧血症和高碳酸血症。

处理原则：轻者可应用简易呼吸器或麻醉机面罩辅助呼吸，重者宜气管内插管辅助/控制呼吸。同时，可针对性地应用麻醉药和肌松药的特异性拮抗剂，如氟马西尼、纳洛酮和新斯的明等。

第二节　维持气道通畅的方法

为保证呼吸道通畅与施行呼吸管理(统称为"呼吸管理")，必须熟练掌握有关应用理论知识和技术。首先要熟悉保持呼吸道通畅的各种器械用具及其正确的操作技术。适用于维护呼吸道通畅的有关器械用具大致可分为两大类：①基本器械用具，指任何麻醉方法都适用的器械用具，包括麻醉面罩、口咽通气管、鼻咽通气管、喉镜、气管内导管等。②特殊器械用具，指根据病人的特殊病理解剖特点，或根据手术需要而设计的特殊用途的器械用具，例如双腔支气管导管、喉罩通气管、纤维光束喉镜和支气管镜、发光棒、改良型特殊喉镜、气管导管换置器等。

一、维持气道通畅的基本方法和器具

(一)口咽通气管与鼻咽通气管

在麻醉诱导期或病人昏迷等紧急情况下，病人极易舌根后坠而陷入咽腔，这是急性呼吸道阻塞最常见的原因，一般只需及时将病人的下颌向前、向上托起(Jackson 位，俗称"托下颌")就可立即解除阻塞，然后继以插入口咽或鼻咽通气管，以谋求较长时间解除。通气管的作用是使舌根与咽后壁分隔开，从而恢复呼吸道通畅无阻。

(二)特殊型通气管

在某些特殊情况下为保持呼吸道通畅与施行有效通气，尚需一些特殊设计的通气管，例如食管堵塞通气管、咽气管腔通气管等。这些器械用具主要适用于医院以外的紧急抢救现场，多数不适于在手术室内使用。

(三)气管导管

气管导管为临床麻醉中最为常用的设备，有经口或经鼻气管导管两类，有带套囊或无套囊导管之分。此外，还有各种特殊型的气管导管，以方便安全使用于某些特殊场合。

1.制作材料。气管导管的设计与制作已有不断的进展，并已规范化。当今用于制作气管导管的材料有聚氯乙烯，医用硅橡胶、红橡胶、尼龙和聚四氟乙烯等多种。其中以聚氯乙烯最为常用。

2.结构与规格

(1)标准的气管导管。由以下组成：①导管远端呈斜面开口；②远端附有袖套状充气套囊；③近端有与呼吸器连接的衔接管，其直径统一为 15 mm；④套囊由细导管与测试小气囊连接，借以了解套囊的胀缩及其充气压力；⑤Murphy 侧孔，位于气管导管远端套囊远方的侧壁上，其用途是当气管导管斜口发生粘贴于气管壁时，呼吸气体可改经此侧孔进出，但有的气管导管无此项设计；⑥小儿气管导管在距前端 2 cm 与 3 cm 处分别标有单个或双个黑圈标记，其目的在指导导管插入气管的长度，以防止插入过深。有些小儿导管壁上还涂有一条能放射显示的纵向黑线，在 X 线下可显影，借以了解导管在气管内的位置。6 岁以下的小儿需采用无套囊气管导管，以增加使用安全性，这与小儿气道狭窄部在环状软骨处有关。

(2)导管的直径、弯度与长度。①气管导管的直径有内径与外径之分，内径介于 2.5～11 mm；其长度按 cm 计算。经口或经鼻气管导管都有半径为 14 cm±10% 的弯度；弯度与导管内径有关，鼻腔气管导管内径＜6 mm 者则无上述弯度。口腔与鼻腔气管导管前端斜口的角度分别为 45°和 30°，经口导管前端的斜面都向左侧方向开口；经鼻导管的斜面则有向左或向右侧开口两种。②气管导管的标号通常有三类：a. 按导管的内径(ID)标号，各号之间相差 0.5 mm，均印在导管的外壁上；b. 按导管的法制(F)标号：F 为导管的外周径值，F＝导管外径(mm)×3.14。F 在导管外壁上均用双号数字 10、12、14、16 直至 42 编号标记；c. 以 Magill 专利号编号，按 00～10 标记。

(3)气管导管选择。①对气管导管的长度和口径，应根据插管途径、病人的年龄、性别和身材等因素进行选择，详见表 2-1。一般成人导管长度以稍长于唇至环状软骨水平或稍下处(相当于气管中段)的长度为佳。②下列几点可供导管的选择作参考：a. 成年男子可较同年龄的女子大 2F；b. 发音低沉者可较发音尖细者大 2F；c. 经鼻导管口径需比经口导管小 2～4 F，成人一般用 F30～40；d. 对小儿(1 岁以上)可利用下列公式推算出参考值：

Cole 公式：导管口径(F)＝年龄(岁)＋18

Levine 公式：导管长度(cm)＝年龄(岁)÷2＋12

表 2-1　气道各部位长度和内径(mm)参考值

年龄	导管外径(F)	内径(mm)	经口长度(cm)	经鼻长度(cm)
成年男性	34～42	10.8～12.8	18～20	22～28
成年女性	32～38	10.8～12.8	18～20	22～28
13～15 岁	28～34	8.8～10.8	17～20	21～24
9～12 岁	26～30	8.2～9.5	15～17	19～21
4～8 岁	22～28	7.0～8.8	14～16	17～20
1～3 岁	16～22	5.0～7.0	10～12	13～15
1 岁以内	14～16	4.0～5.0	10	12

3. 套囊。气管导管套囊是气管导管的防漏气装置。临床上有带套囊导管(cuff tube)与不带套囊导管(简称"平管")两类。

(1)设置充气套囊的目的。①为施行控制呼吸或辅助呼吸提供气道无漏气的条件;②防止呕吐物等沿气管导管与气管壁之间的缝隙流入下呼吸道(误吸);③防止吸入麻醉气体从麻醉通气系统外逸,维持麻醉平稳。

(2)套囊的结构。由"充气套囊""套囊细导管"及"套囊内压测试小囊"三部分组成,套囊均设于导管的前端,其长度因导管长度不同而有区别,一般为 2～4.5 cm,与导管前端的距离为 1 cm。套囊导管一般仅适用于成人和 6 岁以上的较大儿童,此与套囊可增加导管外径有关。使用平管完成气管插管后,可用浸渍液体石蜡油的纱布条,在明视或手指探触下,有次序地围绕气管导管的周围至梨状窝进行填塞以防漏气(称"咽喉填塞防漏法")。本法也适用于充气套囊突然破裂而又无法临时更换气管导管的特殊场合。

(3)套囊的充气技术。充气量应适中,合理的充气量应是既能控制囊内压不超过 4 kPa(30 mmHg),又能达到完全防漏和防误吸的效果。充气量过大,气囊内压超过气管黏膜毛细血管正常平均动脉压(4.26 kPa)时,可导致局部气管黏膜和纤毛压迫性缺血,拔管后可致气管黏膜坏死脱落,纤毛活动停止 3～5 日,甚至形成局部溃疡,痊愈后可致气管环形疤痕性狭窄。套囊的充气量不宜固定不变,临床上应以在缓慢不间断充气的情况下,直至挤压麻醉机贮气囊时喉部刚刚听不到漏气声为准。具体的充气技术有二:

①套囊最小漏气充气技术:其方法是,先将套囊充气直至听不见漏气声以后,再缓慢逐渐回抽出气体,直至在吸气期时能刚刚听到细微的漏气声为止。此后,为补充漏出的气体量,需要补充注入适量囊内气体,但仍以始终保持能听到细微的漏气声为准,可使气管损伤程度降至最轻。

②套囊无漏气充气技术:套囊最小漏气的充气技术对反复出现误吸、肺顺应性差、采用高呼气末正压通气(PEEP)等需要高压通气的病例并不适用,此时需要采用套囊无漏气的充气技术,方法是:在上述套囊最小漏气的充气技术基础上,再往套囊内慢慢注入少量气体,边注气边倾听,直至听不到漏气声为止。此后,再定时测定囊内压,待囊内压降低时需重复注入少量气体。

(4)套囊种类。根据套囊的充气容量大小,可分高压或低压套囊两种,分别称为高压容量套囊和低压容量套囊。

①高压容量套囊:其体积较短小,充气容量也较少,具有低容量和低顺应性的特点。套囊充气后,套囊与气管壁的接触面较小,因此可使局部气管壁的黏膜承受高达 24～33.33 kPa(180～250 mmHg)的压力,才能产生有效封闭的效果。由此可导致气管黏膜缺血、发炎、出血和溃疡形成,同时也可压迫气管后方的食管壁。因此,高压容量套囊今已基本废弃不用。

②低压容量套囊:其体积较大,充气容量也较大,具有较大容量和较高顺应性的特点。在正确充气套囊下,套囊呈匀称性香肠式膨胀外形,与气管的原形比较吻合而不致使气管变形,气管壁受压的范围较广,囊内压相对较低,气管黏膜毛细血管血流受阻较轻。低压容量套囊为目前普遍通用的套囊型。

（5）套囊的应用注意事项

①重视经常检查套囊内压，尽管使用低压套囊，其囊内压也可能小于 3.33 kPa（25 mmHg），但气管黏膜结构与功能仍可能出现某些影响，表现为局部组织学损伤和纤毛活动受抑制，其影响程度跟套囊与气管壁的接触范围和时间长短有密切关系。

②N_2O 全身麻醉时，由于 N_2O 能缓慢透过套囊塑料壁，随着麻醉时间延长，套囊内容量和压力均会相应逐渐增高。因此，在施行长时间 N_2O 麻醉时，更需要随时检查套囊容量，以防囊内压过高。

③长时间插管后囊内压可逐渐降低，但其降低程度与时间无相关性，可能与注入囊内的空气缓慢弥出塑料薄膜有关，需随时检查补注气体。

④施行正压通气期间，当气道压超过囊内压时，囊内压可出现间断性增高；在呛咳、过度通气，或病人的自主呼吸与通气机拮抗时，可见囊内压暂时性增高。

（四）特殊型气管导管

特殊型气管导管主要为手术操作方便，或为困难插管病例而设计。常用的有：

1.预铸直角弯度型气管导管，有经口或经鼻用两种，导管相当于插入后的口或鼻部位呈直角型弯度，由此可方便应用于颌面外科手术。

2.盔甲型或螺旋丝增强型气管导管，其管壁内镶有螺旋形金属圈或尼龙螺旋形丝圈，目的在防止导管折曲或压扁。

3.婴幼儿气管导管，婴幼儿气管导管内径<5.0 mm，均为不带充气套囊的平管。

4.双腔导管，可施行选择性单侧肺通气，或双肺气道分隔性通气保护。

（五）喉罩

喉罩（laryngeal mask airway，LMA）是一种特殊型的通气管，在其通气导管的前端衔接一个用硅橡胶制成的扁长凹形套囊，其大小恰好能盖住喉头，故有"喉罩"通气管之称。喉罩设有 1、2、2.5、3 和 4 号五种型号，分别适用于新生儿、婴儿、儿童和男女成人。LMA系在盲探下插入，不需要使用喉镜显露声门，故使用较为方便，优点较多。但喉罩价格昂贵，也存在某些问题需要警惕，并谋求解决。喉罩应用的总失败率可达 5% 之多。

1.适应证

（1）无呕吐反流危险的手术，尤其是气管插管困难病例。

（2）当困难插管而被迫使用喉罩以后，喉罩可用作为气管内插管的向导，即先将一根气管导管导引管或纤维光束支气管镜插入喉罩进入气管内，然后再套入气管导管顺势推进气管内。

（3）通过喉罩可施行纤维光束支气管镜激光烧蚀声带、气管或支气管内小肿瘤手术。

（4）对颈椎不稳定病人施行气管内插管需移动头部有较大顾虑时，最适宜使用喉罩通气，因无需对头颈部施行任何移动操作。

（5）眼科手术适宜于使用喉罩，较少引起眼压增高，术后较少咳呛、呕吐，喉罩拔除反应较轻，眼内压波动幅度小，利于保证眼科手术的疗效，尤其利于闭角型青光眼病人，喉罩可列为首选。

(6)检查。因气腹致膈肌抬高而影响呼吸,插入喉罩有利于病人通气。检查的时间一般较短,使用喉罩较少引起呕吐反流。

(7)急救复苏(CPR)时置入喉罩较简单,使用方便,效果可靠,能争取分秒的宝贵时间。

(8)适用于不需要肌肉松弛的体表、四肢全麻手术。也适用于面部烧伤病人。

2.禁忌证

(1)饱食,腹内压过高,有呕吐反流误吸高度危险的病人。

(2)有习惯性呕吐反流史病人。

(3)疝手术。

(4)咽喉部存在感染或其他病理改变的病人。

(5)必须保持持续正压通气的手术。

(6)呼吸道出血的病人。

(7)通气压力需大于 2.45 kPa(25 cmH$_2$O)的慢性呼吸道疾病病人。

(8)小口、大舌或扁桃腺异常肿大的病人。

3.优点

(1)喉罩可采用高压蒸汽消毒,并可反复使用。

(2)操作简单、容易,只要病人无张口困难,便能置入喉罩,且容易固定,不易脱出。

(3)无喉镜插入、显露声门、导管插过声门等机械刺激,不易出现喉头水肿、声带损伤、喉返神经麻痹等并发症。

(4)无需使用肌松药,能保留自主呼吸,避免肌松药及拮抗药的不良副作用。喉罩通气下较少发生氧饱和度降低,较少遇到呼吸道通畅的维持发生困难。

(5)置入刺激轻,分泌物少,不影响气管纤毛活动,利于排痰,能维持气道的自洁作用;术后咳嗽、肺不张、肺炎等肺部并发症少。

(6)气道阻力小,病人呼吸作功小,呼吸肌不易疲劳。

(7)所需的麻醉深度比气管插管者浅,麻醉药用量减少。在喉罩通气下,允许在短时间内复合使用较多种的麻醉药,必要时可以施行轻微的辅助呼吸。

4.缺点

(1)气道的密闭性有时较差,导致正压通气时容易漏气,漏气程度与手术时间长短、病人体位、颈部紧张度、通气阻力、通气压力大小等因素有关。

(2)因气道与食管之间的距离较近,喉罩置入后喉罩与食管口之间的隔离不够充分,麻醉气体有可能进入胃,尤其当食管下段括约肌张力减退时,容易出现呕吐、反流、误吸等危险。因此,在需要施行正压通气的场合其应用有移动的限制。

(3)喉罩内的内嵴有时可阻挡吸痰管置入气管内,导致吸痰困难。

(4)2 号以下喉罩的管腔比较窄(与罩内的内嵴有关),容易扭曲,有可能导致 CO$_2$ 蓄积。

(5)价格昂贵。

5.插入方法

(1)喉罩置入前的麻醉。

①异丙酚静脉诱导:在面罩去氮,静脉注射异丙酚诱导后即可置入喉罩,无需使用肌

松药。但绝对不能用硫喷妥钠静脉诱导,因极容易引起严重喉痉挛。

②神经安定镇痛麻醉:在面罩去氮,静脉注射氟哌啶芬太尼合剂结合表面麻醉后即可置入喉罩。

③吸入全身麻醉:在吸入 O_2-N_2O(1:2)及低浓度异氟醚诱导至咽喉反射消失、下颌松弛后即可置入喉罩,但需注意麻醉不能过浅。

(2)喉罩置入法。

①盲探法:较常用,有两种方法。a. 常规法:头轻度后仰,操作者左手牵引下颌以展宽口腔间隙,右手持喉罩,罩口朝向下颌,沿舌正中线贴咽后壁向下置入,直至不能再推进为止;b. 逆转法:置入方法与常规法基本相同,只是先将喉罩口朝向硬腭置入口腔至咽喉底部后,轻巧旋转180°(喉罩口对向喉头)后,再继续往下推置喉罩,直至不能再推进为止。

②喉罩置入的最佳位置:最佳位置是指喉罩进入咽喉腔,罩的下端进入食管上口,罩的上端紧贴会厌腹面的底部,罩内的通气口针对声门。将罩周围的套囊充气后,即可在喉头部形成封闭圈,从而保证了通气效果。<10 岁的患儿置入喉罩的平均深度=10 cm+0.3×年龄(岁)。

③鉴定喉罩位置是否正确的方法。具体有两种鉴定法:a. 利用纤维光束喉镜置入喉罩进行观察。标准是:1 级(仅看见会厌);2 级(可见会厌和声门);3 级(可见会厌,即部分罩口已被会厌覆盖);4 级(看不见声门,或会厌向下折叠)。b. 置入喉罩后施行正压通气,观察胸廓起伏的程度,听诊两侧呼吸音是否对称和清晰;听诊颈前区是否有漏气杂音。

(3)注意事项。

①与气管内插管者基本相同,注意通气效果,尤其是 $PetCO_2$,在小儿常有上升趋势。

②密切倾听呼吸音,以便及时发现反流误吸。

③正压通气时,气道内压不宜超过 2.0 kPa,否则易发生漏气或气体入胃。

④手术结束后,麻醉尚未完全转浅时,可吸引罩内积存的分泌物,但需注意吸痰管不能直接接触喉头,因易诱发喉痉挛。

⑤喉罩对气管的刺激较小,待病人清醒或在指令下能够自行张口时,再拔除喉罩。

⑥喉罩不产生食管括约肌闭合的作用,相反使食管下端括约肌张力降低。因此,要时时警惕有可能突然发生胃内容物反流误吸的危险。饱胃或胃内容物残留较多的病人,禁忌使用喉罩。

⑦严重肥胖或肺顺应性降低的病人,在喉罩下施行辅助呼吸或控制呼吸,往往需要较高的气道压(>2.0 kPa)。因此,容易出现漏气现象和气体进胃诱发呕吐的危险,因此应列为禁忌。一旦发生反流和误吸,应立即拔除喉罩,清理呼吸道,并改用其他通气管方式。

⑧有潜在呼吸道梗阻的病人,如有气管受压、气管软化、咽喉部肿瘤、脓肿、血肿等,禁忌使用喉罩。

⑨需要特殊手术体位如俯卧位的病人,也不宜使用喉罩。

⑩浅麻醉下置入喉罩,容易发生喉痉挛,应加深麻醉待喉反射消失后再置入喉罩。

⑪喉罩与硬腭接触前,必须使喉罩完全展开,然后再逐步送入咽腔。若喉罩在舌后遇到阻力时,不可强插,其罩端导管处不能打折,以防造成损伤。完成插入后要将喉罩妥

善固定。

⑫注意选择适当大小的喉罩。喉罩过小常致插入过深,造成通气不良;喉罩过大不易到位,容易漏气。

⑬喉罩在使用前,应常规检查罩周套囊是否漏气。

⑭置入喉罩后,不能作托下颌操作,否则易导致喉痉挛或喉罩移位。

⑮术中密切注意有无呼吸道梗阻。呼吸道分泌物多的病人,不易经喉罩清理分泌物。

6.存在的问题

(1)喉罩不能正确到位时,易致麻醉不平稳或肌松不满意,多数与喉罩在咽后壁至下咽腔之间的旋转度不能达到规定的90°有关。

(2)喉罩的型号选择不恰当,会厌被推向声门,引起呼吸道部分阻塞,自主呼吸完全受阻。

(3)喉罩可能覆盖部分食管口时出现胃膨胀和反流现象。

二、气管内插管术

(一)适应证、禁忌证和优缺点

气管或支气管内插管是实施麻醉的一项安全措施,因此不论成人还是小儿,只要初步具备适应证,就可选用,其优点多于缺点。

1.适应证

(1)绝对适应证:指病人的生命安危取决于是否采用气管内插管,否则禁忌在全麻下手术。①全麻颅内手术;②胸腔和心血管手术;③俯卧或坐位等特殊体位的全麻手术;④湿肺全麻手术;⑤呼吸道难以保持通畅的病人(如颌、面、颈、五官等全麻大手术,颈部肿瘤压迫气管病人,极度肥胖病人等);⑥腹内压增高频繁呕吐(如肠梗阻)或饱胃病人;⑦某些特殊麻醉,如并用降温术、降压术及静脉普鲁卡因复合麻醉等;⑧需并用肌松药的全麻手术。

(2)相对适应证:取决于麻醉医师个人技术经验和设备条件,一般均为简化麻醉管理而选用,如时间长于2 h的任何全麻手术;颌面、颈、五官等中、小型全麻手术等。

2.禁忌证

(1)绝对禁忌证:喉水肿、急性喉炎、喉头黏膜下血肿、插管创伤可引起严重出血,除非急救,禁忌气管内插管。

(2)相对禁忌证:呼吸道不全梗阻者有插管适应证,但禁忌快速诱导插管。并存出血性血液病(如血友病、血小板减少性紫癜症等)者,插管创伤易诱发喉头声门或气管黏膜下出血或血肿,继发呼吸道急性梗阻,因此宜列为相对禁忌证。主动脉瘤压迫气管者,插管可能导致动脉瘤破裂,均宜列为相对禁忌证。如果需要施行气管插管,动作需熟练、轻巧,避免意外创伤。鼻道不通畅,鼻咽部纤维血管瘤、鼻息肉或有反复鼻出血史者,禁忌经鼻气管内插管。麻醉者对插管基本知识未掌握、插管技术不熟练或插管设备不完善者,应列为相对禁忌证。

（二）气管内插管方法的分类

气管内插管方法有多种，大致可分三大类，见表 2-2。临床上常规的插管方法是明视经口插管法，其他方法主要为病情需要或为插管可能病人而设计，可酌情选用。

表 2-2　气管内插管方法分类

(一)根据插管途径分	
1.经口腔插管法	经口明视气管内插管法
2.经鼻腔插管法	经鼻明视气管内插管法
3.经气管造口插管法	
(二)根据插管前的麻醉方法分	
1.诱导插管法	慢诱导气管内插管法
	快速诱导气管内插管法
2.清醒插管法	清醒经口或鼻明视插管法
3.半清醒插管法	安定半清醒状态明视插管法
(三)根据是否显露声门分	
1.明视插管法	直接喉镜明视插管法
	纤维光束喉镜引导插管法
2.盲探插管法	经鼻盲探气管内插管法
	经口手指探触引导插管法
	经气管逆行细导管引导插管

（三）插管前检查与估计

插管前应常规施行有关检查，并对下列问题作出决定：①选用何种插管途径（经口或经鼻）和麻醉方法（全麻或清醒）；②是否存在插管困难问题，需采取何种插管方法解决。

1.插管前常规检查包括以下方面。

（1）鼻腔。

（2）牙齿。

（3）张口度：正常最大张口时，上下门齿间距界于 3.5～5.6 cm，平均为 4.5 cm（相当于 3 指宽）；如果仅为 2.5～3.0 cm（2 指宽），为Ⅰ度张口困难，但一般尚能置入喉镜接受慢诱导或快速诱导插管；如果为 1.2～2.0 cm（1 指宽）者，为Ⅱ度张口困难；小于 1 cm 者，为Ⅲ度张口困难；Ⅱ度以上张口困难者，见于颞颌关节病变（炎症、强直）；颌面部疤痕挛缩（炎症、外伤或烧伤后遗症）；颌面、舌或口内肿瘤以及先天性疾病（如巨舌小颌症小颌伴小口畸形）等。此类病人无法置入喉镜，明视经口插管均属不可能，多数需采用经鼻盲探或其他方法插管。

（4）颈部活动度：正常人颈部能随意前屈后仰左右旋转或侧弯。从上门齿到枕骨粗隆之间划连线，取其与身体纵轴线相交的夹角，正常前屈为 165°，后仰大于 90°。如果后仰不足 80°，提示颈部活动受限，插管可能遇到困难，见于颈椎病变（类风湿性关节炎、颈椎半脱位或骨折、颈椎椎板固定术后等）；颈部病变（颈部巨大肿瘤、疤痕挛缩、颈动脉瘤等）；过度肥胖（颈粗短、颈背脂肪过厚）或先天性疾病（斜颈、颈椎骨性融合等）。此类病人可有正常的张口度,但不能充分显露声门,多采用盲探或其他插管方法,以经口手指探触引导插管较为实用。

(5)咽喉部情况:咽腔炎性肿物(扁桃体肥大,扁桃体周围脓肿,咽后壁脓肿);喉病变(喉癌,喉狭窄,喉结核,声带息肉,会厌囊肿,喉外伤,喉水肿)及先天性畸形(喉结过高,喉蹼,喉头狭窄,漏斗喉)等病人,可有正常的张口度和颈部活动度,但因插管径路的显露有阻挡,无法经声门作气管插管,需考虑先作气管造口后插管。

有人介绍一种简单易行的估计分类法:让病人端坐,嘱张口伸舌在手电筒照射下观察咽部,根据能看到的咽部结构,判断插管的难易程度。其分类标准详见表2-3。对Ⅰ、Ⅱ类病人一般不存在插管困难;对Ⅲ、Ⅳ类病人需警惕发生插管困难。首先应禁忌采用快速诱导插管,以清醒插管为安全;其次需考虑插管对策,可酌情选用经鼻盲探插管、经口手指探触引导插管、导引管引导插管、纤维光束喉镜引导插管或逆行引导插管等法。

表 2-3　插管难易程度的简易分类法

	能见到的咽部结构	实际能显露声门的程度
Ⅰ类	软腭、咽峡弓、悬雍垂、扁桃腺窝、咽后壁	声门可完全显露
Ⅱ类	软腭、咽峡弓、悬雍垂	仅能见到声门后联合
Ⅲ类	软腭、悬雍垂根部	仅能见到会厌顶缘
Ⅳ类	软腭	看不到喉头任何结构

(四)气管内插管并发症

气管插管可能引发多种并发症,可发生在插管期间、插管后、拔管期和拔管后的任何时候。

1. 因喉镜和插管直接引起的并发症(即刻并发症)

(1)插管后呛咳:气管导管插入声门和气管期间可出现呛咳反应,与表面麻醉不完善、全身麻醉过浅或导管触到气管隆突部有关。轻微的呛咳只引起短暂的血压升高和心动过速;剧烈的呛咳则可引起胸壁肌肉强直和支气管痉挛,病人通气量骤减和缺氧。如果呛咳持续不解,可静脉注射小剂量利多卡因或肌松药,并继以控制呼吸,即可迅速解除胸壁肌强直。如果呛咳系导管触及隆突而引起者,应将气管导管退出至气管的中段部位。

(2)插管损伤:插管创伤严重并发症,包括牙齿脱落,口、鼻腔持续出血,喉水肿及声带麻痹,尤以后二者具有严重性,甚至引起残废或危及生命,故必须重视预防。

(3)心血管系交感反应:也称插管应激反应,表现为喉镜和插管操作期间几乎无例外地发生血压升高和心动过速反应,并可诱发心律失常。采取较深的麻醉深度、尽量缩短喉镜操作时间、结合气管内喷雾局麻药等措施,应激反应的强度与持续时间可得到显著减轻。插管应激反应对循环系统正常的病人一般无大影响,对冠状动脉硬化、高血压和心动过速病人则有可能引起严重后果。选用麻醉性镇痛药、β-肾上腺素能阻滞药或钙通道阻滞药等,应以效能强和时效短的药物为准。

(4)脊髓和脊柱损伤:对伴有颈椎骨折和脱位、骨质疏松、骨质溶解病变和先天性脊柱畸形病人,在喉镜插管期间,因采用过屈和过伸的头位,可能会引起脊髓和脊柱损伤,应注意防范。对此类病人应尽量选用纤维光束喉镜括管或盲探经鼻插管,插管期间切忌任意转动颈部。

(5)气管导管误入食管:较为常见,常引起麻醉死亡,关键在能否及时迅速做出识别。如果延误判断时间,即意味着病人致命性缺氧性死亡。在多数情况下导管误入食管很容易被识别,但偶尔即使有经验的麻醉科医师也不易立即识别出来,特别是插管前已过度通气氧合者,缺氧征象和脉搏氧饱和度急剧下降以及心电图改变均可能延迟出现,尤其是脉搏氧饱和度骤降常滞后 $30 \sim 60$ s出现,因此使及时判断发生困难。监测呼气末 CO_2 是确诊气管导管误入食管最有效和最可靠的方法,呼气末 CO_2 缺如是即刻反应,因此具有明确诊断的实用价值,是最关键性的诊断措施。

(6)误吸胃内容物:对误吸并发症应引起高度重视。清醒插管和快速诱导插管期间,伴用 Sellik 手法(将喉结往脊柱方向压迫,以压扁食管上口的手法)是最有用的防止措施。容易诱发胃内容物反流和误吸的因素较多,常见的有部分呼吸道阻塞、面罩麻醉时气体入胃、麻醉药的药理作用、喉防御反射尚未恢复前拔管等;术前饱食、胃肠道梗阻也是诱发误吸的危险因素。

(7)喉痉挛:麻醉期间的疼痛刺激,浅麻醉下或不用肌肉松弛药的情况下试图气管插管,拔管后气道内仍存留血液或分泌物等因素,都容易诱发喉痉挛和支气管痉挛。

2. 导管留存气管期间的并发症

(1)气管导管固定不牢:手术中因导管固定不牢而脱出气管,可发生窒息危险。因此,必须重视气管导管的固定措施。

(2)导管误插过深:导管误插过深可致支气管内插管。导管插入过深有时可因头位改变过屈、深度头低脚高体位等引起。

3. 拔管后即刻或延迟性并发症

(1)喉水肿、声门下水肿:主要因导管过粗或插管动作粗暴引起;也可因头颈部手术中不断变换头位,使导管与气管及喉头不断摩擦而产生。喉水肿较为常见,一般对成人仅表现声嘶、喉痛,往往两三天后可以自愈。由于婴幼儿的气管细、环状软骨部位呈瓶颈式缩窄,因此一旦发生喉水肿和声门下水肿,往往足以引起窒息致命。小儿拔管后声门下水肿,主要表现为拔管后 30 min 内出现,先为轻度喉鸣音,$2 \sim 3$ h 后逐渐明显,并出现呼吸困难征象。因小儿声门裂隙细小,水肿,呼吸困难征象发生较早,大多于拔管后即出现,如果处理不及时,可因严重缺氧而心跳骤停。关键在于预防,包括恰当选择气管导管尺寸、避用套囊插管、插入过程掌握毫无阻力的原则、手法轻巧温柔。一旦发生,应严密观察,并积极处理:①吸氧。②蒸汽雾化吸入,每日三次。③静脉滴入氟美松(地塞米松)$2.5 \sim 10$ mg 或氢化可的松 $50 \sim 100$ mg。④应用抗菌素以预防继发性肺部感染并发症。⑤病人烦躁不安时,可酌情应用适量镇静药,使病人安静,以减少氧耗量。如肌注哌替啶 $0.5 \sim 1$ mg/kg 或安定 0.2 mg/kg。⑥当喉水肿仍进行性加重,呼吸困难明显、血压升高、脉率增快、大量出汗或紫绀等呼吸道梗阻时,应立即作气管切开术。

(2)声带麻痹:插管后并发声带麻痹的原因尚不清楚。单侧性麻痹表现为声嘶;双侧性麻痹表现为吸气性呼吸困难或阻塞,系松弛的声带在吸气期向中线并拢所致。大多数的声带麻痹原因不清楚,通常都是暂时性麻痹。套囊充气过多可能导致喉返神经分支受压,被视为一个诱因。

(3)感染、气管炎:鼻腔插管后可发生颌窦炎和咽壁脓肿。经鼻插管后出现菌血症者,较经口插管者为常见。

(4)咽喉痛:咽喉痛是气管插管后最常见的并发症,有时很严重,于头颈部手术后的发生率最高。喉头炎表现为声嘶和咽喉痛,但均为暂时性的,恢复良好,一般无需特殊处理。

三、支气管内插管

支气管内插管有两类:①单腔导管健侧支气管内插管(简称单腔插管);②双腔导管支气管内插管。自从双腔支气管导管得到普及应用后,单腔插管已基本弃用。

双腔导管(DLT)插管是目前最常用的支气管内插管法。应用专门的支气管双腔导管(即卡伦氏右侧双腔导管及惠特氏左侧双腔导管)插入主支气管内,使左右支气管系的通气暂时隔离,这样既可按需通过一侧或双侧管腔吸入麻醉气体,也可随时吸出其中的分泌物;也可仅用健侧管腔施行麻醉和单肺通气,而将患侧管腔敞开于大气中,以利于患侧肺分泌物的自然引流。

(一)适应证

1.肺脏手术。肺化脓症、支气管扩张、肺大泡症、肺结核等病例,每日痰量超过50 mL以上者,均应选用本法,有防止呼吸道阻塞、防止感染物质向健侧播散的优点。

2.支气管胸膜瘘手术。不致因氧气和麻醉气体自瘘孔逸出,而造成无法加深麻醉的问题。

3.肺结核、支气管扩张等大量咯血、咳痰病人的急症手术。借以保证呼吸道通畅。利用双腔导管又可鉴别出血来自肺支气管的哪一侧。

4.其他胸腔内手术。如食管癌根治手术,有人主张采用双腔支气管导管插管,可任选左侧管或右侧管 DLT。鉴于右上肺叶支气管开口的解剖变异性较大,而右支气管套囊裂隙又较难正确对准右肺上叶开口,因此,当今有人主张选用左侧管 DLT;即使左肺手术也选用左侧型导管,但需在钳夹左总支气管之前先将导管退至总气管内,对手术操作不会产生任何影响。

(二)禁忌证

对气道内存在沿双腔导管通路上有任何病变(如气道狭窄、肿瘤、气管支气管断裂等),或气道外存在压迫(如纵隔肿瘤、主动脉弓动脉瘤)时,均禁忌使用 DLT。相对禁忌证有:①饱胃者;②疑有误吸高度危险者;③正在施行机械通气的危重病人(这类病人不能耐受因换管操作需要短暂停止机械通气的情况);④估计不能在直视下完成气管插管的插管困难病例;⑤证明左主支气管呈帐篷式抬高且与总气管呈 90°以上角度者(这种情况不仅左主支气管插管特别困难,且容易发生左主支气管损伤)。

(三)插管操作

操作支气管内插管必须注意以下的前提事项:①右肺主支气管的直径比左肺主支气管者大,且与总气管的夹角比左侧者小。因此,不仅异物容易进入右主支气管,同样支气管导管也容易因插入过深而误入右主支气管;但在小儿两侧的主支气管差异性较小,异物进入右侧或左侧主支气管的机会相等;②右肺上叶支气管的开口与气管分叉部十分接近,仅 1.5~2 cm 距离;而左肺上叶支气管的开口与气管分叉部的距离较远,约为 5 cm。因此,当气管导管插入过深而误入右主支气管或双腔导管(右侧管)插管,在套囊正常充气后,极易将右肺上叶支气管开口堵塞而引起右上肺叶不张。据此,每当完成气管或支气管插管以及套囊充气后,必须立即听诊两肺呼吸音,以鉴别气管导管是否误插过深及误插入食管,或充气套囊堵塞右肺上叶支气管开口。

1.器械的准备:基本同气管内插管麻醉。需准备 F33、F35、F36、F39 左侧型和右侧型双腔支气管导管。一般成年男人用 F39;成年女人用 F36;体格矮小者可用 F35;儿童不宜应用。由于双腔导管的外径较粗,内径较细,因此气流阻力都明显增高。为克服导管内径较细的气流阻力,麻醉期间必须施行辅助或控制呼吸。

2.基本方法与步骤

(1)插管前准备。双腔支气管导管插管一般都在普通喉镜显露声门后在盲探下完成,但最好在纤维光束喉镜直视下进行。①采用普通喉镜盲探插管时,应选用弯型窥视片,因其弯度与导管的弯度相匹配;②一般均需用充分润滑的可塑性探条插入长管腔内,使长管构成到达声门所需的弯度;③双腔导管的前端外壁及舌状小瓣需涂以 1%丁卡因或 4%利多卡因油膏润滑。

(2)插管步骤。①插管头部应尽量取后仰位;②术者左手持喉镜显露声门,右手持导管插入口腔,使隆突钩的方向朝地面,即导管左分支管开口指向天花板,在明视下进行导管插过声门的管操作;③当导管前端刚进入声门后,随即拔除探条,然后继续慢慢推进导管,在推进过程中将导管作逆时钟方向旋转 180°,其目的是使舌状小瓣通过旋转动作而滑入声门,此时舌状小瓣由原来指向地面的位置转为指向天花板;④当舌状小瓣通过声门后,立即将导管再依顺时钟方向旋转 90°,其目的是使导管前端分叉部的水平面与支气管的解剖水平面相一致、且导管外端的双管平面与门齿的平面相一致;⑤然后在保持水平位下继续推进导管,直至遇到阻力而不能再推进导管,提示双腔导管的长管已进入支气管腔、隆突钩已骑跨于隆突,插管即告初步成功。

(3)导管前端位置的鉴定。通过下列征象可做出初步确定:①置管过程顺利,推进导管中最后的隆突阻挡感明显;②在测试性几次正压通气下,双侧听诊呼吸音正常,胸廓抬动一致,最为重要的是右肺上叶呼吸音正常;③初步确认导管位置正确后,临时阻断一侧通气以作鉴别:阻断侧应该听不到任何呼吸音和无胸廓抬起动作;而通气侧的胸廓抬起十分明显,且其呼吸音正常,如果阻断侧仍有呼吸音,或通气侧的通气不够顺畅、呼吸音也异常,提示导管前端可能发生折屈,应试稍退出导管以作调整;④听诊呼吸音的部位为双侧肺底部、肺中部和肺尖部,两侧相应部位的呼吸音应基本一致。如果右侧肺尖部听不到呼吸音,表示右肺上叶无通气,首先应放出套囊内气体、并慢慢稍稍退出导管少许,每次约 1 cm,然后再充气套囊,并逐次听诊,直至能够明确听到呼吸音为止;⑤仅施行支气管插管侧肺通气,同时将总气管侧导管口敞开于大气,应无任何气体漏出,表示进入主支气管导管的套囊密封良好;⑥如果上述试验仍不能确定导管的正确位置,则必须通过 X 线放射检查和纤维光束支气管镜检查求确证;⑦摆好手术体位后,同样还需要用听诊器测听两侧肺的呼吸音,以再次证实导管位置的正确性。因体位改变或头位有变动,提示双腔导管前端的位置已发生变动,必须重新鉴别、确定和调整导管的位置。头屈位可使支气管导管前端继续深入,有可能堵塞肺上叶通气;相反,头伸位可引起支气管前端移出主支气管;⑧确认导管位置正确后,方可分别注气充张总气管套囊和主支气管套囊,后者的充气量不应超过 3 mL。

（四）存在的问题

1. 双腔支气管导管插管一般都是在盲探下进行,故有一定的置管位置异常发生率,见表 2-4。如果病人原先已有肺部疾病,表中所列的呼吸音听诊鉴别法可能已不适用,此时应采用纤维光束支气管镜（纤支镜）检查进行鉴别。

2. 对轻微的双腔导管变位,欲确定其前端的实际位置,往往存在困难。因手术操作、头位移动,体位改变所引起的导管前端位置改变,往往不易被察觉。做好随时施行纤支镜检查的准备,是确定导管移位,避免发生意外并发症的最佳措施。

表 2-4　双腔导管三种位置异常时的呼吸音鉴别依据

	阻右管套囊充气	阻左管套囊充气	阻左管套囊放气
导管前端误入左主支气管	左侧听到呼吸音	左侧听到呼吸音	左、右听到呼吸音
导管仍停留在总气管内	双侧都听不到或极轻微的呼吸音		
导管一并插入右总支气管	左侧听到呼吸音	左右听到呼吸音	右侧听到呼吸音

（四）潜在并发症

1. 通气与灌注不匹配。施行 DLT 插管最常见的并发症为低氧血症。动脉血氧饱和度下降可能与:①右上肺支气管开口被堵塞引起。②可能与单肺通气继发通气/灌流比不匹配有关,原先双肺通气量进入单侧肺,易致通气过多而相对灌流不足,因而肺分流增加。解决的方法是增加 FiO_2 达 1.0,同时降低潮气量和增加通气频率(借以保持相同的每分通气量)。③可能与应用挥发性麻醉药有关,后者可引起肺血管扩张,同样引起肺分流量增加。解决的方法是停用挥发性麻醉药,改用静脉麻醉药。④如果低氧血症持续存在,则需按表 2-5 所示进行处理。在单肺通气中,通气侧肺吸入 $FiO_2 = 1.0$;非通气侧肺用纯氧冲气,并保持 CPAP 0.49 kPa,则持续性低氧血症并不多见。

表 2-5　在侧卧位下剖胸手术中的肺通气处理

剖胸侧肺（上位肺）	通气侧肺（下位肺）
CPAP（0.49～0.98 kPa），停控制呼吸	正常通气
固定 CPAP，间断性控制呼吸	正常通气
不做任何通气处理	加用 CPAP 0.49～0.98 kPa 通气
高频喷射通气	正常通气，伴或不伴 CPAP

2. 导管位置不正确。最常见的原因是导管选择过长，以致插入主支气管太深，可出现气道阻塞、肺不张、肺膨隆不能萎陷、氧饱和度降低。导管选择过粗则不能插入主支气管，是另一方面原因。

3. 气管支气管破裂。它是一个危险的并发症，其原因有：①操作者缺乏经验；②探条的应用不恰当；③反复粗暴试插；④存在气管支气管异常；⑤气管导管或支气管导管套囊过度膨胀；⑥手术缝合至拔管困难；⑦手术切断导管前端；⑧老龄组织脆变等。对气管支气管破裂的确诊可能存在一定的困难，临床征象多数仅为缓慢进行的出血、紫绀、皮下气肿、气胸或肺顺应性改变，可能难以据此做出明确的诊断。对此项并发症应从预防着手：讲究探条的质量；支气管导管套囊充气不超过 2～3 mL；移动病人体位或头位时，应先放出套囊气体；在处理和切断支气管前，应先放出套囊气体，仔细稍予退出导管的位置；手术结束拔管应是十分容易，拔管无须用暴力，拔管后应检查支气管导管的完整性等。

4. 其他并发症：包括损伤性喉头炎、肺动脉流出道阻塞所致的心跳骤停、肺动脉缝线误缝于 DLT 壁等。拔管期可发生轻微出血、黏膜瘀斑、杓状软骨脱臼、喉头和声带损伤，偶尔可发生断牙等。

四、气管切开术

气管切开术（tracheostomy）是通过切开颈段气管开放下呼吸道，并可置入金属或硅胶气管切开套管，以解除上呼吸道梗阻。这是建立通畅人工气道的一种常见手术操作，是临床医师应掌握的急救技能之一，尤其是麻醉与危重病医学专业医师。

目前，除传统的气管切开术外，可供选择的气管切开方法，还包括环甲膜穿刺、环甲膜切开术和经皮扩张气管切开术（percutaneous dilational tracheostomy，PDT）。其主要适应证包括：①各种原因所致的急性上呼吸道梗阻，如急性喉炎、严重喉痉挛和上呼吸道异物阻塞等；②口腔颌面部严重外伤，无法行气管内插管者；③各种原因所致的气管内插管失败，尤其是出现非预见性的困难气道时；④下呼吸道痰液或分泌物储留或阻塞，为便于及时清理气道、维持下呼吸道通畅时；⑤需较长时间保持人工气道和机械通气等。

气管切开术常见的并发症主要包括：皮下气肿、气胸、纵隔气肿、出血、气道梗阻、喉部神经损伤、食管损伤甚至气管食管瘘、声带损伤、声门下狭窄以及气管狭窄等。

（一）常规气管切开术

1. 术前准备。除需准备制式的气管切开包外，还应准备好氧气、负压吸引器、气管切开套管、简易呼吸囊或呼吸机以及各种急救药品等。对于非紧急气管切开患者,可考虑先行气管内插管和氧疗,待呼吸困难缓解后,再行气管切开术。

2.体位。一般取仰卧位,肩颈部适当垫高,使头后仰,气管尽量接近皮肤,便于手术的暴露和操作。颈部常规消毒、铺单或洞巾。

3.麻醉。对于全麻状态下或严重意识障碍的患者,可不必麻醉。其他多选用局部浸润麻醉,阻滞范围上自甲状软骨下缘,下至胸骨上窝。

4.操作方法。一般为双人操作,做颈部正中直切口,自甲状软骨下缘至胸骨上窝处切开皮肤及皮下组织。以血管钳沿正中线钝性分离胸骨舌骨肌和胸骨甲状肌,暴露出甲状腺峡部。向上牵引甲状腺峡部,或切断并缝扎峡部,以暴露出气管环。一般于第2~4气管环处用尖刀片自下向上切开两个气管环;以弯血管钳撑开气管切口,置入适当大小的气管切开套管;拔出管芯,吸净术野及气管内的血液和分泌物,并检查有无明显出血。将气管切开套管与呼吸机连接行机械通气或维持开放气道自主呼吸。以套管上的系带环绕颈部将切开套管固定,注意避免固定过紧或过松,以免压迫颈部血管或切开套管意外脱出。皮肤切口一般不需缝合,以无菌纱布垫覆盖于皮肤切口与套管之间即可。

（二）环甲膜穿刺术

该方法是仅在急性严重上呼吸道梗阻情况下采取的紧急措施。一般尽量选用大口径的静脉套管针或金属针头,经环甲膜穿刺。穿刺时,针体与患者皮肤成30°角,针尖指向患者足端,当感觉到明显落空感、回抽有空气时,表明针尖进入气管,即可退出针芯将套管针留在气管内。通过套管针可进行高频喷射通气或接麻醉机行小潮气量手法快速通气。该方法只能作为困难气道的紧急处理措施,应同时准备和尽快施行常规气管切开或气管内插管。

（三）环甲膜切开术

与环甲膜穿刺术相似,环甲膜切开术通常也是作为一种解除上呼吸道梗阻的紧急措施,应同时准备和尽快进行常规气管切开术或气管内插管。操作时尽量将患者置于与常规气管切开术相同的体位,于甲状软骨和环状软骨间作一长为2~4 cm的皮肤横切口,于接近环状软骨处切开环甲膜,以弯血管钳撑大切口。此时即可解除上呼吸道梗阻,经环甲膜切口置入适当大小的气管切开套管或气管导管,与呼吸机或麻醉机连接可行机械通气。

（四）经皮扩张气管切开术

目前国内大多数医院中,传统的气管切开术仍需要专科医师(如耳鼻喉科医师)进行,且需要特殊的手术器械和导管,从而极大地限制了其在紧急困难气道处理中的应用。为了适应麻醉与重症医学发展的需要,近十年来,已研制了多种可供临床选择的微创经皮扩张气管切开套件。

操作方法:取颈前正中第1~2或第2~3气管环间隙处作一长约1 cm的皮肤横切口;以穿刺套管针在切开正中垂直向下穿刺入气管内;当穿刺针有明显落空感且注射器回抽见空气后,退出针芯并经套管针置入导引钢丝至气管内;退出套管针并将导引钢丝留在气管内;使用不同管径的扩张器经导引钢丝依次从小到大钝性扩张穿刺路径;退出扩张器,经导引钢丝置入气管切开导管并留置在气管内。确认气管切开导管进入气管后拔出导引钢丝,将切开导管套囊充气。清理气道和导管固定方法与气管切开术相同。有的经皮扩张气管切开套件是在置入导引钢丝后,采用特制的弯血管钳沿导引钢丝进行钝性扩张,然后置入气管切开导管。对于操作熟练者来说,该方法能更迅速地建立人工气道。

经皮扩张气管切开术由于无需切开气管软骨环,亦无需逐层手术分离颈前组织,因而具有操作简单、迅速、安全且创伤小的优点。术后发生声带损伤、严重出血、气道狭窄和食管损伤等并发症的风险亦显著降低。

五、超声在气道管理中的应用

由于高分辨率便携式超声仪器和探头技术的改进,使超声技术从单纯的临床诊断走进了手术室,与传统的 CT、MRI 等影像技术相比,超声技术具有便携性、无创性、实时性、安全性及可重复性等优势。

（一）上呼吸道超声解剖影像特点

上呼吸道由口腔、鼻腔、咽喉腔及气管等组成,尽管气道空气有较高的声阻抗,但通过比邻组织不同的回声强度仍可获得对比清晰的超声影像结构图。下面就与临床麻醉气道管理关系重要的会厌、声带、环状软骨、环甲膜及食道的超声影像特点作具体介绍。

1. 会厌。超声探头置于甲状舌骨膜(THM)上方通过横面与纵切面均可看到会厌呈一条低回声线状结构,它由前方呈高回声的会厌前腔隙和后方呈明亮高回声线状的空气—黏膜交界面组成。上呼吸道空气—黏膜交界面全程呈明亮高回声线状结构,采用线状探头通过 THM 横轴垂直切面从上向下平移可容易观察全部会厌结构,但在纵切面舌骨存在声影,不容易看到完整的会厌低回声线状结构,这时可通过伸舌和吞咽动作使会厌在舌部下方变成活动的独立结构来辨识会厌结构。

2. 声带。甲状软骨是超声观察声带结构的最佳视窗。左右声带形成中央带有气管阴影的等腰三角形,声带内侧为高回声的声韧带,假声带头侧与真声带平行排列,比真声带回声略高。当发音时,两侧真声带震荡并向中线移动,而假声带形状相对保持稳定,如果采用 3D 超声探头通过液相介质(水囊法)可以获得清晰的声带运动图像。

3. 环状软骨及环甲膜。环状软骨前后直径略大于左右直径,其横切面超声解剖影像结构由环状软骨内外膜和软骨黏膜高回声线及空气交界面呈极易辩别的低回声边缘组成,其后为高回声的空气柱及后方彗星尾状伪影。由于高回声空气柱及其声影的影响,环状软骨正常横切面超声图像显示为"n"形。环甲膜在矢状面及旁矢状面的超声解剖影像图为高回声的甲状软骨与环状软骨的高回声连接带。气管环矢状面及旁矢状面超声解剖结构形似"串珠状"。

4. 食道。胸骨上切迹横轴切面左右移动超声探头可见食道呈位于气管的右后方或左后方的无回声圆形状,此时如果要求患者作吞咽动作,即可见到无回声圆形伴随吞咽而蠕动,此法可用来辨别食道。

(二)超声在气管插管术中的应用

1.插管前气道评估。气道评估是气管插管前重要步骤,直接关乎手术患者安危。超声技术测量颈前软组织的数量可以较好地预测肥胖患者采用喉镜插管的困难度。颈前软组织的数量可以在声带、甲状腺峡部及胸骨上切迹三个水平位置的颈前中轴线左右15 mm处气管前壁表面到皮肤距离的平均值来推算。声带水平位置的推算方法预测肥胖患者喉镜插管难度最合适。声带水平位置气管前软组织厚度超过28 mm且颈周超过50 cm即有插管难度。此外,超声对于肿瘤、脓肿及会厌炎的咽喉部疾病的诊断上的重要作用对于术前气道评估价值不可低估。

2.预测气管导管型号。作为上呼吸道最狭窄部位的环状软骨,采用超声技术测量其横径是一种可靠的方法。环状软骨超声解剖横径与MRI测量的横径高度相关并具有良好的一致性。对于儿童带气囊或不带气囊的气管导管最佳型号的选择,采用超声技术测量声门下上呼吸道直径是一种良好的预测方法。

3.方便清醒气管插管。麻醉科喉上神经位于甲状软骨与舌骨之间,舌甲膜为舌骨两侧之间一条等回声线,超声横切面容易看到喉上神经横穿舌甲膜,喉上神经阻滞,适用于清醒气管插管术,在某些特定情况下尤为方便、实用。

4.确定气管导管位置。临床上判断气管导管位置使用频率最多的方法为胸部听诊法、呼末二氧化碳法及食道置管吸引法,这些方法都缺乏准确判断导管解剖学位置的证据。超声技术能通过显示膈肌及胸膜的运动来提示肺的扩张运动。如果气管导管位置准确,超声下可以看到双侧膈肌指向腹部的对称运动,预示着双侧肺均匀的扩张运动。在超声血管视窗,在肺胸壁界面可以轻易地看到所谓的"肺滑行"的图像,也就是一种来回的与机械呼吸同步的胸膜运动,如果这种图像在左侧尤其是双侧胸部被探及,表明呼吸运动是双侧,从而可以肯定导管位置是准确的。相同原理,支气管导管的位置判断也可以用这种方法判断,只是对侧非通气肺看不到所谓的肺滑行及膈肌运动。有个案报道导管的位置可直接用超声探及,但作用有限,可以通过在气管导管口放置探针,或在气囊充满水和气泡以增强回声来直接确定导管的位置。此外,遵循以下几条标准,可以采用超声技术对儿童进行实时气管插管:①能够辨别气道和气管环;②可以看见声门运动;③当导管通过时,声门处于张开状态;④气管导管处于隆突之上,且机械通气时可以看到肺滑行特征。

(三)超声在喉罩置入位置判断中的应用

喉罩远端设计有充气密封的套囊,只有使套囊的位置准确才能使咽部有良好的密封性,这是实施充分通气的必要前提。采用套囊改冲液体的方法,超声下可以从侧路看到套囊的位置,如果经双侧面不能对称地显示套囊,那么喉罩必须重新放置予以纠正,超声可视技术的应用在喉罩置入的训练上非常实用。

第三节　困难气道的处理

困难气道(difficult airway)是临床麻醉与重症医学实践中比较多见而又十分危急的情况。据统计,30%～50%的麻醉相关严重并发症都与气道管理有关。因此,掌握困难气道的相关知识和处理流程具有十分重要的临床意义。

一、困难气道的定义及评估

(一)困难气道的定义

困难气道是指有经验的麻醉科医师(一般指具有5年以上临床麻醉经验的麻醉科医师)在面罩通气时遇到困难(上呼吸道梗阻),或气管内插管时遇到困难,或两者兼有的一种临床情况。一般包括困难面罩通气(difficult mask ventilation)和困难气管内插管(difficult intubation)两种情况。

1. 困难面罩通气。指有经验的麻醉科医师在无他人帮助的情况下,不能维持患者正常的氧合和(或)适当的通气,使用面罩纯氧正压通气时,无法维持患者的 SpO_2 在90%以上。

2. 困难气管内插管。指使用直接喉镜插管时出现的困难。一般包括两种情况:①在常规喉镜暴露下无法看到声门的任何部分;②在常规喉镜暴露下,插管时间超过10分钟或尝试3次以上插管失败。

临床上,当仅有气管内插管困难而无面罩通气困难时,定义为非急症气道。因为这时患者多可维持适当的通气和氧合,麻醉科医师有充足的时间考虑采用其他技术建立人工气道。而面罩通气困难兼有气管内插管困难者,定义为急症气道。因为患者可在数分钟内进入缺氧状态,必须紧急建立人工气道。

(二)困难气道的评估

麻醉前对气道的评估非常重要,有利于选择合适的麻醉诱导方式和气管内插管技术,避免急症气道的出现。虽然目前尚无一种可靠的方法能完全准确地预测困难气道,但是约90%的困难气道可通过麻醉诱导前的评估而被识别。临床评估主要从以下几个方面进行。

1. 病史。了解患者病史,尤其是气道附近有无外伤、炎症、畸形和肿瘤及其治疗或手术史,麻醉史以及困难气道病史,有无喉鸣、打鼾或阻塞性睡眠呼吸暂停、鼻出血史等。

2. 一般体检。检查有无肥胖、门齿前突或松动、小下颌、颈短粗、颞颌关节强直;有无舌、口腔、颌面、颈部病变及气管移位。拟经鼻插管者,还需检查鼻道通气情况及有无鼻部病变。

3. 特殊检查。

(1)张口度:张口度指最大张口时上下门齿之间的距离。正常值为3.5～5.6 cm;小于3 cm气管内插管可能有困难;小于1.5 cm或无法张口者多置入喉镜困难,即使能进入喉镜,显露声门亦不佳,可造成困难气道。

(2)甲颏间距:甲颏间距指患者头部后仰至最大限度,甲状软骨切迹至下颌骨颏突间的距离。正常值≥6.5 cm;间距为6~6.5 cm时,插管可能困难;小于6 cm时,则插管困难几率高。

(3)颈部活动度:颈部屈伸度指患者最大限度地屈颈到伸颈的活动范围,正常值大于90°;颈部中立位到最大后仰位可达35°。颈部屈伸度小于80°,插管多有困难。

(4)舌咽的相对大小:舌体太大或咽腔太小都会影响直接喉镜显露声门。通常可通过改良Mallampati试验评估:患者端坐,面向检查者,头部正中位,用力张口和伸舌至最大限度。根据咽部结构的可见度分为四级:Ⅰ级:可见软腭、咽腭弓、悬雍垂;Ⅱ级:可见软腭、咽腭弓,悬雍垂部分被舌根遮盖;Ⅲ级:仅见软腭;Ⅳ级:未能见软腭。Ⅰ~Ⅱ级者气管内插管一般无困难,Ⅲ~Ⅳ级者插管多有困难。

4. 放射影像学检查。颈部及胸部正侧位影像(X线、CT及MRI等检查)有助于鉴别困难气道及其可能原因。

二、困难气道的处理

按照处理流程的不同,一般将困难气道的处理分为已预料的困难气道和未预料的困难气道两类。

(一)已预料的困难气道处理流程

1.明确告知患者及其家属困难气道的风险性,并签署知情同意书。

2.由对困难气道处理有经验的麻醉科医师主持气道管理,并配有助手参加。

3.麻醉前应确定气管内插管的首选方案和备选方案,并做好相应的准备。尽量选用麻醉科医师本人最熟悉的方法和器具。

4.气道处理前以面罩吸氧去氮,以延长患者对无通气的耐受时间。

5.首选清醒气管内插管方法,防止可预料的困难气道变成急症气道。

6.在轻度镇静、镇痛和充分表面麻醉(包括环甲膜穿刺气管内表面麻醉)后,尝试用喉镜显露声门。若能显露声门,则可直接进行气管内插管;若声门显露不佳,可采用常规喉镜结合插管探条(喉镜下至少能看见会厌时)、光棒、纤维支气管镜或经鼻盲探等技术进行插管;也可采用可视喉镜或用插管型喉罩插管。

7.在困难气道处理过程中要以保证患者生命安全为首要目标,密切监测SpO_2,确保患者的通气和氧合。

8.反复3次以上仍未能成功插管时,应放弃麻醉和推迟手术,待总结经验后再次进行气道处理。

(二)未预料的困难气道处理流程

1.提倡在进行快速麻醉诱导时分两步给药。首先是使用实验量的全麻药,使患者意识消失即可;在注射主要的麻醉诱导药和肌松药之前,应常规进行面罩通气实验,以判断能否借助面罩实施控制通气。对于借助面罩难以进行控制通气者,应放弃使用肌松药和后续的全麻药,以防止出现急症气道。

2. 对于借助面罩能进行有效通气,但声门暴露或插管困难者,应按照已预料的困难气道处理流程来处理。插管时间原则上不大于 1 分钟,或 SpO_2 不低于 92%。插管不成功时,应再次进行通气至达到最佳氧合,然后调整插管方法或人员后再次试行插管。

3. 对于全麻诱导后出现的面罩通气困难,应立即寻求帮助;同时力争在最短的时间内解决通气问题,如面罩正压通气(使用口咽或鼻咽通气道)、喉罩通气等。若能改善通气,可考虑喉镜患者。

4. 若通气困难仍难以纠正,应考虑立即采用急症气道处理措施,如食管—气管联合导管、喉罩通气、纤维支气管镜辅助气管内插管、逆行引导气管内插管、环甲膜穿刺高频喷射通气和环甲膜切开置管。

5. 为了保障患者的生命安全,可考虑及时终止麻醉,并取消手术。

第三章　人工气腹对机体的生理影响

腹腔镜手术是外科技术不断追求最大化减小手术创伤、降低并发症的结果，是现代外科技术进步的重要表现。腹腔镜手术需要借助特定的技术——人工气腹。人工气腹对机体病理生理有一定影响，严重的可出现心肌缺血、心律失常等，麻醉处理的难度和风险大为增加，因此麻醉科医师必须熟悉其病理生理变化，正确评估病情，制定相应对策，预防不良后果的发生。

为了手术操作便利，手术采用金属支架（已不常用）或人工向腹腔内注入某种气体将腹壁及相关脏器挤迫至周边，暴露手术野，使手术空间因之相对扩大。在正常情况下，腹部完全松弛腹内压为 0 kPa，与大气压相近，任何腹腔内容积和体积增加均可以增加腹腔内压力，形成腹腔室膈综合征（abdominal compartment syndrome，ACS），最易累及心血管系统、呼吸系统和泌尿系统，并产生一系列不良影响。对人工气腹的气体原则上要求：无色、无可燃可爆性、不易吸收或吸收后可迅速排泄、无助燃性、在血中溶解度高不易形成气栓，以减少所用气体的不良影响。目前可供人工气腹用的气体有：空气、氧气（O_2）、二氧化碳（CO_2）、氧化亚氮（笑气，N_2O）和氦气（He）等惰性气体，空气、He 可溶性极低，进入血液后极易形成气栓，而氧气具有助燃性。因此，比较符合人工气腹原则要求的气体是 CO_2，目前临床应用最为广泛。

第一节　人工气腹对循环功能的影响

手术期间，CO_2 人工气腹后，腹内压力升高、CO_2 吸收、麻醉、体位、神经内分泌反应以及患者原有血容量和心血管功能状态等因素相互作用，可导致循环功能一系列变化。客观上，这些变化都是在麻醉诱导后的基础上发生，受麻醉药物的直接抑制或血管扩张作用，患者心排出量（CO）与平均动脉压（MAP）均已下降至一定水平。其后，体位改变或 CO_2 人工气腹进一步影响循环功能，表现为全身和局部脏器循环功能的变化。

一、人工气腹全身循环功能的变化

1. 气腹压力的影响。在人工气腹所有影响循环功能的因素中，腹内压影响最大，其变化幅度也最大。在狗的实验研究中，腹内压的增加会引起体循环血管阻力（SVR）、平均动脉压（MAP）、右房压（RAP）增加，随着腹内压逐渐升高到 5.2 kPa，心脏跨壁压下降，心排出量（CO）在短暂性上升后逐渐下降，产生这种现象的原因则是增加的腹内压压迫内脏血管引起自身输血效应,另一方面腹内压力增加可引起外周血管池增加和静脉血管张力增加,进而影响和增加外周血管阻力,最终引起 MAP 上升。在腹内压处于较低水平(升高<2.66 kPa)时,增加的腹内压力一方面在短时间内导致腹膜机械性扩张和多巴胺、肾上腺素、去甲肾上腺素等儿茶酚胺、肾素血管紧张素系统及血管加压素和皮质醇等神经内分泌激素增加,使血管收缩,导致外周总阻力升高,另一方面增加的腹内压迫使腹内脏器的血液流出,静脉回流增加,心脏前负荷增加,心排出量增加,血压上升,CVP 升高;在腹内压继续升高>2.66 kPa 时,继续增加的腹内压力将压迫下腔静脉,腹部和下肢静脉血液回流减少,回心血量减少,心排出量下降,同时膈肌上移使胸内压增加,心脏充盈压(PCWP 和 CVP)升高。在这种条件下,PCWP 和 CVP 已不能准确反映心脏充盈,临床为纠正这种血流动力学的不良变化可以考虑适当扩容。当气腹增加至腹主动脉受压时,外周阻力(SVR)上升,心脏后负荷增加,心脏做功势必增加,同时腹膜受气腹压力影响过度牵拉,刺激腹膜牵张感受器,引起迷走神经兴奋,心肌表现为负性变力变时效应,心率减慢,此时心脏本身也受压,造成舒张障碍,移位,心律失常和心肌缺血、心肌梗死等风险大大增加。因此,在 $PaCO_2$ 稳定的情况下,尽可能降低腹内压力,对维持循环的稳定非常重要。值得肯定的是,现代技术已经将腹内压力由早期的大于 2.66 kPa 降低至小于1.99 kPa,手术的安全性大大提高。有文献根据腹内压力高低,将腹内压大致分为四级:1 级为 0.95~1.34 kPa;2 级为 1.34~2.34 kPa;3 级为 2.44~3.42 kPa;4 级为 3.52 kPa以上。并认为腹内压处于 1 级水平时,对健康患者影响小,2 级水平时应加强监测,3 级时暂时可不考虑减压,4 级时则需立即减压。

2. 气腹后 CO_2 吸收及 $PaCO_2$ 的变化。由于 CO_2 具有易溶性,因此随着人工气腹的进行,CO_2 不断吸收溶解于血液中,$PaCO_2$ 也逐渐升高。动物离体心脏研究表明,$PaCO_2$的升高可降低心肌纤维的收缩力和收缩频率,并引起外周血管扩张。而人类试验则结果相反,无论是在控制呼吸还是在自主呼吸条件下,$PaCO_2$ 升高至 6.7 kPa 均能引起心排出量、MAP 和心肌收缩力指数显著升高,但 SVR 下降。高碳酸血症刺激中枢神经系统,增强交感神经张力,因而引起心肌收缩力和血管张力增强。CO_2 的直接心血管效应主要表现为外周血管扩张,并引起 SVR 下降,通过刺激肾上腺素、去甲肾上腺素等儿茶酚胺分泌增加对心肌的直接或间接作用均可使心肌兴奋性增强,并诱发心律失常,并以室上性心动过速和室性早搏为多见。

心肺功能正常患者,人工气腹后 CO_2 吸收后碳酸血症并不严重(特别是在机械通气条件下),$PaCO_2$ 为 5.98~7.05 kPa,对循环功能影响轻微。随手术时间延长(15 分钟后)和气腹压力增大,CO_2 吸收增加,$PaCO_2$ 升高,发展为中度至重度高碳酸血症时,可产生严重的心血管系统功能的变化,表现为平均动脉压(MAP)、心率(HR)、中心静脉压(CVP)和每搏输出量(SV)升高,而外周血管阻力下降,其直接威胁可造成心肌抑制、心肌氧耗增加,心肌缺血缺氧和心律失常的风险增加。值得注意的是,CO_2 腹膜外充气引起的 CO_2 负荷的增加远大于腹膜内充气,并且随时间增加,因此对疝修补一类的腹腔外的微创手术宜重视定时抽取动脉血行血气分析。同时,对心肺功能不全的患者术前有必要做心肺功能测定,术中加强监测,如血气分析及心电监护,适当调整通气参数,防止 CO_2

在体内蓄积,以利维持循环稳定。

3.人工气腹对患者血容量和心血管功能的影响。在狗的实验研究中,在不同血容量条件下,腹内压增加心血管功能表现也不同。在腹内压上升至 5.3 kPa 过程中,心排出量在低血容量狗下降 53%,正常血容量狗仅下降 15%,而高血容量狗则上升 50%,但各组 SVR 增加,MAP 也增加,心功能曲线右移,这可能与心脏后负荷增加有关,而对于不同血容量对腹内压增加的反应机制可能存在一定差异。当腹内压增加,高血容量组通过增加静脉回流,并通过 Starling 机制引起心排出量增加,而低血容量组和正常血容量组则是增加静脉血管张力,MAP 升高,但静脉回流却减少了,因此低血容量患者在人工气腹前宜适当加快输液进行扩充血容量治疗。

对原有心肺疾病的患者而言,增加的气腹压力可一定程度降低患者的心功能并改变其心脏负荷,且与体位有关。

4.不同体位与气腹。19 世纪 60 年代,德国泌尿外科专家 Fdedrich Trendeleburg 提出 Trendeleburg 体位(膀胱截石位),即让患者弯屈膝关节,同时抬高骨盆,目的是让腹腔脏器向膈肌方向移位,便于盆腔脏器更清楚地暴露出来,为手术提供更好的视野。一般下腹部手术多用头低位的 Trendeleburg,而头高位的 Trendeleburg 则称为反式 Trendeleburg 体位。一般普遍的观点是头低位有利于患者心血管系统功能的稳定,增加静脉血液回流,增加心排出量,而头高位则有利于膈肌运动和呼吸功能的稳定。有人研究发现,头低位时心室充盈压升高,刺激颈动脉窦和主动脉弓压力感受器反射性地引起心率减慢和外周阻力下降。因此,头低位不见得可给循环的稳定带来实质性好处,特别是低血压和低血容量患者。另外,在手术过程中,人工气腹和体位改变是一对孪生体,因此有时难以区隔开其各自对循环的影响,但有学者采用经食管心脏超声图(TEE)研究了不同体位及气腹条件下患者心功能及血流动力学的变化,结果表明无论患者处于何种体位,气腹后患者 MAP、CVP、MPAP 和 SVR 均显著升高。

二、人工气腹对其他脏器功能的影响

人工气腹腹内压增加不仅影响全身血流动力学,而且干扰某些脏器的血液灌注,不仅损害相关器官的功能,而且会改变药物在体内的输送及其消除。

1.人工气腹对脑功能的影响。CO_2 气腹腹压增加条件下,脑血流量流速增加,颅内压及脑脊液压力增加,其机制尚不明了,可能与腹压及 $PaCO_2$ 有关。经颅多谱勒(TCD)研究显示,CO_2 气腹压力稳定在 1.99 kPa,中脑动脉血流速增快、血流量增加,脑血管的这种血流动力学的变化与 $PaCO_2$ 相关。在猪实验中发现,随腹压增加,颅压和 CVP 相应升高,提示腹压升高直接影响其静脉血的回流,从而改变脑局部的血流动力学,但是否有其他机制参与脑局部血流动力学的变化尚待研究。

2.人工气腹对肝功能的影响。在人工气腹条件下,肝血流动力学明显受影响,并且反映在以下三个层面。

(1)气腹后,MAP 上升,但门静脉血流随腹压升高进行性降低,门脉压及门脉—肝内血流阻力进行性上升。在气腹内压达 3.33 kPa,门脉血流量较气腹前降低 34%,门脉压及门脉—肝内血流阻力分别上升 26% 和 50%，解除气腹后即可恢复至基础水平。

（2）腹压增加，腹膜伸展及下腔静脉回心血量减少，体内儿茶酚胺及血管加压素释放增加，使肠系膜及肝脏等腹内脏器血管系统收缩，肝动脉血供减少。

（3）腹压增加，局部肠静脉流出受阻，毛细血管内压力升高，肠系膜动脉平滑。肌经自动调节收缩狭窄，压力上升，血流量减少，门脉血供相应下降。Mujicic 等研究发现，手术 CO_2 气腹压力通常维持在 1.86 kPa 左右，高于门脉系统 $0.92\sim1.33$ kPa 的压力，导致术后 AST、ALT 及胆红素明显升高，但上述指标在 72 h 后降至术前值。Izumi 发现，CO_2 气腹会导致肝血管内皮细胞表面粗糙、凌乱，而传统开腹手术肝血管表面未有明显变化。研究发现人工气腹不仅使吲哚菁绿清除率大为下降，而且肝细胞的完整性受到一定程度的破坏，这与肝脏受人工气腹影响灌注压低有关。因此，肝功能不全的患者，特别是在低血压或休克状态等情况下，不宜行手术和麻醉。

3. 人工气腹对肾功能的影响。腹压增加到一定程度肾功能即可受到明显影响，表现为肾血流量、尿生成量及尿肌酐清除率下降。有研究证明 CO_2 气腹能够降低肾血流，能够降低肾功能。肾血流及肾功能下降的程度与患者术前肾功能状态，CO_2 气腹持续时间及压力有关。实验中发现，气腹压力小于 2.66 kPa 时对肾功能影响轻微，但大于 2.66 kPa 时肾血流量和肾小球滤过率显著下降，肾血管阻力升高，大多数实验动物无尿。如直接对肾局部施加压力至 1.99 kPa，可直接导致肾皮质灌注血流和尿生成量减少，在压力解除后可逐渐恢复，其中机械刺激促使血浆肾素活性增加、肾血管收缩也可能是肾功能减退的机制之一。因此，临床中可考虑将腹内压控制在较低水平，以维持手术需要和保护肾功能，特别是长时间手术或肾功能不全患者，必要时术中使用利尿剂或小剂量多巴胺以促进尿生成。

4. 人工气腹对妊娠子宫的影响。CO_2 气腹对妊娠子宫及其血供的影响值得关注。在动物实验中发现 CO_2 气腹可显著减少子宫血流，而母体和胎儿 $PaCO_2$ 上升及酸中毒。惰性气体 He 气腹可减少子宫血流，但母体和胎儿 $PaCO_2$ 和 pH 无显明改变，提示腹内压是改变子宫血流的独立因素。高碳酸血症可以减少子宫血流，但腹内压合并 $PaCO_2$ 上升可加重胎儿病情的恶化。

三、对合并心脏病及其他高风险患者的循环功能的影响

合并心脏病患者对麻醉的耐受能力总是麻醉科医师术前评估的重要指标，而手术人工气腹对循环功能的影响主要体现在动脉压、心排出量和体循环阻力等方面，但却严重得多，因此值得关注。术前适当的容量治疗对血容量不足的患者而言非常重要，否则血流动力学难免不剧烈波动，甚至氧供不足。适当选用血管活性药物，如硝酸甘油、尼卡地平或多巴酚丁胺对纠正气腹所造成的血流动力学剧烈波动有益，可缓解充血性心力衰竭患者的病情，改善气腹引起的心脏低排问题，气腹压力低于 1.33 kPa 和注气速率（1 L/min）对 ASA Ⅲ 级患者循环影响轻微，因此维持较低的腹内压对预防循环不良反应有益。由于右房压和 PAWP 作为判断心脏充盈压的指标已不可靠，而充血性心力衰竭又往往发生于气腹术后早期 1 h 内，因此术后加强监测和积极治疗对此类患者来说，其重要性不言而喻。

此外，病理性肥胖和接受过心脏移植的心室功能正常的患者对气腹耐受良好，特别是后者 MAP 和 SVR 均未见升高，而 CVP 轻度上扬，充气后心排出量即可恢复正常，并保持在术前基础水平。

四、人工气腹与心律失常

手术中可发生心律失常，其机制尚不明了。$PaCO_2$ 上升是可能原因，但腹腔注气的早期 $PaCO_2$ 上升不明显时，心律失常仍可发生。气腹牵拉腹膜及相关操作诱发迷走神经张力增高、麻醉过浅和服用了某些药物，是导致心动过缓、心律失常和心搏停止的可解释的原因。气腹时间长，CO_2 吸收引起中、高度高碳酸血症、交感神经兴奋及血压升高，血中儿茶酚胺分泌增加，导致心肌氧耗增加则是诱发心律失常另一常见原因，此时往往表现为心动过速、室性早搏、甚至室颤。因此，人工气腹建立过程中，维持血流动力学的稳定以及尽快结束长时间气腹，否则难免发生心律失常。心律失常的出现一定程度上反映该患者能否耐受此类手术。此外，气腹引起的气栓也是心律失常的重要原因。

第二节　人工气腹对呼吸功能的影响

手术和麻醉对患者呼吸功能的影响大致分为两部分，即术中和术后呼吸功能改变，主要包括功能残气量（FRC）、胸肺顺应性（C_{TOT}）、动脉血氧合和 CO_2 气腹条件下内环境变化。全麻诱导后，FRC 和 C_{TOT} 下降 20%，死腔通气（V_D/V_T）迅速上升，气道压增加，其中 FRC 下降程度与患者的体格有关，肥胖患者下降可达 50%。闭合腔增加的患者，如吸烟者和慢阻肺（COPD）患者，即使中度 FRC 下降也可造成低氧合血症，通气—血流灌注比例失调，膈肌上移胸内压改变。

一、术中通气功能的变化

全麻诱导人工气腹建立后，腹内高压引起膈肌上移，平卧位肺正常患者 FRC 可进一步下降，胸腹 C_{TOT} 可显著下降 43%，使肺底部易发生微小的肺不张，死腔量（V_D/V_T）增加，致通气—血流比值（$V:Q$）失调，给予正压通气可相当程度地防止 FRC 下降，但与健康者相比较，ASA Ⅲ～Ⅳ级患者人工气腹后 C_{TOT} 下降 40%，差异不大。体位对 FRC 和肺 C_{TOT} 也有一定影响。头低位时，腹腔脏器头向移位，使膈肌活动受限，肺容量和顺应性显著下降，肥胖、老年患者及存在肺不张倾向的患者表现更甚。头低位时膈肌上移可导致气管插管的导管上移，并可能滑入右侧主支气管，形成意外单肺通气，临床应该注意。头高位时，FRC 可有一定程度增加，C_{TOT} 下降则波动在 32%～48% 之间。截石位条件下，C_{TOT} 是显著增加的，这可能与截石位条件下没有了平卧位时患者的腰椎前曲，腹腔容积因此增加，膈肌和胸腔的压力减小。

临床上，由于 C_{TOT} 显著下降，人工气腹建立后为保证足够的肺泡通气量和维持

$P_{ET}CO_2$ 正常水平,通常会调整和增加分钟通量(MV)。在容量控制式机械通气患者,气道压力曲线峰值和平台期值均升高,相对而言病态肥胖患者的压力改变不大。Barkozky 等报道,气道峰压(P_{AW})可升高50%,而平台压可升高81%,气腹后头低位时顺应性降低达到最大值。因此,人工气腹期间需要持续监测胸肺顺应性和呼吸压力—容量环的形态,如发现 P_{AW} 异常升高,应排除支气管痉挛、气管导管滑入支气管、肌松程度改变和气胸等并发症,必要时必须停止手术或转为开腹手术。腹腔放气后5分钟内,压力曲线迅速下降,与对照组接近,但此时顺应性曲线仍向右下移位,其原因可能与气腹期间较长时间的 FRC 降低有关。

二、术中 $PaCO_2$ 和 CO_2 内环境变化

CO_2 气腹建立后,$PaCO_2$ 和血中 CO_2 均升高,形成高碳酸血症。但腹腔首次充入 CO_2 后,CO_2 经腹膜快速吸收后经血液输送至肺排出总量增加,约占机体 CO_2 总排出量的20%~30%,受 CO_2 分压差、弥散性能及其与腹膜接触面积和腹膜血流灌注等多因素影响,绝大部分 CO_2 仍溶解和储存血液里,$PaCO_2$ 上升;随着充入气的增加,逐渐增加的腹内高压迫使腹膜血流灌注下降(包括心排出量下降和血管受压),因此一定程度上会延缓 CO_2 的吸收,CO_2 的排出量和 $PaCO_2$ 均不如想象的那样会突然增加,而是逐步升高的,一般需15~30 min 达到峰值和平衡,升高的幅度与腹腔 CO_2 压力有关。研究认为,腹内压小于1.33 kPa,$PaCO_2$ 升高主要源于 CO_2 迅速吸收入血液,腹内压大于1.33 kPa,$PaCO_2$ 升高则主要源于死腔量增加,气体交换障碍所致。

临床上,呼气末二氧化碳分压($P_{ET}CO_2$)是目前常用的呼吸监测项目,可间接反映 $PaCO_2$ 正常情况下两者之间相差0.4~0.67 kPa,即 $P_{ET}CO_2$ 小于 $PaCO_2$ 0.4~0.67 kPa。气腹后,患者胸肺/顺应性下降、体位限制、机械通气不良、心排出量减少等因素导致的 V/Q 比例失调和生理性死腔增加均可使 CO_2 排出受限,$PaCO_2$ 上升。一般情况下,ASA Ⅰ~Ⅱ级心肺功能正常患者 $PaCO_2$ 升高时,增加 MV 12%~16%,$PaCO_2$ 即可维持在正常水平范围。$P_{ET}CO_2$ 和 $PaCO_2$ 之间的平均差值无显著变化,但不同患者个体间存在差异,ASA Ⅲ~Ⅳ级患者尽管 MV 由5.5±0.4 L/min 增加至9.9±0.9 L/min,但 $PaCO_2$ 仍高达6.7±0.13 L/min,$P_{ET}CO_2$ 和 $PaCO_2$ 之间差值明显增大。随着气腹时间延长和气腹压力增大,机体排出 CO_2 的能力减弱,机体内残留的 CO_2 增加,因此在手术人工气腹过程中,$P_{ET}CO_2$ 和 $PaCO_2$ 相关性差,$P_{ET}CO_2$ 作为一项呼吸的常规监测可靠性下降,建议无论采用何种麻醉方式,手术过程中应多次采集血液标本进行监测。如 $PaCO_2$ 持续升高,则必须及早查找是否发生 CO_2 皮下气肿、气胸或气栓等并发症,有心肺疾病的患者则要检查其通气是否有改变。通常在这些情况下,$PaCO_2$ 可显著升高。另外,采用硬膜外麻醉、腰麻或腰硬联合麻醉保留自主呼吸的手术患者、肥胖、危重患者或麻醉深度不足代谢增加的患者或发生麻醉性呼吸抑制患者,$PaCO_2$ 随着手术时间和气腹压力的增加而上升。因此,保留自主呼吸的手术操作应尽量缩短时间,腹内压应维持较低水平,否则应进行辅助通气或控制呼吸,通过增加呼吸频率和通气量,调整 $PaCO_2$ 保持在正常范围。

此外，临床上也可出现 $P_{ET}CO_2$ 降低和 $PaCO_2$ 小于 $P_{ET}CO_2$ 的情况，此种情形多发生于潮气量突然增加时，此时原来闭合肺泡的开放并参与 CO_2 的气体交换；FRC、C_{TOT} 降低，PAw 升高时，也可出现类似现象。因此，对术前已知肺功能不良患者，如第 1 秒用力呼气量（FEV$_1$）及用力肺活量（FVC）降低，和 ASAⅢ～Ⅳ级患者人工气腹时，也应该定时检测动脉血气 $PaCO_2$。有研究认为充入与体温接近的 CO_2 气体，更接近生理状态，腹膜渗出物中细胞介素的浓度明显下降，对机体的损害较小。Erikoglu 发现使用加热湿化 CO_2 气体气腹后腹膜超微结构的改变优于未使用加热湿化 CO_2 气体。然而 Davis 等认为使用加热湿化 CO_2 气腹对机体体温、组织病理学检查及预后与使用未湿化 CO_2 气腹比较没有统计学差异，从而不建议使用加热湿化 CO_2 气腹。

三、术后肺功能的变化

术后切口疼痛、手术切口的高低以及吸气时反射性腹壁张力是影响肺功能的主要因素。上腹部或开胸手术，用力 FVC、FEV 和 FRC 下降，FVC 下降使患者不能有效咳嗽排痰，呼吸浅快；FRC 可降至低于闭合性残气量，此时气道闭合，结果混合静脉血增加，并出现早期术后低氧血症，甚至肺炎，其发生率为 10%～70%。上述情况通常不会发生在下腹部手术或体表类手术后，手术后 FVC、FEV 和 FRC 也会下降，但某种程度上较传统开腹手术影响小。

CO_2 高度的可溶性和腹腔、血液之间 CO_2 的压力梯度可导致 CO_2 吸收迅速增加，从而引起高碳酸血症和酸中毒。气腹可增加腹腔内压力，压力为 2.0 kPa 时膈肌上抬，肺功能减退，呼吸顺应性降低，尤其是在患者处于头低足高位时，其结果导致生理性死腔增加和充气—灌注失调。Andersson 报道 CO_2 气腹容易导致肺不张。有研究报道长时间气腹患者中使用 PEEP 能够改善动脉氧分压。术后第 1 个 24 h 期间，FVC 下降平均 24%（13%～42%），术后 2～3 d 恢复至正常水平，而传统开腹手术平均下降 52%（44%～71%），恢复时间则较长，老年患者则需时间更长。传统的开腹胆囊切除患者术后第 2 天 FEV$_1$ 下降 50%（25%～75%），而仅下降 25%，恢复更快。腹腔镜（气腹）术后第 1 个 24 h 期间，FRC 平均下降约 8%（7%～15%），而传统开腹手术平均下降约 27%，前者持续时间短，3 天内基本恢复，相同时间内传统开腹手术 FRC 仍下降 23%；传统的开腹胆囊切除患者术后肺炎渗出发生率高达 90%，而腹腔镜（气腹）术后发生率仅 40%，局灶性或节段性肺不张发生率仅 10%，相应的手术后低氧血症也没有传统开腹术后那么严重。

第三节　人工气腹对神经内分泌和免疫功能的影响

1. 人工气腹对神经系统的影响。通过建立 Wistar 大鼠气腹模型研究，结果发现 CO_2 气腹后，CO_2 气腹组与对照组比较，海马区胶质细胞和神经元细胞均无明显变化，CO_2 气腹组胶质细胞和神经元细胞在光镜下呈轻度水样变，电镜下线粒体轻度肿胀；血液和脑脊液中 S-100 蛋白、神经元特异性烯醇化酶在 CO_2 气腹压力后虽然逐渐增加，但差异无统计学意义,认为在气腹压力 1.33 kPa 持续 2 h 范围,CO_2 气腹对正常大鼠中枢神经系统无损害,CO_2 气腹在这一范围内应用对中枢神经系统是安全的。

2. 人工气腹对内分泌功能的影响。人工气腹条件下,儿茶酚胺、ACTH、皮质醇及血管加压素血浆浓度上升。腹内高压和 CO_2 吸收刺激交感神经活性增强,肾髓质儿茶酚胺分泌增加,同时肾灌注下降刺激肾素释放,皮质醇、ACTH、ink-6 及血糖升高,而胰岛素和胰高血糖素保持不变。有研究报道,开腹手术与手术两种手术期间皮质醇、肾上腺素和去甲肾上腺素水平相当,但高于术前水平,提示两种手术均可给机体造成一定程度的创伤,并引起相应的应激反应。后继研究发现手术组在术后上述激素下降更快,也有研究报道手术儿茶酚胺反应更加明显。相对支撑架无气手术,CO_2 气腹手术期间血管加压素升高程度相似,但前者 MAP 显著低于后者,也进一步揭示 CO_2 吸收可刺激儿茶酚胺释放增加。

3. 人工气腹对免疫功能的影响。相对传统开腹手术,人工气腹手术对机体创伤小,由此引起的免疫抑制程度小、持续时间短,其术后白细胞总数、中性粒细胞释放的超氧阴离子及其趋化性明显低于前者,对单核—巨噬细胞系统功能及特异性免疫功能的抑制也明显弱于前者。Yoshida 等比较 CO_2 气腹与空气气腹免疫指标变化,在结肠切除后,血TNF-a、IL-6、IL-1 等 CO_2 组较空气组下降显著,提示 CO_2 有免疫下调作用。Jacobi 等通过肿瘤(DHD/K12/TRb)小鼠建立不同气体观察肿瘤生长情况,发现 CO_2 气腹组除相对于氦气组及对照组能促进肿瘤生长外,其显著的血 TNF-a 下降与 IL-10 升高亦使 CO_2 气腹组有别于另外两组,并认为与其促进肿瘤生长有关。

4. 人工气腹对红细胞免疫系统的影响。手术中腹腔内 CO_2 的压力可以达到 $1.5 \sim 1.8$ kPa,由于 CO_2 在血浆中有较高的弥散性及溶解度,血中 PCO_2 升高,使机体的内环境处于酸性状态,从而损伤了机体红细胞免疫功能,其机制可能为:

(1)CO_2 气腹引起的红细胞膜内外 pH 变化,细胞膜转运功能减退,影响了红细胞膜上 I 型补体受体(complementreceptortype I,CR_1)跨膜糖蛋白的调节,导致 CR_1 粘附活性降低。

(2)内环境的酸性改变使血液中免疫复合物的含量增多,与红细胞的 CR 结合增多,导致 CR 粘附活性的能力降低。

(3)机体在酸性环境下细胞代谢产物增多,其与红细胞膜上 C3b-受体结合,使 CR_1 活性降低。因此 CO_2 气腹对患者红细胞免疫功能有损伤作用。研究表明使用中药黄芪能够减低 CO_2 气腹造成红细胞免疫受损的程度。

第四节 人工气腹对颅内压和体温调节的影响

1. 人工气腹对颅内压的影响。手术在颅内压升高或存在闭合性颅内损伤是否安全具有较大的争议。诸多动物实验显示气腹条件下颅内压不依赖 $PaCO_2$ 升高。小儿脑室腹腔分流术显示气腹可以即刻升高颅内压至 3.33 kPa;闭合性脑损伤患者,气腹后颅内压可由正常水平升至 8.0 kPa,即使腹内压恢复正常,颅内压也仍处于升高状态。较之开腹手术,术后头痛、恶心等颅内高压症状也明显增多,此类手术颅内压升高的原因一般归因于颅内静脉回流以及脑脊液循环受阻。有研究发现 CO_2 气腹术中患者腰部硬膜外腔压力均显著升高,但在手术结束气腹消除后逐步恢复至正常水平。

2.人工气腹对体温调节的影响。微创手术尽管不像开腹手术会因热辐射或水分蒸发那样散失大量热量,但是仍有 1/3 的患者会发生体温下降。这种体温下降与充入气量之间存在极大关系,腹腔充入气体 50 L 体温约下降 0.3℃,其原因可能与充入腹腔内的气体的湿化吸收了一部分腹腔内水分及热量有关。有研究认为,将腹腔充入气加温至 30℃ 可预防体温下降,但也有与之相矛盾的研究结果。

第四章　腹腔镜手术麻醉常用药物

第一节　镇静安定药

镇静药和安定药都属于中枢神经系统抑制药。按照本来的定义,镇静药是使大脑皮质轻度抑制,从而产生镇静的药物;安定药是使病人解除焦虑、紧张而无镇静作用的药物。实际上这两类药物往往难以区分,因此本书将其都归为镇静安定药加以介绍。

镇静药中过去最常用的是巴比妥类药。这类药抑制中枢神经系统的程度随剂量不同而异:小剂量产生镇静,即为镇静药;中剂量有催眠作用,称为催眠药;大剂量则产生全身麻醉,成为静脉麻醉药。由于巴比妥类药的副作用较多,容易产生依赖性,加之许多效能好和副作用少的新药问世,这类药已逐渐被其他药物所取代,在临床上已很少作为镇静药应用。

镇静安定药按其效力强弱分为弱安定药和强安定药两大类,弱安定药主要用于消除焦虑症状,现在改称为抗焦虑药,临床麻醉中最常用的为苯二氮卓类药。强安定药又称神经松弛药,临床上主要用于治疗精神分裂症,以消除病人的幻觉、妄想和狂躁等,因此近年来多主张改称为抗精神病药,临床麻醉中最常用的为吩噻嗪类和丁酰苯类两类药。

镇静安定药在临床麻醉中有下列用途:①作为麻醉前用药;②作为局部麻醉或部位麻醉的辅助用药;③作为全麻诱导和静脉复合麻醉的组成部分。

一、苯二氮卓类及其拮抗药

苯二氮卓类是近年来发展迅速的一类药物,这类药都是 1,4-苯二氮卓的衍生物。苯二氮卓类药主要作用于脑干网状结构和大脑边缘系统(包括杏仁核、海马等)。脑内有两类神经元可影响情绪反应,并互相制约,去甲肾上腺素能神经元增加焦虑反应,而 5-羟色胺能神经元则抑制之。苯二氮卓类药可增加脑内 5-羟色胺水平,并增强另一种抑制性递质 γ-氨基丁酸(GABA)的作用。GABA 则可抑制去甲肾上腺素能神经元的作用。这类药物由于毒性小,临床用途多,已逐渐替代巴比妥类药,成为当前临床应用最广的镇静安定药。临床上这类药物主要用于下列情况:①消除焦虑,治疗失眠;②控制抽搐;③治疗酒精和巴比妥类药所致的戒断综合征;④临床麻醉中作为麻醉前用药、辅助用药和复合全麻的组成部分。

(一)地西泮

1.理化性质。地西泮(Diazepam)又名安定或苯甲二氮卓,临床上所用的制剂为溶于有机溶剂的黏稠溶液,其 pH 为 6.4~6.9。此制剂与水和生理盐水相混可生成白色雾状物,在稀释的溶液中不久即消散,一般不影响其药效。但最好不与其他药物相混。

2.药理作用

(1)对中枢神经系统的作用。地西泮具有抗焦虑、肌松、遗忘和抗惊厥作用。其抗焦虑作用是通过对边缘系统的海马和杏仁核的选择性抑制作用产生的,肌松作用则是通过抑制脑干网状结构内和脊髓内的多突触通路产生的。所产生的遗忘是顺行性遗忘,即对用药后一段时间(30 min 至数小时)内经历的事情失去记忆。

对人体的作用依其剂量大小和用药途径而异。小剂量口服只产生抗焦虑作用,不影响意识;大剂量静脉注射则产生嗜睡,甚至意识消失。与哌替啶等药物合用时,有显著的遗忘作用。地西泮本身无全麻作用,但可增强其他全麻药的效力。静脉注射地西泮 0.2 mg/kg 可使氟烷的 MAC 从 0.73% 降至 0.48%,但再加大地西泮剂量并不能使 MAC 进一步下降。

(2)对呼吸的作用。临床剂量的地西泮对呼吸没有多大影响。但剂量较大,尤其经静脉注射时,对呼吸有一定的抑制作用,使 $PaCO_2$ 轻度增加,甚至可产生一过性无呼吸。对慢性阻塞性肺疾病病人,此种呼吸抑制作用尤为显著。

(3)对血管系统的作用。静脉注射临床剂量的地西泮(0.2 mg/kg)对心血管系统的影响轻微,血压可稍下降,心排血量无明显变化。偶可引起一过性心动过缓和低血压,可能与溶剂中的丙二醇有关。静脉注射地西泮可扩张冠状动脉,增加冠状动脉血流,可能与其局部作用有关。

3.体内过程。口服后吸收完全而迅速,30~60 min 血药浓度达峰值。肌内注射后吸收缓慢且不完全,其血药浓度峰值不及静脉注射后的 20%,仅为口服后的 60%。临床效应以静脉注射后最强,口服后次之,肌内注射后最差。由于脂溶性高,吸收后迅速透过血-脑脊液屏障而进入中枢神经系统,但很快再分布到其他组织,故作用出现快,消失也快。地西泮与血浆蛋白的结合率为 90%~98%。其表观分布容积为 0.7~2.6 L/kg。地西泮的消除半衰期为 20~40 h。只有不到 1% 以原形从尿排出,其余几乎全部在肝脏进行生物转化。因此反复用药后可引起蓄积作用。随着年龄的增长,其表观分布容积增加,消除半衰期延长,80 岁时长达 90 h。因此老年人使用地西泮,剂量宜酌减;用药间隔应相应地延长。此药可透过胎盘,胎儿血药浓度可较母体高 40%,因此待产妇不宜用此药。

4.不良反应。地西泮的毒性很小,有人报告用通常剂量的 100 倍,仍能恢复如常,无后遗症。连续用药时常见的副作用为嗜睡、眩晕、疲劳感、共济失调等。长期用药,可产生耐药性,但很少产生依赖性。如果产生依赖性,停药后可出现戒断症状,表现为焦虑、失眠、震颤等。静脉注射速度过快或剂量较大时,可引起血压下降、呼吸暂停等不良反应,应予以警惕。剂量偏大时,偶尔可引起躁动、谵妄、兴奋等反常反应,可能与增强了中枢神经系统内多巴胺能系统作用或抑制了胆碱能系统作用有关。经小静脉注射地西泮可引起注药部位疼痛,局部静脉炎发生率较高,因此应选用较粗大的静脉。

5.临床应用。地西泮口服 5～10 mg,常作为麻醉前用药,以产生镇静和消除焦虑;此外,还有助于预防局麻药中毒,减少琥珀胆碱所致的血清钾升高和术后肌肉疼痛等不良反应。

心律转复和局麻下施行内镜检查之前静脉注射地西泮 10～20 mg,可使病人消除紧张,产生肌肉松弛,还可使病人对操作过程失去记忆。

静脉注射地西泮用于全麻的诱导,对心血管的影响轻微,但起效慢,效果不确实,现已被咪达唑仑取代。

地西泮可作为复合全麻的组成部分。地西泮与氯胺酮并用,可减少氯胺酮用量,减轻氯胺酮的高血压反应和精神运动性反应。临床上地西泮常用于控制肌痉挛和抽搐。

(二)咪达唑仑

咪达唑仑又名咪唑安定,是当前临床应用的唯一的水溶性苯二氮卓类药。

1.理化性质。临床所用的制剂为其盐酸盐或马来酸盐,pH 为 3.3。在体内生理性 pH 条件下,其亲脂性碱基释出,可迅速透过血-脑脊液屏障。其制剂可溶于生理盐水、5%葡萄糖溶液或乳酸盐林格液,供静脉输注。可与盐酸吗啡等酸性药物相混,但不能与硫喷妥钠等碱性药物相混。由于其水溶性的特点,不需用有机溶媒,故肌内注射后容易吸收,用于静脉注射对局部刺激作用轻微。

2.药理作用。咪达唑仑具有苯二氮卓类所共有的抗焦虑、催眠、抗惊厥、肌松和顺行性遗忘等作用。对苯二氮卓类(BZ)受体的亲和力约为地西泮的 2 倍,故其效价为地西泮的 1.5～2 倍。根据剂量不同,可产生自抗焦虑至意识消失的不同程度的效应。但临床观察表明,个体差异较大,可能与血浆蛋白浓度、表观分布容积以及是否用术前药等因素有关。

此药本身无镇痛作用,但可增强其他麻醉药的镇痛作用,剂量达 0.6 mg/kg 时使氟烷 MAC 降低约 30%。可使脑血流量和颅内压轻度下降,而对脑代谢无影响。

咪达唑仑有一定的呼吸抑制作用,其程度与剂量相关。静脉注射小剂量(0.075 mg/kg)不影响对 CO_2 的通气反应;静脉注射 0.15 mg/kg 对分钟通气量的影响与地西泮 0.3 mg/kg 相似。静脉诱导时呼吸暂停发生率低于等效剂量的硫喷妥钠。呼吸暂停持续时间约 30 秒。对慢性阻塞性肺疾病病人引起的呼吸抑制持续时间较正常人更长,对 CO_2 通气反应恢复的时间较正常人延长 1 倍。

此药对正常人的心血管系统影响轻微,表现为心率轻度增快,体循环血管阻力和平均动脉压轻度下降,以及左室充盈压和每搏量轻度下降,但对心肌收缩力无影响。此药无组胺释放作用;不抑制肾上腺皮质功能。

3.体内过程。咪达唑仑由于脂溶性高,口服后吸收迅速,1/2～1 h 血药浓度达峰值。但由于通过肝脏的首过消除大,生物利用度仅 40%～50%,故口服剂量需增大到静脉注射剂量的 2 倍才能获得相同的效果。

单次静脉注射后分布半衰期为 0.31±0.24 h,相当于地西泮的 1/2,消除半衰期 2.4±0.8 h,约为地西泮的 1/10。与血浆蛋白的结合率高达 94±1.9%。稳态分布容积为 0.68±0.15 L/kg。血液总清除率为 502±105 mL/min,相当于正常肝血流量的 1/3,

故清除受肝灌注的影响。此药静脉输注的药代动力学与单次静脉注射相似,停止输注后血药浓度迅速下降,未发现蓄积现象,表明此药可用于持续静脉输注以维持麻醉。

肌内注射后吸收迅速且基本完全,注药后 30 min 血药浓度达峰值,生物利用度为91%。小儿直肠注入后吸收迅速,约 16 ± 7 min 血药浓度达峰值。但由于经痔上静脉吸收后进入门静脉,通过肝脏的首过消除也较大,生物利用度不到 60%,故直肠注入的剂量也应相当于静脉注射剂量的 2 倍。此药也可透过胎盘,但透过的量较地西泮少。

此药作用短暂,除与其再分布有关外,主要与其生物转化迅速有关,代谢物与葡萄糖醛酸结合后由尿中排出。12 h 排出量占注入量的 35%~43%,24 h 占 90%。以原形从尿中排出的不到 0.5%,有 2%~4% 从粪便中排出。其代谢物 1-羟基咪达唑仑也有药理活性,但由于其消除半衰期短(0.7 h)和清除率高(1 000 mL/min),故并不延长其作用持续时间。

4.临床应用。咪达唑仑由于具有水溶性和消除半衰期短的特点,临床麻醉中应用较广,是目前应用最广的苯二氮卓类药,主要用于下列情况。

(1)麻醉前用药。经口服、肌内注射或静脉注射都有效,效果优于地西泮。肌内注射剂量为 5~10 mg,注射后 10~15 min 产生镇静效应,经 30~45 min 产生最大效应,对呼吸和循环无明显影响。口服剂量须加倍。对小儿可用直肠注入,剂量为 0.3 mg/kg。

(2)麻诱导和维持。静脉注射咪达唑仑作全麻诱导,效果优于地西泮,而稍逊于硫喷妥钠,主要适用于不宜用硫喷妥钠的重危病人。剂量 0.1~0.4 mg/kg,依年龄、体格情况和是否用术前药而定。用于静脉复合或静吸复合全麻的维持,可采取分次静脉注射或持续静脉输注的方法,并与其他有镇痛效能的药物(芬太尼、氯胺酮等)合用,或同时吸入恩氟烷、异氟烷等全麻药。可适用于各类手术,尤其适用于心血管手术、颅脑手术、以及需全麻的门诊小手术。

(3)局麻和部位麻醉时作为辅助用药。可产生镇静、松弛、遗忘作用,并可提高局麻药的惊厥阈,其效果优于地西泮。特别适用于消化道内镜检查、心导管检查、心血管造影、脑血管造影、心律转复等诊断性和治疗性操作。一般剂量为 0.1~0.15 mg/kg。

(4)ICU 病人镇静。

(三)二氮卓类拮抗药——氟马西尼

1.理化性质。氟马西尼为咪唑苯二氮卓衍生物,其化学结构与咪达唑仑相似,与后者的主要区别是其苯基被羰基取代。

2.药理作用。氟马西尼对 BZ-受体有很强的亲和力,通过对 BZ-受体的竞争,拮抗苯二氮卓类药的中枢作用。氟马西尼的主要药理作用是拮抗苯二氮卓类药的所有中枢抑制效应,从抗焦虑、镇静、遗忘,直到抗惊厥、肌松和催眠。氟马西尼拮抗苯二氮卓类药的最小有效剂量为 0.007 mg/kg。拮抗的程度不仅与氟马西尼剂量有关,而且还与苯二氮卓类药所用的剂量有关。苯二氮卓类药严重中毒时,静脉注射氟马西尼 1 mg 足以使人苏醒,但如果尚有 20% 左右 BZ-受体被占领,则仍维持抗焦虑作用。氟马西尼起效迅速,静脉注射后 1 min 内即生效,拮抗效应维持时间约为 90~120 min。

此药对呼吸和循环均无影响。静脉注射达 0.1 mg/kg 对呼吸无任何影响。对苯二氮卓类药引起的呼吸抑制,有一定的拮抗作用,但拮抗不完全;对巴比妥类和麻醉性镇痛药的呼吸抑制则无拮抗作用。

氟马西尼的毒性非常小。啮齿类动物能耐受的最大非致死剂量为 62.5 mg/kg,而临床治疗剂量为 0.02 mg/kg,因此其治疗指数相当于 3 125。静脉注射后局部无疼痛,不引起静脉炎。偶见短暂的轻度眩晕、头痛,但与剂量无关,可能与溶媒有关。

3. 体内过程。氟马西尼口服后容易吸收,口服后 20～90 min(平均 41 min)血浆浓度达峰值,但由于在肝脏内首过代谢显著,生物利用度仅 16%。静脉注射后 5 min 血浆浓度达峰值。与血浆蛋白结合率为 40%～50%。表观分布容积为 1.02～1.2 L/kg。总血浆清除率为 13～16 mL/(kg·min)。消除半衰期为 48～70 min,显著短于常用的苯二氮卓类药,故单次注射后拮抗作用一旦消失,又可重现苯二氮卓类的作用。此药在肝脏内经受广泛的生物转化,仅 0.12% 在静脉注射后 12 h 以原形从尿中排出。其代谢物的性质尚未完全确定,目前认定的有其羧酸衍生物和葡萄糖醛酸结合物。

4. 临床应用。氟马西尼主要有以下 3 种用途。

(1)苯二氮卓类药中毒的诊治。对可疑为药物中毒的昏迷病人,可用氟马西尼鉴别。如果用药后有效,基本上可肯定是苯二氮卓类药中毒;否则可基本排除。对于肯定为苯二氮卓类药中毒的病人,可用氟马西尼解救。采取小量分次静脉注射的方法,每次 0.1 mg(或 0.003 mg/kg),每分钟一次,直至苏醒或总量达 2 mg。为维持疗效,可用首次有效量的半量重复注射;也可采取静脉输注的方法(0.1～0.4 mg/h)。

(2)麻醉后拮抗苯二氮卓类药的残余作用。对于以苯二氮卓类药作为复合全麻用药或部位麻醉时镇静用药的手术病人,如果手术结束后要求病人立即清醒,可用氟马西尼拮抗其残余作用。首次剂量 0.1～0.2 mg 静脉注射,以后 0.1 mg/min,直至病人清醒或总量达 1 mg。

(3)用于 ICU 病人。对 ICU 中长时间用苯二氮卓类药控制躁动、施行机械通气的病人,如要求恢复意识,试停机械通气,可用氟马西尼拮抗苯二氮卓类药的作用。

二、吩噻嗪类

这类药物的药理作用基本相似,具有不同程度的安定和镇吐作用,且可影响自主神经和内分泌系统,其主要作用是阻滞中枢神经系统的多巴胺受体。阻滞边缘系统的多巴胺受体,就产生安定作用和抗精神病作用;阻滞结节漏斗部多巴胺受体,就产生对内分泌的影响;阻滞黑质纹状体多巴胺受体,就使该部位的兴奋性递质乙酰胆碱在功能上处于相对优势,从而产生锥体外系症状。

(一)氯丙嗪

氯丙嗪商品名氯普马嗪、冬眠灵等。

1. 理化性质。临床上所用制剂为其盐酸盐。本品为白色或乳白色结晶粉末,极易溶于水。水溶液呈酸性,2% 溶液的 pH 为 4～4.5,不应与碱性药物相混。接触日光后渐变为红棕色,故应避光保存。

2. 药理作用

(1)对中枢神经系统的作用。氯丙嗪是中枢性抑制药,主要作用于边缘系统、网状结构和下丘脑。可产生安静、活动减少、淡漠无欲、嗜睡等。入睡后呼之能醒,脑电图改变与正常睡眠相似。可增强催眠药、镇痛药和其他中枢抑制药的效应。对下丘脑的抑制作用产生自主神经阻滞,有较显著的抗肾上腺素作用和轻度抗胆碱作用。其抗肾上腺素作用使之有一定的抗休克作用。抑制体温调节中枢,消除寒冷反应,有利于降温。对第四脑室底的化学感受区有抑制作用,故有显著的镇吐作用。

(2)对心血管系统的作用。其抗肾上腺素作用导致外周血管阻力降低,血管扩张,致血压下降,但外周血流量却增加。心率增快,可能是对血压下降的代偿反应,也可能与其抗胆碱作用有关。对心肌收缩力和心电图无明显影响,心排血量无变化,或是因外周阻力降低而增加。心肌应激性可因其抗肾上腺素作用而降低,有助于预防肾上腺素诱发的心律失常。

(3)对呼吸系统的作用。对呼吸中枢无抑制作用,潮气量和呼吸频率一般无明显变化。呼吸道分泌物可因其抗胆碱作用而减少。

(4)其他作用。氯丙嗪本身无神经肌肉阻滞作用,但可增强肌松药的效应。对唾液和胃液分泌有一定的抑制作用。抑制平滑肌张力,故有抗痉挛作用。可抑制抗利尿激素的分泌,从而产生利尿作用。其抗组胺作用很弱。

3.体内过程。口服后吸收良好,但透过肠壁和经过肝脏时有部分药物被代谢,以致其生物利用度较低。吸收后广泛分布到全身组织,容易透过血-脑脊液屏障,脑内浓度可达血浆的70倍。表现分布容积达20 L/kg。与血浆蛋白的结合率为90%~98%。此药可透过胎盘。血浆半衰期6~9 h。主要在肝脏降解,已发现有50余种代谢物从尿和粪便排出。其降解方式是经过苯环的羟化、N-去甲和S-氧化等过程,形成一系列代谢物,其中一部分有药理活性,再与葡萄糖醛酸结合成为无药理活性的代谢物。有70%~80%随尿排出,20%~30%从粪便排出。此药的吸收、转化和排泄在个体之间的差异很大,相同剂量可产生不同的血药浓度和临床效应,故在临床上确定剂量时要慎加注意。

4.不良反应。由于药液的刺激性,肌内注射可引起疼痛,静脉注射可产生血栓性静脉炎,故静脉注射须用其稀释的溶液。由于其血管扩张作用,可引起体位性低血压,对血容量不足的病人不宜用此药。少数病人用此药后可发生黄疸,临床表现类似梗阻性黄疸。其发生机制可能是由于用药后胆汁黏稠度增加,胆汁郁滞,肝内胆管阻塞所致。据认为这并非是药物的毒性作用,而是一种变态反应,停药后即自行消退,但再度用药有复发的可能。长期应用大剂量氯丙嗪,可引起锥体外系症状,表现为肢体震颤、肌张力增高、运动减少、静坐不能等。一般在停药后可消失,症状严重时可用抗胆碱药治疗。氯丙嗪长期应用也可产生神经安定药恶性综合征。

5.临床应用。氯丙嗪是第一个用于治疗精神分裂症的吩噻嗪类药。氯丙嗪12.5~25 mg术前1 h肌内注射作为麻醉前用药,可产生镇静,加强镇痛药和麻醉药的效应,减少手术后恶心、呕吐。近年来随着地西泮、氟哌利多等药物的广泛应用,此药已逐渐少用。

对于手术中发生的顽固性呃逆,静脉注射氯丙嗪10~20 mg可迅速制止。手术后呕吐和其他原因的呕吐,用此药也可收到显著疗效。

氯丙嗪 50 mg、异丙嗪 50 mg 和哌替啶 100 mg 组成所谓 1 号冬眠合剂(lytic cocktail),有时仍用于临床麻醉,作为麻醉前用药、辅助用药,或静脉复合全麻的组成部分,近年来已被神经安定镇痛合剂所取代。

(二)异丙嗪

异丙嗪商品名非那根。此药对中枢神经系统也有类似氯丙嗪的抑制作用,但没有抗精神病作用。其镇静作用较氯丙嗪强,用药后易入睡,在其他方面则不如后者显著。有的作者报告,它减弱镇痛药的镇痛效应,但最近的研究又认为它可增强镇痛效应。它也有镇吐作用。对心血管系统无明显影响。对呼吸系统有松弛支气管平滑肌和抑制分泌的作用。异丙嗪与氯丙嗪的显著不同点在于有突出的抗组胺作用,因此被归类为 H_1-受体阻滞药,临床上主要用于治疗过敏性疾病。

临床麻醉中此药作为麻醉前用药,有较好的镇静和抗呕吐作用。与哌替啶合用,俗称杜非合剂,常用于辅助硬脊膜外阻滞。此药也是冬眠合剂的主要组成成分之一。

三、丁酰苯类

丁酰苯类的化学结构与吩噻嗪类不同,但作用却相似,有很强的安定作用和镇吐作用,也可产生锥体外系反应。这类药物也是通过阻滞边缘系统、下丘脑和黑质—纹状体系统等部位的多巴胺受体而发挥其作用。其主要用途是替代吩噻嗪类以治疗精神病。用于临床麻醉的有氟哌啶醇和氟哌利多。

(一)氟哌啶醇

1. 药理作用。有很强的抗精神病作用,持续时间长达 24 h,但镇静作用远弱于氯丙嗪。抗肾上腺素作用也较氯丙嗪弱,故对血压影响较轻。镇吐作用很强,其效力相当于氯丙嗪的 50 倍。可增加巴比妥类和镇痛药的效应。对呼吸无明显影响。

2. 体内过程。口服后 2～6 h、肌内注射后 10～15 min 血药浓度达峰值。口服后生物利用度 45%。与血浆蛋白结合率约 90%。吸收后在体内分布广泛,表观分布容积达 20 L/kg左右,消除半衰期长达 12.6～22.0 h。除 1% 以原形排出外,其余都在肝内经受生物转化。其降解方式是氧化、脱烃,并与甘氨酸结合,形成氟苄丙酸等代谢物,随尿和粪便排出。

3. 不良反应。锥体外系反应发生率高,主要表现为运动障碍和静坐不能。长期应用氟哌啶醇等神经安定药的病人可发生一种类似恶性高热的严重不良反应,称为神经安定药恶性综合征(neuroleptic malignant syndrome,简称 NMS)。其主要表现为高热,骨骼肌张力增高,意识障碍,以及自主神经功能紊乱;转氨酶和肌酸磷酸激酶常增高。病死率可高达 20%。其发生机制可能是中枢多巴胺受体过度阻滞所致的中枢性多巴胺能神经传递功能障碍。

4. 临床应用。主要用于治疗精神分裂症。对于顽固性呕吐和持续性呃逆,肌内注射 2.5～5.0 mg 有显著疗效。临床麻醉上此药曾用于实施神经安定镇痛(NLA),与苯哌利定合用,组成所谓Ⅰ型NLA,但由于此药作用持续过久,且易引起锥体外系副作用,目前已被氟哌利多取代。

(二)氟哌利多

氟哌利多又名氟哌啶。

1.药理作用。氟哌利多的作用与氟哌啶醇基本相似,与后者相比,其效力更强,起效更快,作用持续时间较短。氟哌利多的安定作用相当于氯丙嗪的200倍,氟哌啶醇的3倍;镇吐作用为氯丙嗪的700倍。静脉注射后5～8 min生效,最佳效应持续时间为3～6 h。此药也可增强巴比妥类药和麻醉性镇痛药的效应。

对心肌收缩力无影响,但有轻度α-肾上腺素受体阻滞作用,口服或肌内注射后对血压无明显影响,静脉注射则可使血压轻度下降,对血容量不足的病人降压作用尤为显著,须慎加注意。有明显的抗心律失常作用,似与延长心肌的不应期有关。对呼吸和肝、肾功能无明显影响。降温作用不明显,但可使全身耗氧量减少20%～30%。

2.体内过程。氟哌利多与血浆蛋白结合率为85%～90%。半衰期为2～3 h。除10%以原形从尿排出外,其余均在肝内降解。

3.不良反应。氟哌利多也可产生锥体外系症状,但发生率远较氟哌啶醇为低。

4.临床应用。此药已替代氟哌啶醇,成为目前临床麻醉中应用最广的强安定药。肌内注射5～10 mg可作为麻醉前用药。与氯胺酮合用,有助于减少苏醒期精神运动性反应。

氟哌利多与芬太尼合用,组成所谓Ⅱ型NLA,用以实施神经安定镇痛。最初曾将此二药以50:1的比例配成合剂(即每毫升含氟哌利多2.5 mg和芬太尼0.05 mg,商品名英诺佛(Innovar或Thalamonal)。鉴于氟哌利多的作用持续时间长,手术中很少需要追加,而芬太尼的作用持续时间短,手术中需反复追加,目前不再主张制成合剂,而以分别应用更为灵活方便。

第二节　局部麻醉药

一、局麻药的分类

(一)按化学结构分类

局麻药均属于芳香基-中间链-胺基结构的化合物。中间链为羰基,又可分为酯链和酰胺链;前者为酯类局麻药,后者为酰胺类局麻药。酯类和酰胺类局麻药,除了在起效时间和时效有明显不同外,前者的代谢是在血浆内被水解或胆碱酯酶所分解,酰胺类则在肝内被酰胺酶所分解。一般认为,酯类局麻药所含的对氨基化合物可形成半抗原,以致引起变态反应;酰胺类则不能形成半抗原,故引起变态反应者极为罕见。属于酯类局麻药的有:普鲁卡因,氯普鲁卡因,丁卡因,可卡因。酰胺类药物有:利多卡因,甲哌卡因,布比卡因,依替卡因,丙胺卡因,罗哌卡因。

（二）临床分类

依据临床上局麻药作用时效的长短进行分类:一般把普鲁卡因和氯普鲁卡因划为短效局麻药;利多卡因、甲哌卡因和丙胺卡因属于中效局麻药;布比卡因、丁卡因、罗哌卡因和依替卡因则属于长效局麻药。

二、局麻药的作用

局麻药只能注入神经的周围,不可注入神经内,以免引起神经损伤和压迫神经的供养血管。临床上,具有意义的是如何使局麻药分子以最快的速率到达神经的受体部位,同时又能减少在非神经组织中的损耗。

（一）弥散

局麻药分子主要依靠浓度梯度,从一个部位移向另一个部位。因此,局麻药的弥散与浓度梯度密切相关。处于表层的神经束能很快地与较高浓度的局麻药相接触,首先出现传导的阻滞。居于核心部位的神经束,因局麻药要穿过较长的距离和层层的屏障,所以发生阻滞的时间稍迟。同时,局麻药分子从注射部位呈扇形扩散,经组织液稀释、非神经组织中的损耗,以及神经外膜淋巴管和毛细血管的吸收,故能到达核心部位的局麻药浓度也比表层为低。由于胚胎发育原因,大神经干内的神经束支配着人体躯干的不同部位。例如肢体神经的表层神经纤维支配肢体近侧部分,核心部位神经纤维则支配其远侧部位,故阻滞过程先从肢体近侧扩散至远侧部位。因此臂丛神经阻滞时,先出现上臂皮肤麻木,随之扩散至肘和前臂皮肤,最后才到达手指。

（二）诱导

局麻药在神经内呈不均衡的分布。表层神经纤维接触到的局麻药浓度大于 Cm;而核心部位神经纤维所接触的仍低于 Cm,于是整个肢体呈完全阻滞。所谓诱导,是指神经外间隙与神经内的局麻药浓度达到了平衡,出现"牢固"的神经阻滞。起效时间(潜伏期、诱导期)系指从注射局麻药至发生神经完全阻滞所需的时间。就药效动力学而言,此时药物的弥散已达到平衡状态。起效时间受其他因素的影响,如局麻药浓度、离解常数、神经轴的粗细和周围的组织结构等。局麻药弥散的速率与药物浓度呈对数关系,如局麻药浓度增加一倍,而起效时间缩短 1/3,但临床上所见的效果比此要差一些。高浓度药物有利于深部神经的阻滞,提高成功率;对阻滞的速率相对影响较小。起效时间与神经轴半径成正比,与局麻药弥散常数成反比;并与局麻药的碱基浓度呈函数关系。

（三）消退

由于神经外间隙局麻药陆续向周围弥散,组织摄取、吸收和组织液稀释,其浓度先低于神经内,因此局麻药呈由内向外的方向弥散。但因神经的血液灌流有限,不易使局麻药从膜结合部位移开,故神经内局麻药浓度在一定时间内仍保持在 Cm 以上。所以肢体近侧阻滞先行消退,远侧消退在后。由于核心部位与表层神经束存在着浓度梯度,局麻药将继续从核心向表层(外侧)弥散。一旦核心部位的局麻药浓度低于 Cm,则整个神经干功能可恢复正常。最近,Winnie 曾报告在行锁骨上臂丛神经阻滞时,出现上臂镇痛消退,但肌肉运动仍处于麻痹状态。对此现象的解释,可能是因该处神经干存在运动(表层)和感觉(核心)的分隔现象。必须指出,局麻药消退时的浓度梯度比诱导时为小,故恢复时要迟缓一些。局麻药的消退呈指数式进展,先快而后才逐渐缓慢地恢复至正常神经功能。从开始消退到神经功能完全恢复的时间称为恢复时间。若所用的局麻药浓度较高,阻滞和恢复时间也较长;若浓度仅稍大于 Cm,则相应的阻滞时间短,而恢复时间也短。强效的局麻药,其恢复所需的时间也较长。如长效局麻药(丁卡因、布比卡因)与组织结合牢固,故其消退比短、中效局麻药(普鲁卡因、利多卡因)缓慢。由于局麻药消退呈指数程式进展,不易确定神经功能完全恢复的瞬间。所以,一般都以神经复合动作电位恢复至对照幅度的 50% 时为测定的终点。既然 pH 能影响到起效时间,势必也影响到恢复时间。总之,中性或略碱性局麻药溶液,便于药物与神经轴膜结合,明显加速出现神经阻滞。但发生结合之后,酸性条件有利于延长和强化神经阻滞。

(四)连续性(周期)阻滞

为了延长神经阻滞的时间,临床上常在神经附近置放导管,以便周期性补充局麻药。第二次补充药物的药效动力学状态与首次并不相同:①首次注射的局麻药开始消退时,表层神经束局麻药浓度已小于 Cm,但核心部位浓度仍处于或高于 Cm,因此再次注药使所有神经束重建 Cm 的时间间隔要比首次注药为短,已能迅速发生牢固的阻滞;②表层的局麻药的浓度虽已小于 Cm,但仍残留一定数量的局麻药分子,只要再补充少量的局麻药就能重建 Cm;③首次注药后,在神经内部及其周围非神经组织早已耗损一定数量的局麻药,故再次注药耗损量较首次量小,使有更多的局麻药分子发生阻滞作用。为此,在再次注药时只需较低浓度、较小容量的局麻药就能迅速达到完全阻滞。

(五)快速耐药性

快速耐药性系指在反复注射局麻药之后,出现神经阻滞效能减弱,时效缩短,连续硬膜外阻滞时甚至有缩小阻滞节段范围的趋向。尤其当上次局麻药消退的第一体征出现后 15 min 才追加局麻药,则更易于出现快速耐药性。反复注药的次数越多,就越易出现上述现象。Bromage 指出,若在病人恢复感觉的即时追加局麻药,则局麻药可比上一次剂量减少 1/4~1/3。若延迟至感觉恢复一小时左右才追加局麻药,则剂量要比上次剂量增加 1/4~1/3。对发生快速耐药性的解释:①注射部位的血管扩张和组织水肿,使血管的摄取与分布进行性增加,并阻碍药物的弥散。②一般市售局麻药为盐酸盐(pH 为4.0~6.0),注射部位的组织要进行缓冲,以便达到生理范围 pH,使有足量的碱基通过神经膜;但在局麻药反复注射之后,组织的缓冲力大为减弱,以致局麻药离解为碱基的比率下降,因而影响到药物的扩散。可见快速耐药性的发生与局麻药的 pKa 直接相关,pKa 接近于 7.4 的局麻药(如甲哌卡因)更易于出现上述现象。③长时间保留导管所引起的局部组织反应,纤维蛋白沉淀,甚至包绕在导管周围,造成了有碍于药物扩散的屏障。

三、局麻药的药代动力学

局麻药进入体内中央室的速率与给药方式直接有关。如部位麻醉时的吸收速率主要取决于该部位的血液灌流状态,一般需经 15～30 min 血内才达到峰值,若行静脉内注射,则血内即时就可达到峰值。各个局麻药的分布形式大体上相似,但人体对不同药物的处置速率并不相同,与各个药物的理化性质相关。

(一)吸收

从注射局麻药部位吸收至血液内,受注射部位、剂量、局部组织血液灌流、药物-组织结合,以及有否加用血管收缩药等因素的影响。

1. 剂量。不管注射局麻药的部位和容量如何,血内局麻药浓度的峰值均与剂量直接相关。如应用大容量的稀释局麻药液,其血内浓度将比应用等剂量小容量的药液为高。高浓度的局麻药,虽其所形成的浓度梯度有利于药物弥散,但因浓度高、容量小,与组织接触界面也小。因此在相同剂量下,1% 与 2% 溶液在血内浓度相似,毒性也相似。但是甲哌卡因应视为例外,2% 溶液吸收远比 1% 为快,前者血内浓度也比后者为高。从而提示,1% 甲哌卡因与组织结合已接近饱和,再高的浓度只能使血内非结合(游离)状态的局麻药剧增,毒性也随之增加。

2. 注射部位。不同部位的神经阻滞的局麻药吸收速率也不相同,特别是该部位结合有丰富的血管,使吸收的速率和程度都较快较多。通过如下不同途径的利多卡因给药,则发现血管内以肋间神经阻滞为最高,随后呈下列递减之顺序:肋间神经阻滞＞骶管阻滞＞硬膜外腔阻滞＞臂丛神经阻滞＞坐骨—股神经阻滞。如应用利多卡因 400 mg 进行肋间神经阻滞时,其静脉血管内平均峰值达 7 mg/mL,如此高的峰值就足致一些病人发生中枢神经系统的症状。反之,用相同的利多卡因剂量进行臂丛神经阻滞,则血内平均浓度仅达 3 mg/mL,病人很少有发生毒性的症状。应强调指出,宫颈旁阻滞即局麻药在宫颈旁侧至阔韧带间进行广泛的浸润,因临产的孕妇的子宫周围血管丛充盈异常,有可能加速对局麻药的吸收,以致引起胎儿的毒性反应。

表面麻醉是指局麻药从皮肤、黏膜和接近肌肉的浅表吸收。①眼:由于合成的局麻药对阻滞的刺激性远较可卡因为小,故目前可卡因已不用于眼科,酰胺类局麻药也较少用,常用的局麻药为丁卡因。由于局麻药黏膜对局麻药 pH 的缓冲能力有限,以致离解出的阳离子比率过大而影响到麻醉效能,所以要用比其他神经阻滞所需的浓度高数倍,方能有效。②咽喉与气管:可卡因不仅吸收快,且有血管收缩作用,收敛肿胀而有利于手术的操作。若在咽喉梨状窝处应用,则在 5 min 内血内浓度就能达静脉内注射量的 1/3～1/2。气管黏膜的吸收较慢,以 4% 利多卡因喷射为例,约在 8 min 内达到峰值水平。气管内表面麻醉,其局麻药吸收速率除了与气管表面积有关外,更重要的是与是否到达肺泡内有关,后者有更广泛的吸收表面积,从而加速吸收的速率。③膀胱:黏膜正常的膀胱仅能吸收极少量的局麻药,如果黏膜发炎或损伤,则将加速局麻药的吸收。

近年在市售上有一种含有 2.5% 利多卡因和 2.5% 丙胺卡因基质混合的低溶性乳膏,商品名为 EmLa 贴膜则用于经皮穿刺和置导管时皮肤的镇痛,亦有用于皮肤移植术镇痛的成功报告。但应用此贴膜时要用敷料紧压 45～60 min 后方能获得有效的皮肤麻醉。痛觉完全消失可达 45～120 min,去除贴膜后痛觉开始恢复,时间 120～300 min。痛觉消失与痛觉恢复的时间呈正相关。但对 3 个月以下婴儿,先天性或特发性高铁血红蛋白症病人不宜应用 EmLa。

3. 部位的血液灌流。局麻药吸收的快慢与该部位的血液灌流充足与否直接相关。曾报告当犬的血容量降低 15% 时,可使硬膜外腔吸收利多卡因的速率降低 30%。临床上,在局麻药溶液中加用肾上腺素,以期达到如下的目的:①减慢局麻药的吸收速率;②降低血内局麻药浓度;③完善对神经深层的阻滞;④延长局麻或阻滞的时效;⑤减少全身性的不良反应。但加用肾上腺素延缓局麻药在硬膜外腔内的吸收,因不同的药物而异,如利多卡因可延缓 33%,甲哌卡因为 22%,丙胺卡因就更差一些。血管收缩药对长效脂溶性局麻药(如布比卡因和依替卡因)的影响甚微,或因高度组织结合力,以及有较强的血管舒张作用,从而抵消了血管收缩药的作用。

肾上腺素与局麻药溶液的浓度比率,以 1:200 000 为宜,相当于每毫升局麻药溶液含肾上腺素 5 μg。若增加肾上腺素的比率为 1:80 000,不仅不会增加其效果,甚至可出现拟交感样反应,如恐惧、心动过速、出汗等症状。此外,还可用纯 α-肾上腺受体激动药——苯肾上腺素。血管收缩药不适用于患心血管疾病或甲状腺机能亢进的病人。对手指、足趾或阴茎行局部阻滞时,也禁用肾上腺素。

4. 与组织的结合。主要涉及局麻药的脂溶性与组织的结合力两方面:①脂溶性:神经膜含有丰富的脂质和蛋白质,因此局麻药的脂溶性可作为衡量和神经亲和力的尺度。长效局麻药(丁卡因、布比卡因、依替卡因)比短、中效的利多卡因和甲哌卡因更具有脂溶性,也易于与注射部位的组织结合,只有相对小量的局麻药被摄入中央室。同时,大多数器官对局麻药的亲和力远较血浆蛋白为大,可视为一个有效的贮存库而缓冲了局麻药在血内的浓度。②组织的结合力:多以组织/血浆分配系数来表示,这对应用局麻药来治疗心律失常有较大的意义,希望有更多的利多卡因分子能与心肌相结合。③组织屏障:从局麻药离解出来的带电荷的季铵基不能通过血脑屏障。至于高 pKa 药物(如利多卡因)是否更易于通过血脑屏障,目前不能肯定。通过标记的利多卡因、甲哌卡因和丁卡因测验表明,这些药物通过血脑屏障没有什么障碍,其分布密度与血运丰富的心、肝脏很相似。大脑皮质摄取甲哌卡因略比白质容易。

5. 与血浆蛋白的结合。吸收至血内的部分局麻药将与血浆蛋白相结合,被结合的药物将暂时失去药理活性。结合与非结合形式的药物间是可逆的,又是相互平衡的。主要是与血浆中一酸性糖蛋白结合,与白蛋白有较大的亲和力。局麻药分子与血红蛋白的结合也很少。与血浆蛋白结合的多寡,除了与亲和力有关外,还受药物浓度和血浆蛋白含量的影响。与血浆蛋白的结合率和血内局麻药浓度成反比,一旦其结合已达饱和,则血内将出现更多非结合(游离)形式的药物。如当利多卡因血内浓度为 1 μg/mL 时,有 7% 的利多卡因处于结合形式;当增至 20 μg/mL 时,仅有 28% 呈结合。由此可说明,为何低蛋白血症病人易于发生局麻药的毒性反应。

因胎儿缺少(O)-酸性糖蛋白,故其血浆与局麻药亲和力仅及母体的 1/2。例如脐静脉与母体静脉血药浓度之比,丁卡因为 0.2~0.4,利多卡因 0.5~0.6,甲哌卡因 0.6~0.7,布比卡因 0.3~0.44,丙胺卡因 1.0~1.18。丙胺卡因通过胎盘远较利多卡因容易,在硬膜外腔给药后 10 min,母体与胎儿间的血药浓度几乎相等,随后胎儿又比母体略高,故丙胺卡因不适用于临产孕妇。

6. 理化因素。①pH 的影响:在酸性溶液中,同量的局麻药复合盐只离解出较少的碱基。欲产生相当麻醉量的碱基,势必要提高每单位容量局麻药复合盐的密度,也就是必须增加局麻药的浓度,才能达到在较高 pH 下用较低浓度局麻药所能达到的阻滞效果。②感染:在人体发生组织感染或脓肿周围注射局麻药,因该部位堆积着较多的乳酸和其他酸性物质,使 pH 下降而影响到局麻药碱基的产生,导致局麻效能的削弱,甚至失败。为此,必须应用较高浓度局麻药或在局麻药溶液中加入缓冲剂,以求 pH 接近于生理范围。③附加的药物:在局麻药溶液中加入其他药物如肾上腺素,亦将影响其离解度和麻醉效能。特别是市售的普鲁卡因溶液有的已加入肾上腺素;为了减少其氧化,又不得不再加入焦硫酸钠(sodium pyrosulfate)来降低其 pH。因此市售加有肾上腺素的局麻药,其麻醉效能要低一些。

(二)分布

局麻药从注射部位经毛细血管吸收分布至各器官系统。首先承受药物负荷的是血液灌流好的器官,如心、脑、肝和肾脏,随后以较慢的速率再分布到灌流较差的肌肉、脂肪和皮肤;终经生物转化、清除和排出至体外。通过人体静脉缓慢滴注酰胺类局麻药进行动力学研究,经 3～6 h 的测定曲线,以数学三次幂函数来模拟药物在人体内三室模型的分布。

1. 快速稀释相。人体初始的稀释容量为 0.44～0.77 L/kg。如利多卡因在数秒钟内便可广泛稀释为水相或脂—水相,从血内向外弥散至细胞外间隙而不受血液壁的影响,此相的半衰期为 1.5 min。如对 70 kg 的人体静脉注射利多卡因 100 mg,若都保留在血管内,则其血内浓度将达 20 pg/kg,远超过毒性剂量。但事实上,其初始的分布室相当于700 mL/kg。因此除了短暂出现峰值外,就迅速下降为 2 mg/mL,正适于治疗心律失常的剂量。

2. 慢分布相。它是随快速稀释相之后的第二相,表明局麻药已进入第二室。此时局麻药浓度一时间曲线呈缓慢直线式下降。此相系反应血液灌流差的器官和组织对局麻药的摄取。一般药物输入、摄取和清除间要达到平衡,约需数小时之久。

3. 稳定分布容积(Vdss)。随着药物初始快速稀释和器官摄取,药物分布已渐趋稳定状态。人体的 Vdss 一般要超过体内总容量,提示有更多的局麻药分布于脑、肝、脂肪之中。心脏指数正常的病人,其利多卡因的 Vdss 约为 1.32 L/kg;随着心排血量的下降,则Vdss 可降至 0.88 L/kg,因此涉及了血液的供给和器官的贮存。就是给予相同剂量的利多卡因,后者血内局麻药浓度也将提高 50%。各种局麻药的分布容积并不相同,正常人体利多卡因、依替卡因和布比卡因的 Vdss 分别为 91、133、72 L,彼此直接相差额是如此之大。Vdss 至少比初始阶段分布容积大 1 倍,是一个有价值的“贮存库”,为用药量起到缓冲的作用;也可用来说明为何局麻药诱发的惊厥表现是短暂和自限的。若多次反复给药,则可使“贮存库”接近饱和,有发生药物蓄积的可能。

还应该指出,病人的年龄也将影响对局麻药的生理性处置,如 22～26 岁健康人静注利多卡因的半衰期平均 80 min,而 61～71 岁健康人的半衰期可延长至 138 min。尤其是肝脏功能状态影响酰胺类局麻药的降解速率,如肝血流低下或肝功能差的病人,则其血内局麻药的浓度较高。据报告肝功能正常的志愿者利多卡因的半衰期平均为 1.5 h,而肝病病人的半衰期平均可达 5 h 之久。

(三)生物转化和清除

局麻药以原形形式从尿内排泄的比率,受到种族、化学结构、给药途径、尿液 pH 及其他因素的影响。其余部分的药物是通过酶的催化作用进行转化,并从粪便和尿内排泄出的不同代谢物,通过呼气和唾液排泄是不常见的途径。

酯类局麻药主要是通过血内酯催化而进行水解,产生芳族酸和氨基醇,是属肝外性代谢。酰胺类局麻药代谢主要在肝细胞内质网内进行。

四、局麻药对中枢神经系统和心血管系统的作用

(一)对中枢神经系统的作用

局麻药罕有直接应用于大脑皮质,多经血流而进入大脑。一种方式是经注射部位的血液吸收;另一种方式为局麻药误入血管。对中枢神经系统的作用,取决于血内局麻药的浓度,低浓度(如普鲁卡因)有抑制、镇痛、抗惊厥作用,高浓度则诱发惊厥。利多卡因、甲哌卡因、地布卡因,甚至可卡因均有抗惊厥的作用。但利多卡因的治疗范围较广;从抗惊厥至诱发惊厥间的剂量相差 2 倍。利多卡因抗惊厥剂量,与治疗心律失常的剂量十分接近($1\sim5~\mu g/mL$)。

(二)对心血系统的作用

局麻药对心功能的影响主要是阻碍去极化期间的钠传导(心动作电位 0 位相),使心肌兴奋性降低,复极减慢(4 位相),延长不应期。对心房、房室结、室内传导和心肌收缩力均呈与剂量相关性抑制。局麻药对心肌的主要作用,是因减少了细胞膜 Na^+ 快通道的利用,而反映在心室肌和普肯野纤维快传导组织去极化速率的降低。同时缩短动作电位时间和有效的不应期,且提高浦肯野纤维和心室肌内有效不应期和动作电位间比率。

但在不同局麻药中,其电生理效应存在着质的差异。布比卡因对浦肯野纤维和心室肌去极化快速相(Vmax)的抑制要比利多卡因更显广泛。此外,经布比卡因处理的乳头肌从应用依赖性阻滞(use-dependent block)恢复的速率要慢于利多卡因所处理的。由于其恢复慢故在两个动作电位间 Na^+ 通道的利用尚未完全恢复,尤其是处于高心率状态。上述电生理效应的差异,可用来说明利多卡因抗心律失常与布比卡因致心律失常两者的不同结果。

当血内高水平的局麻药,无论是在人体或动物的研究均表明,使心脏各部的传导都延缓,在心电图上则呈 PP 和 QRS 复合波时间的延迟。当达极高的浓度时,则抑制窦房结自然起搏的活动,引起心动过缓乃至窦性停搏。所有的局麻药对离体心肌组织的变力性均呈剂量依赖性负效应。由于影响到 Ca^{2+} 内流和触发释放的机制,使心肌收缩受到抑制。

五、局麻药的不良反应

局麻药的不良反应可分为局部和全身性两种类型。局部不良反应,多为局麻药的化学结构和组织的直接接触而引起的。一般局麻药实用的浓度比理论上的最低麻醉浓度要大7倍左右,以抵消其在体内输送过程中的损耗。但浓度过高势必要引起组织的反应。全身反应除了高敏性与变态反应外,多与用药的剂量有关。

(一)接触性不良反应

由于局麻药浓度过高或神经接触的时间过长,可造成神经损害,而其他软组织受损倒不至于引起严重的后果。

1. 组织毒性。所涉及的因素包括创伤性注射方法,药物浓度过高,吸收不良和其他机械性因素所引起的肉眼或显微镜下的组织损伤。事实上,常用的麻醉药并没有组织毒性,若在皮肤或皮下注入高渗浓度的局麻药,可引起暂时性水肿;加用肾上腺素虽可改善其水肿程度,但又将进一步增加组织的毒性。注入1‰以下普鲁卡因、利多卡因、甲哌卡因溶液不至于影响伤口愈合。

2. 神经毒性。能导致神经组织损害的浓度多需大于Cm数倍。若在神经或神经束内直接注射麻醉药,则可引起功能或结构上的改变,这并非单纯药物本身所致,而与物理因素(压力)有关。曾报告因不慎将2‰～3‰氯普鲁卡因20 mL注入蛛网膜下腔后,引起运动和感觉的长期缺失,有人认为与该溶液pH过低(pH为3.12～3.16)有关;另一看法是该溶液对血液或红细胞有不良作用,易致血管炎或血管内血栓形成。

3. 细胞毒性。常用浓度的局麻药不会影响到红细胞的完整性,较高浓度溶液则会出现暂时性影响到跨膜离子输送系统。若浓度再增高,则可引起红细胞溶解。若应用大剂量的丙胺卡因进行局部麻醉(10 mg/kg),其代谢物O-甲苯胺的蓄积,可使血红蛋白(Hb^{2+})转化为正铁血红蛋白(Hb^{3+}),一旦其含量在血内达3～5 g/dL时,可引起紫绀,血液呈棕色。由于其携O_2的障碍对心肺疾病的病人和婴儿有着不良影响,因此应予及时治疗,即应用还原剂亚甲蓝(1～5 mg/kg)或抗坏血酸(2 mg/kg)静脉注射,使正铁血红蛋白还原为血红蛋白。

当利多卡因血内浓度为50～100 μg/mL时,可出现剂量相关性淋巴细胞转化的抑制。至于麻醉手术后免疫力的下降,还应考虑手术本身的因素。

(二)全身性不良反应

1. 高敏反应。病人个体对局麻药的耐受有很大的差别。当应用小剂量的局麻药,或其用量低于常用量时,病人就发生毒性反应初期症状,应该考虑高敏反应。一旦出现反应,应停止给药,并给予治疗。

2. 变态反应。经常误把局麻药引起的某些反应归咎于"局麻药过敏",是不正确的。事实上,变态反应发生率只占局麻药不良反应的2%,真正的变态反应是罕见的。在临床上必须把变态反应、毒性反应及血管收缩药反应加以区别。

变态反应是由于亲细胞性免疫球蛋白E(IgE,反应素)附着于肥大细胞和嗜碱粒细胞的表面,当抗原与反应素抗体再次相遇时,则从肥大细胞颗粒内释放出组胺和 5-羟色胺等。这些循环内生物胺可激发起一个快速而严重的全身防御性反应,出现气道水肿、支气管痉挛、呼吸困难、低血压以及因毛细血管通透性增加所致的血管性水肿,皮肤则出现荨麻疹,并伴有瘙痒。反应严重者可危机病人生命。

酯类局麻药引起变态反应远比酰胺类多见。一般认为,酯类局麻药的残根与免疫球蛋白 E 形成半抗原,同时局麻药的防腐剂如甲基对羟苯甲酸酯(methylparaben)和对羟基苯甲酸盐(phydroxybenzoate)也可形成半抗原,是引起变态反应的另一潜在因素。有人提出质疑,即局麻药与蛋白质结合是可逆的,暂时性的,蛋白质因此而变成为抗原,似乎还缺乏确切的证据。

同类型的局麻药,由于结构相似而可能出现交叉性变态反应,如对普鲁卡因发生反应,理应避免应用丁卡因或氯普鲁卡因。

对疑有变态反应的病人可行如下试验:①结膜试验:用一滴局麻药点滴于结膜囊内,另一侧用生理盐水对照,待 10 min 后检查其反应结果。②皮内注射试验:用极少量(0.05 mL)的局麻药注入前臂掌面的皮内,另一侧前臂则注射生理盐水作为对照,在注射后 15 和 30 min 分别检查两侧风团的大小,色泽和伪足。③嗜碱细胞失粒试验:系在实验室试管内进行,先以家兔的嗜碱细胞与病人的血清进行孵育。若有抗原存在,必会覆盖于嗜碱细胞的表面,这种经制备过的细胞和未经制备的细胞分别用疑为过敏原的药物进行激惹,随之进行细胞染色和细胞颗粒计数。若有抗原—抗体反应,势必导致效应细胞出现失粒现象,因此经制备的嗜碱细胞的计数要低得多。

应强调指出,皮内注射试验由于继发于皮内组胺释放而出现假阳性反应较多,而阴性者仍有发生高敏反应的可能,故其试验结果仅供参考。

临床上为保证病人的安全,除了必须严密观察外,还应采取如下措施:①如果局麻药未加用肾上腺素,在注药后应仔细观察药液皮丘和皮下浸润后的反应;若局部出现广泛的红晕和丘疹,随后注药的速度要慢些,用量也要减少。②表面局麻应强调分次用药,仔细观察与药液接触的黏膜有无异常的局部反应,以及吸收后的全身反应;可采用小量给药,增加给药次数;必要时延长给药的间隔时间。③用局麻药之前,可常规给病人口服或注射地西泮。

有时因局麻药内加用肾上腺素过多,而引起面色苍白、心动过速和高血压,以至被误认为"变态反应"。特别是用过三环抗忧郁药的病人,其反应更为严重;因此用过此类药的病人,宜免用肾上腺素。

3.中枢神经毒性反应。一旦血内局麻药浓度骤然升高,可引起一系列的毒性症状,如下按其轻重程度序列:舌或唇麻木、头痛头晕、耳鸣、视力模糊、注视困难或眼球震颤、言语不清、肌肉颤搐、语无伦次、意识不清、惊厥、昏迷、呼吸停止。此时,局麻药一般血内水平多在 $4 \sim 6\ \mu g/mL$,但强效的布比卡因或依替卡因在较低浓度($2\ \mu g/mL$)就可出现毒性症状。毒性症状虽已趋明显,但在脑电图上可无显著改变。

局麻药引起的惊厥系为全身性强直阵挛性惊厥。由于肌肉不协调的痉挛而造成呼吸的困难。同时因血内局麻药浓度较高对心血管的抑制,造成脑血流减少和低氧血症,也间接影响了脑功能。发生惊厥的机理,可能与局麻药作用于边缘系统,海马和杏仁核有关,认为杏仁核的血液灌流较其他部位更为丰富,局麻药通过杏仁核的血脑屏障也较容易。因局麻药选择性抑制大脑抑制性通路,使易化神经元的释放未遇到阻抗,故出现兴奋和惊厥。若血内浓度继续升高,则易化和抑制性通路同时受到抑制,使全部中枢神经系统处于抑制状态。惊厥发生与下列因素有关。

(1)CO_2。动物实验表明,凡 $PaCO_2$ 升高时,用低剂量的局麻药就能引起惊厥。若应用过度通气使 $PaCO_2$ 下降,则可提高大脑皮质的惊厥阈。$PaCO_2$ 与局麻药惊厥剂量的对数成正比。其机制:①高 CO_2 血症,使脑血流量增加,可带入更多的局麻药至脑内;②随 CO_2 向神经细胞内弥散,使其 pH 下降,致局麻药的碱基向阳离子转换,导致更多的局麻药作用于钠通道;③转换成阳离子的局麻药,难于透过神经细胞膜,而产生离子捕获,以至发生在细胞内积聚。因此,对局麻药的毒性表现,首先采取的步骤是过度通气,以降低 $PaCO_2$。

(2)pH。呼吸性和代谢性酸中毒都将加强局麻药的毒性。

(3)温度。物理因素如寒冷、高热均能影响到中枢神经系统的毒性,高热将增加大脑对局麻药的敏感性,此是否与增加吸收速率有关,尚有待于研究。

(4)药物的相互作用。单胺氧化酶抑制药如优降宁,可提高脑内单胺的蓄积,从而增强可卡因诱发的惊厥,但对普鲁卡因影响不大。利血平可使脑内单胺的蓄积耗竭,对可卡因诱发的惊厥有保护作用,但对普鲁卡因和利多卡因则否。大剂量哌替啶将增强利多卡因诱发惊厥的可能,巴比妥类和苯二氮卓类药将减少惊厥的发生。全麻药一般都具有抗惊厥的特性,如氧化亚氮是效能最弱的吸入性全麻药,但可提高利多卡因的 CD_{12}(半数致惊厥量)达 50%。因此,在局部麻醉下,辅以浅的全麻则有利于保护中枢神经系统对局麻药的毒性。

4.心脏毒性反应。自布比卡因用于临床后,引起人们对局麻药心脏毒性反应的注意。一般局麻药中枢神经系统毒性表现多先于心脏毒性,而布比卡因则与此相反。它与利多卡因所不同的有以下五点:①产生不可逆的心血管虚脱与中枢神经系统毒性(惊厥)间局麻药剂量之比(CC/CNS),布比卡因、依替卡因要比利多卡因低。动物实验表明利多卡因 CC/CNS 为 $7.1±1.1$,相当于 7 倍的惊厥剂量才引起不可逆的心血管虚脱,布比卡因和依替卡因则分别为 $3.7±0.55$ 与 $4.4±0.9$;②血管内误入逾量的布比卡因能引起室性心律失常与致死性室颤,利多卡因则否;③孕妇比不怀孕病人对布比卡因的心脏毒性更为敏感;④布比卡因引起的心血管意外,复苏困难;⑤酸中毒和缺氧可显著地强化布比卡因的心脏毒性。

当发生心血管虚脱时,心肌内布比卡因和依替卡因的浓度远比利多卡因为高。由此可见,强效局麻药所出现的较强的心脏毒性,是与心肌对药物的摄取有较大关系。

从离体的心肌电生理研究说明,局麻药对心肌动作电位最大升高速率(Vmax)的抑制,与药物剂量、膜电位和刺激的频率相关。起搏速率 $50\sim100$ bpm 时,布比卡因 $1\ \mu g/mL$ 足致 Vmax 严重抑制,利多卡因 $10\ \mu g/mL$ 仍未呈现抑制。起搏速率在 150 bpm 以上时,利多卡因与布比卡因有相似程度的抑制,但 Vmax 恢复的时间布比卡因要比利多卡因长 5~6 倍。Vmax 的抑制在完整的心脏则表现为 PP 和 QRS 间期延长,由于传导缓慢引起再折返,故布比卡因多呈现室性心律失常和心室纤颤。布比卡因和利多卡因对左室呈剂量相关性抑制,其两者之比相当于麻醉效能(4∶1),但引起 QRS 间期延长的剂量之比为 1∶16,即布比卡因对 QRS 的抑制比利多卡因强 16 倍。布比卡因对 SA 结、A-V 结和普肯野纤维、心室肌细胞传导的抑制也较强。

从理论上讲,高浓度利多卡因对钠通道的阻滞,呈快进快出,反映对受体结合比较松动,能迅速解脱,且与去极化频率关系不大。低浓度布比卡因的阻滞呈慢进慢出,高浓度布比卡因则呈快进慢出,故阻滞时间长且阻滞在低心率时就开始积累。

关于罗哌卡因的心脏毒性是人们十分关注的问题。罗哌卡因与布比卡因在化学上有所不同,前者只有单一对映结构体(S-型),而市售的布比卡因则是 S 体与 P 体的等量混合消旋体型的。经证实甲哌卡因与布比卡因 S 体在肝内代谢要慢于 P 体,在体内总消除速率也慢。

由于 S-罗哌卡因仅含较少的丙基取代基,对单一钠通道而言,这些含有哌啶 S-异构体的局麻药的效能不如 P 体。与心脏毒性直接相关的,是心动作电位后 Na^+ 通道阻滞的恢复速率。显然布比卡因恢复速率要慢于罗哌卡因,慢的恢复速率会导致传导持续性缓慢、再折返环行与发生室性心律失常,甚至发生心室纤颤。同时,罗哌卡因对离体心组织负变力性效应也弱于布比卡因。两者毒性在电生理和机械方面的差异,可能与布比卡因选择性抑制 Ca^{2+} 离子流有关。

动物实验表明,罗哌卡因与 S-布比卡因(左旋布比卡因)要比消旋型布比卡因安全,较少发生有心脏毒性。引起惊厥的罗哌卡因剂量要大于布比卡因,但小于利多卡因。布比卡因对怀孕动物和孕妇的选择毒性要大于罗哌卡因,也大于非妊娠状态。罗哌卡因对怀孕和非怀孕动物的选择毒性没有明显的差异。

对布比卡因心脏毒性的复苏:首先要纠正缺氧、酸中毒和高钾血症。应用正变力性药物支持。不能用利多卡因纠正布比卡因引起的室性心律失常,因前者可降低室性心动过速阈值而加重选择毒性。溴苄胺(Bretylium)可抑制再折返机理引起的心律失常,心室纤颤时可用电除颤与溴苄铵。布比卡因引起的心搏停止较难以复苏,这可能于复苏时药物的再分布和代谢有关。

六、毒性反应的预防和治疗

(一)预防

局麻药重症毒性反应突出的表现是惊厥。此时,由于通气道和胸、腹部肌肉不协调和强烈收缩,势必影响呼吸和心血管系统,可危及生命,因此应积极防止其毒性反应的发生:①应用局麻药的安全剂量;②在局麻药溶液中加用肾上腺素,以减慢吸收和延长麻醉时效;③防止局麻药误注入血管内,必须细心抽吸有无血液回流;在注入全剂量前,可先注试剂量以观察反应;④警惕毒性反应的先驱症状,如惊恐、突然入睡、多语和肌肉抽动。此时就应停止注射,采用过度通气以提高大脑惊厥阈。若惊厥继续进展,则需行控制呼吸,以保持心脏和大脑的充分氧合;⑤一般习惯应用非抑制量的巴比妥药物(1~2

mg/kg)作为麻醉前用药,以期达到预防反应的目的。事实上,它只起镇静作用,并不具有保护性意义。苯妥英钠也无保护作用。有效的预防药物是地西泮和其他苯二氮卓类药,最大的优点是对惊厥有较好的保护作用,且对人体生理干扰最小。据实验表明,地西泮剂量仅达 0.1 mg/kg 时就能提高惊厥阈,故麻醉前用药可口服地西泮 5～7 mg。

(二)治疗

由于局麻药在血液内迅速稀释和分布,所以一次惊厥持续时间多不超过 1 min。①发生惊厥时要注意保护病人,避免发生意外的损伤;②吸氧并进行辅助或控制呼吸;③开放静脉输液,维持血流动力学的稳定;④静注硫喷妥钠 50～100 mg 或其他快速巴比妥药物,但勿应用过量以免发生呼吸抑制;也可静脉注射地西泮 2.5～5.0 mg。静脉注射短效的肌松药如琥珀胆碱(1 mg/kg),即可停止肌肉阵挛性收缩,但不能阻抑大脑惊厥性放电。必须有熟练的麻醉人员方可应用肌松药,且要有人工呼吸的设备。如果病人在应用巴比妥类或地西泮后仍继续惊厥,则是应用肌松药的适应证。

七、常用的局部麻醉药

(一)酯类局麻药

1.普鲁卡因(奴佛卡因)。化学结构系对氨基苯二乙胺乙醇,为对氨苯甲酸酯族药物的代表。它的局麻时效短,一般仅能维持 45～60 min;pKa 高,在生理 pH 范围呈高离解状态,故其扩散和穿透力都较差。具有扩张血管作用,能从注射部位迅速吸收,而表面局麻的效能差。由于小剂量对中枢神经表现为抑制状态,呈嗜睡和对痛觉迟钝,所以可与静脉全麻药、吸入全麻药或麻醉性镇痛药合用,施行普鲁卡因静脉复合或静脉复合全麻。它虽有奎尼丁样抗心律失常作用,但因中枢神经系统毒性和生物转化过快,而不适于作为抗心律失常药。

普鲁卡因经血浆胆碱酯酶水解产生的氨苯甲酸能削弱磺胺类药物的药效。它与琥珀胆碱作用于相同的酶,故普鲁卡因与琥珀胆碱复合静脉点滴时,可延长琥珀胆碱的肌松作用。抗胆碱酯酶药可抑制普鲁卡因的降解,从而增加普鲁卡因的毒性。先天性血浆胆碱酯酶异常的病人,也将使普鲁卡因代谢发生障碍。

用法和剂量:0.25%～0.5%～1.0%普鲁卡因溶液,适用于局部浸润麻醉,其他神经阻滞则可用 1.5%～2.0%溶液,一次注入量以 1 g 为限。3%～5%溶液可用于蛛网膜下腔阻滞,一般剂量为 150 mg,不能再提高浓度,以免造成脊髓的损害。在行局部浸润或神经阻滞时可加入 1:(200 000～300 000)肾上腺素。静脉复合麻醉则可用 1.0%～2.0%溶液。

2.丁卡因(地卡因、邦妥卡因)。丁卡因的化学结构是以丁氨根取代普鲁卡因芳香环上的对氨基,并缩短其烷氨尾链。它是一种长效局麻药,起效时间需 10～15 min,时效可达 3 h 以上。丁卡因的麻醉效能为普鲁卡因的 10 倍,毒性也为普鲁卡因的 10 倍,而其水解速度较普鲁卡因慢 2/3。其水解产物为丁氨基苯甲酸与二甲胺基乙醇;丁卡因不适于多次高压灭菌。用法与剂量:眼科常以 1%等渗液作角膜表面麻醉,鼻腔黏膜和气管表面麻醉常用 2% 溶液。硬膜外腔阻滞可用 0.2%～0.3% 溶液,一次用量不超过 40～60 mg,但目前已很少单独应用。常用的是与利多卡因的混合液,可分别含有 0.1%～0.2% 丁卡因与 1.0%～1.5% 利多卡因,具有起效快、时效长的优点。蛛网膜下腔阻滞只能应用特制的丁卡因粉剂,一般为 10 mg;可用 1% 葡萄糖液、麻黄碱、脑脊液各 1 mL,配制成 1∶1∶1 溶液,成人剂量 8～10 mg(即 2.5～3.0 mL),一般时效可达 120～180 min。

3. 氯普鲁卡因(2-氯普鲁卡因)。氯普鲁卡因与普鲁卡因相似。在血内水解的速度较普鲁卡因快 4 倍,故毒性低,起效短,只需 6～12 min,时效为 30～60 min,依据其用药量而定。用法与剂量:盐酸氯普鲁卡因不适于表面麻醉。1% 溶液可用于局部浸润麻醉,一次最大剂量 800 mg,加用肾上腺素后则时效可达 30 min;2%～3% 溶液适用于硬膜外阻滞和其他神经阻滞,具有代谢快,胎儿、新生儿血内浓度低的优点,适用于产科麻醉。

应该指出,氯普鲁卡因溶液的 pH 为 3.3,若不慎把大量的氯普鲁卡因注入蛛网膜下腔可能引起严重的神经并发症。当氯普鲁卡因与布比卡因或依替卡因混合应用时,后者有可能抑制氯普鲁卡因的代谢,其所引起的神经毒性,可能与干扰神经的能量需求平衡有关。

(二)酰胺类局麻药

1. 利多卡因(赛罗卡因)。利多卡因为氨酰基酰胺类中效局麻药。具有起效快,弥散广,穿透性强,无明显扩张血管作用的特点。其毒性随药物浓度增加而增加,在相同浓度下,0.5% 浓度的利多卡因与普鲁卡因相似;1% 浓度则较后者大 40%;2% 浓度则比普鲁卡因大 1 倍。除了用于麻醉的目的外,可以静脉注射或静脉滴注利多卡因,以治疗室性心律失常。

用法与剂量:口咽及气管表面麻醉可用 4% 溶液(幼儿则用 2% 溶液),用量不超过 200 mg,起效时间为 5 min,时效可维持 15～30 min。0.5%～1.0% 溶液用于局部浸润麻醉,时效可达 60～120 min,依其是否加用肾上腺素而定。神经阻滞则用 1%～1.5% 溶液,起效需 10～20 min,其时效可维持 120～240 min。硬膜外和骶管阻滞则用 1%～2% 溶液,出现镇痛作用需 5.0±1.0 min,达到完善的节段扩散需 16.2±2.6 min,时效为 90～120 min。2%～5% 溶液可用于蛛网膜下腔阻滞,一次用量限于 40～100 mg,时效为 60～90 min,由于阻滞的范围不易调节,一般在临床上并不常用。

神经阻滞和硬膜外阻滞,成人一次用量为 400 mg,加用肾上腺素时极量可达 500 mg。硬膜外阻滞用量为 400 mg,其血内浓度达 2～4 μg/mL。出现毒性症状,则浓度多已超过 5 μg/mL;出现惊厥症状,则血内水平已达 7 μg/mL 以上。

2. 甲哌卡因(卡波卡因、甲吡卡因)。甲哌卡因的麻醉效能的毒性与利多卡因相似,在肝内代谢为主,以与葡萄糖醛酸结合的形式排入胆汁,肠道再吸收经肾脏排泄,仅 1%～6% 原型出现于尿液,极少量从粪便排出。它的 pKa 很接近于生理范围 pH,故注射后能离解出较大比率的不带电荷的脂溶性碱基,与利多卡因相比,其血内浓度要高 50%。母体血内水平高,势必迅速经胎盘向胎儿转移,胎儿/母体比率达 0.65～0.70,故不适用于产科麻醉。

1%～2% 溶液加 1∶200 000 肾上腺素行硬膜外阻滞,起效稍慢于利多卡因,为 6.2

min,完善节段扩散时间约需 17.5 min,麻醉时效比利多卡因长 20%。

3. 布比卡因(丁吡卡因、丁哌卡因、唛卡因)。布比卡因的机构与甲哌卡因很相似,不过在其氮己环上加 3 个甲基侧链,使其脂溶性与蛋白质结合力增加,其代谢分解是先除去氮己环侧链,分解产物为哌可二甲代苯胺(Pipecolylxylidine,PPX),毒性反应仅及甲哌卡因的 1/8。PPX 与原型布比卡因较缓慢地从尿液排出。正常人的消除半衰期($t_{1/2}$)约为 8 小时,新生儿达 9 小时。对温度较稳定,可行高压灭菌。

布比卡因的镇痛作用时间比利多卡因、甲哌卡因长 2～3 倍,比丁卡因长 25%。对布比卡因是否加用肾上腺素问题,有过争论。但近来认为,加用肾上腺素可进一步提高麻醉效能,降低血内浓度。临床常用浓度为 0.25%～0.75% 溶液,成人安全剂量为 150 mg,极量为 225 mg。胎儿/母血的浓度比率为 0.30～0.44,故对产妇的应用较为安全,对新生儿无明显的抑制。布比卡因适用于神经阻滞、硬膜外阻滞和蛛网膜下腔阻滞。

用法与剂量:0.25%～0.5% 溶液适用于神经阻滞;若用于硬膜外阻滞,则对运动神经阻滞差,加肾上腺素则适于术后镇痛。0.5% 等渗溶液可用于硬膜外阻滞,但对腹部手术的肌松不够满意,起效时间为 18 min,时效可达 400 min。0.75% 溶液用于硬膜外阻滞,其起效时间可缩短,且运动神经阻滞更趋于完善,适用于外科大手术。0.125% 溶液适用于分娩时镇痛或术后镇痛,对运动神经的阻滞较轻。

值得关注的是,近年来在左旋布比卡因(Levobupivacaine)已付诸临床应用。另一异构体是右旋布比卡因(Dextrobupivacaine),以及市售的布比卡因为消旋体型,即为左旋(S−)与右旋(P+)两种镜像体的等量混合型。研究者采用膜片钳技术就消旋体、S 体和 P 体等三种不同结构的布比卡因对钠、钾通道的阻滞进行对比,表明不同对映体都有着各自主体选择性的特点;相比之下,P 体对失活状态通道阻滞的 EC50 要低 39%。同时,钾通道表现离解常数(KD)值,P 体与 S 体分别为 27.3 μM 和 4.1 μM,提示 P 体对钾通道的阻滞要比 S 体强 7 倍左右。在动物实验中,P 体对心乳头肌 Vmax 的抑制要比 S 体强,且使心传导缓慢。P 体阻滞后的恢复缓慢,所需时间常数几乎是 S 体的两倍(981 ms：560 ms),S 体即使发生毒性也易于恢复。Harding 等曾就 S 体、消旋体布比卡因和罗哌卡因对 Vmax 和动作电位时间进行了比较,当 30 μM 时消旋体降低 Vmax 要比 S 体和罗哌卡因低 50%。经冲洗 40 min 后,S 体和罗哌卡因的 Vmax 可完全恢复,而布比卡因则否。若用于灌注离体兔心脏,则消旋体与 P 体引起 5/6 心脏发生 A-V 传导阻滞,并发展为室颤和心脏停搏;S 体则 4/6 的心脏呈 A-V 阻滞,但无一例发生室性心动过速、室颤或停搏。

目前建议临床应用左旋布比卡因一次最大剂量为 150 mg,24 h 最大用量为 400 mg。为了提高安全性,用大剂量时应分次给药。曾对 20 例病人用 0.5% 左旋布比卡因进行腋路臂丛阻滞,最大单次用量曾达 300 mg(>3 mg/kg),未发现有心血管和 CNS 的毒性。尽管文献上报告用于区域性阻滞时,其效能与布比卡因相似;用 0.75% 左旋布比卡因 20 mL 进行硬膜外阻滞(腹部大手术),在感觉与运动阻滞的起效时间与布比卡因没有显著差异,但感觉阻滞平均时间要比布比卡因长(556：506 min),而运动阻滞平均时间则左旋布比卡因要短一些(355：376 min)。腹肌有充分的松弛,两者没有显著差异。

4.依替卡因(衣铁卡因)。依替卡因为利多卡因的衍生物,即在利多卡因的结构上加一个甲基和乙基,因此使蛋白结合力增加 50%,脂溶性也增加 50%。其优点是起效快,时效持久。麻醉效能为利多卡因的 2~3 倍,皮下注射的毒性为利多卡因的 2 倍,静脉内注射的毒性可增至 4 倍。

用法和剂量:适用于浸润麻醉、神经阻滞和硬膜外阻滞。0.5%~1.0%溶液适用于神经阻滞,1.0%~1.5%则适用于硬膜外阻滞,成人一次用量 150~300 mg。在注射的初始,少数病人有短暂的不适或疼痛感,这可能与其 pH 低(3.0~4.5)引起局部的刺激有关。起效时间 5~15 min,时效可达 170~147 min。因其对运动神经的阻滞较感觉神经更为显著,适用于要求有满意肌松的腹部手术。

5.丙胺卡因。丙胺卡因的结构也与利多卡因很相似,易于分解,故毒性较为少见。适用于局部浸润麻醉和神经阻滞、硬膜外阻滞。起效时间要比利多卡因慢。按麻醉时效与阻滞效能比较,其 3%溶液相当于 2%利多卡因加肾上腺素,故 3%溶液可用于对肾上腺素有禁忌的病人(如甲亢)。局部浸润麻醉用 0.5%溶液,1%~3%则用于硬膜外阻滞,成人安全剂量为 400 mg。用量在 600 mg 以下,不会出现正铁血红蛋白症。

6.地布卡因(沙夫卡因、纽白卡因、辛可卡因)。地布卡因虽为酰胺类局麻药,但不同于利多卡因,而是属于氨烷基酰胺系列。是为长效局麻药,其静脉效能与毒性均相当于普鲁卡因的 12~15 倍。代谢主要通过肝脏缓慢转化,大部分以原型形式从尿内排泄。地布卡因目前在临床上已很少用,已被其他毒性低、时效长的局麻药所取代。故只限于表面局麻和蛛网膜下腔阻滞。

用法和剂量:0.3%~0.5%软膏制剂,可供皮肤和黏膜表面局麻用。蛛网膜下腔阻滞,一般用 0.2%~0.5%重比重液,剂量 5.0~7.5~10 mg。

7.罗哌卡因。其化学结构于布比卡因、甲哌卡因很相似,只是在其氮己坏的侧链被丙基所取代。与多数酰胺类局麻药所不同的,它不是左消旋混合物而是单一对映结构体(S-形)、市售的罗哌卡因是含一水的盐酸盐。其脂溶性>甲哌卡因和利多卡因<布比卡因,神经阻滞效能>利多卡因<布比卡因,但罗哌卡因对 A6 和 C 神经纤维的阻滞比布比卡因更为广泛。经肝脏代谢,动物实验表明经肝摄取大于布比卡因。对心脏兴奋和传导抑制均弱于布比卡因。利多卡因、布比卡因和罗哌卡因之惊厥量之比,相当于 5:1:2;致死量之比约为 9:1:2。临床上 1.0%罗哌卡因与 0.75%布比卡因在起效时间和运动时间阻滞的时效没有显著差异。

用法与剂量:适用于神经阻滞和硬膜外阻滞,常用浓度为 0.5%~1.0%溶液;若均以 20 mL 来计算则其血浆浓度分别为 0.43 g/mL,0.95 g/mL,是属安全范围。0.5%溶液适用于产科阻滞或镇痛,可避免运动神经的阻滞。起效时间 5~15 min,感觉阻滞时间可达 4~6 h,加用肾上腺素不能延长运动神经阻滞时效。

第三节　静脉麻醉药

通常经静脉给予的全身麻醉药,称为静脉麻醉药。也可经其他途径给予,如肌肉注射。全身麻醉药抑制中枢神经系统的功能,产生短暂的意识消失。理想的麻醉药应包含如下内容:①起效迅速、作用安全,要求一个臂脑循环时间就能起效,与其他药物无相互作用且对注射部位无损害。②对重要生理机能及保护性反射干扰较小。③应具备镇痛效应。④应具备肌肉松弛特性。⑤使用中安全可靠,闲置时无污染、无燃烧、无爆炸,对人体无过敏性、不致吐、无心律不齐及颅内压增高等副作用。⑥舒适的清醒过程及迅速完全的恢复,代谢产物中性化及迅速排泄等。目前,尚无一种药物在安全浓度下可同时满足以上要求,常需多种药物配伍才能达到满意的麻醉状态。其中包括麻醉诱导、维持、清醒及恢复四个阶段。静脉麻醉药的作用取决于在体内的分布、代谢及排泄三个过程。

本节介绍以下几种常见的静脉全麻药,分别为硫喷妥钠、美索比妥、依托咪脂、咪唑安定、氯安酮、γ-羟基丁酸钠、异丙酚等。主要用于全麻诱导及复合麻醉的维持,以减少其他麻醉药用量。保持病人安静、入睡、遗忘、应激反应迟钝、意识消失等。除氯胺酮外,镇痛均不够完全,即使短小手术或有创的诊断性检查,除非利用其遗忘作用,很少单独使用。

全身麻醉药的副作用包括肌肉不自主运动、嗝逆、咳嗽、支气管痉挛、喉痉挛、低血压、心律紊乱、呼吸抑制及术后恶心、呕吐等。恶性高热偶见报道,往往和使用卤、烃类麻醉药有关,发病多在使用琥珀胆碱后。这些问题应引起麻醉医师及其他可能使用麻醉药物人员的注意。

应根据不同情况,制定用药方案。对肾上腺皮质功能低下者,包括长期使用皮质激素者,麻醉后可出现低血压,因此围手术期间给予激素治疗是必要的。长期使用其他药物,如阿司匹林、雌激素、单胺氧化酶抑制剂、抗凝剂及含锂的药物等的患者在重大手术前,应酌情改变剂量或中止用药。糖尿病、高血压等慢性疾病患者在术前也应适当调整用药计划。对合并心、肺、肝、肾功能异常者,使用麻醉药要慎重。

一、巴比妥类麻醉药

(一)硫喷妥钠

1. 简介。硫喷妥钠(Thiopentone)又称戊硫巴比妥钠,化学名称为(±)-5-乙基-5-(1-甲基丁基)-2-硫代巴比妥酸钠盐,商品名 Pentothal Sodium,化学分子式 $C_{11}H_{17}N_2NaO_2S$,分子量264.33,是短效巴比妥类静脉全麻药,为淡黄色粉末状,具有大蒜样气味,有吸湿性,溶于水,部分溶于酒精,不溶于乙醚、石油醚等。溶点为157℃~165℃。注射剂型为粉剂,临用时配制成2.5%的水溶液,pH约为10.6,室温下不稳定,放置时间过长会分解,24 h后微混浊,加热后出现沉淀。它与酸性药物及氧化剂不兼容,因此,许多抗生素、肌肉松弛药和镇痛药均不应与其混合使用。储于密封容器,避光保存。

2. 药理作用。作用原理是靠增强 GABA 作用,阻碍谷氨酸盐应有的效应。这样干扰了神经冲动的膜传递,作用于脑干的网状激活系统,通过对突触后抑制(post-synaptic in-hibition)的影响,使冲动向丘脑与皮层的传递减慢或停止。临床表现有呼吸抑制、反射迟钝、血压降低、心排血量减少、脑脊液压略有下降,用量过大时可影响心肌收缩力。

3. 临床药理。由于硫喷妥钠的高脂溶性,常用剂量一次静脉注射后,30秒钟后在颅内达到有效浓度。血药浓度与用量直线相关。作用恢复迅速,主要是依靠在体内的再分布,80%与血浆蛋白结合,大量蓄积于肌肉和脂肪,最终脂肪内浓度可高出血药浓度6~12倍。绝大部分经肝脏代谢、转化降解,但速度很慢。单次注射后排泄曲线呈三次幂函数曲线。成人的排泄半衰期为10~12 h,儿童为6 h。仅极少量(1%~2%)以原形随尿排出。其混悬液可在直肠内吸收。容易通过胎盘并出现于乳汁中。

药代动力学参数因个体差异较大,列出以下资料,仅作参考。

(1)油/水分布系数为580。

(2)Vd随用量而异,成人静脉注射6.7 ± 0.7 mg/kg时为2.5 ± 1.0 L/kg,妊娠足月时为4.1 L/kg,肥胖者可达7.9 L/kg。

(3)CI一般为3.4 ± 0.5 mL/(kg·min),妊娠期可增加。

(4)一般8~10 s起效,但心衰、休克等病人可延至2 min,酸血症时加快,碱血症时延迟。

(5)静脉注射后血药浓度峰值在数秒钟内达到,脑组织中峰值需30 s左右,肌肉15~30 min,脂肪则需数小时。

(6)Cmax因用量用法而异,保持浅麻醉状态时,动脉血、脑、心、肝或肾等约为175 mg/L,颈静脉血则为75 mg/L。

(7)最小有效剂量为4 mg/kg,一次快速静脉注射后10~30 min内可唤醒。

与其他药物的相互作用随药物类别而异,主要发生在如下几个方面。

(1)与中枢神经抑制药合用,反射抑制可更明显,呼吸功能抑制加深,苏醒时间延长。

(2)与血管负性药物合用,不论是中枢性或外周性降压药,不论是肾上腺素能受体阻断药还是钙通道阻滞药,引起的血压下降均大同小异。因此,在这类病人中使用,静脉注射速度宜慢,剂量酌减。

(3)与氯胺酮合用,可出现低血压、呼吸浅慢,两者均应减量。

(4)与静脉注射硫酸镁合用,可加深中枢抑制。

(5)与吩噻嗪类药物如异丙嗪合用,血压下降过程中,可出现先兴奋、后抑制的表现。

4. 临床应用

(1)适应证与禁忌证:适用于全麻的诱导及短小手术的基础麻醉,较少用于复合全麻的维持。在颅脑手术中使用有降低颅内压作用,但已有颅内压增高者慎用,有脑缺血之虞。用于制止中枢性兴奋、惊厥或癫痫时,属于应急对症治疗,弊多利少。对患有休克、心衰、严重脱水、贫血、高血钾、气道梗阻、支气管哮喘、重症肌无力、肌营养不良症、黏液水肿及其他代谢性疾病、肾上腺皮质、甲状腺和肝功能不全者应慎用。患有结肠或直肠出血、溃疡或肿瘤时,避免经直肠给药。服用磺胺异噁唑者减量。患卟啉症者禁用。

(2)不良反应:在麻醉诱导期使用可出现咳嗽、喷嚏、喉痉挛、气管痉挛等。有过敏性反应、溶血反应及肾功能衰竭的报道。能透过胎盘屏障,如孕妇使用量大时,引起胎儿窒息。单纯以此维持浅麻醉时,反而降低了病人的痛阈,手术刺激稍强,可诱发严重的喉痉挛;中等度麻醉时,强烈手术刺激常导致病人乱动挣扎。本药抑制呼吸、循环功能,过量可致循环衰竭。术后呕吐不多见,但嗜睡时间长,表现为意识模糊和遗忘,特别是在老年人中如用量偏大,清醒延迟,恢复过程中如不注意,很容易窒息而死。静脉注射时如配制浓度大(5%)常引起血栓性静脉炎,若有泄漏则导致组织坏死;误入动脉会引起动脉痉挛,解救不及时可导致指、趾端坏死。

(3)用法用量:凡使用前应注意药品有否变质,如硫臭味加重、水溶液黄而褐、混浊或有沉淀,均应弃之。通常经静脉给药作为麻醉诱导,配制成 2.5% 的溶液,偶尔使用 5% 的浓度。可按 4～6 mg/kg 剂量给予,10～15 s 内注射完毕,限量为 8 mg/kg,儿童剂量 2～7 mg/kg。如单独使用本药维持麻醉,根据病人反应可重复用药或配制成 0.2%～0.4% 的溶液持续输入,速度一般保持在 2～8 mg/min,最快 200 mg/min,但不可超过 4 min,每次全麻的总量规定以 1.0 g 为限(0.5 g/h 为极量)。治疗惊厥时,首次剂量 75～125 mg 静脉注射,必要时可加大至 250 mg。经直肠保留灌肠给药方式主要用于小儿的基础麻醉或作为麻醉前用药,常用 5% 的溶液 15～30 mg/kg,也可达 44 mg/kg,因效果不确切,也较少利用。肌肉注射 2.5% 的溶液 5～10 mg/kg(极量 30 mg/kg)因容易导致深层肌肉无菌性坏死,除特殊理由不用。中等剂量用药时恢复迅速,但数小时内会有嗜睡及意识模糊。老人用量酌减,以免延长苏醒时间。有烟、酒史或服用其他麻醉药物史者酌情增量。

(二)美索比妥

1. 简介。美索比妥(Methohexitone 或 Methohextal)又称甲己炔巴比妥,化学名 5-烯丙基-1-甲基-5-(1-甲基-2-戊炔基)巴比妥酸,商品名 Brevital,化学分子式 $C_{14}H_{18}N_2O_3$,分子量 262.3,是短效巴比妥类静脉麻醉药,黄白色粉末,无味,有吸湿性,微溶于水、酒精、氯仿等,呈碱性。溶点为 92℃～96℃。注射剂型为钠盐(Methohexitone Sodium),白色粉末,分子式为 $C_{14}H_{17}N_2NaO_3=284.3$ 溶于水,5% 的注射溶液 pH 为 10.6～11.6,与许多酸性药物不兼容,常见的如某些抗生素、阿托品、哌替啶、芬太尼、吗啡、镇痛新、琥珀胆碱、箭毒及含硅酮的药物等,不应混合使用。水溶液室温下可保存 6 周,但葡萄糖溶液或其氯化钠盐溶液仅可保存 24 h。

2. 药理作用。药理作用与硫喷妥钠大致相同,在体内有 76% 为非解离型,较硫喷妥钠多,易通过血脑屏障,故发挥作用更快。循环抑制较轻,低血压少见,但肌震颤、咳嗽等不良反应发生率高于硫喷妥钠,麻醉前使用阿片类药物可减少其发生率。

3. 临床药理。常用剂量一次静脉注射后,很快在脑内达到有效浓度,麻醉诱导快。其在体内很快代谢及重新分布到其他组织,作用恢复迅速。有轻微的肌肉松弛作用。其效力是硫喷妥钠的三倍,作用时间是一半,蓄积作用较硫喷妥钠为轻。起效迅速,一个臂-脑循环即发生作用。恢复比硫喷妥钠快,停药后 3 min 开始,但仍有嗜睡。主要代谢经肝脏的脱甲基和氧化作用,产物经肾小球滤过排出。与其他巴比妥类药物不同,在体内的再分布时,脂肪组织中并不达到很高浓度。排泄半衰期是 1.5～4.0 h。

4. 临床应用

(1)适应证与禁忌证:适用于全麻的诱导、短小手术的基础麻醉,关节脱位的复原操作。也用于催眠。有癫痫史或哮喘发作者慎用或不用。

(2)不良反应:与硫喷妥钠类似,麻醉诱导期可出现咳嗽、喷嚏、喉痉挛、气管痉挛、打嗝等。止吐嗪(Cyclizine)和某些吩噻嗪类,尤其是异丙嗪可增加不自主肌肉活动发生率。儿童中经保留灌肠给药偶有恢复期麻醉反弹的报道,再次出现反射减弱、消失及呼吸抑制。口腔科门诊短小手术的应用报道中,7%的病人用药后出现多动症状;5%病人出现不同程度的呼吸抑制;1.5%的人有不自主哭泣;1%发生注射部位疼痛,其中1/10血栓形成;0.2%的病人有过敏反应。正常人中诱发癫痫样发作的约为6∶10万。

(3)用法用量:通常经静脉给药作为麻醉诱导,配制成1%的溶液注射液剂量50~120 mg(1~1.5 mg/kg),按10 mg/5 s速度注入。视麻醉深浅可间断追加药,4~7 min重复一次,每次20~40 mg。需连续输入或滴入时,应配制成0.2%的溶液。使用前应注意药品有否变质,水溶液混浊或有沉淀,均应弃之。

二、非巴比妥类麻醉药

(一)依托咪脂

1.简介。依托咪脂(Etomidate)又名乙咪脂。化学名称为P-(+)乙基-1(1-苯乙基)1H-咪唑-5-羟化盐,化学分子式$C_{14}H_{16}N_2O_2$,分子量244.3,为白色结晶粉末,熔点116℃~118℃。可溶于水,或水与丙二醇(propylene glycol),与聚乙二醇(polyethylene glycol)的混合液中。其合成物均为左右混旋体,仅右旋体有催眠和麻醉作用。注射剂是以本药20 mg先溶于3.5 mL丙二醇中,然后用磷酸盐缓冲剂稀释至10 mL,pH为6.0~8.1,封于瓶中备用,可储存两年。水溶液不稳定,24 h即分解。目前已有该药的脂溶性新剂型上市,可减少注射疼痛。

2.药理作用。作用类似中枢性抑制物GABA,镇痛效应不明显。催眠量可产生皮层下位抑制,出现新皮层样睡眠,脑干网状结构的激活和反应处于抑制状态。其主要优点是起效快、时效短;苏醒迅速、完全、平稳;呼吸抑制轻微、短暂;对心肌收缩力影响较小,仅外周血管稍有扩张;不释放组织胺;无变态反应;对肝、肾无毒;体内无明显积蓄。与硫喷妥钠一样,能减少脑血流量及降低颅内压。其强度是戊炔巴比妥钠的4倍,硫喷妥钠的12倍。

3.临床药理。成人静脉注射0.3 mg/kg后,1 min内即可使脑组织内浓度达到1.5±0.35 μg/g,高于血药浓度,从脑组织中迅速分布到全身其他组织(二或三室分布),而且迅速代谢,但过程复杂。2 min出现于肺、肾、肌肉、心和脾等,7~28 min达脂肪、睾丸和肠胃。78%与白蛋白、3%与球蛋白结合,Vd达24.2±4.2 L/kg。本药主要在肝内降解,初始30 min内最快,但6小时尚未完全。降解产物的64.3%与血浆蛋白结合,无药理效应,第一天内经肾脏排泄用量的75%,其中85%是代谢产物。部分经胆汁排泄。

4.临床应用

(1)适应证与禁忌证:经静脉给药用于麻醉诱导,起效快,作用强,清醒迅速而完全,优于硫喷妥钠。没有镇痛作用,单次剂量可维持麻醉6~10 min,还可与其他药物配合用于复合麻醉的维持中。术前给予阿片类镇痛药可减少肢体非自主活动的发生率。由于用药后体内皮质激素释放量减少,促皮质素的效应消失,遇有免疫抑制和脓毒血症者,以及进行器官移植术时使用应格外慎重或禁用。

（2）不良反应：可出现轻重不同的不能自控的肌肉僵直或阵挛，左右对称或仅限于一侧，与芬太尼合用时，约32%的病人（22.7%～63%）发生，辅以苯二氮卓类药物可缓解症状，肌肉松弛药可预防发作。注射部位疼痛可随选择前臂大静脉注射而减少。恶心、呕吐、心律失常、呼吸频率变化及一些高敏反应包括过敏反应均偶见。对于肾上腺皮质功能低下者，使用前应酌情补充皮质激素。

（3）用法用量：成人剂量每次静脉注射0.3 mg/kg，范围为0.2～0.6 mg/kg，缓慢注入（30～60 s）。复合全麻维持时，成人一般为0.2～0.3 mg/（kg·h）。10岁以下儿童用量酌情调整。

（二）咪唑安定

1. 简介。咪唑安定（Midazolam），又称咪达唑仑，商品名速眠安（Dormicum），化学名称8-氯-6-(2-氟苯基)-1-甲基-4H-咪唑并(1,5-a)(1,4)苯并二氮杂卓，化学分子式$C_{18}H_{13}ClFN_3$·HCl，分子量362.2，是苯二氮卓类化合物，以盐酸盐形式存在。与同类药（安定）对比具有良好的水溶性、稳定、注射无痛、代谢物活性低、短效、作用迅速等特点。有良好的抗焦虑、镇静、催眠、抗惊厥及中枢性肌松作用，属于镇静类静脉全麻药。

2. 药理作用。作用机制尚未完全阐明，可能和大脑皮层中的苯二氮卓类受体有关。大家认为其通过占据有关受体参与GABA复合物的组成，释放至神经裂隙后激发突触后膜氯通道开放，临床表现出不同的效应取决于占据受体的不同。苯二氮卓类受体在中枢分布较广，如嗅球、脑皮质、小脑、海马回、黑质、下丘等密度较高，而纹状体、低位脑干和脊髓中密度较疏。一般认为受体占据达20%时即产生抗焦虑作用，镇静时需要30%的受体受到影响，意识消失至少应有60%的受体被占据。咪唑安定的效力强度是安定的3～4倍。

3. 临床药理。近年来咪唑安定用于临床麻醉中较广泛的原因是其具有较好的水溶性，同时具有良好的脂溶性，是目前苯二氮卓类镇静药中起效迅速、苏醒较快的一种。成人静脉注射0.2～0.3 mg/kg后，30～60 s起效。临床耐受剂量为53.5 mg/kg，血浆浓度曲线符合二室或三室模型，主要经肝脏代谢，中间产物活性较低，大部分以葡萄糖醛酸化的结合物由尿排出。其排泄半衰期$t_{1/2}$是1.7～2.6 h，新生儿、老年人及肝功能障碍者延长；Vd为1.1～1.7 L/kg，清除率为6.4～11 mL/（kg·min）。口服利用率较低，肌肉注射后生物利用度为80%～90%。痛觉反应的血药浓度为180 ng/mL，产生镇静及遗忘的血药浓度是75～100 ng/mL，低于50 ng/mL时觉醒。

4. 临床应用

（1）适应证与禁忌证：可作为催眠镇静用药、术前用药、麻醉诱导、维持用药等。与安定相比，注药后体内蓄积作用较轻，清醒迅速。因其对循环系统干扰较轻，如对外周阻力及心室收缩功能影响较少、心肌氧耗减少等，比较适用于心功能较差病人或心脏手术的麻醉中。随着苯二氮卓类镇静药的拮抗药氟吗泽尼的出现，使用中比较安全。

（2）不良反应：使用后困倦、嗜睡及共济失调是常见的不良反应，由于本身固有的中枢性肌肉松弛作用，用量及用法不当可出现呼吸道梗阻或呼吸抑制。

（3）用法用量：肌肉注射作为术前用药时，通常每次5 mg，或0.1～0.2 mg/kg，15

min 后起效,高峰 30～60 min。在小儿病人中按 0.2 mg/kg 滴鼻,并合用其他基础麻醉药,也可获得满意的麻醉诱导。成人麻醉诱导采用静脉给药,根据术前用药不同,剂量为 0.1～0.3 mg/kg,1 min 内起效,2～2.5 min 可达高峰。老年病人及 ASA Ⅲ级的重危患者其用量至少减少 20%。一般认为小于 0.07 mg/kg 时不会引起严重并发症。因其本身没有镇痛作用,手术中应合用麻醉性镇痛药。麻醉维持中如必要可按 0.05 mg/kg 追加,或采取持续输入法给药,速度为 1～2 μg/(kg·min)。根据辅助用药、手术种类及病人情况不同,用量和输注速度应有改变。目前,咪唑安定已作为全凭静脉麻醉(TIVA-Total-Intravenous Anesthesia)的基础用药用于不同类型手术中。

（三）氯胺酮

1.简介。氯胺酮(KetamineHydrochloride)又称开他敏,化学名称消旋-2-邻-氯苯基-2-甲氨基环己酮,化学分子式 $C_{13}H_{16}ClNO·HCl$,分子量 274.2,是非巴妥类静脉全麻药,白色结晶粉末,具轻微特殊气味,1.15 mg 盐酸氯胺酮相当于 1 mg 纯氯胺酮碱。1:4 溶于水、1:14 溶于乙醇、1:60 溶于无水乙醇或氯仿、1:6 溶于甲醇、不溶于乙醚及苯。其 10% 的溶液 pH 为 3.5～4.1,和巴比妥及安定溶液不兼容。熔点为 259℃～263℃。

2.药理作用。其镇痛作用主要是由于对丘脑内侧核选择性的抑制,虽然脊髓网状结构束的上行传导受阻,但脊髓丘脑束的传导并未完全停止,所以表现为情感淡漠,对躯体的刺激不能定位。而且躯体痛觉有所减轻,但内脏痛改善有限。是否增强了中枢抑制物质 GABA 的作用,并作用于吗啡受体,促使脑系的抑制系统亦进入抑制状态,尚不能肯定。静脉注射氯胺酮病人进入麻醉后,丘脑与新皮层之间通路阻断,但丘脑和边缘系统的活动并未减低,表现为眼似乎睁开,眼球震颤,角膜反射、对光反射依然存在,遇到强刺激时肌张力增高,呈僵直状,似乎还会做有意识的动作,但已无痛觉,这就是通常称为的麻醉分离状态。

3.临床药理。成人静脉注射 1～2 mg/kg,15 秒钟出现知觉分离,30 秒钟进入全麻状态,可维持 5～10 min。肌肉注射 5～10 mg/kg,3～4 min 达到麻醉,可持续 12～25 min,相比静脉给药苏醒要慢。视手术过程可间断给药维持麻醉,亦可配成溶液连续输入或点滴。本药在体内分布容积广,静脉注射后首先进入脑组织,表现其麻醉特性,恢复过程是通过重新分布到外周组织如肝、肺和脂肪内,经肝脏内代谢、生物转化降解,生成一些具有其他活性的代谢产物而完成。有人认为这些中间产物可能是引起不良反应的根源。其他代谢旁路包括环己酮环的羟基化及葡萄糖醛酸的轭合作用。排泄呈指数函数曲线,a 相持续约 45 min,$t_{1/2}a$ 为 10～15 min;$t_{1/2}b$ 约为 2.5 h。可透过胎盘,进入胎儿循环。绝大部分经肾脏排出体外。

4.临床应用

(1)适应证与禁忌证:适用于无需肌肉松弛的短小手术,尤其是烧伤后的清创、植皮与换药等。也可经静脉给药用于全麻的诱导期或肌肉注射作为小儿的基础麻醉,还可与其他药物合用维持麻醉。慎用于急慢性酒精中毒、心功能代偿欠佳、眼球破裂、眼压过高、脑脊液压过高、精神异常及甲状腺功能亢进危象发作者。禁用于严重高血压、心衰及近期心肌梗塞患者。

(2)不良反应:静脉注射后85%以上的病人有血压升高及心率增加,但也可出现不寻常的低血压,心动过缓,心律不齐。给药速度过快或用药量较大时可抑制呼吸功能,表现为呼吸减慢、窒息、喉痉挛等。用药后肌肉张力增高,肌肉异常收缩偶见,极少有癫痫样发作。也可出现复视、眼球震颤、恶心、呕吐、流泪、多涎、眼压及脑脊液压增高。注射部位疼痛及皮肤痒疹时有发生。反复多次给药,会出现快速耐药性,需要量逐渐加大。恢复期可有恶梦、意识模糊、幻觉或不理智的行为等,青壮年多见,而且表现强烈,如需要,可给予苯二氮卓类药物缓解症状。其中行为心理的恢复需要一定时间,24 h 内避免需要思维和精密操作的工作。

(3)用法用量:通常经静脉给药作为麻醉诱导,成人 1~2 mg/kg,缓慢注入(>60秒)。按 10~30 μg/(kg·min)的速度连续静脉滴注或经输液泵输入用于麻醉维持。轻度肌肉强直或震挛一般可自行消退,重症时可辅加安定(5~10 mg)。作为一般止痛时,成人单次静脉注射剂量为 0.2~0.75 mg/kg,然后可按 0.005~0.02 mg/(kg·min)持续静脉点滴,也可肌肉注射 2~4 mg/kg 后再静脉持续点滴。基础麻醉时,小儿肌肉注射剂量是 4~6 mg/kg。使用中应注意个体差异对药效的影响。一次最大限用量,静脉注射为 4.5 mg/kg,肌肉注量量 13 mg/kg。氯胺酮麻醉前应使用阿托品或其他合适的抗毒蕈碱类药物及苯二氮卓类药物。

(四)γ-羟基丁酸钠

1. 简介。γ-羟基丁酸钠(Gamahydroxybutyric acid sodium salt)又名间位羟基丁酸钠。为白色细结晶粉末,易溶于水,20%~25%水溶液 pH 为 8.5~9.6,可储存一年不混浊。

2. 药理作用。本药是微弱的中枢性抑制药,属于 GABA 的中间代谢产物,氨基被羟基替代。可透过血脑屏障,转成 GABA 而干扰突触部位的冲动传递。常用量作用于大脑皮层灰质,出现自然睡眠状态,遗忘明显,触觉反应消失时,角膜反应仍活跃,咽反射轻度抑制,瞳孔不大。量大时才抑制海马回、边缘系统及网状结构等活动。可能伴有副交感神经活动的轻微亢进,主要有心动缓慢,血压微升而后降,心排量不变或略有减少,呼吸道分泌物增多,呼吸频率可减少至 8~16 次/分,出现潮式变化,而且潮气量相应增加,此时呼吸中枢对二氧化碳的敏感性并不降低。对肝肾功能无影响,不改变骨骼肌的张力。本药没有镇痛作用。完全苏醒期较长,其间病人不能自理,部分可有轻度的精神错乱、狂躁、幻觉、兴奋或激动。有时会发生恶心呕吐,个别病人出现大小便失禁。

毒性较小,LD 50 小鼠口服为 5 100 mg/kg,静脉注射 1 855 mg/kg,腹腔内注射 1 940 mg/kg,临床上常用量仅是 LD 50 的 3%,安全限度大。黄疸等肝功能不全者可使用。

3. 临床药理。在体内分布广,通过血脑屏障需要一些时间,脑组织中浓度仅为血浆的 50%。起效慢,静脉注射后 10~15 min,中枢性抑制才开始,45 min 后明显。静脉注射后 30 min 血浆内即可检得代谢产物,60 min 血药浓度迅速下降,维持低浓度 2~3 h 或更长。代谢途径与脂肪类似,有乙酸、乙醛、丙酮等过程。80%~90%分解成 CO_2 和水而排出,其余在 4~6 h 内随尿排泄。与氟烷并用,苏醒时间延长,锥体束外系症状可能加重。有增强子宫收缩作用。

4. 临床应用

(1)适应证与禁忌证:主要用于全麻的诱导和维持,尤其是重危衰弱患者,但恶病质仍需慎用。禁用于重症高血压、癫痫和严重的心脏传导阻滞等患者。

(2)不良反应:全麻诱导、维持和苏醒期间可出现锥体束外系症状,颜面、手、指和四肢的肌肉有不自主的震颤,注射速度快或用量过大时更多见,这是因为网状系统激活一时性活动过甚,多数自行消失,需要使用安定或硫喷妥钠缓解症状者并不多见。但谵妄、不自主活动严重者需及时使用其他全麻药予以制止。静脉注射后 20 min 血钾微降,20～40 min 达最低值,60 min 恢复正常。这种血钾下降有限,与用药量无关,且仍在正常范围,因此,无其他原因勿需补钾。心电图可出现 T 波平坦或倒置,甚至出现 U 波,回逆迅速,提示心脏传导系统或心肌收缩可能有轻微短暂的抑制或减弱。心律失常极少见。

(3)用法用量:成人一次量 60～80 mg/kg,小儿最多 100 mg/kg,用 20%～25%溶液静脉注射或点滴,较长的手术可按需每隔 1～2 h 追加 40～60 mg/kg 不等。由于无镇痛效应,很少单独使用。

(五)异丙酚

1. 简介。异丙酚(Propofol)又名得普利麻(Diprivan)。化学名称 2,6-双(1-甲乙基)苯酚(2,6-Diiso-propylphenol),化学分子式 $C_{12}H_{18}O$,分子量 178.3,是一种惰性的酚衍生物。自 20 世纪 80 年代初期将溶媒主要成分改为豆油、卵磷脂、甘油等后,静脉注射用制剂为乳白色胶浊液,因为制剂的辅型剂中不含有抗菌剂,使用时应严格执行无菌技术,以免细菌生长。静脉注射前可用 5%的葡萄糖溶液稀释,但不要低于 2 mg/mL。如采用聚氯乙烯的静脉输液管输注会降低此药的浓度。它可与 5%的葡萄糖、0.9%的生理盐水或 5%的葡萄糖盐水混合使用。病人清醒时为减轻注射部位的疼痛,可在溶液中加入少量利多卡因。

2. 药理作用。异丙酚是一种起效迅速(30～50 s),短效的全身静脉麻醉药。像许多全身麻醉药一样,对其作用机理了解甚少,镇痛效应不明显。主要优点是起效快、时效短、苏醒迅速、完全、平稳。临床剂量对呼吸抑制作用轻微,但应注意有时发生短暂的呼吸暂停;对循环功能有一定影响,血压下降程度与用药量、循环容量及病人本身的心功能有关,机制可能与外周血管阻力下降、心排血量减少、心肌抑制、压力感受器受到抑制有关。外周血管扩张诱发的反射性心动过速较少发生,可能由于迷走神经张力增加的缘故。异丙酚可使颅内压、眼压下降。对咽喉部反射的抑制有利于减轻咽喉部手术操作时的过激反应。与硫喷妥钠相比,其催眠作用强 1.8 倍。它不能抑制插管期的血液动力学反应。在体内无明显蓄积作用。

3. 临床药理。静脉注射后,98%与血浆蛋白结合,以 2.5 mg/kg 给药,2 min 达峰值,维持时间约 10 min 左右。其代谢迅速,血内浓度的下降可用三室开放模型描绘。分布相迅速,$t_{1/2}a$ 为 1.8～8.3 min,清除半衰期 $t_{1/2}b$ 为 60～180 min。清除率是 1.5～2 L/min。由中央室向外周分布很快。清醒的血药浓度为 0.8 μg/mL。本药通过肝脏代谢成无活性的葡萄糖醛酸化合物和硫酸轭合物由尿中排泄,5 天内 88%从肾脏排除。其中 0.3%

以原形排出,2%从粪便排出。体内清除速度超过对肝血流量的估价,这点提示其在肝外也有代谢途径。临床肝移植的无肝期和体外循环中均已证明其他代谢部位是胃肠消化道,代谢能力相当于肝脏的10%。因为发现羊的肾静脉内本药浓度高于肾动脉,提示本药经过肾脏时有再合成的可能,但人类中并未得到证实。

4.临床应用

(1)适应证与禁忌证:用于3岁以上的儿童与成人的全身麻醉。静脉给药用于全麻诱导时,因为起效迅速,诱导期平稳,少有躁动而优于某些静脉麻醉药。同时可用于全身麻醉的维持中,特别是门诊的短小手术,因其完全、清醒的恢复特性更显示出优势。也可作为镇静药用于ICU的人工通气病人中(不超过3天)。由于蓄积作用较轻,清醒迅速而完全,明显优于目前常用静脉麻醉药。对异丙酚过敏者禁用。目前尚无妊娠期使用异丙酚的足够经验,不主张在产科麻醉中使用。哺乳期妇女使用异丙酚后对新生儿的安全性尚未定论,应慎用。

(2)不良反应:可能发生低血压和短暂的呼吸抑制。有个别报道用药后发生惊厥或角弓反张,在癫痫病人中应慎用。延长使用时有尿颜色改变的报道。给药后的过敏反应:如支气管痉挛、红斑、低血压等。也有个别用药后发热的报道。注射静脉血栓形成或静脉炎罕见。

(3)用法用量:静脉诱导剂量成人为2～2.5 mg/kg,低于8岁的健康儿童所需剂量略大。麻醉维持可采用分次追加法和连续输注法,根据临床需要追加剂量每次25～50 mg;在输注使用时,根据使用不同的其他全身麻醉药及不同病情,输注速度为4～12 mg/(kg·h),儿童用9～15 mg/(kg·h)。在ICU中作为镇静药使用时,输注速度为1～4 mg/(kg·h),但不用于儿童患者中。高龄及ASA分级较差的病人使用时应酌情减量。脂肪代谢紊乱的病人及估计有脂肪超载的情况下,使用异丙酚时建议监测血脂水平,随时调整用量。同时合用其他含脂肪药物时,要酌减其量。

异丙酚用于临床为时不久,但发展较快,目前它不仅作为TIVA的基础用药广泛用于不同手术麻醉中,还在其药代动力学及药效学研究基础上建立了靶式给药(TCI-Target Controlled Infusion)概念,并借助计算机完成了第一个按TCI给药的输注系统一,Diprifusor'TCI系统。

异丙酚稀释后6 h内药效稳定。因其不含抗微生物的防腐剂,脂类溶媒有利于细菌生长,所以,使用中应严格无菌操作,已开启的遗留药品不应保存。

第四节　麻醉性镇痛药及其拮抗药

一、概况

(一)历史

阿片及合成的各种阿片类活性碱(opioids)用于止痛已有数百年历史,通常我们又称它们为麻醉性镇痛药。除镇痛作用外,还有抗焦虑作用。除用于术中止痛外,还作为术前药和术后镇痛药使用。它们与阿片不同的受体或受体亚型结合,表现出阿片生物碱的某些特性。1803年由Serturner从阿片内提取出吗啡分离物质后,吗啡及类吗啡生物碱一直是此类药物的典型代表,至1853年Wood发明注射器及中空的注射针头后,才使阿片类活性碱的应用步入正规。19世纪后期大剂量吗啡(1~2 mg/kg)加东莨菪碱(1~3 mg/kg)曾作为一种完整的麻醉技术流行一时,但由于严重合并症及死亡率增加而昙花一现,冷落了30~40年。直至20世纪初,随短效巴比妥类静脉药的出现,哌替啶合成成功,笑气及箭毒用于临床,加之"平衡麻醉"概念的推出,阿片类药物又很快返回历史舞台,与其他各类药联合使用,获得良好完整的麻醉,避免了心血管及其他器官的抑制,明显减少了合并症。

(二)阿片类药物的分类

吗啡是麻醉性镇痛药的典型代表,与其他阿片生物碱的基本结构共同点是具有Ⅰ、Ⅱ、Ⅲ个环形成的氢化菲核(phenanthrene),分子结构呈现为T型。吗啡与许多合成镇痛药都具有镇痛作用的共同结构,是Y-苯基-N甲基哌啶。

随着某些镇痛药的分子结构改变,其药性也发生变化。例如吗啡的环Ⅰ上3位的羟基被甲基取代时就变成可待因,环Ⅰ3位及环Ⅲ6位上的羟基均被甲基取代时则变为二甲基吗啡;若取消环Ⅰ及环Ⅲ之间的氧桥,则变为阿朴吗啡,成为催吐剂;吗啡结构中氮原子上的甲基被烯丙基置换后则成为烯丙吗啡,氧吗啡酮结构中氮原子上的甲基被烯丙基置换后则成为纳洛酮,完全变为拮抗药。

所以对阿片类药物可根据其来源及制作过程分为天然生物碱、半合成、合成药物三类。天然生物碱包括吗啡(Morphine)、可待因(Codeine)、罂粟碱(Papaverine)和二甲基吗啡(Thebaine)。半合成药物有海洛因(Heroin)、二氢吗啡酮(Dihydromorphone/Morphinone)和二甲基吗啡衍生物(Thebaine deviatives),如Etorphine及叔丁啡(Buprenorphine)等。合成药物中又可分四种,分别为吗啡南类(Morphinanseries),如羟甲左吗南(Levorphanol)及丁啡喃(Butorphanol)等;二苯甲烷类(Diphenylmethanes series),如美沙酮(Methadone);苯丙吗啡类(Benzomor-phinan series),如镇痛新(Pentazocine);苯基哌啶类(Phenylpiperidineseries),如哌替啶(Meperidine)、芬太尼(Fentanyl)、苏芬太尼(Sufentanil)、阿芬太尼(Alfentanil)、雷米芬太尼(Remifentanil)等。

根据镇痛药及其拮抗药与受体的作用类型,又可将这类药分为四类,它们是纯受体激动药,如吗啡、哌替啶、苯哌利啶及芬太尼等;部分激动药,如丁丙诺啡、布托啡诺等;混合型激动-拮抗药,如纳布啡(Nalbuphine);纯拮抗药,如纳洛酮、纳屈酮。临床上这种分类更接近药理特性,多采用。

二、阿片受体与作用机制

(一)阿片受体的分类

1973年同时有三个独立研究小组发现了阿片受体的存在,主要存在于神经组织中,如脑、脊髓等。他们推测内源性阿片类物质就是靠刺激这种结构来起作用的,果然2年后(1975年)就发现了几种内源性阿片样肽类,如β-内啡肽、脑啡肽、强啡肽等。

(二)阿片药物的作用机制

药物与受体的关系就象钥匙和锁一样,但阿片药物受体激动药与拮抗药在与受体结合时起的作用不同,则表现不同。只有激动药才能打开其相配的锁,产生激活作用,如吗啡与p、k-受体结合的情况。而拮抗药纳洛酮只是占据开锁的位置,阻止开锁后的激活过程。拮抗药与受体的亲合力强,但无内在活性。根据这个原理不难理解部分激动药只是激活部分受体起作用,如丁丙诺啡只是激活了部分μ-受体。而混合型激动—拮抗药纳布啡是激活了k-受体、拮抗了μ-受体。

阿片受体主要存在于机体的神经系统中,如大脑皮质、边缘系统的杏仁核、海马回、下丘脑、中丘脑、中脑导水管周围灰质、锥体外系、罗氏胶质区(脊髓部位受体最多)、交感神经节前神经元等均有受体存在。体内注入麻醉性镇痛药后,它们作用于脊髓或更高级神经中枢部位的受体而产生镇痛效应。目前临床上椎管内小剂量镇痛药的使用,根据所用药物不同,有作用于局部脊髓胶质区阿片受体的效应,也可有作用更高中枢受体的效应。

(三)阿片药物的耐药及戒断现象

这类问题与机体内源性阿片物质的存在密切相关。内源性阿片物质是阿片受体的配基,广泛存在于脑、脊髓、周围神经节、自主神经系统、肾上腺髓质、胃肠道及血浆。在机体连续接受外源性阿片物质达到一定程度时,阿片受体发生"超载",机体通过负反馈使内源性阿片类物质释放减少或停止,结果是需使用更多的阿片药物才能维持原有的镇痛作用,这就是临床上的耐药现象。表现为用药量增加,药物作用时间缩短。而戒断症状是在此情况下突然停止麻醉性镇痛药造成的,会出现一系列的生理功能紊乱,如烦躁、失眠、肌颤、呕吐、流涎、出汗、腹痛、散瞳等。这是因为短期内体内的内源性阿片物质释放功能未能恢复的缘故,这就是临床上看到的所谓阿片类药物成瘾及依赖现象。大多是由于"滥用"阿片类药物的结果。事实上,临床围术期中正常使用麻醉性镇痛药,包括术后病人自控镇痛(Patients Control Analgesia, PCA)技术的开展,均是在短期、少量使用的范畴。即使用于癌性疼痛治疗时,只要循规蹈矩,也很少发生精神依赖及成瘾。

三、阿片受体纯激动药

(一)吗啡(Morphine)

吗啡是阿片受体典型的纯激动药。在阿片中的含量约为10%。

1. 化学结构。吗啡的分子结构主要是一个含有四个双键的氢化菲核,由Ⅰ、Ⅱ、Ⅲ三个环构成。

2. 药理作用

(1)对中枢神经系统的作用:主要药理作用表现在对中枢神经系统的影响,除镇痛外,引起病人的欣快感,消除由疼痛引起的焦虑。小剂量的镇静作用好,环境安静时,容易入睡。吗啡通过作用脊髓、延髓、中脑和丘脑等痛觉传导区的阿片受体而提高痛阈,注射 10 mg 吗啡后可使痛阈提高 50%,作用特点为抑制伤害性刺激所致的疼痛感觉的传入,对躯体和内脏的疼痛均能有效抑制,抑制持续性钝痛较锐痛更好,而且在疼痛出现前用药效果更好。其镇痛作用的另一特点是神志不受影响,术中可能知晓。

作用于延髓孤束核阿片受体时可抑制咳嗽。作用于催吐化学感受器,则引起恶心、呕吐。由于吗啡刺激动眼神经核中植物神经成分,表现有缩瞳作用,急性中毒时具有针尖样瞳孔的临床体征。

(2)对循环系统的作用:多数阿片药物由于抑制交感活性,增强迷走张力,常引起低血压,吗啡也不例外。常在单次、快速给药时;即使小剂量(5～10 mg 静脉注射)也可能发生,麻醉剂量时(1～4 mg/kg 静脉注射)低血压机会更多,注射速度低于 5 mg/min 时可减少其发生。这些变化是由于其对血管平滑肌的直接作用和释放组胺的间接作用,引起外周血管扩张的缘故,并非对心肌直接抑制的结果。小动脉扩张期短于小静脉扩张期,静脉扩张与吗啡用量相关,大剂量用药,尤其与氟烷共用时要注意补充血容量,小剂量(<0.5 mg/kg)时相对安全。为减少低血压反应,除上面提及注意事项外,还可预先使用组胺 H_1、H_2-受体拮抗剂,或临时采用头低足高位。

另外,也有报道吗啡麻醉下的心脏手术时发生高血压者,有人使用吗啡总量达595 mg时,血压仍高于术前 15%,同时有血浆肾上腺素浓度增高。人们将此归于各种不同原因,如浅麻醉、反射机制、高血压蛋白原酶-血管紧张素机制、交感肾上腺系统激活等。

(3)对呼吸系统的作用:所有阿片类 u-受体激动药均可抑制脑干呼吸中枢的活动,吗啡产生明显的呼吸抑制作用,表现为呼吸频率减缓、潮气量减少、分钟通气量下降。呼吸抑制程度与用药剂量相关,大剂量可导致呼吸停止,这是吗啡急性中毒死亡的主要原因。老年病人(>60 岁)对吗啡的敏感性较高,使用相同剂量时,血浆浓度高于年轻者,呼吸抑制程度更深,窒息、间歇性呼吸、上气道梗阻等并发症多见。通常,吗啡的低脂溶性限制了它对血脑屏障的穿透能力,但对幼婴儿来说血脑屏障尚未健全,因此这类患儿对吗啡耐受性较低。在合并有其他中枢性抑制者,如已有中枢病变者、使用吸入麻醉药、巴比妥类药物、酒精及其他镇静药物者均可加强吗啡的呼吸抑制效应。

吗啡对呼吸的抑制主要在于延髓呼吸中枢对 CO_2 反应性降低;其次,在于桥脑呼吸调整中枢受到抑制后导致呼气延迟,呼吸间歇延长;此外,吗啡还降低颈动脉体和主动脉体化学感受器对缺氧的反应性。另外,大剂量吗啡还可抑制小支气管的纤毛活动。使用吗啡发生与自然睡眠时类似的膈肌活动减弱,使呼吸容量下降。止痛剂量吗啡对呼吸抑制的高峰期比芬太尼发生慢,部分原因是吗啡的低脂溶性,峰期时间分别为 30 ± 15 min 和 10 min 之内,但吗啡持续期较长。

由于吗啡的组胺释放作用及对平滑肌的直接作用可引起支气管收缩,虽然对一般人影响不大,但对支气管哮喘病人可有诱发哮喘之虞。

包括吗啡在内的阿片类药物使用过程中的呼吸抑制延迟和再发问题已有许多报道并引起注意,但机制尚不清楚,可能与刺激、疼痛程度、辅助用药、低温、循环改变有关,也有人注意到药物排泄相的血药浓度二次高峰出现的现象。

(4)对内分泌系统的影响：大剂量阿片类药物可降低应激引起的内分泌及代谢反应，但机制尚不清楚。与减少"感受伤害(nociception)"的传入及影响中枢神经内分泌反应有关，随着对阿片受体及其内源性配体的认识可能对这些作用有进一步解释。

吗啡对手术创伤引起的内分泌反应的调节与剂量有关，即使小剂量也能抑制 ACTH 的释放及部分阻断垂体-肾上腺轴对应激的反应。腹部大手术中按 1 mg/kg 给药可抑制可的松浓度升高，但生长激素(GH)除外。心脏手术中(4 mg/kg)体外循环前两者均不升高，但以后直至术后即刻均升高。

吗啡也可使某些激素如儿茶酚胺水平增高，可能和组胺释放、肾上腺髓质释放机制、交感神经兴奋有关。吗啡诱导后肾上腺素浓度的变化与术前浓度有关，较低者趋于轻度增加，较高者不变或降低。动物实验证实吗啡通过刺激下丘脑-垂体系统释放抗利尿激素(ADH)，减少尿量，但在人体实验中，没有疼痛刺激时无此现象。吗啡(1～3 mg/kg)合并笑气用于心脏手术时，高血压蛋白原酶活性明显增加，但不一定合并高血压。

(5)对消化和泌尿系统平滑肌的作用：吗啡通过兴奋中枢的迷走神经，外周肠肌丛内的阿片受体及胆碱能神经，改变胃肠道平滑肌及括约肌张力，使胃肠道排空延迟，由此引起食物残渣在大肠内水分过量吸收导致便秘。

吗啡可增加胆道平滑肌及奥狄氏括约肌的收缩，增加胆道压力，很少引起上腹部剧烈疼痛，但可能与胆囊炎或心肌缺血症状相混淆。也可使胰管平滑肌收缩，可能导致血浆淀粉酶升高。

吗啡也增加膀胱括约肌张力，使其处于收缩状态，引起尿潴留。

(6)吗啡对体温调节中枢有严重作用，加上外周血管扩张，应注意体温丢失增加后的体温下降。

3.体内代谢。肌肉注射吗啡后 15～30 min 起效，45～90 min 达到高峰，约维持 4 h。静脉注射后 20 min 达到峰值，与血浆蛋白结合率为 30%，一小部分通过血脑屏障与阿片受体结合产生镇痛效应。它能通过胎盘屏障，影响胎儿。吗啡在肝内进行生物转化，60%～70%与葡萄糖醛酸结合，5%～10%脱甲基后形成去甲基吗啡经尿排出体外，15%～20%原形随尿排出，7%～10%从胆汁排出，少量经胃液、乳汁、汗腺排出。吗啡清除半衰期是 1.7～4.5 h，清除率为 15～30 mL/(min·kg)。老年人清除率下降，应酌情减量。

4.临床应用。吗啡作为麻醉前用药时，主要目的是使病人镇静，减少麻醉药需要量，并使麻醉诱导平顺。成人剂量为 8～10 mg，主张皮下或肌肉注射，生物利用度可达 100%。口服仅达 20%～30%。休克病人由于循环障碍应经静脉给药，但需酌情减量。虽然有人认为，除急性疼痛病人外，不必要作为常规术前用药，但在心脏手术病人的麻醉前用药中仍为首选。

吗啡用于全凭静脉麻醉或静吸复合麻醉已有几十年历史，大多用于心脏手术病人中，其剂量为 1 mg/kg 左右。但由于其缺点较多，如麻醉深度不足、组胺释放作用、遗忘作用较差、抑制应激反应不充分等，弊多于利，近年来已被芬太尼、阿芬太尼等取代。

随着对阿片受体研究的进展及对疼痛治疗的深入理解，在临床上人们将吗啡以多种途径如经椎管、静脉、皮下，以不同方式如分次给药、连续给药及灵活的剂量与配伍用于术后病人的自控性镇痛(PCA)或癌痛的治疗中。

吗啡的其他用途有治疗左心衰竭引起的肺水肿,以减轻呼吸困难,促进肺水肿消失。作用机制可能是降低呼吸中枢对肺部传入刺激的敏感性,从而减弱了反射性的呼吸兴奋。另外,吗啡对外周血管的扩张作用,使外周阻力降低,减少回心血流,降低心脏负荷。还常用于 ICU 病人的综合管理中。

5. 不良反应及注意事项。常见不良反应是皮肤瘙痒、恶心呕吐、尿潴留、呼吸抑制等。大剂量急性中毒时表现严重的呼吸抑制、紫绀、昏迷、血压降低、心率减慢及针尖样瞳孔。应吸氧并采用机械通气,同时可用纳洛酮或其他拮抗药拮抗。

在以下情况中不宜使用吗啡:①支气管哮喘;②上呼吸道梗阻;③颅内高压如颅内占位病变或颅脑外伤等;④严重肝功能障碍;⑤待产妇;⑥1 岁以内幼儿。

(二)哌替啶(Pethidine)

1. 化学结构。哌替啶又称美吡利啶(Meperidine),商品名是度冷丁(Dolantin),化学名 1-甲基-4-苯基哌啶-4-羧基乙脂,是苯基哌啶(Phenylperidine)的衍生物。

2. 药理作用

(1)对中枢神经系统的作用:哌替啶与吗啡的作用相似,镇痛效价约为吗啡的 1/10,除镇痛作用外,还有镇静安眠及解除平滑肌痉挛的作用。用药后的欣快感和反复使用后的成瘾及药物依赖均比吗啡要低。作用时间较吗啡短,对各种疼痛都有效,尤其是对内脏痛的效果更好。肌肉注射哌替啶 50 mg,痛阈可提高 50%,如注射 75 mg,使痛阈提高 75%,与注射 15 mg 吗啡的效应相同。

(2)对循环系统的作用:与绝大多数阿片类药物相比,哌替啶抑制心肌收缩的作用更强,其对猫离体毛细血管肌肉收缩的抑制是同等剂量吗啡的 20 倍。哌替啶配伍笑气的麻醉较吗啡配伍笑气的麻醉更易产生心血管抑制。即使在小剂量(2~2.5 mg/kg)哌替啶麻醉下,也可引起血压、外周阻力及心排血量下降。动物实验中证实使用 10 mg/kg 的剂量时,除明显的心排血量下降外,还可发生心跳骤停。因其组胺释放作用比吗啡强,又具有阿托品样作用,在给药后常有心率增快,心动过缓少见,也有人解释心率过快是由于它的中枢毒性作用的结果。其组胺释放作用在女性中比男性剧烈,相对血压下降的幅度也要大。

(3)对呼吸系统的作用:哌替啶与其他阿片类 k-受体激动药一样,对呼吸系统有明显的抑制作用,主要表现为潮气量减少,抑制程度与剂量相关。对老年及小儿影响更大,使用过程中也可能有呼吸抑制延迟和再发现象。相同剂量时呼吸抑制作用比芬太尼稍弱。

(4)其他作用:哌替啶由于结构类似阿托品,使用中具有类阿托品样作用,无缩瞳作用,反而引起瞳孔散大,并有抑制涎腺分泌作用。对消化系统平滑肌的作用类似吗啡;如抑制胃肠蠕动,使胃肠道排空减慢,增加胆道内压力等。

3. 体内代谢。哌替啶经胃肠道可吸收,但生物利用度仅为肌肉注射的一半。入血后与血浆蛋白结合率为 60%,其余则分布到各脏器及肌肉组织中。体内哌替啶约 90% 在肝脏经过生物转化后,主要水解为哌替啶酸,或脱甲基成为去甲哌替啶,再经水解成为去甲哌替啶酸,然后随尿排出。少量以原形从尿中排出,其排出量与尿的酸碱度有关,在正常 pH 值范围内原形自尿排出不到 5%,但当 pH 值下降到 5 以下时从尿中排出可增加至 20%～30%。其清除率为 10.4～15.1 mL/(kg·min),清除半衰期为 2.4～4.4 h。哌替啶可通过胎盘屏障,脐动脉血药浓度高于母体血药浓度,影响胎儿。

4.临床应用。哌替啶的临床应用与吗啡基本类似,作为麻醉前用药时,主要目的是使病人镇静,减少麻醉药需要量。成人剂量为 1 mg/kg,肌肉注射。在临床麻醉中常作为各类阻滞麻醉时的辅助用药,一般按 0.5～1 mg/kg 经静脉给予,可同时给予其他镇静药以加强效应,老年、小儿及危重病人注意酌情减量。也可与强催眠药如冬眠灵等配成冬眠合剂用于麻醉或镇静治疗中。由于其对循环系统的负性效应,如组胺释放、心肌收缩力的抑制作用及增高心率等限制了它的临床使用范围,不宜以大剂量作为全麻的主要用药。

5.不良反应及注意事项。治疗剂量的哌替啶有时引起轻度不良反应,如眩晕、出汗、恶心、呕吐等,而严重反应偶见,可发生血压下降或虚脱。大剂量中毒时表现为中枢神经系统兴奋症状,如谵妄、抽搐、瞳孔散大等,肾功能障碍者发生率较高,可能与代谢产物去甲哌替啶大量积蓄有关。应注意接受单胺氧化酶抑制药(如异丙苯肼、苯乙肼等)的病人再使用哌替啶时可产生严重反应,出现严重高血压、抽搐、呼吸抑制、大汗、昏迷、甚至死亡。原因可能为体内单胺氧化酶遭到抑制后,致使 5-HT、去甲肾上腺素代谢不能正常进行而在体内蓄积之缘故,同时也可能与哌替啶降解过程受阻引起毒性反应有关。

(三)芬太尼(Fentanyl)家族

芬太尼类麻醉性镇痛药有苏芬太尼(Sufentanil)、阿芬太尼(Alfentanil)、卡芬太尼(Carfentanil)、罗芬太尼(Lofentanil)和雷米芬太尼(Pemifentanil)。

1.化学结构。芬太尼类药物大部分在 20 世纪 60～70 年代合成,也是苯基哌啶衍生物。芬太尼是目前临床麻醉中最常用的麻醉性镇痛药,制品为枸橼酸盐形式。苏芬太尼和阿芬太尼在临床的应用也逐年增多。

2.药理作用

(1)对中枢神经系统的作用。芬太尼是 1960 年合成的纯阿片受体激动药,具有强效镇痛效应,其镇痛效价是吗啡的 100～180 倍,哌替啶的 550～1 000 倍,静脉注射后起效较快,作用持续时间约 30 min。苏芬太尼的镇痛效价更大,为芬太尼的 5～10 倍,作用时间为其 2 倍。阿芬太尼镇痛效价较芬太尼低,约为芬太尼的 25%,作用时间仅为其 30%,故称为短效镇痛药。近来又有更短效的雷米芬太尼问世。其对中枢神经系统的影响与其他阿片类药物相似,主要作用于中枢的阿片受体达到麻醉效应。3 μg/kg 芬太尼基本不引起脑电图变化,而在大剂量 30～70 μg/kg 时就会使病人获得稳定的麻醉状态,处于知觉消失、安眠和镇定状态,脑电图表现有大而慢的 δ 波。芬太尼对脑电图的影响具有封顶效应,即用药达一定程度后,增加药量也不会使脑电图发生进一步改变。

(2)对循环系统的作用。临床上镇痛剂量(2～10 μg/kg)或麻醉剂量(30～100 μg/kg)的芬太尼都很少引起低血压,左室功能较差者也很少出现低血压,有人认为主要是其没有组胺释放作用的影响。另外,多数人认为芬太尼不引起或很少引起心肌力的变化。Miller 比较了芬太尼(75 μg/kg)、苏芬太尼(15 μg/kg)、阿芬太尼(125 μg/kg)对麻醉病人心功能的影响,结果是芬太尼对循环功能影响最小。但也有人发现苏芬太尼用于瓣膜病变手术中对循环功能影响要轻于芬太尼。使用芬太尼后的低血压多与心动过缓有关,交感神经张力较高者更易发生,由此有人猜测是中枢交感输出受到抑制的缘故。

苏芬太尼引起的低血压和交感张力下降及副交感张力增强有关,也是血管平滑肌直接抑制的结果。而许多资料证实阿芬太尼比苏芬太尼和芬太尼更易引起血压下降和心动过缓。

芬太尼麻醉时也有突然血压升高的情况,尤其是在气管插管或强的手术刺激时发生较多。而且在冠心病搭桥术中,左心功能好的病人更易有高血压,常和浅麻醉或剂量低出现醒觉有关。芬太尼的剂量通常限制在 100 μg/kg 以下,此时如血压控制仍不满意,可使用辅助麻醉药物如静脉镇静药或吸入麻醉药等,也可采用血管扩张药帮助降压。有人认为在心脏手术中使用苏芬太尼时,循环功能的可控性更好,体外循环期、复跳后恢复期及术后所需血管扩张药较少。一般剂量为 15~25 μg/kg。阿芬太尼致意识丧失的 ED_{50} 是 100~125 μg/kg 之间,除了具有芬太尼和苏芬太尼的特性外,不足之处是心脏手术中对心血管的应激反应抑制不稳定,并可能发生心肌缺血。

(3)对呼吸系统的作用:芬太尼对呼吸驱动力、时间及呼吸肌活动上均有影响,在芬太尼(2 μg/kg)与咪唑安定(0.05 mg/kg)联合应用时,低氧反应与二氧化碳反应相继受到影响,发生呼吸抑制,血药浓度达 1.5~3.0 ng/mL 时,呼吸中枢对二氧化碳反应的敏感性即下降。低碳酸血症往往延长使用芬太尼(10~25 μg/kg)后引起的呼吸抑制时间。芬太尼抑制呼吸的时间比等效吗啡或哌替啶要短,恢复的时间也快。芬太尼对呼吸抑制的时间相对镇痛时间为短,而苏芬太尼却相反,其呼吸抑制时间短于镇痛时间。使用 10 μg/kg 芬太尼麻醉后,术后一般不至于引起呼吸抑制,但也有报道呼吸抑制曾达 5 h 以上者。如剂量达 20~50 μg/kg 时,术后必须作机械通气的准备。大剂量应用(50~100 μg/kg)后,辅助呼吸常需 12 h 或更长。与其他阿片类镇痛药相同,芬太尼、苏芬太尼、阿芬太尼等均可以引起呼吸抑制延迟,可能与血药浓度出现二次高峰有关。

(4)对内分泌系统的影响:芬太尼及其衍生物在降低手术应激引起的内分泌及代谢反应方面比吗啡强,在冠脉搭桥手术中,50 μg/kg 的芬太尼能很好地抑制插管期儿茶酚胺的释放。但在体外循环期则略显不足,要达到高剂量(100 μg/kg)时,才能抑制血浆 ADH、可地松、血糖和 GH 的增高。

3. 体内代谢。芬太尼属脂溶性药物,易透过血脑屏障,也易从脑再分布到其他组织,特别是脂肪及肌肉组织。因其分布特性,单次注射时作用期短,而反复注射则可产生蓄积作用,延长作用时间。药代动力学模式符合三室模型,和血浆蛋白结合率约 84%。注射后 20~90 min 血药浓度可出现第二个峰值,与药物从周边室再转入血循环有关。胃壁和肺组织也是储存芬太尼的重要场所,静脉注射后 20 min,胃壁内含量约为脑内的 2 倍,其释出至肠道碱性环境中可再被吸收入血循环。其清除半衰期是 4.2 h,清除率为 11.6~13.3 mL/(kg·min),分布容积是 4.1 L/kg。

芬太尼主要在肝内进行生物转化,变成无药理活性的物质。由尿及胆汁排出体外,以原形由尿液排除不及 8%。临床中使用剂量、体液酸碱度、年龄、肝血流及肝功能、体外循环机的转流、肾功能和肥胖等,均可影响芬太尼的代谢及排除。

苏芬太尼亲脂性更强,约为芬太尼的 2 倍,更易透过血脑屏障,与血浆蛋白结合率为 92.5%,高于芬太尼。其清除半衰期是 2.5 h,清除率为 12.7 mL/(kg·min),分布容积是 1.7 L/kg。因其与阿片受体亲合力高,所以镇痛效价比芬太尼大,为 5~10 倍,作用时间也长。它也在肝内进行生物转化,形成 N-去烃基和 O-去甲基的代谢产物,从尿液和胆汁中排出。去甲苏芬太尼的药理活性为苏芬太尼的 10%。以原形由尿液中排除不到 1%。

阿芬太尼的脂溶性较芬太尼低。与血浆蛋白结合率为 92%。其清除半衰期是 1.2~1.5 h,清除率为 6.4 mL/(kg·min),分布容积是 0.86 L/kg。注射阿芬太尼后 1 min,血药浓度即达到峰值,起效较快,但作用时间短,镇痛时间仅为 10 min。其代谢与芬太尼相似,主要在肝内进行生物转化,少量(1%)以原形经尿液直接排除。

4.临床应用。芬太尼家族中,临床常用的是芬太尼、苏芬太尼、阿芬太尼三种,主要作为镇痛药用于复合全麻或全凭静脉麻醉中,根据药物配方不同,使用剂量不等,通常手术芬太尼剂量不超过 10 $\mu g/kg$。芬太尼与氟哌啶按 1:50 比例混合称为氟芬合剂,商品名为英诺伐(Lnnovar),用于神经安定麻醉(NLA)中。由于它们对心血管系统的影响较其他阿片类镇痛药小,目前已成为心血管麻醉中的主要用药,常大剂量使用。如芬太尼可达 50~100 $\mu g/kg$。苏芬太尼的镇痛比芬太尼更强,安全范围广,约为芬太尼的 100 倍。也是复合全麻的理想用药。多用于心脏手术麻醉中。由于阿芬太尼的药代动力学特点,很少有蓄积作用,适用于分次或持续静脉输注多种给药方式,应用方便。采取静脉持续输注方式给药,可按 1~12 $\mu g/(kg·min)$ 的速率给予。停药后很快清醒,呼吸恢复也较芬太尼快。但在心血管手术麻醉中并不比芬太尼有优势。新近面世的短效雷米芬太尼已有许多临床应用经验的报道,包括心脏手术麻醉中的应用,前景如何,还有待进一步观察。

5.不良反应及注意事项。大剂量或快速静脉注射芬太尼或苏芬太尼有引起胸、腹壁肌肉僵硬的可能,直接影响通气。可用肌肉松弛药或阿片受体拮抗药处理。苏芬太尼可减少胃肠蠕动而致便秘,也可增加胆道压力。与其他阿片类药物一样,反复或大量使用芬太尼类药后有可能出现延迟性呼吸抑制。长期反复使用也可产生依赖性,但较吗啡与哌替啶为轻。

(四)双氢埃托啡(Dihydroetophine)

双氢埃托啡是阿片受体纯激动药。简称 DHE,1967 年合成。

1.化学结构。双氢埃托啡是罂粟碱(Oripavine)的衍生物。

2.药理作用。双氢埃托啡镇痛作用比吗啡强,与 u、ō、k-受体均有很强的亲合力。有抑制呼吸作用,程度较轻。有缩瞳及减慢心率作用。阿片受体拮抗药可拮抗此药的镇痛、制动、呼吸抑制等作用。

3.体内代谢。双氢埃托啡舌下含服吸收后很快发生作用,舌下含服的相对生物利用度是皮下注射的 29.2%。小鼠舌下滴注 2.36 $\mu g/kg$ 后峰值时间为 10.9 min,分布半衰期是 2.5 min,清除半衰期为 41.7 min,分布容积为 7.4 L/kg,清除率 122 mL/(kg·min)。

4.临床应用。双氢埃托啡可用于创伤镇痛、术后镇痛、癌痛治疗和麻醉的组成部分。用于镇痛时,可肌肉注射 10～20 μg(相当于哌替啶 50～100 mg),或舌下含服 20 μg(相当于肌肉注射 10 μg)。舌下含服 15～20 min 出现显效,较肌注 5～10 min 出现显效稍慢,但维持时间为 3～4 h 比肌注维持时间 2～3 h 要长。

用于麻醉时可根据需要分次给药,每次 0.2～1.0 μg/kg,维持约 40 min,追加剂量为首剂的一半。个体差异较大,剂量不易掌握,通常对循环功能影响不大。

5.不良反应及注意事项。此药的重要不良反应是呼吸抑制,发生率与严重程度与剂量及用药途径相关。还有其他不良反应如头晕、恶心、呕吐、出汗、尿潴留等。长期使用可产生耐药性,并有精神依赖性发生。

(五)其他阿片受体激动药

1.可待因(Codeine)。可待因是吗啡的甲基衍生物。其镇痛效价仅为吗啡的 1/6,而且镇痛效果达到一定程度后,再增加药物剂量,其镇痛效果也不增加。但镇咳作用较强,因此,临床中主要用于镇咳,而麻醉中很少使用。临床剂量引起呼吸抑制、呕吐及产生依赖性的作用均较弱。

2.安那度(Anadol,Alphaprodine),又名安依痛(Nisentil)。其分子结构与哌替啶相似,镇痛效价是哌替啶的 3 倍。药理特点是起效快,皮下或肌肉注射后 5 min 即发生镇痛效应,但维持时间短,成人应用 3～5 mg 能维持镇痛 2～3 h。静脉注射后维持 45～60 min。用药后对呼吸有抑制作用,表现为呼吸频率下降,潮气量减少。其清除率为 10.4 mL/(kg·min),分布容积为 1.9 L/kg,在血浆中浓度相对比哌替啶较高,清除较快,清除半衰期为 2 h 左右。目前在临床麻醉中已较少使用。

3.喷他吗酮(Pentamorphone)。化学名为 14 9 正戊基氨基吗啡酮。其镇痛效价相当于吗啡的 500～700 倍。静脉注射后 5～11 min 产生最大效应,作用持续约 1 h。此药对循环功能的影响可能由外周血管阻力降低所致,无组胺释放作用。对呼吸功能的抑制与给药剂量相关。初步研究表明可作为复合麻醉中的镇痛药使用。

4.美他齐诺(Meptazinol)。美他齐诺在低剂量时对 μ-受体有选择性激动效应,当增加剂量时也可与其他受体结合。其镇痛效价约等于哌替啶。肌肉注射后 10～30 min 生效,持续 2～4 h。口服吸收迅速,但生物利用度仅 8.7%,清除半衰期为 2 h,与静脉或肌肉注射相似。88%经葡萄糖醛酸结合及 7%经氧化成无药理活性物质由尿液排出。可透过胎盘,新生儿中半衰期为 3 h。此药对呼吸功能影响不大,无缩瞳作用。

美他齐诺可用于手术后镇痛,但持续时间较短。由于其有负性变时效应和减低后负荷,用于心肌急性缺血或心脏手术病人术后镇痛,可改善心肌功能。也可作为全麻的辅助用药,减少其他麻醉药用量,适用于门诊手术病人,可缩短苏醒时间。

不良反应为恶心、呕吐,很少发生便秘、欣快感等,对药物的耐药性及依赖性均不明显。

四、阿片受体部分激动药

(一)布托啡诺(Butorphanol)

布托啡诺又名丁啡喃,于 1973 年合成,其激动效价约为吗啡的 3.5～7 倍,哌替啶的

30~40 倍,镇痛新的 20 倍。肌肉注射吸收迅速、完全,在血浆中与蛋白结合率 60％～90％,2 mg 可镇痛 3～4 h,持续时间和吗啡相似。经肝脏进行生物转化,变成羟布托啡诺,大部分由胆汁排出,少部分经尿液排泄。清除半衰期 2.5～3.3 h。对呼吸抑制作用比吗啡轻。对循环系统影响轻微,很少发生血压下降,可能有血压升高。

(二)丁丙诺啡(Buprenorphine)

丁丙诺啡又名叔丁啡,于 1966 年合成,是蒂巴因的衍生物。此药为 L_1-受体的部分激动药,与 L_1-受体亲和力强,是吗啡的 50 倍,从 L_1-受体释出慢,加之脂溶性是吗啡的 5 倍,因此,作用时间较吗啡长,可维持 7～8 h。

肌肉注射吸收迅速,5 min 后血药浓度达静脉注射后水平。与血浆蛋白结合率为 96％。

1/3 经肝脏生物转化,代谢物随尿和胆汁排出。余下的 2/3 以原形随胆汁排出体外。清除半衰期为 3 h。对呼吸功能有抑制,最大抑制作用一般发生在肌注后 3 h,纳洛酮只能部分拮抗其抑制呼吸作用。其对循环系统的影响与吗啡相似,可有心率下降,轻度低血压反应。丁丙诺啡主要用于手术后镇痛,口服效果较差,可用于含服,每次 0.4 mg 效果相当于肌注 0.2～0.3 mg。一般半小时以后起效。肌注 0.3 mg 后镇痛可持续 7 h 左右。近来也有人将其用于不同形式 PCA 中。在复合全麻中使用并无突出优点。

五、阿片受体激动—拮抗药

(一)喷他佐辛(Pentazocine)

商品名为镇痛新,其镇痛效价是吗啡的 1/4～1/3。不产生欣快感,剂量大时可激动 k-受体而产生焦虑、不安等。由于同时具有弱拮抗效应,一般无依赖性。口服易吸收,因经肝脏代谢程度大,所以生物利用度低,仅 20％。与血浆蛋白结合率 35％～64％。可透过胎盘。此药主要经肝脏进行生物转化,代谢物随尿排出,有 5％～25％以原形从尿中排泄。分布容积 3 L/kg,清除半衰期 2～3 h。此药使呼吸频率减慢,可导致呼吸抑制。对心血管影响不明显。剂量大时可增高血压、心率。对胃肠道作用与吗啡相似,增加胆道压力作用较吗啡为轻。

喷他佐辛主要用于镇痛,肌注 20 min 后起效,维持约 3 h。较少发生恶心、呕吐。应注意大剂量使用时,可增高血压、心率、引起烦躁等。大剂量引起的呼吸抑制或其他中毒症状可用纳洛酮拮抗。

(二)纳布啡(Nalbuphine)

纳布啡又名纳丁啡。纳布啡拮抗 u-受体,激动 k-受体。其镇痛效价与吗啡相似。约为镇痛新的 3 倍,拮抗作用的效价是烯丙吗啡的 1/4。对 ō-受体激动效应很弱,故很少产生不适感。纳布啡肌肉注射吸收迅速,30 min 血药浓度达峰值,与血浆蛋白结合率 60％～70％,主要经肝脏葡萄糖醛酸化后随尿及胆汁排出,少量(7％)以原形从尿中排泄。消除半衰期 3～6 h。对呼吸抑制作用与等效吗啡相同,但有封顶效应。持续时间较短。对心血管影响轻微。

纳布啡主要用于手术后镇痛。由于其激动(k-受体)-拮抗(L₁-受体)的双重性,在使用此药拮抗吗啡或芬太尼麻醉后的残余呼吸抑制作用的同时,也利用了它的镇痛效应,加之其半衰期较长,可抑制某些短效阿片药血药浓度第二峰值的出现。由于对心血管影响小,特别适用于心血管病病人。

(三)烯丙吗啡(Nalorphine)

烯丙吗啡又名 N-烯丙去甲吗啡(N-allylnormorphine),得此名的原因是吗啡化学结构中的 N-甲基被烯丙基(—CH₂CH=CH₂)取代。其镇痛效价与吗啡相似。不产生欣快感,对 k-受体激动效应强,可产生焦虑、不安等。因此,临床上不用它作为镇痛药使用,只利用其拮抗特性。烯丙吗啡可拮抗阿片受体激动药产生的镇痛、呼吸抑制、欣快感、缩瞳等作用,但拮抗镇静作用不全。其 1 mg 可拮抗吗啡 3~4 mg。由于烯丙吗啡能激发阿片成瘾者的戒断症状,故可用于阿片药依赖性的诊断。值得注意的是,对于阿片受体激动-拮抗药、巴比妥类及其他全身麻醉药引起的呼吸抑制,烯丙吗啡无力拮抗,而且由于其本身对呼吸的抑制作用使之加重。烯丙吗啡经皮下注射后吸收迅速,15~30 min 血药浓度即达高峰,易透过血脑屏障,90 min 后脑内浓度是同等吗啡剂量的 3~4 倍,药效持续 1~4 h。此药主要经肝脏葡萄糖醛酸化后随尿排出,少量以原形也从尿中排泄。此药对呼吸有抑制作用,相当于等效吗啡的 3/4,持续时间较短。

此药主要用于阿片受体激动药急性中毒的解救。静脉首次剂量为 150 μg/kg,根据病情 10 min 后可追加首剂的半量。由于其同时兼有阿片受体激动效应,而且副作用较多,临床中已被纯拮抗药纳洛酮取代。

六、阿片受体纯拮抗药

纯阿片受体拮抗药本身对阿片受体无激动效应,通过与麻醉性镇痛药竞争受体产生拮抗作用。

(一)纳洛酮(Naloxone)

商品名 Narcan,又称 N-烯丙去甲羟基吗啡酮(N-allyl-noroxymorphone),与氧吗啡酮(Oxymorphone)之关系恰如烯丙吗啡与吗啡之关系。

纳洛酮拮抗作用的效价是烯丙吗啡的 30 倍,不但可拮抗纯阿片受体激动药,还可拮抗激动-拮抗药,但对丁丙诺啡的拮抗作用较弱。静脉给药 2~3 min 达到峰效,持续 45 min。肌肉注射 10 min 达到峰效,持续 2.5~3 h。

此药亲脂性很强,约为吗啡的 30 倍,易透过血脑屏障,脑内浓度是血浆浓度的 4.6 倍。纳洛酮起效迅速,拮抗作用强。与血浆蛋白结合率为 46%。主要经肝脏葡萄糖醛酸化后随尿排出。清除半衰期 30~78 min。

纳洛酮是临床上应用最广的阿片受体拮抗药,常用于如下情况:解救阿片类镇痛药急性中毒及它们引起的呼吸抑制等,并有催醒作用;拮抗全麻后麻醉性镇痛药的残余作用;拮抗新生儿在母体受到麻醉性镇痛药影响所致的呼吸抑制;还可利用其激发戒断症状的特性,对可疑的阿片药成瘾者作诊断。静脉首次剂量为 0.3~0.4 mg,根据病情

15 min后可肌肉注射 0.6 mg,或按 5 μg/(kg·h)继续静脉输注。

临床使用中应注意如下问题:

1. 由于其作用时间短暂,单次剂量拮抗成功后,待作用消失有可能再度陷入呼吸抑制和昏睡。

2. 拮抗术后麻醉性镇痛药时,痛觉的突然恢复可使交感系统活性骤然增强,发生血压升高、心率增快,甚或心律失常、肺水肿,特别是在心功能异常或容量已相对过量的病人中更易出现,需引起注意。

有研究证实纳洛酮还可用于与阿片受体不相关的催醒作用,如对酒精急性中毒的解救等,可能与通过胆碱能作用激活生理性觉醒系统有关。

(二)纳屈酮(Nanrexone)

纳屈酮也是羟基吗啡酮的衍生物,化学结构与纳洛酮相似,只是 N 上的烯丙基被环丙甲基取代。

此药是纯阿片受体拮抗药,拮抗效价约为纳洛酮的 2 倍,口服吸收迅速,1 h 血浆浓度达峰值,生物利用度为 50%～60%。与血浆蛋白结合率为 20%。分布容积是16.1 L/kg。口服后清除半衰期 4～10 h,作用时间可达 24 h。主要经肝脏葡萄糖醛酸化后随尿排出。

目前此药只有口服剂型,用于阿片类药物成瘾者的治疗。

第五节　肌松药及拮抗药

神经肌肉阻滞药又称肌肉松弛药,简称肌松药。1942 年首次应用于临床麻醉;20 世纪 80 年代前,临床常用的肌松药主要有琥珀酰胆碱、筒箭毒碱、双甲基筒箭毒碱、三碘季铵酚等。近年来,已陆续研制出一大批新型肌松药应用于临床麻醉,这些新药都属非去极化肌松药,包括短效类、中效类和长效类。中效肌松药阿曲库铵和维库溴铵、长效肌松药多撒库铵和哌库溴铵均已投入临床使用,其他还有中效罗库溴铵和短效美维松。

一、肌松药与胆碱能受体的相互作用

乙酰胆碱是横纹肌神经肌肉接头的递质,它作用于胆碱能受体。胆碱能受体主要分为毒蕈碱样受体和烟碱样受体。毒蕈碱样受体(简称 M-受体)存在于各种平滑肌、心肌和外分泌腺,毒蕈碱(一种季铵碱)对此受体可产生乙酰胆碱样的作用,受体能被阿托品类药物阻断;烟碱样受体(简称 N-受体)位于植物神经节和骨骼肌神经肌肉接头处,神经节和骨骼肌的烟碱样受体虽然不完全相同,但筒箭毒类药物也可阻断植物神经节的乙酰胆碱样作用。进一步研究发现乙酰胆碱酯酶和血浆胆碱酯酶上也存在胆碱能受体。

神经肌肉阻滞剂与神经肌肉接头处的胆碱能受体相互作用,从而干扰了神经冲动的传导,产生肌肉松弛作用。因此,肌松药必须在化学结构上与乙酰胆碱具有某些相似之处,药物与乙酰胆碱竞争,或模仿乙酰胆碱作用。

（一）植物神经节

筒箭毒碱在产生神经肌肉阻滞所需剂量范围内可阻滞神经节烟碱样受体，产生明显神经节阻滞作用。其对副交感神经系统比对交感神经系统作用更强。药物产生的神经节阻滞作用可抑制手术引起的植物神经反射，并可导致低血压。有证据表明，筒箭毒碱引起的低血压，组织胺释放比神经节阻滞更为重要。

双甲基筒箭毒碱（Metocurine，又名美多寇林）和双丙烯去甲瓢箭毒（Alcuronium，又名亚松安）神经节阻滞作用较弱。其他肌松药如三碘季铵酚、潘库溴铵、阿曲库铵、维库溴铵、哌库溴铵和多撒库铵在临床使用剂量下无神经节阻滞作用。琥珀胆碱具有微弱植物神经节刺激作用，临床给药后偶可观察到高血压反应。

（二）毒蕈碱样受体

近期研究证实毒蕈碱样受体在性质上并不完全相同。

小动脉的毒蕈碱样受体不受神经支配，在激动剂和拮抗剂选择方面，与大多数非心脏毒蕈碱样受体相似，统称为 M_1-受体。乙酰甲胆碱引起的升压反应，可被阿托品阻断，但不受潘库溴铵影响，表明小动脉的 M_1-受体与窦房结的毒蕈碱样受体不是同一类型。

心脏毒蕈碱样受体属于 M_2 三碘季铵酚能阻断此受体，使心脏迷走神经失去活性。其他肌松药潘库溴铵、法柴地宁（Fazadinium）、亚松安和罗库溴铵阻滞心脏毒蕈碱样受体的剂量接近于产生肌肉松弛需要的剂量，而筒箭毒碱、美多寇林、维库溴铵、阿曲库铵、哌库溴铵、多撒库铵和美维松，只有在剂量远超过神经肌肉阻滞的剂量时才阻滞心脏毒蕈碱样受体和其他毒蕈碱样受体。

迷走神经末梢不但与心脏窦房结和心房细胞紧密接触，而且还发出分支作用于交感神经末端的 M_2-受体，抑制去甲肾上腺素的释放。三碘季铵酚和潘库溴铵能阻断，使心率进一步增快，但维库溴铵几乎无效。

此外，交感神经的小多巴胺能中间神经元上有 M_2-受体，能被潘库溴铵和三碘季铵酚阻断。这些细胞由节前胆碱能神经纤维侧突释放的乙酰胆碱刺激 M_2-受体而激活，释放多巴胺使神经节细胞超极化，最终抑制神经节传递，所以三碘季铵酚或潘库溴铵阻滞这些抑制细胞，可使多巴胺能细胞回路的抑制性调节作用失活，从而促进交感神经节的传递。

交感神经细胞除烟碱样受体外，还存在一种毒蕈碱样受体，其生理功能尚不清楚。此受体对某些罕见的毒蕈碱样激动剂特别敏感，且不被三碘季铵酚或潘库溴铵阻滞。另外，值得注意的是三碘季铵酚和潘库溴铵可直接引起去甲肾上腺素释放，潘库溴铵和法柴地宁还阻滞交感神经末端对去甲肾上腺素的重吸收。

二、肌松药的组织胺释放

临床上给予肌松药后可出现与组织胺释放有关的免疫调节和化学调节反应。肌松药引起的致命性过敏反应包括心血管衰竭、支气管痉挛、血管神经性水肿或肺水肿，常发生在麻醉诱导期。易感患者多为年轻女性，常有过敏史（如对青霉素、洗发液或化妆品过敏)和哮喘史。最常见于使用琥珀胆碱后。非去极化肌松药中,亚松安所致严重过敏反应的发生率最高,而潘库溴铵引起过敏反应最少见,其次是维库溴铵。

肌松药的过敏反应一般属于Ⅰ型(速发型)变态反应,即 IgE 抗体与结缔组织、内脏和肺的肥大细胞及血中的嗜碱性粒细胞表面的受体结合,当抗原——肌松药与这些细胞表面结合的 IgE 联结时,肥大细胞和嗜碱性粒细胞脱颗粒,快速释放组织胺、嗜中性白细胞趋化因子、血小板激活因子、前列腺素和白三烯等。IgE 抗体的存在说明以前曾接触过抗原,但大约 80% 的患者发病时为首次使用肌松药,这可能是由于肌松药的季铵基和其他分子特征恰恰是一些化学品如清洁剂、消毒剂和化妆品的共同组成部分,这类抗原产生的 IgE 抗体与肌松药发生交叉反应。

化学调节反应是由于药物直接作用于肥大细胞和嗜碱性粒细胞表面,导致组织胺释放,而无抗体和补体参与。这与速发型变态反应不同,而且发生率高得多。此外,静脉注射药物偶尔可与血浆酶系统如补体直接相互作用,通过非免疫机制使肥大细胞脱颗粒和释放介质。但到目前为止,有关肌松药的这一机制尚不清楚。

人体对组织胺高度敏感,低浓度即可引起危险的临床征象。血浆组织胺水平仅稍许升高(1～2 ng/mL),即可观察到因心肌收缩增强而出现血压暂时升高;较高水平(3～10 ng/mL)时,可出现皮肤潮红、荨麻疹、心动过速和低血压;浓度超过 10 ng/mL,可引起支气管痉挛和心跳停止。麻醉医师观察到的最常见体征为颜面潮红、低血压和心动过速。

动物实验和人体研究表明组织胺的即刻反应涉及 H_1-受体,持续反应涉及 H_2-受体。并已证实组织胺对心血管的直接作用包括:①变速性作用(H_2 直接和通过儿茶酚胺释放);②变力性作用(H_1 负性肌力,H_2 正性肌力);③冠状血管收缩作用(H_1 收缩,H_2 扩张);④传导改变;⑤纤颤阈改变。

不同肌松药释放组织胺的能力不同。阿曲库铵释放组织胺的能力大约是双甲基筒箭毒碱的 1/2,筒箭毒碱的 1/3;琥珀胆碱释放组织胺的能力大约是筒箭毒碱的 1%;而三碘季铵酚、潘库溴铵、维库溴铵、哌库溴铵、罗库溴铵和多撒库铵在临床剂量范围很少释放组织胺。

另一点值得注意的是,人嗜碱性粒细胞和不同解剖部位的肥大细胞在接触不同药物时,其组织胺释放能力不同。例如,筒箭毒碱引起皮肤肥大细胞而不是嗜碱性粒细胞组织胺释放;与筒箭毒碱比较,阿曲库铵面色潮红较多见,但血浆组织胺释放相当低。最后要说明的是,肌松药与组织胺释放呈剂量依赖性,与其明显的血流动力学作用完全一致。临床上减慢药物注射速度、联合应用 H_1 和 H_2-受体拮抗药可降低组织胺释放引起的副作用。

三、肌松药的药代动力学

肌松药的药代动力学一般属开放二室模型。开始时血药浓度迅速降低,由于肌松药分布于血液、细胞外液以及与神经肌肉接头的受体相结合所造成,即消除相。然后血药浓度缓慢降低,由于药物在体内排泄、代谢以及被神经肌肉接头部分再摄取所造成,即分布相。

筒箭毒碱主要由肾脏排泄,注药后 3 小时约 1/3 以原形出现在尿中,小部分经胆系排泄。其分布容积为 0.3~0.6 L/kg,血浆清除率为 1~3 mL/(kg·min),消除半衰期为 90~346 min,具有明显个体差异性。反复给药,易发生蓄积作用。双甲基筒箭毒碱几乎完全以原形经肾排泄,经胆系排泌仅占 2%。

三碘季铵酚在体内不分解,完全由肾脏排泄。重复静脉给药可产生蓄积作用。亚松安约 90%原形自尿中排泄,其余经胆系排泄。法柴地宁的消除半衰期较短,为 76 min,血浆清除率较快,其作用时间比筒箭毒碱或潘库溴铵短,比阿曲库铵长。肾脏是其主要清除途径,小部分由胆系排泄,约 3%在肝内代谢,代谢产物无活性。

潘库溴铵约 30%原形由尿排出,小部分经胆系排泌。在体内代谢部分占 15%~40%,经去乙酰化成为 3-OH、17-OH 和 3,17-(OH)$_2$ 代谢物。其中主要是 3-OH 代谢物,约占 75%,具有潘库溴铵 30%~50%的神经肌肉阻滞活性,而 17-OH 和 3,17-(OH)$_2$ 代谢物仅有潘库溴铵 1%~2%的活性。代谢产物抗迷走作用较潘库溴铵弱,约 75%由肾排出,20%经胆系排出。潘库溴铵清除率为 1.8 mL/(kg·min),消除半衰期为 108~147 min。

阿曲库铵不依赖肾脏排出,几乎完全通过霍夫曼(Hofmann)降解和酯性水解代谢。绝大部分以代谢产物形式从尿或胆汁中排出。霍夫曼降解过程为单纯的化学反应,不需肝、肾和酶参与,可在生理 pH 和温度下进行。通过分子裂解失去正电荷,使神经肌肉阻滞活性所必需的双四价结构破坏而形成无明显肌松活性和心血管作用的正甲基四氢罂粟碱(Laudanosine,劳丹诺辛)和其他产物,同时伴随酯基水解。劳丹诺辛具有惊厥作用,其他产物可能有肝细胞毒性,但均无临床意义。阿曲库铵代谢迅速,注药后 5~10 min 血中即出现劳丹诺辛,其清除率为 5.5 mL/(kg·min),消除半衰期为 22 min。

维库溴铵的主要清除途径是胆系,而不是肾脏,注药后仅 10%~25%自尿中排出。如潘库溴铵一样,维库溴铵的代谢产物为 3-OH、17-OH 和 3,17-(OH)$_2$ 代谢物,但量极少不被人们注意。与潘库溴铵比较,维库溴铵清除率更快(5.2 mL/(kg·min)),消除半衰期更短(71 min),所以作用时间较短。

哌库溴铵和多撒库铵主要以原形自肾清除,少量经胆系排泌。哌库溴铵血浆清除率相当大,大约是潘库溴铵的两倍多。这可能是因为哌库溴铵亲水性远比潘库溴铵强,导致哌库溴铵由肾脏较快排泄,此外可能是快速酶和化学性去乙酰化作用,且这种作用不仅在肝脏,还可在全身进行。哌库溴铵的消除半衰期相当短,为 44 min。而多撒库铵消除半衰期为 100 min,血浆清除率为 2.2~2.7 mL/(kg·min)。

罗库溴铵的药效动力学、药代动力学和清除方式都与维库溴铵相似。虽据报告其半衰期比维库溴铵长,但这可能是其效能低的假象。

美维松的半衰期仅 2~5 min,清除率为 15~50 mL/(kg·min),这可能是由于被血浆胆碱酯酶(又称假性胆碱酯酶)快速水解的缘故。美维松代谢产物无活性。

去极化肌松药琥珀胆碱在体内迅速被肝脏和血浆假性胆碱酯酶破坏,首先迅速分解为琥珀单胆碱,仍具有肌松作用,但仅为琥珀胆碱的 1%~2%。然后缓慢分解成胆碱和乙酸。其消除半衰期仅 3.5 min。此外,有极少量的琥珀胆碱可通过在碱性溶液中水解而灭活。琥珀胆碱和琥珀单胆碱部分经肾脏排泄。

四、影响肌松药作用的因素

许多因素可影响肌松药在体内的分布、消除以及神经肌肉接头对肌松药的敏感性，从而影响肌松药起效、强度和时效。此外，许多药物可通过药物相互作用来加强或减弱肌松药的作用。

（一）年龄

婴幼儿、新生儿分布容积比成人大，但对筒箭毒碱等非去极化肌松药比成人敏感，所以按千克体重给药时剂量可与成人相同，不过婴幼儿消除半衰期较长，作用时间延长。与学龄前儿童比较，婴儿对哌库溴铵敏感性增高，但表现为中效而不是长效肌松药，其原因尚不清楚。美维松和多撒库铵的剂量反应曲线显示，产生同等程度的神经肌肉阻滞，儿童所需剂量较成人大。老年人分布容积减少，消除半衰期因肾小球滤过和清除率下降而延长。如维库溴铵分布容积减少 $25\%\sim30\%$，清除率降低 20%，消除半衰期延长 16%；亚松安清除率下降 12 倍，消除半衰期延长 1.2 倍；右旋筒箭毒碱、潘库溴铵分布容积减少，清除率下降，时效约为青年人的 2 倍。

小儿，特别是婴儿对琥珀胆碱敏感性不如成人，年龄越小，产生肌松所需剂量越大，肌松恢复越快。

（二）肾功能不全和肝胆疾病

肾功能不全对于三碘季铵酚、双甲基筒箭毒碱等主要由肾脏排泄的肌松药影响最大，其消除半衰期明显延长，应避免使用。亚松安的消除半衰期为 $2\sim4$ h，而无尿患者可长达 16 h。潘库溴铵在肾衰时消除半衰期比正常人延长 $2\sim4$ 倍。肾功能不全时右旋筒箭毒碱、潘库溴铵经胆系排泄量增多，以前曾做为肾衰患者的肌松药。肾功能损害时，哌库溴铵时效明显延长，肝胆可能产生部分代偿作用，阿曲库铵几乎完全以 Hofmann 方式降解，不依赖肾清除，即使在肾衰晚期也无蓄积作用，现已成为肾功能不全患者的首选肌松药。维库溴铵、罗库溴铵主要经肝胆排泄，肾功能不全时可做为第二选择。肾衰患者使用维库溴铵，$1.5\sim2$ h 后虽有轻微蓄积，但临床意义不大。肾衰患者罗库溴铵的药代动力学和药效动力学与正常人无明显区别。肾衰时美维松时效稍许延长。

肝脏对肌松药在体内的清除不如肾脏重要。严重肝胆疾患可影响肝脏对肌松药的摄取、代谢和经胆系排泄。维库溴铵和潘库溴铵在肝硬化、胆道梗阻时血浆清除率下降，消除半衰期明显延长。严重肝胆病变常出现血浆球蛋白增高，与肌松药结合，可直接影响肌松药在神经肌肉接头处的有效浓度和经肾小球的滤过。肝功能不全患者细胞外液量增多，使分布容积增大，应用右旋筒箭毒碱、潘库溴铵、维库溴铵、阿曲库铵等肌松药时可观察到开始时似敏感性减退，初量常比正常人大，但除阿曲库铵外，因消除受损，时效明显延长，应注意减少追加量，延长用药间隔时间。此外，肝功能衰竭时，血浆胆碱酯酶合成减少，可导致琥珀胆碱、美维松时效延长，后者在肝移植患者的作用时间大约为 1 h。

（三）水电解质和酸碱值的变化

脱水患者对肌松药极度敏感，这可能是由于脱水降低神经肌肉兴奋性；细胞外液浓缩,分布容积减少,肌松药在血浆中浓度增高,肌松作用加强。此外,脱水时肾功能降低,肌松药及其代谢产物清除减慢,作用延长。

低 Na^+ 可降低终板作用电位幅度,使琥珀胆碱作用减弱,剂量增大。高 K^+ 可降低膜电位,增加肌张力和收缩性,减弱非去极化肌松药作用,加强去极化肌松药作用。低 K^+ 结果正好相反。如果 $K^+ < 3.0\ mmol/L$,右旋筒箭毒碱的剂量应减少三分之一。低 K^+ 还降低新斯的明对非去极化肌松药的拮抗作用。Ca^{2+} 促使接头前膜释放乙酰胆碱,稳定接头后膜,参与兴奋-收缩耦联。低 Ca^{2+} 可加重神经肌肉阻滞作用。高 Ca^{2+} 使非去极化肌松药作用减弱,ED_{50} 增高;但琥珀胆碱时效延长。Mg^{2+} 的作用与 Ca^{2+} 相反,即减少接头前膜释放乙酰胆碱,抑制乙酰胆碱对接头后膜的去极化,降低肌细胞兴奋性。Mg^{2+} 增高可加强非去极化肌松药作用,以及加快琥珀胆碱的破坏。

血浆 pH 的改变可影响肌松药强度和时效。代谢性酸中毒降低右旋筒箭毒碱和潘库溴铵的作用,而呼吸性酸中毒则加强筒箭毒碱和潘库溴铵的作用,这可能与肌松药解离程度和与蛋白结合量有关。呼吸性酸中毒产生的 $PaCO_2$ 改变比代谢性 pH 改变对潘库溴铵和维库溴铵影响更大。pH 降低进行性抑制阿曲库铵 Hofmann 清除速度,使时效延长。酸中毒和高 CO_2 张力减弱无羧基结构的三碘季铵酚和双甲基筒箭毒碱的作用,原因是因为酸中毒和 CO_2 降低血浆真性胆碱酯酶活性,使乙酰胆碱累积,类似抗胆碱酯酶药物的作用。酸中毒时胆碱酯酶活性减弱还可使去极化肌松药水解减慢而时效延长。

(四)低温和体外循环

低温本身可产生部分神经肌肉阻滞。低温影响肌肉、肝、肾血流量,低温下肌松药代谢、排泄以及酶活性降低,乙酰胆碱合成、释放和代谢下降,临床可见低温时右旋筒箭毒碱、琥珀胆碱等药起效延缓、强度增高和作用延长。阿曲库铵在低温体外循环期间维持 $90\% \sim 95\%$ 神经肌肉阻滞所需剂量仅为常温时的 43%,其原因为低温降低 Hofmann 清除速度。体外循环前潘库溴铵的作用大概是维库溴铵的二倍,但低温体外循环期间两药作用时间均延长且相似,即低温下潘库溴铵和维库溴铵作用都延长,但维库溴铵延长更为明显。

(五)麻醉药

动物实验和临床观察已证实,吸入麻醉药可加强非去极化肌松作用,并且呈剂量依赖性,使右旋筒箭毒碱、三碘季铵酚、潘库溴铵、阿曲库铵、维库溴铵的剂量反应曲线左移。其作用机理:①中枢神经系统作用;②减少乙酰胆碱释放;③抑制终板部位去极化,影响兴奋—收缩耦联;④异氟醚还增加肌肉血流量以提高肌松药在神经肌肉接头部位的浓度。吸入麻醉药加强肌松药作用的顺序依次为乙醚>安氟醚>异氟醚>氟烷>平衡麻醉。与筒箭毒碱和潘库溴铵相比,阿曲库铵、维库溴铵、美维松和罗库溴铵似乎较少受吸入麻醉药种类和浓度的影响。安氟醚和异氟醚强化筒箭毒碱和潘库溴铵的肌松作用大约是等效浓度氟烷强化其作用的两倍,而安氟醚或异氟醚强化维库溴铵或阿曲库铵的肌松作用仅比氟烷或平衡麻醉产生的强化作用大 $20\% \sim 30\%$。此外,异氟醚增加肌肉血流量,可使琥珀胆碱释放增加,从而加强其作用。

大剂量安定可增强三碘季铵酚时效和延长右旋筒箭毒碱作用。咪唑安定可延长维库溴铵和阿曲库铵的肌松时间。硫喷妥钠使潘库溴铵剂量反应曲线稍许左移,但不改变作用时间。诱导剂量的氯胺酮和异丙酚可分别加强箭毒类药物和阿曲库铵、维库溴铵的作用,但程度小。

局麻药能增强非去极化和去极化肌松药作用。普鲁卡因、利多卡因、依替杜卡因和右旋筒箭毒碱、潘库溴铵、琥珀胆碱之间有协同作用。局麻药直接作用于神经肌肉接头,降低接头后膜对乙酰胆碱的敏感性,减少接头前膜递质的释放。利多卡因和普鲁卡因被血浆胆碱酯酶代谢,因此可延长琥珀胆碱作用时间。

（六）其他药物

抗心律失常药奎尼丁可增强非去极化肌松药和去极化肌松药作用,术后肌松作用未完全消退时应用奎尼丁、利多卡因治疗心律失常可发生再箭毒化,且用抗胆碱酯酶药不能拮抗。钙通道阻滞剂异搏定、硝苯吡啶能加强右旋筒箭毒碱、潘库溴铵、维库溴铵和阿曲库铵等非去极化肌松药的作用,这些作用可用艾宙酚拮抗,新斯的明无效。接受心得安治疗的患者在给予抗胆碱酯酶药拮抗肌松药作用时可能发生严重心动过缓。长期苯妥英钠治疗的患者,术中潘库溴铵、维库溴铵和双甲基筒箭毒碱的剂量应增大。

许多抗菌素能产生肌松作用。氨基糖苷类的新霉素、链霉素、卡那霉素、庆大霉素和妥布霉素具有类似镁离子和产生Ⅰ相阻滞的作用,主要抑制接头前乙酰胆碱释放以及降低接头后受体敏感性。这些药物还可加强右旋筒箭毒碱和潘库溴铵的非去极化阻滞以及琥珀胆碱的去极化阻滞作用。这些作用可使镁离子加强,而被钙离子几乎完全拮抗,但抗胆碱酯酶药只能部分拮抗之。多粘菌素类除本身肌松作用外,也可加强非去极化和去极化肌松药的作用,其主要作用于接头后膜,降低最小终板电位的幅度和频率,以多粘菌素 B 作用最强。其拮抗十分棘手,钙剂无效,艾宙酚仅能部分拮抗,而新斯的明反可增强其阻滞作用。已有报道 4-氨基吡啶能产生完全拮抗作用。四环素类仅有微弱的强化非去极化肌松药的作用,可被钙剂拮抗,新斯的明无效。林可霉素类具有接头前和接头后阻滞作用,钙剂和 4-氨基吡啶不能拮抗氯林可霉素产生的阻滞作用,但钙剂可部分、4-氨基吡啶可完全拮抗林可霉素的肌松作用。

利尿药呋喃苯胺酸可加强和延长右旋筒箭毒碱的作用,但单次应用可促进潘库溴铵肌松作用的恢复。应用大剂量肾上腺皮质激素治疗的患者对非去极化肌松药特别是潘库溴铵可产生一定拮抗作用,此作用在应用常规剂量超过一个月时也可发生,可能与血浆抗胆碱酯酶水平降低有关,但急性或短期类固醇治疗无此作用。

（七）胆碱酯酶活性

美维松和琥珀胆碱主要由血浆胆碱酯酶分解,任何影响此酶活性的因素均可影响这些药物的分解及其作用强度和时效。遗传性非典型假性胆碱酯酶患者应用美维松时,其作用时效延长。杂合子患者约延长 10 min,而纯合子患者,$0.15\sim0.20$ mg/kg 的剂量,可产生完全麻痹至少 $2\sim4$ h。因美维松为非去极化肌松药,肌松作用恢复开始后推荐用新斯的明拮抗残余肌松。部分纯合子患者完全不能分解琥珀胆碱,其肌松作用消退只能靠体内分布和肾脏排泄,从而降低神经肌肉接头部位药物浓度。此外,许多病理生理因素和药物作用也可导致血浆胆碱酯酶水平或活性下降。如孕产妇和半岁以下婴儿此酶活性较低;慢性肝病、营养不良、恶性肿瘤、恶液质、慢性肾衰、甲状腺功能减退等使此酶活性降低;抗胆碱酯酶药如新斯的明、吡啶斯的明,酚噻嗪类药如异丙嗪、氯丙嗪,普鲁卡因,氯胺酮,抑肽酶,咪噻吩等均可降低血浆胆碱酯酶活性,从而延长和加强琥珀胆碱或美维松的作用。

五、肌松药在手术麻醉中的应用

(一)右旋筒箭毒碱(d Tubocurarine)

此药是由植物中提取的非去极化肌松药,最早应用于临床,评定其他肌松药多以它为标准,被称为经典肌松药。静脉注射后 2~5 min 出现肌松,4~8 min 作用达高峰,维持 20~25 min 作用开始消退,大剂量时可达 80 min,其后仍保留一定程度肌松。初量 0.1~0.2 mg/kg,使四肢肌松弛;0.4~0.5 mg/kg 使腹肌松弛;剂量增至 0.6 mg/kg,可满足气管插管要求。人体对右旋筒箭毒碱有个体差异性。再次给药时间宜间隔 45~60 min,剂量为初量的 1/5~1/3。

右旋筒箭毒碱主要经肾排泄,小部分从胆系排泄。此药因具有明显组织胺释放、植物神经节阻滞和抗心脏毒蕈碱样作用,临床应用时常发生严重血流动力学变化,尤其是低血压反应,且随剂量增加而更为明显。

(二)双甲基筒箭毒碱(Dimethyltubocurarine)

又名美多寇林(Metocurine 或 Metubine),为右旋筒箭毒碱的甲基衍生物。其阻滞性质与右旋筒箭毒碱相同,强度约为右旋筒箭毒碱的 2~3 倍。吸入麻醉时,单次静脉注射 0.1~0.2 mg/kg 可达外科肌松;平衡麻醉和诱导剂量为 0.2~0.4 mg/kg。给药后 1~2 min 生效,3~5 min 作用达高峰,比右旋筒箭毒碱快,可能与分布到神经肌肉接头的初相更快有关。作用持续 35~60 min。美多寇林基本以原形从肾脏排出,胆系排泄仅占 2%。组织胺释放、神经节阻滞和抗心脏毒蕈碱样作用很小,因而心血管稳定性良好,即使大剂量临床也很少出现血压和心率变化。

(三)潘库溴铵(Pancuronium)

曾被译为潘寇罗宁、本可松,商品名潘龙(Pavulon),是人工合成的含有两个季铵基团的甾族长效非去极化肌松药,但无甾族的激素作用。其作用是右旋筒箭毒碱的 5 倍。起效时间、作用时效和总强度与剂量呈正相关:低剂量(0.05 mg/kg)静注后 2 min 内生效,4~5 min 出现峰作用,持续大约 45 min,1 h 内肌松作用完全消失;大剂量(0.08~0.15 mg/kg)时 1 min 内生效,2~3 min 后达峰值,完全肌松时间可达 60 min。临床常用诱导剂量为 0.12~0.15 mg/kg。为加速显效和尽快达到峰作用,可在患者麻醉诱导前先给予 1/10 的总剂量(称预置量),剩余量 2~3 min 后给予,能在 60~90 s 内完成气管插管。根据临床需要每 45~60 min 宜追加给药,剂量为 0.01~0.02 mg/kg。

潘库溴铵在体内部分代谢而降解,主要排泄途径为肾脏,小部分经胆系排泄。在临床应用剂量范围无神经节阻滞和组织胺释放作用,但有轻度阻滞心脏毒蕈碱样受体作用,可使心率增快和血压轻度升高。

(四)双丙烯去甲瓢箭毒(Diallylnortoxifefine)

又名亚松安、爱肌松和奥寇罗宁(Alcuronium),是半人工合成的瓢箭毒衍生物,为非去极化肌松药。其强度是右旋筒箭毒碱的 1.5 倍,插管剂量为 0.3 mg/kg,3 min 内达峰作用,外科肌松维持约 30 min,1 h 后肌松作用完全消失。每 30 min 可重复注射 0.05～0.08 mg/kg。低温体外循环期间作用增强,时效延长,应减少用量。

此药 90% 原形由肾排出,其余经胆系排泌。无组织胺释放作用,但临床可见过敏反应,神经节阻滞作用较右旋筒箭毒碱弱;具有轻微抗心脏迷走样作用。临床应用时心率轻度增快,偶有血压降低。

(五)三碘季铵酚(Gallamine,Flaxedil)

它是临床应用的第一个合成非去极化肌松药。肌松作用约为右旋筒箭毒碱的 1/5,静脉注射诱导剂量(4 mg/kg)后 1～2 min 生效,4～6 min 达峰值,作用维持 20～30 min。因起效慢,很少用于气管插管。静脉注射 1 mg/kg 仅产生肢体肌肉和部分腹肌麻痹,2 mg/kg 可产生呼吸肌麻痹。为维持足够腹肌松弛,每 15～20 min 应追加药物(0.25～0.5 mg/kg)。重复给药有蓄积作用。

此药在体内不分解,完全经肾脏排泄,肾功能不全和老年患者不宜使用。在临床应用剂量范围不引起组织胺释放和神经节阻滞,但有明显抗心脏毒蕈碱样作用,引起心动过速。

(六)琥珀胆碱(Succinylcholine)

商品名司可林(Scoline),仍是目前最常用的去极化肌松药。此药起效快,时效短,肌松强,可静脉注射、肌肉注射或静脉滴注,紧急情况下还可气管内或舌下给药。成人静脉注射量 0.8～1 mg/kg,作用在 1 min 内出现,呼吸停止持续 4～5 min;儿童可肌肉注射 2～4 mg/kg,用透明质酸酶稀释可加快吸收,2～4 min 内起效,维持 20～30 min,主要用于全麻诱导插管。年龄越小,按千克体重计算所需药物剂量越大,成人 0.4 mg/kg 与儿童 0.5 mg/kg 和婴儿 1 mg/kg 产生的肌松程度相等。静脉滴注用 0.1%～0.2% 溶液,多与 1% 普鲁卡因合用于麻醉维持。

琥珀胆碱在体内迅速分布和被血浆胆碱酯酶快速水解,遇遗传性非典型假性胆碱酯酶患者此药时效明显延长。由于其在神经肌肉接头处的去极化作用,可导致一系列不良反应如升高胃内压、眼内压和颅内压,麻醉后肌痛,高钾血症等;长时间静滴或重复静注可出现快速耐受性或脱敏感阻滞(Ⅱ相阻滞);可诱发恶性高热,偶见皮疹、支气管痉挛等类过敏反应。心血管反应主要是引起心律失常,由于其结构与乙酰胆碱相似,可刺激全部胆碱能受体包括交感或副交感神经节的烟碱样受体和心脏窦房结的毒蕈碱样受体,引起窦性心动过缓、交界性心律和从室性期前收缩到室颤的各种室性心律失常。心律失常多发生在剧烈植物神经刺激下如气管插管,或未阿托品化的交感活性为主的儿童,或成人二次给药后。硫喷妥钠、阿托品、神经节阻滞剂或非去极化肌松药如筒箭毒碱可预防心律失常的发生。去极化使细胞内 K^+ 释放致高钾血症也可造成室性心律失常,这在烧伤、高位截瘫、多发性创伤和严重腹腔感染患者中尤其危险,给药前 3 min 给予筒箭毒碱 6 mg、三碘季铵酚 40 mg、双甲基筒箭毒碱 3 mg 或潘库溴铵 1 mg 可减轻高血钾反应。

（七）多撒库铵（Doxacurium）

又称多克沙寇林,商品名 Nuromax,是一种双苯甲基异喹啉衍生物,为长效非去极化肌松药。其强度是潘库溴铵的 2.5~3 倍,肌松作用比哌库溴铵和潘库溴铵长。吸入麻醉药可增强其作用。起效时间（注药到峰作用出现的时间）和临床时效（注药到肌颤搐恢复至对照值 25% 的时间）与剂量完全相关。平衡麻醉下静注 0.025 mg/kg,起效时间为 9 min,维持有效肌松 60 min;剂量增至 0.05 mg/kg 和 0.08 mg/kg,分别在 5 min 和 4 min 内产生最强肌松,临床有效期分别为 100 和 160 min。与成人相比,2 岁以上儿童产生相同程度肌松所需剂量较大,氟烷麻醉下 ED_{95} 为 0.03 mg/kg,且起效时间和临床时效均缩短。反复或持续给药不产生蓄积作用。存在个体差异性。

此药主要以原形从肾脏排泄,小部分自胆系清除。无论成人和儿童在临床应用剂量范围（0.01~0.08 mg/kg）均不产生心血管副作用,也无颜面潮红、皮疹或支气管痉挛、哮喘等组织胺释放和过敏反应发生。心功能Ⅲ~Ⅳ级患者行冠脉搭桥、瓣膜置换或血管修补手术,应用此药时平均动脉压、心率或心脏指数不产生明显变化,左右心室容积或收缩性无变化,对左右心室前负荷或射血分数也无明显影响。大剂量（0.08 mg/kg）时偶见心率下降可能是由于芬太尼的作用,因为多撒库铵无迷走阻滞作用,不能拮抗芬太尼引起的心动过缓。总之,在健康和心脏病患者中,多撒库铵的心血管稳定性可望使之成为潘库溴铵的有效替代物。

（八）哌库溴铵（Pipecuronium）

又名匹布寇罗宁或必可松,商品名阿端（Arduan）,是新的甾族长效非去极化肌松药。肌松作用比潘库溴铵强 20%,起效时间、临床时效和恢复速率（肌颤搐从 25% 恢复至 75% 的时间）在等效剂量与潘库溴铵相似。插管剂量为 0.1 mg/kg,注射 2.5 min 后可获得最佳肌松;如果先给预置量（10 μg/kg）,4 min 再给全量,可明显缩短插管时间。单次静注 0.05 mg/kg 的起效时间为 5 min,外科肌松期 40~45 min,恢复速率为 23 min。重复给药无明显蓄积作用,维持剂量为 12.5 μg/kg。吸入麻醉药特别是安氟醚可加强其作用。与 1~6 岁儿童比较,婴儿对哌库溴铵敏感性增高,且表现为中效类肌松药。

主要清除途径为原形经肾排泄,其次为肝脏和全身组织的快速酶分解和化学性去乙酰化作用,代谢产物由肾排出,肾功能不全和肝胆病患者宜减量使用。无心血管反应使此药明显优于潘库溴铵。虽临床偶可发生心率减慢,乃麻醉和某些手术刺激引起的迷走反应,而非哌库溴铵的直接作用。冠脉搭桥患者即使注射大剂量（0.15 mg/kg）,仍能保持血流动力学稳定,因此成为冠心病或其他心血管病患者的首选肌松药。

（九）阿曲库铵（Atracurium）

又称阿曲寇林或卡肌宁,商品名 Tracrium,为季铵酯类化合物,属中效非去极化肌松药。起效快慢和作用长短与剂量相关:临床常用剂量为 0.2~0.3 mg/kg,起效时间为

3～5 min,临床时效 25～30 min,恢复速率为 11 min,比潘库溴铵快 30%～50%;插管剂量为 0.5～0.6 mg/kg,给药 1.5～2 min 后产生满意肌松,持续 50～70 min;先静注预置量(0.05 mg/kg),4 min 后再给全量,插管有可能在 70～90 s 内完成。长时间手术可采用连续输注,速度为 6～10 μg/(kg·min)重复或连续给药无蓄积作用。吸入麻醉药可加强其作用,安氟醚、异氟醚或氟烷麻醉时,阿曲库铵剂量应分别减少 30%、20% 或 10%。2～10 岁儿童需要阿曲库铵剂量比成人或青少年大,新生儿和婴儿剂量与青少年相似。

阿曲库铵因其特殊的灭活方式——Hofmann 降解,已成为肝肾疾病和老年患者的首选肌松药。安氟醚和异氟醚麻醉下,给予阿曲库铵(0.2～0.4 mg/kg)后,心率、心脏指数、心搏指数、平均动脉压和中心静脉压无变化,体循环阻力(SVP)正常或略降低;氟烷麻醉时给予相同剂量有 6%～8% 的患者发生血压和心率变化;平衡麻醉下给予大剂量(0.6 mg/kg),1～2 min 后出现低血压和心率增快,大约 5 min 后恢复正常,这是由于剂量依赖性的组织胺释放所致,减慢注药速度和预先静注 H_1、H_2 阻滞剂如扑尔敏和西米替丁可消除这些反应。与组织胺释放有关的有害变态反应还有皮肤潮红、荨麻疹、支气管痉挛、心动过缓、甚至过敏性休克。伍用大剂量芬太尼时偶可出现心动过缓。

(十)维库溴铵(Vecuronium,Norcuron)

又名万寇罗宁、万可松、去甲本可松,是潘库溴铵的衍生物,为甾族中效非去极化肌松药。其强度与潘库溴铵相当,但起效快,时效短。插管剂量为 0.1 mg/kg,2～3 min 后起效,临床肌松维持 45 min。增加剂量至 0.15～0.2 mg/kg 或先给预置量(0.015 mg/kg),4 min 后再给全量,可将插管时间缩短到 60～90 s 内。加大剂量(0.3 mg/kg)可产生与潘库溴铵(0.1 mg/kg)相同的临床时效(85～90 min),而起效时间(75～80 s)和恢复速率(14 min)快于潘库溴铵(150 s 和 30 min)。需要长时间肌松可采用连续输注方法,速度为 1～1.5 μg/(kg·min)。反复给药无明显蓄积作用。吸入麻醉药可加强其作用。年龄越小,起效越快,婴儿为 1.5 min,儿童 2.4 min,成人 2.9 min;而临床时效婴儿最长(75 min),成人次之(53 min),儿童最短(35 min)。

它主要以原形、小部分为代谢产物经肝胆排泄,仅 20% 原形自肾排出,肾衰时可做为继阿曲库铵后的第二选择。此药是最安全的肌松药,即使剂量高达 0.4 mg/kg,也无心血管不良反应,不产生神经节和迷走阻滞,不引起组织胺释放,特别适合心脏病患者的麻醉。大剂量芬太尼合用时可发生心动过缓,应用阿托品防治。

(十一)罗库溴铵(Rocuronium Bromide)

又称为罗寇罗宁,为维库溴铵的衍生物,是甾族非去极化肌松药。肌松作用为维库溴铵的 1/8～1/5,但起效更快。静注 0.6 mg/kg,起效时间为 1.5 min。与其他强效肌松药相比,此药可产生特别好的插管状态,因为它对喉内收肌群作用更快,而且从血浆到达神经肌肉接头处突触前或后受体的弥散梯度高。不同于维库溴铵,给预置量不缩短起效时间。等效剂量的临床时效与维库溴铵相似。重复给药不产生蓄积作用。

此药主要经肝脏吸收、贮藏和胆系排泄,部分由肾排出,血和尿中未见代谢产物,肾功能正常和衰竭的药代动力学无明显区别。如维库溴铵一样,不产生血流动力学副作用,但可能出现剂量相关性的心率增快,系迷走阻滞所致。

（十二）美维松（Mivacurium）

又叫米洼寇林,商品名 Mivacron,是合成的短效非去极化肌松药,为双苯甲基异喹啉酯类化合物。其强度约为阿曲库铵的 3 倍。静注 0.1 mg/kg,4 min 后达峰值,维持肌松 15 min;加大剂量至 0.25 mg/kg,起效时间为 2 min,临床时效延至 20 min,恢复指数为 6～7 min。如果给预置量（20～30 μg/kg）,2～3 min 后注射插管剂量（0.15～0.2 mg/kg）,可在 90～120 s 内完成插管。连续注药速度为 6～10 μg/(kg·min）,反复或连续给药不产生快速耐受性和明显蓄积性。吸入麻醉药可加强其作用并延长时效。

此药在体内被血浆胆碱酯酶快速水解。大剂量或快速注射可引起组织胺释放,导致血压下降,心率增快,多发生在给药后 1～3 min,持续 0.2～4.5 min 后自行消退。偶可观察到皮肤发红。无神经节和迷走阻滞作用。

六、肌松药的拮抗剂

临床应用药物逆转肌松药作用,必须使患者从麻醉中充分恢复,并提供满意的生理状态,纠正缺氧、窒息、气道梗阻、低血压、低血容量或心源性休克、脱水、电解质紊乱、酸碱失衡和低温等并发症。

非去极化肌松药可选用抗胆碱酯酶药进行拮抗。去极化肌松药迄今尚无有效的拮抗剂。常用抗胆碱酯酶药有三种,即新斯的明（Prostigmine,Neostigmine）、艾宙酚（又名藤喜龙,Edrophonium,Tensilon）和吡啶斯的明（Pyridostigmine）。其作用原理主要为抑制乙酰胆碱酯酶活性,减少乙酰胆碱破坏,使乙酰胆碱累积,与非去极化肌松药在神经肌肉接头处竞争受体,从而恢复正常神经肌肉传递。

影响拮抗作用的因素包括肌松药的种类、剂量以及肌松程度。给予拮抗剂后,各种肌松药的逆转速度如下:潘库溴铵<右旋筒箭毒碱<美多寇林<亚松安<哌库溴铵<阿曲库铵<多撒库铵<维库溴铵<美维松。体重、手术时间或严重肝肾功能不全;某些肌肉疾患常造成肌松药绝对或相对过量而影响拮抗效果。拮抗最好在肌松作用已部分恢复（四次成串刺激 T_1 为 25%,$T_4/T_1 \geqslant 0.25$）后进行。新斯的明剂量为 50 μg/kg（40～80 μg/kg）。一般成人初量 1.0～1.5 mg,每 2 min 重复,直到出现明显效果;或静注 2.5 mg,不满意时,2 min 后再给 2.5 mg。最大剂量为 5 mg。2～5 min 内起效,作用维持 30～60 min。可用于各种非去极化肌松药的逆转。拮抗潘库溴铵等长效肌松药时,宜在给肌松药 45～60 min 后。吡啶斯的明为新斯的明衍生物,作用较弱,维持时间比新斯的明长 40%,适合用于右旋筒箭毒碱、潘库溴铵等长效肌松药时。常用剂量 0.2 mg/kg（0.15～0.2 mg/kg）。成人初量 10～20 mg,每 15 min 可追加 2～3 mg,直到逆转满意。艾宙酚剂量为 0.5～0.7 mg/kg,成人初量 35 mg,追加量 15 mg,总量为 50 mg。起效快（2 min）,作用时间较短,用于潘库溴铵、亚松安、维库溴铵、罗库溴铵和阿曲库铵等肌松药的逆转速度较新斯的明快。此药主要作用于接头前部位。

抗胆碱酯酶药的并发症有:①新斯的明过量可引起神经肌肉去极化而致肌肉震颤和抽搐;②再箭毒化可在用艾宙酚逆转后发生,尤在拮抗潘库溴铵等长效肌松药时。应在逆转第一小时内严密观察患者情况。新斯的明发生率低。③毒蕈碱样作用包括心动过缓、传导阻滞、支气管和胃肠道平滑肌收缩、唾液分泌增多等,用新斯的明逆转时常见。可用抗胆碱药物拮抗,如阿托品(1 mg)和新斯的明(2.5 mg)同时缓慢注射,已有阿托品(1.2 mg)和新斯的明(5 mg)的标准混合制剂。据报道,伍用不足量的阿托品可导致心律失常和心跳停止。心律失常包括 P 波倒置、房性期前收缩、交界性心律、室性期前收缩、二联律、文氏现象、房室分离等。用胃长宁(0.6 mg)替代阿托品,与新斯的明(5 mg)合用可降低心律失常的发生率,并且胃长宁起效和作用时间与新斯的明更匹配,因而可拮抗即刻和延迟的毒蕈碱样作用。此外,胃长宁不透过血脑屏障和胎盘,不产生中枢神经系统抗胆碱综合征,对胎儿无影响。艾宙酚很少引起心律失常,与阿托品伍用较合适,混合制剂为艾宙酚 50 mg 和阿托品 0.6 mg,其他减少心律失常的措施还包括过度通气以产生轻度呼吸性碱中毒和逆转期维持足够氧合。

第六节   吸入麻醉药

一、吸入麻醉药的一般特点

吸入麻醉是利用气体或经挥发出来的通过呼吸道进入体内而起到麻醉作用的。挥发性吸入麻醉药又分为烃基醚,卤代烃基醚和卤烃三类。烃基醚包括双乙醚(即乙醚)、双乙烯醚、乙基乙烯醚等,卤代烃基醚包括甲氧氟烷(二氟二氯乙基甲醚)、恩氟烷、异氟烷、七氟烷及地氟烷等,卤烃类包括氟烷、三氯乙烯、氯仿等。气体吸入麻醉药包括氧化亚氮、乙烯、环丙烷。经过摄取及分布麻醉药就作用于神经系统而引起感觉的丧失。吸入麻醉药的药理作用和药代动力学特点是多方面的,这在普通麻醉学教科书中都已有详细的介绍,这里不再一一赘述。

由于小儿与成人在吸入麻醉药的血/气分配系数、机体分布、肺泡通气量和心输出量的分布的不同,使吸入麻醉药的药代动力学与成人有很大的区别。我们测定了不同年龄人吸入麻醉药血/气分配系数,发现新生儿在五种吸入麻醉药的血/气分配系数均只有成人的 81%～86%。这是新生儿吸入麻醉的加深和减浅比成人快的一个重要原因。

二、吸入麻醉药的肺泡气最低有效浓度

(一)肺泡气最低有效浓度的概念

在吸入麻醉中,必须明确一个非常重要的概念,即肺泡最低有效浓度(minimumalveolar concentration, MAC)。其定义是在一个大气压下有 50% 病人在切皮刺激时不动,此时肺泡内麻醉药物的浓度即为 1 个 MAC。MAC 的概念包含有 4 个基本要素:①当受到强的有害刺激后必须发生一个全或无的体动反应;②把肺泡内呼气末麻醉药浓度作为一个平衡样点,以反映脑内麻醉药浓度;③用适当的数学方法表达肺泡内麻醉药的浓度与相应反应间的量化关系来评估 MAC;④MAC 还可量化以反映生理或药理状态的变化,如可以作为一项敏感的手段以确定其他麻醉药、中枢性药物与吸入麻醉药的相互影

响。由于 MAC 非常类似药理学中的反映量——效曲线的 ED_{50} 的值,通过此指标可进行各种吸入麻醉药药效(或副作用)的比较,而且还能以相加的形式来计算,即两种麻醉药的 MAC 均为 0.5 时,可以认为它们的总 MAC 为 1.0 MAC。这个概念不但应用于临床麻醉,而且还可用于吸入麻醉药的基础研究。用 MAC 来评价不同的吸入麻醉药的效能存在着不同的观点,因为 MAC 只是一个单一的方面,它不能反映肌肉对疼痛的反应。这个概念缺乏对反应曲线斜率的重要性的认识。另外,还有其他一些方法,如 MAC/清醒比率等,但 MAC 仍应用得最广泛。

(二)MAC 与药理学原理

MAC 使用的是量子剂量(浓度)——反应曲线,区别于等级反应和顺序反应曲线。等级反应可以连续地在度量衡上精确地测定出来,如体温、脉率、血压等。顺序反应在本质上是定性的,如可以知道 X 大于 Y,Y 大于 Z,但其差别无法用数字表示,即尚无精确的测定方法,乙醚麻醉深度体征就是一种顺序反应。量子反应是"是"或"不是"观察数目的计算,受试者仅能反应两种中的一种。这种量子剂量——反应曲线实质上是一种累积频数分布,它适用于 MAC。

MAC 提供了一种麻醉药效力的测量方法,不是麻醉深度的量——反应曲线,而是表示连续麻醉深度中一个设定的点,其他端点表示不同水平的麻醉深度。MAC 的各种扩展皆基于此原理。①半数苏醒肺泡气浓度(MACawake 50),为亚 MAC 范围,是 50% 病人对简单的指令能睁眼时的肺泡气麻醉药浓度。MACawake 95 指 95% 病人对简单的指令能睁眼时的肺泡气麻醉药浓度,可视为病人苏醒时脑内麻醉药分压。MACawake=0.4 MAC,不同麻醉药的 MACawake 与 MAC 的比值均为 0.4。②MACEI$_{50}$ 是半数气管插管肺泡气浓度,指吸入麻醉药使 50% 病人于咽喉镜暴露声门时,容易显示会厌,声带松弛不动以及插管时或插管后不发生肢体活动所需的肺泡气麻醉药浓度,而 MACEI$_{95}$ 是使 95% 病人达到上述气管内插管指标时吸入麻醉药肺泡气浓度。在小儿气管插管较切皮的 MAC 高 30%。③MAC BAP 是阻滞肾上腺素能反应的肺泡气麻醉药浓度,是超MAC 范围。MAC BAP$_{50}$ 是指 50% 病人在皮肤切口时不发生交感、肾上腺素等内分泌应激反应(通过测定静脉血内儿茶酚胺的浓度)所需的肺泡气麻醉药浓度,而MAC BAP$_{95}$是使 95% 病人不出现此应激反应的浓度。④95% 麻醉剂量(AD_{95})与 99% 有效剂量(ED_{99}):MAC 相当于半数麻醉剂量,AD_{95} 为 95% 病人对手术刺激无反应时的麻醉药剂量,在临床上更为常用。临床麻醉中,AD_{99} 与 ED_{99} 的含义基本相同。不同麻醉药的 AD_{95} 与 ED_{99} 基本上等于 1.3 MAC;⑤0.65 MAC 是较常用的亚 MAC(Sub MAC)剂量,大多是一种挥发性麻醉药与 N_2O 或其他静脉麻醉药、麻醉性镇痛药合用时,常采用的挥发性麻醉药浓度;⑥超 MAC(super MAC):超 MAC 一般为 2 MAC,目的在于确定吸入麻醉药的毒、副作用以及确定麻醉药安全界限,为动物实验时提出的参考指标。临床麻醉中在诱导期及手术刺激过大或饮酒病人时应用。临床常用麻醉药的 MAC、AD95 及 MACawake。

以前许多有关 MAC 的研究都认为吸入麻醉药抑制体动反应的作用是在中枢的脑皮质,但近来一些研究认为其作用是在大脑皮层和皮质下(脊髓)水平。

（三）影响 MAC 的因素

1. 降低 MAC 的因素：①$PaCO_2>12$ kPa 或 $PaCO_2<1.33$ kPa（动物）；②低氧血症，$PaO_2<5.32$ kPa（动物）；③代谢性酸中毒；④贫血，血细胞比容在 10% 以下，血中含氧量 <4.3 mL/dL（动物）；⑤平均动脉压在 6.65 kPa（50 mmHg）以下（动物）；⑥老年人；⑦使中枢神经儿茶酚胺减少的药物（如利血平、甲基多巴等，动物）；⑧巴比妥类及苯二氮卓药物（人和动物）；⑨麻醉药物，如氯胺酮或并用其他吸入麻醉药及局麻药（人和动物）；⑩妊娠（动物）；⑪低体温（动物）；⑫长期应用苯丙胺（动物）；⑬胆碱酯酶抑制剂（动物）。

2. 升高 MAC 的因素：①体温升高时 MAC 升高，但 42℃ 以上时 MAC 则减少（动物）；②使中枢神经儿茶酚胺增加的药物，如右旋苯丙胺等（动物）；③脑脊液中 Na^+ 增加时（静脉输注甘露醇、高渗盐水等）；④长期饮酒者可增加异氟烷或氟烷 MAC 30%～50%；⑤甲状腺功能亢进（动物）。

3. 不影响 MAC 的因素：①性别（人和动物）；②麻醉时间，麻醉开始及经过数小时皆不改变（人和动物）；③昼夜变化；④甲状腺功能减低；⑤$PaCO_2$ 在 1.33～11.97 kPa（10～90 mmHg）之间；⑥PaO_2 在 5.32～66.5 kPa（40～500 mmHg）之间；⑦酸碱代谢状态（人和动物）；⑧等容性贫血（动物）；⑨高血压（动物）。

（四）MAC 的应用意义

MAC 是衡量麻醉药效能强度的指标，也是监测病人麻醉深度的基础。当行外科手术时需 1.5～2.0 倍的 MAC，但也可因病人状况的不同以及当时并用的药物等因素而有所差异。

MAC 也可作为探讨麻醉作用机理的手段。吸入麻醉药应在溶剂中发挥作用，其作用部位是在细胞膜还是细胞质，是水还是脂质或蛋白质等仍有待于进一步确定。如果该溶剂中有相同数目的麻醉药分子时，则应得到相同水平的麻醉效果。虽然不同麻醉药的 MAC 及脂肪/气分配系数的差异甚大，但其 MAC 值却很近似，此表明在 MAC 浓度下，存在于脂肪内吸入麻醉药分子数大致是一定的，而水中溶解量及含水化合物的形成不一致。由此可以推测吸入麻醉药的作用部位是脂质或与脂质性质近似的蛋白质疏水部分。

三、吸入麻醉药的副作用

（一）心血管系统

1. 血压。除氧化亚氮外所有的吸入麻醉药均对血压产生剂量依赖性降低。氧化亚氮则可以轻度升高血压，氟烷和恩氟烷引起血压的下降主要是由于抑制了心肌的收缩力，而地氟烷、异氟烷和七氟烷主要是由于降低全身血管阻力所致。

2. 心率。异氟烷和地氟烷引起剂量依赖性心率增快，在吸入小量的异氟烷或大量的地氟烷时，可以并用阿片类药物的平衡麻醉以减轻其心率的增快。氧化亚氮、氟烷和七氟烷对心率变化的影响不大。

3. 心脏功能。氟烷和恩氟烷由于抑制心肌收缩力，可致剂量依赖性心排出量降低。氧化亚氮有拟交感神经作用，可增加心排出量，但大剂量时也可引起心肌抑制。异氟烷、地氟烷及七氟烷对心排出量无明显作用。

4. 全身血管阻力。异氟烷、地氟烷及七氟烷均可产生剂量依赖性全身血管阻力下降。

5. 肺血管阻力。氧化亚氮可提高肺血管阻力，尤其使原有肺动脉高压症更趋升高。至于其他吸入麻醉药均可降低肺血管阻力，并削弱缺氧性肺血管收缩反射（HPV）。

6. 冠状血流。异氟烷可引起冠状血管扩张，甚至引起冠状血管的"窃血"现象，即血液从供血不足区分流至供血相对较好的区域血管。然而，大多数临床研究结果表明应用异氟烷并不增加心肌缺血发生的危险，目前仍然广泛应用于冠状动脉搭桥手术以及 ICU 病人的镇静等。恩氟烷、氟烷、地氟烷以及七氟烷对冠状血管的作用均较异氟烷弱。

7. 心律失常。氟烷将提高心肌对儿茶酚胺的敏感性，与肾上腺素合用时更易引起心律失常，临床上应特别引起重视。所有的吸入麻醉药对心脏的抑制作用是可逆的。即使吸入麻醉超过 5 h，待停药后其心排出量、心率以及全身血管阻力仍可恢复到基础水平。

（二）呼吸系统

1. 呼吸频率。所有的吸入麻醉药均可引起剂量依赖性呼吸频率增快。这主要是因降低潮气量所致，进一步会产生通气量的下降，从而引起二氧化碳的蓄积。吸入麻醉药还可降低中枢对高二氧化碳水平的反应性，这也反映出吸入麻醉药对呼吸中枢的直接抑制作用。同时，所有的吸入麻醉药也能抑制呼吸对动脉低氧血症的反应，此反射通常是由颈动脉体所引起的。也就是说，吸入麻醉药可以减弱缺氧和二氧化碳蓄积对呼吸的刺激作用。

2. 呼吸道阻力。恩氟烷、异氟烷、七氟烷、氧化亚氮，尤其是氟烷可产生剂量依赖性气道压力降低。氟烷曾用于治疗哮喘状态，而单独吸入地氟烷进行麻醉诱导时可引起咳嗽和喉头痉挛，表明地氟烷对气道的刺激作用。

3. 功能余气量。所有的吸入麻醉药包括氧化亚氮均可降低功能余气量。

（三）泌尿系统

所有挥发性麻醉药可产生剂量依赖性的肾血流量降低、尿少以及肾小球滤过率下降。吸入麻醉药对肾毒性作用将在以后进行论述。

（四）肝脏

所有吸入麻醉药均产生剂量依赖性肝血流的降低，这可能会影响到肝脏对其他药物的清除。由吸入麻醉药引起的肝脏功能的改变通常在临床上显得并不重要，有关挥发性麻醉药潜在的肝毒性作用将在以后详细论述。

（五）中枢神经系统

所有吸入麻醉药都具有脑血管扩张作用，即引起脑血流及脑血容量的增加，从而导致颅内压的增高，且颅内压的升高与脑血流量的增加直接相关。恩氟烷有诱发癫痫样活动的可能性。

（六）生殖系统

吸入麻醉药有剂量依赖性子宫血管扩张作用，并且降低子宫的收缩力。吸入麻醉药引起子宫的松弛将有助于胎盘的娩出。但是,由于子宫血管的扩张可引起产科手术或分娩过程的失血。此外,母体吸入的吸入麻醉药,也可能通过胎盘屏障影响到胎儿。

（七）骨骼肌系统

挥发性麻醉药不但具有神经肌肉阻滞剂的作用,还呈有各自不同的肌松特性。恩氟烷、异氟烷、地氟烷以及七氟烷均可产生骨骼肌的松弛,其程度大约为氟烷的 2 倍。氧化亚氮无肌松作用,尤其是在与阿片类药物合用时将引起骨骼肌的强直。此外,氟烷有诱发恶性高热的危险。

（八）红细胞

在呼吸回路内由钡石灰或钠石灰降解的吸入麻醉药所产生的一氧化碳,可引起病人一氧化碳中毒。这些情况多发生在周一的早晨,因为麻醉机经过周末的闲置,气流的通过使二氧化碳吸收剂干燥。地氟烷产生一氧化碳的浓度最高,其次是恩氟烷和异氟烷,而七氟烷和氟烷最低。产生高一氧化碳的因素有:干燥的吸收剂、二氧化碳吸收所产生的高温,钡石灰(相对于钠石灰),吸入高浓度挥发性麻醉药等。所以,在每例手术结束时必须减小通过麻醉机的新鲜气流量,且在晚上或周末必须关闭气流。这样才能减少吸收剂可能发生的变化。

术中一般不易发现一氧化碳中毒,双波长脉搏血氧饱和度不能区别碳氧血红蛋白和血红蛋白。地氟烷和异氟烷的降解产物三氟甲烷可与吸收剂反应生成一氧化碳和恩氟烷。在地氟烷和异氟烷麻醉期间,若气体分析屏上出现恩氟烷,就说明已经有一氧化碳的存在。

四、几种吸入麻醉药的药理作用及特点

（一）氟烷

氟烷(Fluothane,Halothane)又名三氟氯溴乙烷,1951 年由 Suckling 合成,1956 年Paventos 对其药理作用进行了详细研究,1956 年 Johnston 首先应用于临床,从此氟烷被广泛应用于临床麻醉。

1. 药理作用。

（1）中枢神经系统。氟烷为强效吸入麻醉药,对中枢神经系统可产生较强的抑制作用。但镇痛作用弱。与其他吸入麻醉药有相同的扩张脑血管作用,使颅内压升高。

（2）循环系统。氟烷对循环系统有较强的抑制作用,主要表现在抑制心肌和扩张外周血管。氟烷麻醉时,血压随麻醉加深而下降,其下降程度与吸入氟烷浓度相关。血压下降原因是多方面的:氟烷直接抑制心肌,使心排出量中等度减少;又有轻度神经节阻滞作用,使外周血管扩张,回心血量减少,心排出量也随之下降。由于交感和副交感神经中枢性抑制,削减了去甲肾上腺素对周围循环的作用,从而降低交感神经维持内环境稳定的有效作用,使氟烷对心血管的直接抑制得不到有效的代偿。由于压力感受器的敏感度改变,限制了交感肾上腺系统作出相应的反应。

氟烷引起的心排出量减少,虽与其他麻醉药的程度相似,但因失去交感神经反应,血

压下降表现的更为明显。

氟烷能增加心肌对肾上腺素、去甲肾上腺素的敏感性,给氟烷麻醉的大静脉注射肾上腺素后可产生室性心动过速。但氟烷应用于人时,若 $PaCO_2$ 正常,并不出现室性心律失常;而 CO_2 蓄积的病人或存在内源性儿茶酚胺增加的其他因素时,则可出现室性心律失常。氟烷麻醉中低血压伴心动过缓时,宜慎用阿托品,因阿托品可使迷走神经张力完全消失,从而增加室性心律失常的发生率。

(3)呼吸系统。氟烷对呼吸道无刺激性,不引起咳嗽及喉痉挛,小儿可用做麻醉诱导,且有抑制腺体分泌及扩张支气管的作用,术后肺并发症较少。氟烷对呼吸中枢的抑制较对循环的抑制为强。随着麻醉加深,通气量减少,直至呼吸停止。氟烷使支气管松弛,易于进行控制呼吸。

(4)消化系统。术后很少发生恶心和呕吐,肠蠕动恢复快,但对肝脏影响较大。

(5)肾脏。氟烷麻醉中肾小球滤过率及肾血流量只在血压下降时才减少,血压恢复后即恢复,不似甲氧氟烷可引起肾损害。

(6)肝脏。由于氟烷是卤化合物,对肝会有一定的影响,但动物实验未能证实。随着氟烷的普及推广,临床上出现了氟烷损害肝的报道,对此进行了大量的观察与研究。氟烷麻醉后肝损害表现为麻醉后7天内发热,同时伴有胃肠道症状,嗜酸性粒细胞增多,血清谷草转氨酶(SGOT)、血清碱性磷酸酶增高,凝血酶原时间延长,并出现黄疸,病死率高。肝组织检查有肝小叶中心坏死,周围空泡变性,脂肪变性,与病毒性肝炎在组织学上不易区别。

通过大量研究对比,氟烷麻醉对肝损害与其他全身麻醉相比,并无统计学差异。但在一个月内接受两次以上氟烷麻醉者,则对肝功能影响较大,黄疸发生率亦较高,病死率远高于病毒性肝炎,可能与氟烷的致敏作用有关。亦有人认为多次氟烷麻醉后肝炎的发生率高是抑制了免疫反应所致,因此再次施行氟烷麻醉,应间隔3个月以上。

(7)子宫。浅麻醉时对子宫收缩无大影响,麻醉稍深即可使子宫松弛,收缩无力,用于产科内倒转术虽较理想,但易增加产生出血。

(8)内分泌系统。ADH、ACTH、肾上腺皮质醇、甲状腺素血中浓度稍增加,较乙醚引起的改变轻微。血中儿茶酚胺在浅麻醉时升高,而加深麻醉后则不增加。人类生长激素及胰岛素几乎不增加。此外,对血糖的影响轻。

2.临床应用

(1)优点及适应证:①无燃烧爆炸性,可使用电灼及电刀的手术;②麻醉效能强,适用于各科手术,尤其适合于出血较多需行控制性降压者;③对气道无刺激,诱导和苏醒迅速,适用于吸入诱导,尤其适合于小儿的麻醉诱导;④有扩张支气管作用,对哮喘、慢性支气管炎或湿肺病人有利;⑤不升高血糖,因此适应于糖尿病病人的麻醉;⑥术后恶心呕吐发生率低。

(2)缺点及注意事项:①因有较强的呼吸、循环抑制作用,因此对于心功能不全、休克病人及中毒性心肌损害的病人禁用;②使心肌对肾上腺素的敏感性增高,需并用肾上腺素者禁用;③安全范围小,须有精确的挥发器;④镇痛作用弱,最好并用其他镇痛药;⑤肌松作用不充分,需要肌松的,最好与肌松剂合用;⑥对橡胶、金属有腐蚀作用;⑦可发生严重肝损害,所以急慢性肝脏疾病禁用;⑧由于对子宫的松弛作用,剖宫产术禁用。由于氟烷麻醉有以上缺点,目前已不主张单独使用。近年来使用精确的环路外挥发器,并与其他麻醉药(如氧化亚氮、其他静脉麻醉药或麻醉性镇痛药)复合应用,以减少氟烷的用量和浓度,氟烷仍在临床上继续应用,尤其是在小儿。

(3)使用方法。

①用于小儿:因略有果香味及不刺激气道,所以最适用于小儿麻醉的诱导。一般在口服术前药的小儿,入手术室后可用半开放回路(如 Bain 回路)或 F 型多用途回路直接面罩吸入氟烷(由 0.5％逐渐增加到 1％)及 50％～60％的氧化亚氮来完成麻醉诱导。同时进行静脉通路的开放,当肌松药经静注后即可行气管内插管。同时,氟烷也可并用 50％～65％氧化亚氮的吸入进行麻醉维持。但对于曾经用过氟烷吸入麻醉的病例,尤其是近期(3 个月)内用过的,最好不再选择吸入氟烷麻醉,因可诱发急性坏死性肝炎。

②用氟烷蒸发器半紧闭法施行高流量或低流量麻醉,也可作全紧闭法麻醉。临床上一般不单独应用氟烷的吸入麻醉,经常与其他吸入麻醉药或静脉药物复合应用。在做全紧闭法氟烷麻醉时,尤其并用氧化亚氮复合麻醉时,除要有比较好的麻醉机外,还要有相应的监护设备,如氧浓度监护仪、二氧化碳以及呼出末麻醉药浓度或麻醉深度监护仪等。此外,在低流量或全紧闭麻醉时还要注意二氧化碳吸收剂可降解氟烷生成具有毒性作用的不饱和复合物。在复合麻醉时,要相应减少各麻醉药物的用量。

(二)恩氟烷

恩氟烷(Enflurane,Ethrane)由 Terrell 合成后,1963 年由 Krantz 用于动物实验,1966 年 Virtue 作了进一步的动物实验与对人的应用研究,目前在世界上已广泛应用。

1. 药理作用

(1)中枢神经系统。随血中恩氟烷浓度升高,中枢神经系统抑制逐渐加深,脑电图呈高电压慢波。吸入 3％～3.5％恩氟烷,可产生爆发性中枢神经的抑制,有单发或重复发生的惊厥性棘波。临床上可伴有面及四肢肌肉强直性阵挛性抽搐。在脑电图上还可以看到恩氟烷能增强对视、听刺激的诱发反应。惊厥性棘波是恩氟烷深麻醉的脑电波特征,$PaCO_2$ 低于正常时棘波更多。当 $PaCO_2$ 升高时,棘波的阈值也随之升高。所以减浅麻醉与提高 $PaCO_2$ 值,可使这种运动神经受刺激的症状立即消失。对儿童若吸入 3％恩氟烷并有中等度 $PaCO_2$ 下降,即见到癫痫样脑电活动。临床应用的资料与动物实验都没有证明恩氟烷会引起持久的中枢神经系统功能改变。

恩氟烷麻醉时若动脉压保持不变,则脑血管扩张,脑血流量增加,颅内压升高。

恩氟烷是较强的大脑抑制药。麻醉愈深,脑氧耗量下降愈多。吸入 3％恩氟烷,中枢氧耗量降低 50％。恩氟烷麻醉出现癫痫样活动时,则代谢率升高,但也只增高到接近麻醉前水平。

(2)循环系统。恩氟烷对循环系统有抑制作用,抑制程度随剂量增加而加重。以离体心脏乳头肌进行实验研究,比较几种全身吸入麻醉药的抑制作用,发现恩氟烷的抑制作用大于氟烷与甲氧氟烷。但 1978 年 Smith 对人进行的研究结果却表明,恩氟烷对心血管系统抑制较氟烷轻,心脏麻醉指数(心脏衰竭浓度/麻醉所需浓度)为 3.3,较氟烷(3.0)大。

恩氟烷降低心排出量。吸入 1 MAC 的恩氟烷即可产生抑制;2 MAC 可严重减少心排出量。心排出量的下降是由于每搏量降低所致,并与 $PaCO_2$ 值有关;$PaCO_2$ 升高时,心脏指数明显增加。

恩氟烷麻醉时心率变化不定,与麻醉前的心率相关。麻醉前心率略快者(90 次/分),麻醉后可减慢;心率略慢者(65 次/分)则可增快。

恩氟烷降低动脉压的程度与减少心排出量的程度一致或更重。由于低血压与麻醉深度成正比,临床上把血压下降作为恩氟烷麻醉过深的指标。吸入 1 MAC 和 1.5 MAC 恩氟烷,可使血压分别下降 $30.0\%\pm3.3\%$ 与 $38.3\%\pm4.0\%$。恩氟烷 1.5 MAC 对血压及心排出量的抑制程度相当于氟烷 2 MAC。血压下降是恩氟烷直接抑制心肌与扩张血管的结果。术前血压高的病人经恩氟烷麻醉后血压下降较多,无手术刺激时降低最多。手术开始后由于刺激可使血压回升到正常,减浅麻醉、输液或用血管收缩药,也可使血压回升或恢复正常。

恩氟烷和氟烷、乙醚、甲氧氟烷一样,抑制心交感神经末梢释放去甲肾上腺素。恩氟烷麻醉时心律稳定。心电图上虽可见到房室传导时间延长,但对心室内传导无影响。即使出现室性期前收缩,也往往持续时间短,改善通气即可消失。恩氟烷不增加肾上腺素对心律反应的敏感性。吸入 1.25 MAC 恩氟烷麻醉时,50% 病人出现室性期前收缩的肾上腺素用量是 $10.9~\mu g/kg$,而在 1.25 MAC 氟烷麻醉下则是 $2.1~\mu g/kg$。

(3)呼吸系统。临床应用的恩氟烷浓度,对呼吸道无刺激作用,不增加气道分泌。增加吸入浓度亦不引起咳嗽或喉痉挛等并发症。

与其他吸入麻醉药相比,恩氟烷是一种较强的呼吸抑制药,对体弱病人可引起呼吸性酸中毒。1978 年 Wolfson 用大白鼠作实验证明,"呼吸麻醉指数"(呼吸停止浓度/麻醉所需浓度)较甲氧氟烷、氟烷均低。在小儿,甚至未达手术麻醉深度便发生严重呼吸抑制。呼吸抑制主要为潮气量下降,虽然呼吸频率增快,但不足以代偿潮气量的降低。通气量下降程度与麻醉深度成正比,$PaCO_2$ 升高亦与麻醉深度平行行。1966 年 Virtue 等对健康人的研究表明,用 1 MAC 恩氟烷,$PaCO_2$ 为 8.11 kPa(61 mmHg),用 1.5 MAC 则为 10.1 kPa(76 mmHg);若用 2 MAC,则可发生呼吸暂停。手术刺激可对抗一部分恩氟烷的呼吸抑制作用,各项呼吸参数趋向恢复到对照值水平。

恩氟烷能降低肺顺应性,恩氟烷浓度为 1.0% 时降低 8.3%,为 2% 时则降低 14%,但停药后肺顺应性迅速恢复至原有水平。有少数研究表明恩氟烷麻醉引起支气管收缩反应,但应用于慢性阻塞性肺部疾患的病人,恩氟烷与氟烷麻醉均可收到同样好的效果。也有研究表明,恩氟烷能抑制犬气管黏膜纤毛运动,抑制程度与剂量相关,随着麻醉药的排出,抑制作用消失。

(4)肝脏。通过对麻醉后血清酶的检查证实,恩氟烷对肝功能的影响很轻。恩氟烷对肝脏无毒的结论也在动物实验中得到证实。1978 年 Stacey 等调查卤族麻醉药对鼠肝细胞的毒性作用,以细胞内钾离子逸出和丙氨酸转氨酶释放作为毒性作用指标,结果表明恩氟烷不影响细胞对钾的通透性与丙氨酸转氨酶的释放,甚至使用最高浓度60 min也不发生变化。有些研究结果表明了重复应用恩氟烷不产生明显肝功能损害,多次吸入氟烷后37%的病人肝功能试验异常;而多次恩氟烷麻醉者只有14%肝功能试验异常。因此短期内需反复麻醉的病人,用恩氟烷较氟烷安全。此外,临床上也有恩氟烷麻醉后肝功能损害的报道,但不能肯定肝损害与恩氟烷的应用有直接的关系。即使所报道的病例与恩氟烷有关,其发生率也极低,不超过1/250 000。

(5)肾脏。恩氟烷能产生轻度肾功能抑制,但麻醉结束后很快恢复。恩氟烷麻醉时,尿量无明显变化,有时也降低尿量。肾小球滤过率可减少20%~25%。肾血流量减少23%,麻醉停止后2 h内上述变化均可恢复正常。

恩氟烷麻醉后血清无机氟有一定的变化,最高可达22.2 $\mu mol/L$,但未超过损害肾功能的阈值(50~80 $\mu mol/L$)。这说明短时间恩氟烷麻醉后肾脏损伤的危险性很小。氟离子对肾小管的毒性除与氟离子浓度有关外,还与肾小管上皮细胞接触高浓度无机氟离子的时间长短有关。恩氟烷麻醉后尿中排氟率最高可达180 $\mu mol/L$,但至24 h急骤减少至15 $\mu mol/L$,说明排氟浓度高的持续时间越短,对肾小管损伤越小。苯巴比妥不增加恩氟烷的代射。重复麻醉也不增加尿中无机氟排出量。对于术前有肾脏疾病的病人,恩氟烷麻醉后发生暂时性肾功能损害,并且血清氟化物浓度增高。有报道无肾功能的病人,恩氟烷麻醉后血清氟化物的峰值与肾功能正常者无差异,说明肾脏不是清除血内氟化物的唯一器官,骨组织可能是清除氟化物的有效器官。但对术前已有肾脏疾病者,或手术过程中有可能累及肾功能者,使用恩氟烷仍应慎重。

(6)子宫与胎儿。恩氟烷有松弛子宫平滑肌的作用,0.5 MAC恩氟烷对子宫肌肉的松弛作用轻微,但吸入1.5 MAC时,抑制子宫肌收缩的程度可达74%。由于无论处于产程的何阶段,均可出现与剂量相关的宫缩减弱,甚至出现宫缩无力或产后出血。

(7)对神经肌肉的作用。恩氟烷单独使用或与肌松药合用所产生的肌松作用可满足各种手术的需要。恩氟烷的神经肌肉阻滞作用与剂量有关,1.25 MAC时对肌肉刺激表现为收缩无力,进而抑制强直反应,强直后易化作用消失。新斯的明不能完全逆转其阻滞作用,故推测恩氟烷对神经肌肉的作用方式有别于非去极化肌松药。恩氟烷抑制乙酰胆碱引起的运动终板去极化,可能是干扰离子通过膜通道所致。

恩氟烷对氯化筒箭毒碱、潘库溴铵等非去极化肌松药有强化作用,其程度随恩氟烷肺泡气浓度增加而增强,作用时间也随之延长。恩氟烷麻醉时,氯化筒箭毒碱的用量只需氟烷麻醉时的1/2。

(8)眼内压。恩氟烷能降低眼压,故适用于眼科手术。

(9)内分泌。除使血中醛固酮浓度升高外,对皮质激素、胰岛素、ACTH、ADH及血糖均无影响。

2.临床应用

(1)优点及适应证:①化学性质稳定,无燃烧爆炸危险;②诱导及苏醒快,恶心呕吐少;③不刺激气道,不增加分泌物;④肌肉松弛好;⑤可并用肾上腺素。以上优点也就决定了其适应证。恩氟烷吸入麻醉适应于各部位、各年龄的手术;重症肌无力手术;嗜铬细胞瘤手术等。

(2)缺点及禁忌证:①对心肌有抑制作用;②在吸入浓度过高及低 $PaCO_2$ 时可产生惊厥;③深麻醉时抑制呼吸及循环。禁忌证应包括:严重的心、肝、肾脏疾病,癫痫病人,颅内压过高病人。

(3)麻醉方法。①低流量紧闭法:用环路内蒸发器,多用各种简易装置,应注意用药量及密切观察麻醉深度的临床体征;用环路外蒸发器,例如能精确提供预定浓度的恩氟烷蒸发器,按体重或体表面积计算不同时间的恩氟烷用药量,并用氧化亚氮时,氧流量不得低于每分耗氧量,充分排氮,维持量应递减。②半紧闭法:可并用氧化亚氮,方法与氟烷麻醉相同,只是吸入浓度应是氟烷的2倍左右。③复合麻醉:与氧化亚氮同时吸入或与静脉麻醉药、硬膜外阻滞等复合麻醉,此时各麻醉药的用药剂量必须相应减少。

在临床上单独应用恩氟烷麻醉时,从麻醉诱导直到麻醉结束都应该逐步加深麻醉,同理也应逐步减浅麻醉,否则病人可能出现痉挛抽搐或术后恢复期间特别不平稳。

(三)异氟烷

异氟烷(Isoflurane,Forane),由 Terrell 合成于1965年,后经 Krantz,Pudo 和 Dobkin 等进行了实验研究,阐明了其药理作用。1975年 Dobkin,Byles,Stevens 及 Eger 先后在犬、猴身的实验中证实了长时间应用异氟烷麻醉,无论有无二氧化碳蓄积或低氧血症,肝肾均无损害,无毒性作用。而 Corbett 通过鼠实验说明了异氟烷可致肝癌,由此当时停止了推广使用。1978年 Eger 等进行大量相同实验,结果证明异氟烷无致癌作用后,开始在世界上先后大量应用。

1.药理作用

(1)麻醉效能。异氟烷的组织及血液溶解度低,血/气分配系数仅1.48,高于地氟烷及七氟烷,但低于恩氟烷和氟烷,其肺泡气浓度/吸入浓度,异氟烷的 MAC 在31～55岁是1.15%,20～30岁是1.28%,55岁以上是1.05%,如并用70%氧化亚氮则分别降至0.50%,0.56%及0.37%。低温、妊娠、利多卡因和镇静药可降低异氟烷用量。清醒较氟烷、恩氟烷稍快(为7～11 min)。

(2)中枢神经系统。异氟烷对中枢神经系统的抑制与用量相关。在1 MAC 以内,脑电波频率及波幅均增高;超过1 MAC 时,波幅增高,但频率减少;深麻醉时两者皆减。1.5 MAC 出现爆发性抑制,2 MAC 出现等电位波。深麻醉时、$PaCO_2$ 低或施加听刺激等不产生恩氟烷样的抽搐。0.6～1.1 MAC 异氟烷麻醉时,大脑血流量增加;1.6 MAC 时,脑血流量倍增,但增加幅度仍不如氟烷麻醉,故颅内压升高亦少。对开颅病人异醚氟在低 $PaCO_2$ 条件下可防止颅内压升高,而氟烷及恩氟烷则不易达此目的。

(3)循环系统。异氟烷对心功能的抑制小于恩氟烷及氟烷,心脏麻醉指数为5.7,大于思氟烷(3.3)及氟烷(3.0),2 MAC 以内则较安全。随吸入浓度的增加,心排出量明显减少。与相同 MAC 的氟烷相比,异氟烷使动脉压下降的幅度相似,而心排出量几乎不减,说明异氟烷降低血压主要是由于周围血管阻力下降所致。异氟烷能减低心肌氧耗量及冠状动脉阻力,但并不改变冠状血管血流量。

异氟烷使心率稍增快,但心律稳定,对术前有室性心律失常的病人,应用异氟烷麻醉维持期间并不增加发生心律失常的频率。异氟烷与氟烷相比,在 1.5 MAC 条件下,异氟烷麻醉引起的 50％动物发生室性心律失常的肾上腺素剂量为氟烷麻醉时的 3 倍多。Homi 等在异氟烷麻醉时观察到将 $PaCO_2$ 增至 9.3 kPa,亦不产生室性期前收缩,而氟烷麻醉时则易产生。

(4)呼吸系统。异氟烷抑制呼吸与剂量相关,能严重地降低通气量,使 $PaCO_2$ 增高,且抑制对 $PaCO_2$ 升高的通气反应。Flemming 等认为其抑制呼吸的作用小于氟烷,在 1.1 MAC时呼吸对 CO_2 的反应仍为清醒时的 85％,同样深度的氟烷为清醒时的 68％,约 2 MAC 时所有麻醉药的反应曲线均等于零。麻醉浓度增高时呼吸停止。

异氟烷和其他吸入麻醉药一样,抑制人和大脑对 PaO_2 下降的呼吸反应。所有麻醉药浓度大于 0.1 MAC 时,上述反应即受到抑制,1.1 MAC 时完全消失。异氟烷麻醉增加肺阻力,并使顺应性和功能残气量稍减。

(5)肝脏。由于异氟烷的物理性质稳定,对抗生物降解,这就提示可能无肝毒性或毒性甚小。

临床证明异氟烷对肝无损害。肝酶血清水平(SGOT、SGPT 和 LDH)在异氟烷麻醉后加上手术创伤,仅有轻度增加。

(6)肾脏。异氟烷降低肾血流量,使肾小球滤过率和尿量减少,与恩氟烷、氟烷或氧化亚氮差距很小。异氟烷麻醉后不残留肾抑制或损害。异氟烷由于代谢少和迅速经肺排出,对肾功能没有或只有轻微影响。长时间麻醉后血清尿素氮、肌酐或尿酸不增加。

(7)子宫。异氟烷对子宫肌肉收缩的抑制与剂量相关。浅麻醉时并不抑制分娩子宫的收缩力、收缩率和最大张力,在深麻醉时有较大的抑制,因而分娩时若用异氟烷麻醉较深时易引起子宫出血。浅麻醉时胎儿能耐受;深麻醉时,由于子宫血液灌流降低,对胎儿可产生不良影响。

在终止妊娠的手术中,异氟烷和氟烷一样增加吸刮时的子宫出血,故施行这类操作时不宜用异氟烷麻醉。

(8)神经肌肉。异氟烷能产生足够的肌肉松弛作用。其肌松作用大于氟烷,可增加非去极化肌松药的作用,随麻醉加深,肌松药用量减少。正常人 2 MAC 异氟烷麻醉下,氯化筒箭毒碱 ED_{50} 为 1.6 mg/m^2,ED_{90} 为 3 mg/m^2,为氟烷麻醉下的 1/20～1/3。异氟烷还能增强琥珀胆碱的作用,而恩氟烷及氟烷则无此作用。由于异氟烷本身有良好的肌松作用,并可免用或少用肌松药,适用于重症肌无力病人的麻醉。

2.临床应用

(1)优点及适应证:①麻醉诱导及苏醒快,无致吐作用;②无燃烧、爆炸危险;③循环稳定;④肌松良好;⑤扩张冠状动脉,有利于心肌缺血的病人;⑥对颅内压无明显的升高作用,适合于神经外科手术的麻醉。临床应用的适应证与恩氟烷相同,而优于恩氟烷,异氟烷对老年人、冠心病病人影响较小,对此类病人可以应用。由于不引起抽搐,可用于癫痫病人。在临床麻醉深度对颅内压影响不大,可用于颅内压增高病人。此外,低浓度的异氟烷吸入还适应于 ICU 病人的镇静。

(2)缺点及禁忌证:①价格贵;②有刺激性气味影响小儿的诱导;③增加心率。禁忌证：因增加子宫出血，不适于产科手术。

（3）麻醉方法。与恩氟烷相同，如吸入异氟烷 5～10 min，肺泡气中异氟烷浓度为吸入浓度的 50%，也可以说诱导时所需的吸入浓度是肺泡气浓度的 2 倍。一般诱导时若肺泡气浓度大于 MAC 的 50%，便可加速脑平衡。与 70%N_2O 合并应用时肺泡气中异氟烷浓度需 1.1%，单纯吸氧时则需要 1.7%，按此推算吸入气中所需的异氟烷浓度应分别为 2.2% 及 3.4%。麻醉维持期间，可降低吸气浓度，只需要补偿组织异氟烷平衡所需量即可。在监测呼气末异氟烷浓度，保持为 1.3 MAC 的条件下，来调节异氟烷的吸入浓度。

在异氟烷吸入麻醉时，由于阻力血管的扩张作用，经常会出现血压的下降，尤其是在术前禁食水时间过长或应用了脱水药物、胃肠道的准备后，麻醉后血压下降的更为明显，应与麻醉过深相鉴别。最好是在麻醉前或麻醉中补充一定的液体后进行麻醉，可以避免血压和心率大幅度的波动。

（四）氧化亚氮

氧化亚氮（Nitrous Oxide）俗称笑气。1779 年由 Priestley 制成，1779 年 Davy 发现有麻醉作用，1844 年 Wells 用于拔牙麻醉，当今仍为广泛应用的吸入麻醉药之一。

1. 药理作用

（1）中枢神经系统。麻醉作用极弱，吸入 30%～50% 氧化亚氮有镇痛作用，80% 以上时有麻醉作用，氧化亚氮 MAC 为 105。

吸入 75% 氧化亚氮时的麻醉效能相当于氟烷 0.5%～1.0%。氧化亚氮有升高颅内压作用，对脑肿瘤病人吸 66% 氧化亚氮可使颅内压平均升高 3.55 kPa。有研究表明，吸 0.2% 氟烷的犬再吸 60% 氧化亚氮，脑血流量增加达 2 倍。

（2）循环系统。对心肌无直接抑制作用，对心率、心排出量、血压、静脉压、周围血管阻力等均无影响。但在氟烷麻醉下，吸入氧化亚氮时出现平均动脉压、右房压、食管温度升高，全身血管阻力增加，瞳孔增大。另外，氧化亚氮可使肾血流量减少，认为氧化亚氮有 a-肾上腺素能作用。

（3）呼吸系统。对呼吸道无刺激性，亦不引起呼吸抑制，但术前用镇痛药的病人，硫喷妥钠诱导时产生呼吸抑制，再吸氧化亚氮时增强呼吸抑制作用。

2. 不良反应

（1）对骨髓的作用。为治疗破伤风、小儿麻痹等连续吸氧化亚氮 3～4 天以上的病人，可出现白细胞减少，以多形核白细胞和血小板减少最先出现。骨髓涂片出现渐进性细胞再生不良，与恶性贫血时的骨髓改变相似。因此，吸入 50% 氧化亚氮以限于 48 h 内为安全。

（2）体内气体容积增大作用。由于氧化亚氮弥散率大于氮，氧化亚氮麻醉可以使体内含气腔隙容积增大，麻醉 3 h 后容积增大最明显，故肠梗阻、气腹、气脑造影等体内有闭合空腔存在时，氧化亚氮麻醉应列为禁忌。

（3）弥散性缺氧。氧化亚氮易溶于血中，在氧化亚氮麻醉结束时血中溶解的氧化亚氮迅速弥散至肺泡内，冲淡肺泡内的氧浓度，这种缺氧称为弥散性缺氧。Shaffer 等在氧化亚氮麻醉后 3～5 min（此时氧化亚氮呼出量最大），自主呼吸状态下吸空气时的测定结

果 PaO_2 由 9.2 kPa 下降至 7.2 kPa,而 $PaCO_2$ 由 6.6 kPa 减至 5.6 kPa。因此为防止发生低氧血症,在氧化亚氮麻醉后继续吸纯氧 5～10 min 是必要的。

3. 临床应用

(1)优点及适应证。优点:①只要不缺氧,氧化亚氮并无毒性;②麻醉诱导及苏醒迅速;③镇痛效果强;④对气道黏膜无刺激;⑤无燃烧性。适应证:①与其他吸入麻醉药、肌松药复合可行各类手术的麻醉;②对循环功能影响小,可用于严重休克或重危病人;③分娩镇痛。

(2)缺点及禁忌证。缺点:①麻醉作用弱,使用高浓度时易产生缺氧;②体内有大的闭合空腔时,引起其容积增大。禁忌证:①肠梗阻、空气栓塞、气胸等病人;②能增加空气栓塞可能的手术,如体外循环或部分体外循环的病人;③麻醉装置的氧化亚氮流量计、氧流量计不准确时禁用。

(3)使用方法。一般临床上不单独使用氧化亚氮麻醉,均与其他吸入麻醉,或静脉麻醉药或硬膜外阻滞等联合应用。临床上使用的氧化亚氮浓度一般为 50%～66%,也有用 40%或 30%的。当开胸手术或颅内手术时,即氧耗量相对较大时,应将氧化亚氮的吸入浓度降低至 50%以下,防止组织缺氧。

近年来,氧化亚氮也被应用于低流量麻醉或全紧闭吸入麻醉,使氧化亚氮的临床麻醉应用范围更加扩大。采用氧化亚氮低流量或全紧闭吸入麻醉时,一定要根据麻醉医师的知识水平、具有的临床经验以及监护设备等来决定,不可盲目实施。

(五)七氟烷

七氟烷(Sevoflurane)于 1968 年由 Pegan 合成,于 1971 年 Wallin 等最先报道并于 1975 年对其理化性质、药理作用及毒理学进行了评价,1976 年由 Holaday、1984 年由池田和之分别进行临床一期试验,1986 年完成了三期临床试验,1990 年日本国正式批准临床使用。

1. 理化性质。七氟烷的化学结构为 $FCH_2OCH(CF_3)_2$,化学名为氟甲基-六氟-异丙基醚。为无色透明、带香味无刺激性液体,血/气分配系数为 0.63。对医用高分子材质如传导性橡胶、丁腈橡胶、聚氟乙烯、聚乙烯的吸附性低于氟烷及恩氟烷,对铜、铝、不锈钢、铁无腐蚀性。分子量为 200.05,沸点 58.6℃,20℃时饱和蒸气压 208 kPa。临床使用浓度不燃不爆,但在氧中浓度达到 11%、在氧化亚氮中达 10%时可燃烧。七氟烷化学性质不够稳定与碱石灰接触可产生五种分解产物(P_1～P_5):P_1 是氟甲基二氟(三氟甲基)乙烯醚,为七氟烷的脱羟基氟化产物;P_2 是氟甲基甲氧二氟(二氟甲烯)乙醚;P_3 是氟甲基甲氧二氟(三氟甲基)乙醚;P_4 和 P_5 氟甲基甲氧二氟(三氟甲基)乙烯醚有相同的质谱峰,可能是同一结构的顺式与反式。其产生与温度有关,室温及 40℃时只产生 P_1,此物质为七氟烷中的不纯物,有微弱的麻醉作用,对机体无害。其余分解产物在 45℃以上出现,其中 P_3 对机体毒性尚不明确,半紧闭法时不出现,全紧闭法有时产生需要注意。

2. 药理作用

(1)中枢神经系统。用 4%七氟烷、氧面罩吸入诱导 2 min 病人意识消失,脑电出现有节律的慢波,随麻醉加深慢波逐渐减少,出现类似巴比妥盐出现的棘状波群。用 1%七氟烷行慢诱导,10 min 意识尚不消失,脑电也无变化。七氟烷抑制中脑网状结构的多种神经元活动,且与剂量相关。七氟烷麻醉过深时也可引起全身痉挛,但较恩氟烷弱,临床上无此顾虑。七氟烷也增加颅内压、降低脑灌注压,但此种作用比氟烷弱。

(2)循环系统。给犬吸入 $0.9\%\sim7\%$(约 $0.4\sim3.0$ MAC)七氟烷,在一定的前负荷及心率条件下,左室收缩功能降低,此作用与剂量相关,其抑制程度与异氟烷相似,而较氟烷轻微。对人在心超声上 2%(约 1.2 MAC)及 4%(约 2.4 MAC)七氟烷,左室收缩及心泵功能皆降低且与剂量相关,4%(约 2.4 MAC)七氟烷的抑制与 1.5%(2 MAC)氟烷的抑制大致相等或略轻。

吸入 $2\%\sim3\%$ 七氟烷(自主呼吸下、$PaCO_2$ 约 6.7 kPa)收缩压约下降 11%,吸 $2\%\sim4\%$ 七氟烷(机械呼吸、$PaCO_2$ 保持正常情况下)使平均动脉压下降约 15%,动脉压的下降与心功能抑制、心排出量减少及阻力血管扩张有关。七氟烷对心率的影响不明显。使用 10% 七氟烷诱导时,心率减少约 5%,但用 $2\%\sim3\%$ 七氟烷维持期(自主呼吸下、$PaCO_2$ 约 6.7 kPa),可恢复至麻醉前值。在正常 $PaCO_2$ 条件下吸 1.5% 氟烷时心率减慢,但吸 $2\%\sim4\%$ 七氟烷有心率增加倾向。动物实验犬吸 5%(约 2 MAC)七氟烷,可出现中心静脉压升高,吸 $1.8\%\sim3.15\%$(约 $0.8\sim1.3$ MAC)心每搏量减少,但随心率的增加减轻心排出量的下降。

吸入麻醉药与肾上腺素引起的室性期前收缩、心室纤颤,心肌敏感评分,七氟烷为 9.7,氟烷为 34,两者有显著差异。犬 1.3 MAC 七氟烷、氟烷、恩氟烷时的 ADE(arrhythmogenicdose of epinephrine)及此时的血中肾上腺素浓度,由低至高的顺序为:氟烷,恩氟烷,七氟烷。在 1.25 MAC 时的 ADE 及血中肾上腺素浓度与异氟烷相似。2 MAC 七氟烷与异氟烷比较,降低冠状血管阻力的程度无明显差异。

(3)呼吸系统。七氟烷对气道的刺激非常小,经常通过面罩吸入进行小儿的麻醉诱导,与氟烷相似。七氟烷随麻醉加深呼吸抑制加重。以 CO_2 反应曲线及 $PaCO_2$ 为指标检查呼吸抑制作用,1.1 MAC 的七氟烷与氟烷抑制程度相等。1.4 MAC 七氟烷麻醉时,可使 $PaCO_2$ 升高至 7.3 kPa。动物实验证明七氟烷不抑制肺血管对低氧的收缩作用,但七氟烷可松弛土拨鼠的气管平滑肌,抑制乙酰胆碱、组胺引起的支气管收缩作用,此作用与氟烷、恩氟烷一样与剂量相关。七氟烷可治疗实验性喘息,故可用于喘息病人的麻醉。

(4)肝脏。七氟烷麻醉后肝血流量下降,但麻醉结束后迅速恢复正常。门脉血流也减少,且在麻醉后恢复较慢。七氟烷麻醉时总肝血流量维持正常,上述肝血流减少与七氟烷麻醉深度相关。七氟烷麻醉对肝细胞线粒体呼吸活性及细胞能量负荷均无明显影响。临床中七氟烷麻醉后血清 GOT 有轻度增高,一周内恢复正常。大白鼠在卤化麻醉药麻醉和低氧状态下可引起肝损害,12% 氧浓度的低氧状态下,氟烷引起肝损害为 100%,异氟烷为 88.5%,七氟烷为 86.8%,而在 14% 氧浓度的低氧状态下出现的肝损害分别为 95.7%、57.1% 和 42.3%。可以认为七氟烷较氟烷和异氟烷对肝损害少。麻醉及手术引起的肝损害是多因素的,今后需要在不同条件下进行研究。

(5)肌松作用。七氟烷麻醉下应用潘库溴铵时,从剂量反应曲线求得的 ED_{50},氟烷麻醉下潘库溴铵用量为 1、七氟烷麻醉为 0.6。显然对潘库溴铵的肌松作用有强化作用,而对维库溴铵作用更强。各种吸入麻醉药加强维库溴铵作用的顺序是七氟烷＞恩氟烷＞异氟烷＞氟烷。

（6）肾脏。含氟麻醉药在体内的代谢程度若很高,用药后血清氟浓度上升到一定程度并持续一定时间,便可造成肾脏损伤。七氟烷的组织溶解性较低,化学性质较稳定,在体内的代谢相对较低。与甲氧氟烷相比,七氟烷麻醉后血清氟离子浓度约为甲氧氟烷麻醉后血清氟离子浓度的 1‰左右。在大鼠,用 0.5％的甲氧氟烷麻醉 3 h 和用 1.4％的七氟烷麻醉 4 h 比较,血清中氟离子浓度分别为 26.3 ± 0.8 μM 和 11.5 ± 1.8 μM。七氟烷麻醉后,尿中氟离子排出量为甲氧氟烷的 $1/3\sim3/4$。七氟烷麻醉后血清氟离子浓度恢复正常所需时间明显缩短,分别为 48 h 和 4 天。目前尚未见有七氟烷造成肾脏损伤的报道。Cook 等人用七氟烷麻醉大鼠长达 10 h,并未发现损害,而甲氧氟烷麻醉 $1\sim3$ h,就能引起中度多尿和抗 ADH 性的肾毒性。

3. 临床应用

（1）优点及适应证。优点:诱导迅速、无刺激味、麻醉深度易掌握。适应证:凡需要全身麻醉的病人皆可应用。

（2）缺点及禁忌证。缺点:遇碱石灰不稳定。禁忌证:①1 个月内施用吸入全麻,有肝损害者;②本人或家属对卤化麻醉药有过敏或有恶性高热因素者;③肾功差者慎用。

（3）麻醉方法。可用静脉诱导插管或用七氟烷-氧、七氟烷-氧-氧化亚氮面罩诱导插管后用高流量 $10\sim20$ min 后改用低流量吸入麻醉维持。

因诱导及苏醒快,可用于小儿或成人的门诊小手术或检查性手术的麻醉,此时用面罩吸入法。因七氟烷与钠石灰作用后产生有毒的分解产物,尤其是在二氧化碳吸收剂的温度升高至 45℃时,有害代谢产物更多,故不宜使用钠石灰的全紧闭麻醉,需要时可用钡石灰并降低二氧化碳吸收剂的温度。

（六）地氟烷

$1959\sim1966$ 年 Terrell 等合成了 700 多种化合物,其中第 635 个即地氟烷（Desflurane）,因合成时用氟元素有爆炸危险很难合成,且蒸气压接近 1 个大气压,不便使用标准蒸发器而被摒弃。因门诊的或需要当天出院的手术越来越多,这些手术要求麻醉后苏醒快、无并发症,故对地氟烷要求愈加强烈。1988 年 9 月在加州大学首次通过鉴定,1990 年初 Jones 首先在临床试用,而后英、美等国许多学者都相继报道了地氟烷的应用研究。由于地氟烷具有组织溶解度低、麻醉诱导快、苏醒快、对循环功能影响小和在机体内几乎无代谢产物等特点倍受青睐。

1. 药理作用

（1）中枢神经系统。地氟烷对中枢神经系统的抑制程度与用量有关,脑电图表现为脑皮质电活动呈剂量相关性抑制,但不引起癫痫样改变,也不引起异常的脑电活动。地氟烷与异氟烷脑皮质抑制相似,在相等的 MAC 浓度作用下地氟烷与异氟烷脑电图的参数变化相同,浓度增加,脑电图波形的振幅及频率均降低,表明抑制程度增加。$PaCO_2$ 正常时,吸入 0.8 MAC 或 1.2 MAC 的地氟烷或异氟烷均出现单一的偶发尖波,它与外界刺激无关,可能是正常脑电图变化,在低二氧化碳血症时,地氟烷与异氟烷的高频电活动略有增加,爆发性抑制轻度减少,但恩氟烷相反,易发展为爆发性癫痫样的异常脑电活动。地氟烷和其他吸入麻醉药一样,大剂量时可引起脑血管扩张,并减弱脑血管的自身调节功能。地氟烷对神经元的抑制程度与其剂量呈正相关。

由于地氟烷的低溶解特性,所以麻醉后恢复迅速,比七氟烷、异氟烷、氟烷更快。鼠吸入 1.2 MAC 持续 2 h 后,恢复至肌肉能协调运动所需的时间,地氟烷为 4.7 ± 3.0 min,七氟烷为 14.2 ± 8.1 min,异氟烷 23.2 ± 7.6 min,氟烷为 47.2 ± 4.7 min,差异明显。

(2)循环系统。对健康志愿者,在控制呼吸维持正常的 $PaCO_2$ 条件下地氟烷和异氟烷一样降低血管阻力及平均动脉压,升高静脉压,此作用与剂量相关。与异氟烷不同的是浅麻醉(0.83 MAC)下心率无明显变化,但在深麻醉时(1.24 和 1.66 MAC)出现与剂量相关的心率增加。与氟烷不同的是地氟烷升至 1.66 MAC 时心排出量不变,并能维持良好的心室射血分数(ventricular ejection fractions)。和其他现代挥发性麻醉药一样,地氟烷能抑制心血管功能,然而在一定 MAC 下并用氧化亚氮能减轻地氟烷的循环抑制及心率加快作用,如与 1.66 MAC 的地氟烷/O_2 麻醉相比,1.74 MAC 的地氟烷/氧化亚氮麻醉不出现心动过速;若以地氟烷麻醉 7 h 与麻醉最初 90 min 相比其抑制循环却呈减轻。

在冠心病病人,地氟烷能抑制劈开胸骨的血压反应,从而保持正常的心脏指数及肺毛细血管楔压(PCWP)。

(3)呼吸系统。地氟烷抑制呼吸,减少分钟通气量、增加 $PaCO_2$,并降低机体对 $PaCO_2$ 增高的通气反应,其抑制作用与剂量有关。但地氟烷对呼吸的抑制程度不如氟烷、异氟烷强,由此可通过观察潮气量和呼吸频率的变化来估计麻醉的深度。

(4)肝脏。Jones 给 10 名健康男性志愿受试者吸入 3.6% 地氟烷 89 min,分别测定吸入地氟烷后 4、24、72、192 h 的总胆红素、间接胆红素、血浆天冬氨酸酶、丙氨酸转氨酶、γ-谷氨酰环化酶和碱性磷酸酶,结果在地氟烷吸入前后所测定的上述各项指标无显著变化,说明对肝脏功能影响不大。

(5)肾脏。对肾功能的影响包括观察吸入地氟烷后 24 h、72 h 肌酐清除率,尿浓缩能力和尿中 PBP(Petinil-binding protein)及 NAG(β-N-acetyl-D-glucose-aminidase)的变化,结果表明各测定值在用药前后无显著变化。其中 NAG 反映药物诱发的肾脏毒性作用,PBP 是反映有无肾小管损伤的敏感指标。

(6)毒性反应。地氟烷是已知的在机体内生物转化最少的吸入麻醉药,在血和尿中所测到的氟离子浓度远小于其他氟化烷类麻醉药。Koblin 在小鼠实验中,先注射苯巴比妥后,分别吸入氟烷、异氟烷和地氟烷,结果表明氟烷组血浆和尿中氟离子浓度较对照组显著增高,异氟烷组轻度增高,地氟烷组则无显著变化。Jones 同样用术前注射苯巴比妥的小鼠,以 1.2 MAC 的氟烷、异氟烷和地氟烷麻醉 1 h 及 24 h 后发现,氟烷组小鼠肝细胞肿胀、坏死,异氟烷组有轻度的肝细胞肿胀,而地氟烷则无显著的肝组织表现。

2.临床应用

(1)优点:①血、组织溶解度低,麻醉诱导及苏醒快;②在体内生物转化少,对机体影响小;③对循环功能干扰小,更适用于心血管手术麻醉;④神经肌肉阻滞作用较其他氟化烷类吸入麻醉药强。

（2）缺点：①沸点低,室温下蒸气压高,需用特殊的电子装置控制温度的蒸发器;②有刺激气味;③药效低,价昂。

（3）麻醉方法。由于地氟烷对气道的刺激性,临床上很少单独加氧气用于麻醉诱导。一般是先用静脉麻醉诱导后,单纯吸入地氟烷或加用60％氧化亚氮进行麻醉。临床上可用硫喷妥钠4～8 mg/kg 静注后,按40∶60比例吸入地氟烷和氧化亚氮的混合气体,顺利完成气管插管。许多静脉麻醉药或镇痛药均可降低吸入麻醉药的用量,静注芬太尼3 μg/kg可使地氟烷-氧化亚氮的MAC下降20％。术前用药也可不同程度地降低吸入麻醉药的用量,术前0.05 mg/kg咪达唑仑可使地氟烷MAC从6.0 ± 0.3下降至4.7 ± 0.3。麻醉维持用2.3％～3.0％地氟烷加60％氧化亚氮和O_2,也可并用静脉麻醉药、阿片类镇痛药或相应部位的硬膜外阻滞均可降低地氟烷的使用量及单独应用所引起的副作用。

当前吸入麻醉应用于心脏及大血管手术的麻醉,在防止术中知晓方面取得好的作用。同时,与短效阿片类镇痛药联合应用更适应于不停跳冠状动脉搭桥手术以及快通道手术病人的麻醉。

（七）氙

氙（Xenon）虽然在1951年由Culen提出,但将其作为吸入麻醉药进行深入研究只有十几年。氙是无色、无味,并且无环境污染的气体麻醉药,化学符号中Xe,相对分子质量为131.2,密度是空气的4倍,熔点为$-111.9℃$,沸点为$-108.1℃$。氙的水/气分配系数为0.085（37℃）～0.095（25℃）,血/气分配系数为0.115,油/气分配系数为1.8～1.9（37℃）,最低肺泡气浓度MAC 0.71。故麻醉诱导及苏醒快,麻醉效能大于氧化亚氮。

目前氙不能人工合成,只能通过空气液化提取,纯度可达99.995％。若将70％的氙和30％的氧气混合后通过普通的重复吸入的呼吸环路（新鲜气流量0.5 L/min）中,2 h后实际进入呼吸环路的氙<20％,约80％的氙漏入大气中。所以当前用氙做麻醉只能通过紧闭方式来完成。此外,氙具有与氧化亚氮同样效能的镇痛作用。

氙不影响心肌的电压门控性离子通道,也不增加心肌对肾上腺素致心律失常的敏感性,对肠系膜血管阻力也无明显变化,不抑制心肌的收缩性,因此适用于心血管手术的病人。虽然对心血管系统影响轻,但有增加脑血流的可能性。对呼吸的影响是可轻度增加气道阻力。由于氙目前不能人工合成,价格昂贵,临床上尚未推广应用。

第五章　腹腔镜手术麻醉监测

腹腔镜手术麻醉中所用的监测方法分为有创监测和无创监测两种,无创监测包括无创血压、心电图、脉搏血氧饱和度、呼气末二氧化碳分压、肌松监测、麻醉气体监测、麻醉深度监测等;有创监测包括直接动脉测压、中心静脉压、肺动脉压监测等。

第一节　无创监测

一、无创血压

无创血压监测是估计心血管功能的最基本和最方便的方法。血压(BP)由心脏泵血的能力(CO)和外周血管阻力(SVP)决定(欧姆定律,Ohm's law)。平均动脉压(MAP)是估计除心脏以外的器官血流灌注的最有用的参数,而舒张压(DBP)对冠状动脉的血流灌注可能更重要。

(一)监测方法

1.袖带测压法。袖带测量血压最常用的部位为左上肢肱动脉,测量的工具为汞柱或弹簧表血压计。要使血压测量准确,袖带的最小宽度必须大于被测肢体直径的20%(表5-1),袖带太窄测得的血压值偏高,太宽则血压值偏低。汞柱血压表必须校对和准确定标,误差不得大于±3%。

表 5-1　年龄和袖带宽度

年龄(岁)	袖带宽度(cm)
1岁以下	4
1~4	6
4~8	8
成人	12

(1)触诊法:是通过触摸脉搏获得收缩压(SBP)最容易的方法。在低血压、休克或其他听诊有困难的病人可用此法。袖带充气压迫动脉使脉搏消失,再缓慢放气直到第一次触到脉搏,也可以用多普勒探头或脉搏血氧仪提示第一个脉搏的出现。在年龄小于1岁的小儿,当袖带的压力小于SBP时,可以肢体变红为指标。

（2）听诊法：听诊柯氏音测量血压是目前最常用的方法。在血压计袖带缓慢放气中，听诊器在其远端开始听到响亮的柯氏音，即为 SBP；柯氏音音调变低时为 DBP。这种方法需要缓慢放气，否则，SBP 可能估计过低，而 DBP 可能估计过高或过低。动脉粥样硬化病人由于动脉壁僵硬，外加压力不能完全阻塞动脉，使 SBP 估计过高；低血压、低血容量性休克和血管收缩药物可以导致肢体的低灌注，使 BP 估计过低。

2. 搏动测压法。搏动血压计带有双袖带，近端袖带阻断动脉血流，远端袖带测量动脉搏动。当近端袖带放气到 SBP 以下时，远端袖带开始感受到搏动，近端袖带在 MAP 时，出现最大搏动，这种方法不容易测到 DBP。除利用柯氏音原理设计的自动测压装置外，许多厂家制造了自动的搏动 BP 测量装置，通常称为电子血压计。自动搏动 BP 装置已与有创血压作过比较，在房颤、被测肢体活动、心动过缓等脉搏不规律时，测定时间延长。在低血压时通常保持其准确性，在严重低血容量和血管强烈收缩时可能导致测量失败。

3. 体积描记法。测定装置包括指压力袖带和红外线体积描记图仪。指压力袖带产生的波形与动脉压力波形相关良好，测量的血压与听诊法或直接动脉内测量的血压相关良好。该法准确性与外周血管收缩的程度有关，严重外周血管收缩（如使用大剂量的血管收缩药物）和严重外周血管疾病将妨碍使用此技术。

4. 多普勒法。多普勒超声血压计根据多普勒效应（Doppler effect）原理，用探头测定充气袖带远端动脉壁运动的声波频率，从而间接测量血压。

（二）无创血压监测的优缺点

无创血压监测的优点为简单方便、可自动测量、比较准确可靠、无感染危险。本法仍然有很多缺点：袖带充气时间过长或频率太快，可能导致组织缺血或神经损伤，有因电子血压计袖带压迫尺神经引起尺神经麻痹的报道；心律失常或动脉硬化，可使测量不准确；在体外循环中平流灌注时不能测压等。

二、心电图

心电图（Electrocardiogram，ECG）是临床麻醉中最基本的监测。

（一）ECG 监测导联系统

1. 标准导联：标准导联为双极导联，测量的是一对电极之间的电位差。常用的为标准肢体导联，按 Einthoven 氏三角常规连接的三条边，分别称为导联Ⅰ、Ⅱ、Ⅲ。术中监测一般选用肢体Ⅱ导联，但对心血管外科单个导联远远不够。如果是三极导联（即加压肢体导联），每个电极通过 5 000 Ω 的电阻联结，常用电极为中心端零电位，它同另一个正电极之间的电位差代表了实际电位，形成 aVR、aVL 和 aVF。有关心脏电活动另外的信息，可以通过心前区单极导联系统 $V_1 \sim V_6$，即安放在靠近心脏和环绕胸壁的电极获得。此时标准导联形成无关电极，探查电极放在胸壁。以上三种导联系统在一起形成标准 12 导联。

2. 三电极系统：三电极系统使用三个 ECG 电极，ECG 通过两个电极之间的双导联获得,而第三个电极作为地线。电极之间存在选择开关,选择不同导联时就不用改变电极的位置。三电极系统的主要优点是简单,是目前国内许多医院用于麻醉中 ECG 监测最常采用的方法。主要缺点是对诊断心肌缺血只能提供有限的信息。

3. 改良三电极系统(modified three-electrode system):对标准双极肢体导联有各种改良方法,主要有 MCL1、CS5、CB5、CM5 和 CC5 等。目的是试图增大 P 波的高度,利于诊断房性心律失常,增加 ECG 监测前壁和侧壁心肌缺血的敏感性。临床研究证明,这些改良的三电极系统比标准 V₅ 导联系统对围术期缺血的诊断可能更敏感。

4. 五电极系统(five-electrode system):用五个电极可以记录六个标准双极肢体导联和一个心前区单极导联,通常单极导联放在 V₅ 的位置,即腋前线第五肋间。本系统能监测的七个导联是Ⅰ、Ⅱ、Ⅲ、aVR、aVL、aVF 和 V₅。因此,可以监测心肌缺血和房室传导阻滞。此系统的连接方法并不复杂,而且在大多数情况下也不妨碍心脏手术的操作,建议在心血管麻醉中常规使用五电极系统监测。

5. Holter ECG 监测:可用于围术期心肌缺血和心律失常的动态评价。ECG 的信息被记录到磁带上,再用现代计算机系统进行自动分析并确认心肌缺血和心律失常。

(二)正常 ECG 的特征

正常 ECG 波形包括 P 波、P-R 间期、QRS 波群、ST 段、T 波、QT 间期和 U 波等。

1. P 波:P 波为心房的除极波。时间一般<0.11 s,振幅在肢体导联<0.25 mV,在胸导联<0.21 mV。P 波在Ⅰ、Ⅱ、aVF 导联直立,aVR 导联倒置,Ⅲ、aVL 可以直立、倒置或双向,V₃～V₆ 导联直立,V₁、V₂ 导联双向、倒置或低平。

2. P-R 间期:P-R 间期为 P 波起点到 QRS 波群起点的时间。正常成人 P-R 间期在 0.12～0.20 s,小儿 P-R 间期相应缩短。

3. QRS 波群:QRS 波群代表心室的除极过程。时间为 0.06～0.10 s。QRS 波群的振幅在各个导联中不同,肢体导联每个 QRS 波幅低于 0.5 mV 或胸导联低于 0.8 mV,即为低电压。Ⅰ、Ⅱ、V₁～V₆ 导联 R 波为直立,aVR、V₁ 导联主波为向下。V₁、V₂ 导联无 Q 波,但可能有 QS 波,其他导联 Q 波宽度不应超过 0.04 s,深度不应超过 R 波的 1/4。

4. ST 段:自 QRS 波群终点至 T 波的起点。正常 ST 段为等电位线。可以轻度向上或向下偏移,但任何导联 ST 段下移不超过 0.05 mV,抬高不应超过 0.1 mV。

5. T 波:T 波是心室的复极波。T 波的方向与 QRS 波群的主波方向相同,振幅不低于 R 波振幅的 1/10,在Ⅰ、Ⅱ、V₄～V₆ 导联直立,aVR 导联倒置,Ⅲ、aVL、aVF、V₁～V₃ 导联可以直立、倒置或双向。

6. QT 间期:QT 间期为心室除极和复极过程所需时间。正常应在 0.32～0.44 s,其长短与心率的快慢有关。

7. U 波:U 波出现在 T 波后 0.02～0.04 s,波形较小,方向与 T 波一致,在肢体导联上不易辨认,在胸导联较清楚,可达 0.2～0.3 mV,时间为 0.07～0.3 s。

8. 起搏 ECG:起搏器信号代表脉冲发生器释放的脉冲电流,在 ECG 基线上出现的一个陡直的电位偏转,多表现为基线上钉样垂直线。心房起搏在刺激信号后有 P 波,并跟有 QRS 波群;心室起搏则由刺激信号和其后的 QRS 波群组成;两者分别是起搏器刺激夺获心房和心室的 ECG 表现。

(三)ECG 监测的适应证

1. 心律失常。

2. 心肌缺血:由于围术期病人常处于麻醉或镇静状态,很少主诉心绞痛或其他提示心肌缺血的症状,ECG 仍然是围术期最常用和最方便的监测手段。12 导联中对心肌缺血最敏感的导联为 V_4 和 V_5。联用 Ⅱ、V_5 和 V_4R(右胸前导联)可使敏感性进一步提高。

(四)ECG 监测注意事项

虽然现在的 ECG 监测设备的性能和抗干扰能力都比较强,导联线也装有抗干扰的过滤设备,但由于手术室内能干扰 ECG 的因素很多,仍需要引起重视。

三、脉搏血氧饱和度

脉搏血氧饱和度(SpO_2)监测是根据血红蛋白的光吸收特性连续监测动脉血中血红蛋白氧饱和度的一种方法,为临床麻醉的常规监测。

(一)基本原理

脉搏血氧饱和度仪(Pulse Oximetry)是利用光电比色的原理,根据血中不同血红蛋白吸收光线的波长差异设计而成。它包括光电传感器、微处理器和显示器三部分。传感器探头内有两个分别发射波长 660 nm 红光和 940 nm 的近红外光的光源和一个光电二极管的接收器。其基本原理有两点:①氧合血红蛋白与还原血红蛋白有不同的吸收光谱;②通过动脉血流产生脉冲信号,但与静脉和其他组织相对无关。血液中通常含有四种类型的的血红蛋白,即氧合血红蛋白(HbO_2)、还原血红蛋白(Hb)、正铁血红蛋白和碳氧血红蛋白。除病理情况外,后两者浓度很低。脉搏血氧饱和度仪所测定的是 HbO_2 和 Hb,称为"功能性"血氧饱和度。功能性血氧饱和度=$HbO_2/(HbO_2+Hb)$。根据 Beer-Lambert 定律,即溶质浓度与通过溶液的光传导强度有关,将手指、脚指或耳垂作为盛装血红蛋白的"透明容器",使用波长 660 nm 红光(主要被 Hb 吸收)和 940 nm 的近红外光(主要被 HbO_2 吸收)作为入射光源,通过测定穿透组织床的光传导强度,就可计算血氧饱和度。当入射光通过组织床时,动脉血吸收的光强度随动脉搏动而变化,形成光吸收脉波。通过光电传感器将测得的光强度传入微处理器,计算在两个波长的光吸收比率。因为光吸收比率与 SpO_2 呈负相关,微处理器根据标准曲线处理,得出 SpO_2 值并在显示器上显示。

(二)临床应用

脉搏血氧饱和度仪主要用于监测低氧血症。正常 SpO_2 为 90%～100%,一般认为 SpO_2<90% 为轻度缺氧,SpO_2<85% 为严重缺氧,SpO_2 降到 60% 达 90 秒时,有可能引起心脏骤停。因脉搏血氧饱和度仪可以连续和实时监测 SpO_2,能在其他症状和体征出现之前对组织缺氧作出报警。

监测 SpO_2 可用于术前评价呼吸功能,提高麻醉诱导和气管插管的安全性;预防和及时发现麻醉失误和机械故障(表 5-2);运送病人途中对通气的监测,可较早提供低氧血症信息;麻醉苏醒期对呼吸功能恢复的监测,可指导气管拔管;控制性低血压中结合平均动脉压和心电图 ST 段的变化,可以指导观察外周组织和心脏的灌注情况,判断控制性低血压的下限。

表 5-2　麻醉中 SpO_2 下降时的处理

1. 快速检查麻醉机、呼吸管道连接和手术野,发现和纠正明显的问题。
2. 确定脉搏信号强度和稳定性,排除干扰现象:电熔、肢体运动、血压袖带充气、低温、低血压、外科医生压迫肢体和仪器探头脱落。
3. 迅速关闭 N_2O 和空气,确证输给病人的是氧气。
4. 估计呼吸机、管道连接和肺系统情况,检查呼吸道压力,手法通气。
 (1)检查呼吸道阻力和肺顺应性。
 (2)检查双肺膨胀程度及其对称性,检查气管导管是否过深。
 (3)检查呼气时气管导管或面罩内的雾气,可能时查看 $EtCO_2$。
 (4)如果上面的检查均正常,检查循环状态:ECG、血压/皮肤颜色和脉搏等。
5. 抽动脉血气,检查 PaO_2 和 SaO_2,再做进一步的处理。

(三)准确性评价和局限性影响

SpO_2 准确性的因素有:贫血(Hb<70 g/L)、低温、低血压(MAP<6.67 kPa)、应用血管收缩药、光线干扰、正铁血红蛋白和碳氧血红蛋白异常、黄疸(胆红素>342 μmol/L)及血管内染色、涂指甲油、体外循环平流灌注、外周血管疾病、脉搏细弱和探头位置的改变等。所以在临床使用中应结合其他监测指标综合判断病情。

四、呼气末二氧化碳分压

呼气末二氧化碳分压($PetCO_2$)可用二氧化碳气体分析仪无创而连续地监测,它间接地反映动脉血二氧化碳分压($PaCO_2$)的变化。二氧化碳图形(capnography)能协助判断通气功能、排除呼吸机故障和早期诊断气管插管误入食道、肺栓塞等。

(一)基本原理

CO_2 气体分析仪测定 CO_2 浓度的原理主要有红外线、质谱和拉曼散射三种,其采样的方式有主流和旁流之分。主流直接将传感器探头放在气管导管或面罩与呼吸管道连接处,旁流则通过采样管不断从气道抽气送入分析仪测定。主机通过分析将呼吸道中 CO_2 分压的变化通过二氧化碳图形显示出来,并显示 $PetCO_2$ 值。监测仪一般具有记录和报警、趋势显示和自动储存等功能。

(二)临床应用

$PetCO_2$ 是用呼吸终末部分的气体测定出的二氧化碳分压,反映的是全部肺泡二氧化碳分压的平均值。

1. 估计 $PaCO_2$ 分压。监测和调节通气量 $PetCO_2$ 可以作为估计 $PaCO_2$ 的无创性监测手段。一般而言,$PetCO_2$ 小于 $PaCO_2$。在正常心肺功能的病人,两者相关良好(r=

$0.80\sim0.95$）。要维持 $PaCO_2$ 在正常范围（$4.5\sim6$ kPa），则 $PetCO_2$ 应维持在 $4\sim5$ kPa。对心肺功能较差、肺动脉高压和存在右向左分流的心脏病人，对 $PaCO_2$ 可能估计过低，$PetCO_2$ 应维持在 $3.5\sim4.5$ kPa。$PetCO_2$ 异常升高可见于发热、甲亢或高血压危象、应激儿茶酚胺释放增多等。$PetCO_2$ 异常降低可见于低温、通气量减少和各种原因引起的肺血流显著减少等。

2. 监测麻醉机或呼吸机故障，判断气管导管的位置和呼吸道通畅情况。呼吸机出现故障通气不足时，或钠石灰失效时 $PetCO_2$ 可升高。麻醉机或呼吸机停止工作或连接脱落，$PetCO_2$ 立即下降为零。同时二氧化碳波形消失。气管导管误入食道，则无二氧化碳波形，$PetCO_2$ 为零，对气管插管困难者，是帮助判断气管导管位置最有效而简便的方法。呼吸道部分阻塞，$PetCO_2$ 升高，同时伴有气道压力增高。如果在吸气期出现异常或大量的 CO_2，是重复吸入 CO_2 的特异和敏感的指标。

3. 辅助判断低血压、低血容量、休克和呼吸心跳骤停。任何原因导致的肺血流减少都可使 $PetCO_2$ 降低。当呼吸心跳骤停时 $PetCO_2$ 突降为零。

4. 诊断恶性高热和辅助判断肺动脉栓塞。麻醉中通气功能正常时，$PetCO_2$ 不明原因突然显著升高达正常的 $3\sim4$ 倍，应怀疑早期恶性高热，此时 $PetCO_2$ 的变化比体温更敏感。在空气、脂肪和血栓造成肺动脉栓塞时，$PetCO_2$ 可突然降低，是辅助诊断肺动脉栓塞的敏感指标。

（三）影响 $PetCO_2$ 准确性的因素

二氧化碳气体分析仪故障、采样管漏气和仪器校正错误，可以使 $PetCO_2$ 值发生偏移，故仪器要定时用标准气体校正。许多病理因素包括二氧化碳弥散障碍、通气/血流（V/Q）比例失调和右向左分流等使 $PetCO_2$ 偏离 $PaCO_2$。但左向右分流的先天性心脏病病人其 $PetCO_2$ 值与正常人相似。麻醉、体外循环、低温、机械通气时 PEEP、通气频率过快等，若依据 $PetCO_2$ 值可能会低估 $PaCO_2$ 值。年龄 >50 岁的急、慢性呼吸和循环系统疾病病人，$PetCO_2$ 亦可明显大于 $PaCO_2$。应用碳酸酐酶抑制剂如乙酰唑胺可使血液和肺泡上皮细胞二氧化碳的转运延迟，产生化学性死腔效应，导致 $PetCO_2$ 降低和 $PaCO_2$ 升高。

五、气道压力与通气量

气道压力直接反映呼吸阻力，包括峰压、平均压、坪台压（plat）和呼气末正压（PEEP）。在呼吸回路密闭情况下建立气腹（IAP 1.6 kPa 或 12 mmHg），因机械压迫作用气道压力有所上升，但大多数病人均在正常范围内。解除气腹后，可立即恢复至气腹前水平。通气量包括潮气量（VT），呼吸频率（f）与 MV，在气管导管与气管之间密闭不漏气时，结合气道压可推算呼吸系统总顺应性，即：$C=VT/(Pplat-PEEP)$ 以 Pplat 2.0 kPa（15 mmHg）左右较准确。

六、肌松监测

骨骼肌松弛药主要通过对神经肌肉接头产生影响而产生肌松作用。临床上对肌松药作用的评价主要依靠临床体征,如自主活动、手握力、呼吸状态和肌张力等。精确的测定是通过肌松监测仪器测定神经肌肉传递功能而实现的,即刺激某一外周神经,观察、记录和评定相应支配肌肉的机械或电学反应。前者为诱发性肌机械图,后者为诱发性肌电图。肌松药作用的监测最常用的为神经肌肉刺激器、加速度仪和肌机械图仪。主要通过刺激尺神经引起拇指内收、刺激胫后神经诱发拇指跖屈或刺激腓神经诱发足背屈等来完成监测。

（一）监测仪器

1. 肌电图仪。肌电图仪用于观察和记录肌肉的复合动作电位,评定相应肌肉的电反应。最常用来监测的肌肉有拇收短肌、小指展肌、第一掌间肌和面肌等。动作电极置于所选的肌腹上,参考电极置于该肌的附着点,刺激电极置于所选的神经表面。所测得的电位通过计算机放大、滤波、整流和组合后,整理成图形和数字显示出来。应用诱发性肌电图可以避免因固定换能器、定位和增加前负荷带来的问题。该仪器主要用于神经肌肉疾病的诊断和科研,也用于神经肌肉传递功能的研究监测,因其干扰因素很多,尚不能常规用于临床麻醉监测。

2. 加速度仪（Accelograph）。由丹麦麻醉学家 Viby-Mogensen 根据加速度原理而设计的神经肌肉传递的监测仪器。基本原理为牛顿第二定律,即力（F）等于质量（m）和加速度（a）的乘积（F＝m·a）。假设物体的质量不变,则力的变化与加速度成正比,即加速度可以反映力的变化。该仪器由加速度传感器、主机和打印输出三部分组成。加速度传感器由两个电极的压电陶瓷晶片（piezo-electic ceramicwafer）制成。使用时用胶带将传感器固定在大拇指端腹侧,其余四指和前壁用绷带固定在木版上,两个表面刺激电极安放在同侧腕部尺神经处。当刺激尺神经时,压电陶瓷晶片感受到拇指运动的加速度,就会在两个电极之间产生电压,由换能器转换为电信号传入主机,经主机自动分析,并打印和记录。该仪器有单次颤搐刺激、四个成串刺激（TOF）和强直后计数（PTC）三种刺激方式,换能器不需预置前负荷,特别适于临床监测。但对于精确和长时间的神经肌肉传递的观察,准确性较传统的肌机械图略差。

3. 肌张力或机械图仪。此方法亦需使用神经刺激器。使用电极有表面和针型电极两种,表面电极为无创电极,直径 7～8 mm,针形电极需插到皮下。刺激脉冲为单相正弦波,脉冲宽度为 0.2～0.3 ms,输出电流为 25～50 mA,最大为 60～80 mA,电极常常放在腕部尺神经处,近端和远端电极相距 2～3 cm,对尺神经进行刺激,产生拇指内收和其他四指屈曲。肌机械图仪,用力移位换能器测定拇收肌或外展小指肌产生的收缩力。为使测量准确,肌肉的收缩必须等长,通过给拇指加上一定的（50～300 g）前负荷,来保持测量的准确性,但需要在测定前确定对照值。本方法为传统的神经肌肉传递的监测手段,比较准确,目前仍然为实验和临床研究神经肌肉传递功能的最有效和准确的工具。临床工作中为求方便,常规视觉和触觉估计肌松程度。

（二）神经刺激的类型和意义

监测神经肌肉传递的刺激方式各异,对肌松药临床药理的研究和指导临床的意义也不相同,归纳起来主要有以下几种。

1. 单颤搐刺激(single twitch stimulation)。用频率为 0.1～1 Hz,波宽 0.2 ms,间隔时间 10 s 的单个刺激引起肌颤搐。用药前须作对照,用药后的肌颤搐高度与对照相比较,其变化的百分比作为神经肌肉阻滞的程度。一般将颤搐高度降低到 5%～25% 对照值的时间作为起效时间,颤搐高度恢复到 25% 对照值的时间称作用时间,而颤搐高度从 25% 恢复到 75% 对照值的时间为恢复指数。但颤搐恢复到对照值的高度并不意味着神经肌肉传递功能的完全恢复,仍有可能存在肌松药的残余作用。单颤搐刺激可用于临床研究,不适于临床监测。

2. 四个成串刺激(train of fourstimulation,TOF):用连续 4 次,频率为 2 Hz,波宽为 0.2～0.3 ms,间隔时间 10～12 s 的刺激,引起肌颤搐。常用第 4 个颤搐(T_4)与第 1 个颤搐(T_1)的比值(T_4/T_1)鉴别阻滞的性质,用不同颤搐的消失次序说明阻滞的程度。在非去极化阻滞,4 个颤搐皆不衰减,而幅度随阻滞的深度而降低。在非去极化阻滞,4 个颤搐逐渐衰减,如果 T_4 消失,相当于单次刺激的 75% 受到阻滞,依次 T_3、T_2 和 T_1 分别消失,说明有 80%、90% 和 100% 受到阻滞,肌松的恢复顺序则相反。由于使用本方法在用药前可作对照或不作对照,故非常适合临床监测。

3. 强直刺激(tetanic stimulation):用频率为 20～50 Hz,波宽 0.2 ms,持续 5 s,间隔时间 6～10 min 的刺激,引起肌肉强直收缩,可鉴别阻滞的性质和程度。在非去极化阻滞及去极化 II 相阻滞,强直刺激后出现衰减,停止刺激后乙酰胆碱合成增多,再给以单次刺激出现肌颤搐幅度增强,称为强直后易化(post-tetanicfacillitation)。而在去极化阻滞强直刺激后,单次刺激不出现肌颤搐幅度的增强或衰减。由于强直刺激能引起刺激部位的疼痛,不能用于清醒的病人。

4. 强直后计数(post-tetanic countstimulation,PTC)。在 1 Hz 的单次刺激后肌肉收缩完全消失时,用 50 Hz 持续 5 秒的强直单次刺激和 TOF 刺激无反应时的肌松深度的监测。

5. 双重爆发刺激(double burststimulahon,DBS)。连续 3 次波宽为 0.2 ms 的 50 Hz 的强直刺激,再给一组同样的连续 3 次的短阵强直刺激,两组间隔 750 ms,观察两组反应间有无衰减。正常无麻痹肌肉的反应是两个等强度的肌肉收缩,如果有残存的神经肌肉阻滞,可以观察到衰减现象,适合在神经肌肉阻滞恢复时估计残存肌松药的作用。研究证明 DBS 的衰减与 TOF 的比值密切相关。作为监测衰减的方法,较 TOF 或强直刺激敏感,但其临床意义有待于更深入的研究。

(三)临床应用

在围术期应用神经刺激器监测神经肌肉兴奋传递功能,应根据围手术期不同阶段和不同监测目的而选用不同的刺激种类和方式。

1. 监测不同肌松药的阻滞性质。不同性质的神经肌肉传递功能阻滞对不同的刺激诱发的肌收缩反应不一样。

(1)非去极化阻滞的特点:①在阻滞起效前没有肌纤维成束收缩;②对强直刺激肌张力不能维持,出现衰减;③强直衰减后出现易化;④为去极化肌松药所拮抗,而不同非去极化肌松药之间有增强或协同作用；⑤4 个成串刺激出现衰减；⑥为抗胆碱酯酶药所拮抗和逆转。

(2)去极化阻滞的特点：①在阻滞起效前有肌纤维成束收缩；②对强直刺激和 4 个成串刺激的肌张力无衰减；③无强直衰减后的易化；④为非去极化肌松药拮抗；⑤不能为抗胆碱酯酶药逆转，相反此类药可增强其阻滞。

(3)当持续或反复使用去极化肌松药时其阻滞性质可能演变为 Ⅱ 相阻滞，此时的特点是：①强直刺激和 4 个成串刺激均出现衰减；②为抗胆碱酯酶药部分或完全拮抗。

2.不同刺激种类在围术期的应用

(1)术前：在静注肌松药前一般用 1.0 Hz 的单刺激确定超强刺激，而后用 0.1 Hz 的单刺激或 4 个成串刺激确定给肌松药前的肌颤搐对照值，并连续监测注药后的起效时间，以及选择最佳的气管插管时间。因喉肌的肌松起效早，因此不需要待拇内收肌肌颤搐消失后再作气管插管。如欲了解无效应期的阻滞深度和预测单刺激和 4 个成串刺激肌颤搐出现时间，可用强直刺激后单刺激肌颤搐计数测定，在其后仍以单刺激或 4 个成串刺激连续监测，观察肌张力对照值的 25% 恢复时间，了解病员对肌松药的敏感性，作为术中维持肌松和追加用药的客观依据。

(2)术中：一般腹部手术肌颤搐压抑 90% 以上或 4 个成串刺激保持出现 1 个肌颤搐，此时即能满足肌松要求，但要绝对保证病员横膈活动消失或避免突然发生体位活动和呛咳。此时要求用强直刺激后单刺激肌颤搐计数监测，维持计数 1～2 次可避免剧烈的呛咳或膈肌活动，维持计数为零才可完全抑制咳嗽反应。

(3)术后：在术后肌张力逐渐恢复过程中，判断肌张力充分恢复和用拮抗药逆转残余肌松，可选用 4 个成串刺激、强直刺激和双短强直刺激。对 TOF 的肌颤搐 4 个均出现，这提示肌张力恢复即将到来，此时应用拮抗药可加速肌张力恢复，而在肌松程度深及肌张力恢复不充分的时候不应使用拮抗药。在使用大剂量肌松药后即使 TOF 刺激出现一个肌颤搐，此时要迅速逆转肌松作用和临床肌张力充分恢复也是困难的，因此至少要待 TOF 刺激出现 2 个肌颤搐反应才使用拮抗药。

肌松恢复时 4 个成串刺激的 TOFP 与临床体征恢复之间有良好的相关性，但 TOFP 和残余肌松的症状和体征之间在不同病人间也较大变化，一般讲 TOFP 在 0.40 以下，潮气量虽然可能已恢复正常，但肺活量及吸气力仍低于正常，且一般不能抬头和举臂。当 TOFP 升至 0.60 时，肺活量及吸气力仍低于正常，而多数病人能睁大眼睛、伸舌及抬头已能维持 3 s 钟，直至 TOFP 升至 0.70 到 0.75，病员才能抬头保持 5 s，而握力可能仍低于用药前对照值。但肺活量和吸气力恢复到正常水平，TOFP 至少要超过 0.80，且此时病人仍可能有复视和表情肌无力。所以，临床上不论是长时效还是短时效肌松药，一般以 TOFP 达 0.70～0.75 为神经肌肉传递功能充分恢复的标准，但近年来研究证明要使术后无残余肌松 TOFP 应达 0.9。强直刺激 50 Hz 持续刺激 5 秒钟不出现衰减，提示随意肌肌张力已充分恢复。如无记录装置，要判断 TOFP＞0.60 是不可能的，而用 DBS 触感能分辨出衰减，约相当于 TOFP 为 0.60。

评定肌张力充分恢复最好结合临床表现，如清醒病员能保持睁眼、伸舌、有效的咳嗽、握力有劲且能持续不减、保持抬头并能维持 5 秒钟,以及测定呼吸功能如肺活量达 15 ～20 mL/kg,吸气最大负压达 1.96～2.45 kPa(20～25 cmH$_2$O)等。应用肌松药后神经肌肉兴奋传递功能恢复是一个过程,应用拮抗药逆转肌松药作用,其恢复能力取决于用拮抗药前神经肌肉兴奋传递功能的自然恢复程度,因此在单刺激和 TOF 刺激无反应时,不要使用拮抗药,这不仅此时拮抗难以成功,相反可能延长恢复时间。当 TOF 刺激出现一个肌颤搐,用拮抗药后充分恢复时间可能要 30 min;在 TOF 刺激出现 2 个肌颤搐用拮抗药逆转其恢复时间,长时效肌松药可能要 10～12 min,中时效肌松药要 4～5 min;当 TOF 刺激出现 4 个肌颤搐后用拮抗药,用新斯的明拮抗其恢复不超过 5 min,用依酚氯铵拮抗其恢复需 2～3 min。不同刺激在围术期的应用见表 5-3。

表 5-3　围术期各类刺激的应用

刺激种类	围术期应用
单刺激	①确定超强刺激(1.0 Hz)
	②气管插管时肌松程度监测(0.1)
4 个成串刺激	①气管插管时肌松程度监测
	②手术期维持外科肌松和肌松恢复期监测
	③术后恢复室肌松消退监测
强直刺激后单刺激肌颤搐计数	①肌松无效应期维持深度肌松
	②预测单刺激和四个成串刺激肌颤搐出现时间
双短强直刺激	术后测定肌松消退及在恢复室判断残余肌松

3.神经肌肉传递功能监测。全麻应用肌松药时,监测神经肌肉兴奋传递功能的目的:①肌松药用量个体化;②根据手术需要调节肌松程度;③选择最佳气管插管和应用拮抗药时间;④评定术后肌张力恢复,区别术后呼吸抑制原因是中枢性抑制还是残余肌松药作用;⑤监测静滴或反复静注琥珀胆碱时的神经肌肉阻滞性质演变;⑥研究比较不同肌松药的临床药效。

七、麻醉气体浓度

通过监测呼吸环路内吸入或呼出气中麻醉气体浓度,有助于了解病人对吸入麻醉气体的摄取和分布,估计病人对吸入麻醉药物的耐受程度,保证术中无记忆,协助实施控制性降压,判断病人苏醒速度,提高麻醉的安全性。

麻醉气体浓度监测主要有两种:①红外线气体分析仪,目前临床上普遍使用的麻醉气体分析仪多属于此类。②质谱气体分析仪。

八、麻醉深度监测

麻醉深度的定义随临床实践中所使用的药物发展而发展。在使用乙醚时,Guedel 所描述的临床体征与临床相关,麻醉深度的定义亦很清楚。现代麻醉实践中由于强效吸入麻醉药、阿片类药、肌松药和静脉麻醉药的使用,麻醉深度的定义不可能简单、统一化。

Prys-Poberts 和 Kissin 强调伤害性刺激的类型和消除反应的特异性药物分类,代表着最适合当代麻醉实践的麻醉深度概念。

（一）判断麻醉深度常用的临床体征和反应

1.呼吸系统。呼吸量、呼吸模式和节律变化在未用肌松药的病人能反映麻醉适当与否,Guedel 的乙醚分期中已有详述。呃逆和支气管痉挛常为麻醉过浅,但要完全抑制需相当深的麻醉。呼吸系统体征主要受肌松药和呼吸疾病的影响。

2.心血管系统。血压和心率一般随麻醉加深而下降（氯胺酮和环丙烷例外）,其往往是麻醉药、手术刺激、肌松药、原有疾病、其他用药、失血、输血和输液等多因素综合作用的结果。尽管影响因素众多,血压和心率仍不失为临床麻醉最基本的安全体征之一。

3.眼征。麻醉深度适当时瞳孔中等偏小,麻醉过浅和过深均使瞳孔扩大。吸入麻醉药过量可使瞳孔不规则,吗啡可使瞳孔缩小。抗胆碱能药可使瞳孔扩大。瞳孔有对光反射是麻醉不够的特征,大多数吸入麻醉药达 2 MAC 时都可抑制对光反射。浅麻醉时可有眼球运动,深麻醉时眼球固定。较浅的麻醉时眼睑反射即可消失。交感兴奋过度时使提上睑肌中的平滑肌部分收缩,使眼睑回缩。浅麻醉下疼痛和呼吸道刺激（刺激性气体和气管导管）可引起流泪反射。呼吸道刺激引起的流泪可用气管表面麻醉而减少。眼征受肌松药、眼病和眼药等影响。

4.皮肤体征。皮肤颜色、灌注和温度反映心血管功能和氧合情况。汗腺由交感神经支配（节后纤维为胆碱能）,浅麻醉时交感兴奋,出汗增多,但大多数挥发性麻醉药不常有出汗,而氧化亚氮—麻醉性镇痛药麻醉常易出汗,因麻醉性镇痛药有不同程度的发汗作用。出汗部位以颜面和手掌多见,但也不限于这些部位。抗胆碱能药物、环境温度、湿度都与出汗有关。

5.消化道体征。吸入麻醉较浅时可发生吞咽和呕吐,气管插管的病人可见吞咽或咀嚼。食管运动也与麻醉剂量有关。肠鸣音随麻醉加深而进行性抑制。唾液和其他分泌亦随麻醉加深而进行性抑制。消化道体征受肌松药、消化道疾病、抗胆碱能药物和自主神经系统疾病的影响。

6.骨骼肌反应。一般认为病人对手术刺激是否有"动的"反应是麻醉是否适当的重要指征。MAC 概念即是根据它来制定的。

（二）麻醉深度测定的电生理方法

1.脑电图（EEG）

（1）原始 EEG。麻醉对 EEG 的抑制作用表现为频率、波幅的变化和爆发性抑制。伤害性刺激可引起 EEG 三种类型的改变:①不同步的 20～60 Hz 快节律表现;②6～10 Hz 棘波表现;③1～3 Hz 慢波的爆发。但原始 EEG 监测系统庞大、复杂、分析困难且要求屏蔽,不适于临床麻醉应用。

（2）自动处理的 EEG。

①EEG 类型识别。Gersoh 曾将高难度的类型识别技术用于 EEG 分析。事先将不同麻醉深度下的 EEG 归纳分类,再输入识别系统,用于临床麻醉深度监测。这种技术对

统计和计算处理的方法要求极高,相当复杂。

②脑功能监测和脑功能分析监测。将 EEG 的频率和波幅综合为一个成分,称为 EEG 活动强度,用以观察脑功能活动。已广泛用于手术中脑缺血和缺氧监测,亦有作为判断麻醉深度的参考指标的报道。其缺点是信息不全,不能反映细微的变化和易受外科电凝器干扰。

③EEG 周期分析法。最早用零位交叉频率分析法,能粗略地测出 EEG 频率的变化。以后在此基础上发展为周期—波幅分析法,能同时记录频率和平均波幅。

④频谱分析法。它是较先进的计算机处理方法。常用的有功率谱、边缘频率和中频等。其中边缘频率和中频用于监测麻醉深度较方便,能随常用麻醉药的麻醉深度改变,显示出剂量相关的变化。但当麻醉浅时恢复很慢,仍不理想。

2.双频谱脑电图(BIS EEG)

(1)BIS EEG 信号处理的原理。BIS EEG 分析是应用非线性相位锁定原理对原始 EEG 波形进行处理的一种方法,属于一种回归的处理方法。是在功率谱分析的基础上又加入了相关函数谱的分析,既测定 EEG 的线性成分(频率和功率),又分析 EEG 成分波之间的非线性关系(位相和谐波)。通过分析各频率中高阶谐波的相互关系,进行 EEG 信号频率间位相耦合的定量测定。清醒人在 EEG 频率带上有显著的位相耦合或位相锁定。因此 BIS 分析对来自傅立叶分析的信息进行了更清楚的表达,不仅包括了更多的原始 EEG 信息,而且更多地排除了许多对 EEG 信息的干扰因素。BIS 的变量是通过多变量数学回归方程计算产生的值来表达的。BIS 数值范围为 0~100,数值越大,越清醒,反之提示大脑皮质的抑制愈严重。

(2)BIS 的临床应用。BIS 是唯一被美国食物药品管理局认可的麻醉药对脑作用的监测仪,是目前商业化麻醉深度监测仪中敏感度和特异度最好的监测仪之一。目前已有数个研究表明在外科手术中常规使用 BIS 监测可减少麻醉药(丙泊酚、地氟醚和七氟醚)用量,提早拔管时间和转出恢复室时间,从而提高麻醉质量,减少费用。

BIS 可测定麻醉的催眠部分,对几种临床目标和几种麻醉药有着很好的敏感度和特异度,特别是用于丙泊酚产生的催眠状态。但 BIS 对麻醉的镇痛(阿片类药)成分敏感性较差。因此在临床应用 BIS 监测时应对麻醉的催眠成分与镇痛成分区别对待。即当 BIS 升高但无动反应和血流动力学反应时应加用催眠药,而在 BIS 较低仍有血流动力学和动反应时则应加用镇痛药以增加麻醉中的镇痛成分。

除了对麻醉的镇痛成分敏感性较差之外,BIS 的域值受多种麻醉药联合应用的影响是其最显著的局限性。换言之不同组合的麻醉药联合应用时虽得到相似的 BIS 值,但可能代表着不同的麻醉深度。

3.诱发电位。诱发电位(evoked potential,EP)是指于神经系统(包括感觉器)某一特定部位施加适宜刺激,在 CNS(包括周围神经系统)相应部位检出的与刺激有锁定关系的电位变化,即 CNS 在感受外在或内在刺激中产生的生物电活动。代表 CNS 特定功能状态下的生物电活动变化。EP 最早用于监测神经系统结构的完整性,诊断神经生理学状态。由于其对麻醉药敏感因而用于研究测定麻醉药的作用和麻醉深度。

EP 按刺激类型分三类：①躯体感觉诱发电位（somatosensory evoked potentials，SSEP）；②听觉诱发电位（auditory evoked potentials，AEP）；③视觉诱发电位（visual evokedpotentials，VEP）。按 EP 的潜伏期分三类：①短潜伏期诱发电位；②中潜伏期诱发电位；③长潜伏期诱发电位。

近年来对 AEP 的研究较多，尤其是与意识的关系。AEP 是通过声响刺激，用头皮电极记录到的一系列不同潜伏期的波形，表示刺激通过脑干听觉通路到达皮层的传递过程。AEP 的监测可分为：①早期皮质反应（early corticalresponse，ECP）；②听觉稳态诱发反应（auditorysteady-state AEP response，ASSP）；③长潜伏期听觉诱发电位（late latencyresponseo AEP）；④中潜伏期听觉诱发电位（middlelatency auditory evoked response，MLAEP）等。多项研究已表明 MLAEP 对区分麻醉状态与清醒状态确实很有效，MLAEP 派生参数比 BIS 更佳，即有意识和无意识状态值范围的重叠更小。

4.容积描记图。指端容积描记图是测定外周血管舒缩的一种简单方法。浅麻醉时应激反应增强，α 肾上腺素能活动增加，使外周血管收缩，容积描记图波幅下降；深麻醉则相反。容积描记图的缺点是信号的非参数性，易进行性漂移，低血容量、低碳酸血症、低温和各种血管活性药对其影响很大。

5.额肌电。额肌电能探测病人在皱眉前的额肌亚临床活动。在未用肌松药的情况下额肌电波幅在 7～12 单位为深麻醉，25～30 单位为浅麻醉，但尚属适当，大于 30 单位为麻醉过浅，觉醒时为 40 单位以上，是判断麻醉深度的有用指标，尤其对判断麻醉过浅更为可靠。其最大缺点是受肌松药抑制，但因面肌对非去极化肌松药的敏感程度较差，能使手完全瘫痪的肌松药剂量尚能使额肌保留 50% 的反应性，故在肌松药剂量不大时仍可应用，不过必需同时监测肌松程度且标准难以掌握。

6.食管下段收缩性。1984 年 Evans 提出食管下段收缩性（loweresophageal contractility，LEC）可用于麻醉深度监测。食管下段由平滑肌组成。LEC 包括以下两种：①自发性食管下段收缩（SLEC）是一种非推进性收缩，已知与应激反应有关；②诱发性食管下段收缩（PLEC）是由于食管下段局部受刺激而引起的收缩。LEC 主要受迷走神经支配。其控制中心在脑干的迷走神经背核。多数学者认为 LEC 能反映吸入麻醉深度，对静脉麻醉较差，尤其适用于肌松下麻醉深度监测，但个体差异大影响准确性和可靠性。

7.心率变异性分析。心率变异性（heart rate variability，HPV）指逐次心跳间期的微小变异，它部分反映自主神经系统对心血管的调节。心率变异的分析方法主要有时域分析法和频域分析法。心率变异性是正常心血管系统稳定调节的重要机制，反映交感神经和副交感神经对心脏的影响，可把心率变异看成是了解人体自主神经系统功能状态的一个窗口。年老、自主神经功能损害、心血管疾病、猝死等往往伴有心率变异性的明显降低，心肌梗死后心率变异的改变与预后的好坏有密切关系。

由于 HPV 反映自主神经系统的张力和均衡性。麻醉药可通过对自主神经系统的影响改变 HPV。因此可通过监测 HPV 来评估麻醉深度变化。如麻醉诱导后总的自主神经张力降低，表现为总功率（total power，TP）显著降低且中频（mid-frequency power，MF）抑制较其他频段更明显；高频（high-frequency power，HF）和 MF 下降与吸入麻醉药浓度密切相关。实际上心率变异性反映的仍然是全身麻醉下由于疼痛或其他刺激造成自主神经兴奋的变化。全身麻醉状态下，随麻醉加深，低频（lowerfrequency power，LF）与高频的比值（LF/HF值）下降。目前认为HPV可以作为全身麻醉期间反映病人疼痛状况的指标。

第二节　有创监测

有创性血流动力学监测，主要包括中心静脉压、周围动脉压和肺动脉压、血气分析等，兼及心排血量的测定和计算，以及各项血流动力学参数的临床意义。由于是创伤性监测就必然给病人带来一定的伤害，也可能会引起各种并发症，所以在临床应用时应结合病人实际情况，全面考虑其利弊得失。

一、中心静脉压测定及置管技术

中心静脉压（CVP）是衡量右心排出回心血的能力及判断有效循环血容量的指标。现临床上已广泛应用。

（一）适应证

1.体外循环下各种心血管手术；

2.估计术中将出现血流动力学变化较大的非体外循环手术；

3.严重创伤、休克以及急性循环衰竭等危重病人的抢救；

4.需长期高营养治疗或经静脉抗菌素治疗；

5.研究某些麻醉药或其他治疗用药对循环系统的作用；

6.经静脉放置心脏起搏器（临时的或永久的）。

（二）穿刺置管途径

目前多采用经皮穿刺的方法放置导管至中心静脉部位。常用的穿刺部位有锁骨下静脉、颈内静脉，在某些特殊情况下也可用股静脉。

1.锁骨下静脉。锁骨下静脉是腋静脉的延续，起于第一肋骨的外侧缘，成人长为3～4 cm。前面是锁骨的内侧缘，在锁骨中点稍内位于锁骨与第一肋骨之间略向上向内呈弓形而稍向内下，向前跨过前斜角肌于胸锁关节处与颈内静脉汇合为无名静脉，再与对侧无名静脉汇合成上腔静脉。通常多选用右侧锁骨下静脉做为穿刺置管用。穿刺进路有锁骨上路和锁骨下路两种。

（1）锁骨上路：病人取仰卧头低位，右肩部垫高，头偏向对侧，使锁骨上窝显露出来，在胸锁乳突肌的锁骨头的外侧缘，锁骨上缘约1.0 cm处进针，针干与身体正中线（或与锁骨）呈45°角，与冠状面保持水平或稍向前呈15°角，针尖指向胸锁关节，缓慢向前推进且边进边回抽，直到有暗红色血为止。经反复测试确定在静脉腔内便可送管入静脉。送管方法有两种。①外套管针直接穿刺法：根据病人的年龄选用适当型号的外套管针（成人可选用 16～14 号；儿童可用 20～18 号）直接穿刺。当穿中静脉后再向前推进 3～5 cm，而后撤出针芯，将注射器接在外套管上，而后回抽有静脉血时可缓慢地旋转套管向前送入；如果抽不出回血，可缓慢后撤并同时回抽，当抽到回血时即停止后撤，经反复测试确定在静脉腔内再慢慢地旋转套管向前送入。②钢丝导入法：根据病人的具体情况选择相应的金属穿刺针及相应型号的钢丝和导管。穿刺方法同前，当穿中静脉后将钢丝送入静脉，撤出金属穿刺针，而后将相应型号的导管沿钢丝送入静脉。如果导管较软可选用相应型号的扩张子沿钢丝送进静脉内（送扩张子前先用尖刀片将皮肤针眼扩大），而后撤出扩张子，再将导管沿钢丝送入。导管送进的长度应根据病人具体情况而定，一般 5～10 cm 即可。尔后以缝线将导管固定在皮肤上再用皮肤保护膜加固。用缝针固定时下针的方向应与导管平行不可横跨导管以免缝针将导管扎破。锁骨上路进针，在穿刺过程中，针尖前进的方向实际上是远离锁骨下动脉和胸膜腔的方向前进。所以较锁骨下进路为安全。此进路不需经过肋间隙，送管时阻力小，用外套管针穿刺时可直接将套管送入静脉，不需要用钢丝导入。到位率较锁骨下路为高。也可以用此径路放置 Swan-Ganz 导管和肺动脉导管，或放置心内膜起搏器。

（2）锁骨下路：病人取仰卧位，右上肢垂于体侧，略向上提肩，使锁骨与第一肋骨之间的间隙张开便于进针。右肩部可略垫高（也可不垫），头低位（15°～30°）。从锁骨中内 1/3 段的交界处，锁骨下缘 1～1.5 cm 处（相当于第二肋骨上缘）进针，针尖指向胸骨上窝，针体与胸壁皮肤的夹角＜10°，紧靠锁骨内下缘徐徐推进，这样可避免穿破胸膜及肺组织所引起的气胸。在进针的过程中边进边轻轻回抽，当有暗红色血液时停止前进，并反复测试其通畅情况，确定在静脉腔内时便可送导管。如果以此方向进针已达 4～5 cm 仍无回血时不可再向前推进，以免误伤锁骨下动脉。此时应徐徐向后撤针并边退边抽，往往在撤针过程中抽到回血，说明已穿透锁骨下静脉。在撤针过程中仍无回血，可将针尖撤至皮下而后改变方向（针尖在深部时不可改变方向以免扩大血管的损伤），使针尖指向甲状软骨，以同样方法徐徐前进往往可以成功。

送导管的方法基本上与锁骨上路相同，但由于此进路要通过肋间隙用外套管针时往往送套管较困难，阻力较大，常需要借助于钢丝引导。

2. 颈内静脉。起源于颅底，颈内静脉全程均被胸锁乳突肌覆盖，上部位于胸锁乳突肌的前缘内侧，中部位于胸锁乳突肌锁骨头前缘的下面和颈总动脉的后外侧，下行至胸锁关节处处与锁骨下静脉汇合成无名静脉再下行与对侧的无名静脉汇合成上腔静脉进入右心房。成人颈内静脉较粗大易于穿中。右侧无胸导管，而且右颈内静脉至无名静脉入上腔静脉几乎为一直线，右侧胸膜顶较左侧为低，故临床上常选右侧颈内静脉穿刺置管，尤其是放置 Swan-Ganz 导管更为方便。

颈内静脉穿刺的进针点和方向根据个人的习惯各有不同。一般根据颈内静脉与胸锁乳突肌的关系，可分别在胸锁乳突肌的前、中、后三个方向进针。

（1）前路：病人仰卧，头低位，右肩部垫起，头后仰使颈部充分伸展，面部略转向对侧。操作者以左手食指和中指在中线旁开 3 cm，于胸锁乳突肌的中点前缘相当于甲状软骨上缘水平触及颈总动脉搏动，并向内侧推开颈总动脉，在颈总动脉外缘约 0.5 cm 处进针，针干与皮肤呈 30°～40°角,针尖指向同侧乳头或锁骨的中、内 1/3 交界处前进,常在胸锁乳突肌中段后面进入颈内静脉。此路进针造成气胸的机会不多,但易误入颈总动脉。

(2)中路:在锁骨与胸锁乳突肌的锁骨头和胸骨头所形成的三角区的顶点,颈内静脉正好位于此三角的中心位置,该点距锁骨上缘 3～5 cm,进针时针干与皮肤呈 30°,与中线平行直接指向足端。如果试穿未成功,将针尖退至皮下,再向外偏斜 10°左右指向胸锁乳突肌锁骨头的内侧后缘,常能成功。若遇肥胖、短颈或小儿,全麻后胸锁乳突肌标志常不清楚,定点会有一定的困难。此时可利用锁骨内侧端上缘的小切迹作为骨性标志(此切迹就是胸锁乳突肌锁骨头的附着点)颈内静脉正好经此而下行与锁骨下静脉汇合。穿刺时以左手拇指按压,确认此切迹,在其上方 1～1.5 cm 处进针(此处进针又称为低位进针点)针干与中线平行,针尖指向足端,一般进针 2～3 cm 可进入颈内静脉。若未成功再将针尖退至皮下,略向外侧偏斜进针常可成功。

(3)后路:在胸锁乳突肌的后外缘中、下 1/3 的交点或在锁骨上缘 3～5 cm 处作为进针点。在此处颈内静脉位于胸锁乳突肌的下面略偏外侧,穿刺时面部尽量转向对侧,针干一般保持水平,在胸锁乳突肌的深部指向胸骨上窝方向前进。针尖不宜过分向内侧深入,以免损伤颈总动脉,甚至穿入气管内。

3.股静脉。股静脉位于股动脉内侧。穿刺时以左手食指和中指摸准股动脉的确切位置,在股动脉内侧 2～3 mm 处进针,针尖指向头侧,针干与皮肤呈 30°角,一般较容易成功,置管方法与锁骨下静脉穿刺相同。但由于距下腔静脉较远,故置管的位置不易达到中心静脉,所测得的压力受腹腔内压力的影响,往往高于实际中心静脉压。如果用针腔内送入较长的导管可达中心静脉,但导管在血管内的行程长,留置时间久,难免引起血栓性静脉炎。

(三)测压装置

中心静脉压一般以 cmH_2O 为单位,用一三通前端与套管的针座相连,尾端连接输液器三通的侧孔与测压管道(一次性塑料管)相连,并将此测压管垂直固定在有刻度的标尺上,再将此标尺固定手术床头,可随手术床同时升降,待摆好体位后,定零点,一般以病人的右心房的中点作为零点,在体表相当于腋中线。

(四)中心静脉压变化的意义

中心静脉压的正常值为 0.39～1.18 kPa(4～12 cmH$_2$O)。临床上常依据中心静脉压的变化来估计病人的血流动力学状况。中心静脉压的高低取决于心功能、血容量、静脉血管张力、胸内压、静脉血回流量和肺循环阻力等因素,其中尤以静脉回流与右心室排血量之间的平衡关系最为重要。

在容量输注过程中,中心静脉压不高,表明右心室能排出回心脏的血量,可作为判断心脏对液体负荷的安全指标。中心静脉压与动脉压不同,不应强调所谓正常值,更不要强求输液以维持所谓的正常值而引起输液过荷。作为反映心功能的指标连续测定观察其动态变化,比单次的绝对值更有指导意义。一般中心静脉压不高或偏低,输血、补液是安全的。早已知,心脏泵血功能依赖于中心静脉压。心排血量和中心静脉压二者之间的关系可描绘成心功能曲线。在一定限度内,心排血量随中心静脉压升高而增加,形成心功能曲线的上升支,超过一定限度,进一步增加中心静脉压就引起心排血量不变或下降,形成心功能曲线的下降支,正常或大多数病理情况下,心脏是在曲线的上升支工作,监测中心静脉压的目的是提供适当的充盈压以保证心排血量。由于心排血量不能常规测定,临床工作中常依据动脉压的高低、脉压大小、尿量及临床症状、体征结合中心静脉压变化对病情作出判断,指导治疗见表 5-4。

表 5-4　引起中心静脉变化的原因及处理

中心静脉压	动脉压	原因	处理
低	低	血容量不足	补充血容量
低	正常	心功能良好,血容量轻度不足	适当补充血容量
高	低	心功能差,心排血量减少	强心,供氧,利尿.纠正酸中毒、适当控制补液或谨慎选用血管扩张药
高	正常	容量血管过度收缩,肺循坏阻力增高	控制补液,用血管扩张药扩张容量血管及肺血管
正常	低	心脏排血功能减低,容量血管过度收缩,血容量不足,或已足	强心,补液试验,血容量不足时适当补液

临床情况要较上述划分复杂得多。除了血容量不足之外,很难找到恰当的模式作为处理时的依据。此外,中心静脉压仅反映右心室的功能情况,当左心室由于疾病、缺氧和毒素等影响而功能不全为主时,病人出现肺水肿而中心静脉压可仍正常甚或偏低,但此时肺毛细血管楔压已有相应的升高,因此用中心静脉压判断、预防肺水肿颇受限制。

（五）并发症及预防措施

1. 气胸。无论是颈内静脉或是锁骨下静脉穿刺时均有穿破胸膜和肺尖的可能,其原因主要是穿刺时针干的角度和针尖的方向不当所致。

2. 血胸。在行锁骨下进路穿刺时如果进针过深易误伤锁骨下动脉,此时应立即撤针并从锁骨上窝压迫止血。如果未穿破胸膜,局部可形成血肿自行压迫止血,若同时穿破胸膜势必会引起血胸。

3. 液胸。无论是颈内静脉或锁骨下静脉穿刺时,在送管时将导管穿透静脉而送入胸腔内,此时液体都输入胸腔内。

4. 空气栓塞。穿刺前未使病人头低位,如病人处于低血容量状态,当穿中静脉后一旦撤掉注射器与大气相通,由于心脏的舒张而将空气吸入心脏,对于后天性心脏病(无心内分流)病人进入少量空气不致引起严重后果,但对于有心内分流的先心病病人(尤其是右向左分流的紫绀病人)可能引起严重后果。穿刺时应注意避免。

5. 折管。由于导管质量差,术后病人躁动或作颈内静脉置管时术后颈部活动频繁而造成,并多由导管根部折断。

6. 心肌穿孔。由于导管太硬且送管太深直至右房,由于心脏的收缩而穿破房壁。如果不能及时发现作出正确诊断后果十分严重,死亡率很高。预防办法:不用硬劣质导管;送管不宜过深,一般送入 8～10 cm。

7.感染。引起感染的因素是多方面的:①导管消毒不彻底;②穿刺时无菌操作不严格;③术后护理不当;④导管留置过久。在病情允许情况下留置时间越短越好,若病情需要,最长 7～10 d 应该拔除或重新穿刺置管。

二、动脉压的测定及置管技术

血压是临床上最早和最常用的监测指标。早期采用间接测压方法——袖带听诊血压,但是对危重和休克患者,或是在低温和体外循环期间不能及时准确反映病人的血压。凡心脏直视手术一律采用直接测压的方法。即通过周围动脉穿刺置管的方法,将周围动脉内的压力通过压力传感器与监测仪连接可直接看到波形和压力参数,或通过管道与弹簧血压表连接反应血压的数据。

(一)周围动脉穿刺置管的途径

周围浅表的动脉,只要内径够大,可摸到的动脉均可采用。根据手术部位,病人体位以及局部动脉通畅情况等综合考虑,选择总的原则是:局部侧枝循环丰富,即使发生局部动脉阻塞亦不会引起远端组织缺血性损伤。桡动脉为首选。此外,腋、肱、尺、股和足背动脉均可采用。作桡动脉穿刺前必须测试尺动脉血流是否通畅,可用改良式 Allen 试验法测试(此法不需压迫尺动脉,可以避免在尺动脉减压后引起短暂的反射性扩张所造成的假阴性)。具体方法:①测试者以手指压迫患者桡动脉以阻断桡动脉血流,让病人将手举过头顶并连做握拳动作数次,然后紧紧握拳,②测试者继续压迫桡动脉让患者将手下垂,并自然伸开手。③观察手掌部颜色由白转红的时间。若尺动脉畅通和掌弓循环良好,转红的时间多在 3 s 左右,在 6 s 以内转红 Allen 试验阴性,若在 7～15 s 转红,说明尺动脉血供延迟,称为 Allen 试验可疑。如果 15 s 以上仍不转红说明尺动脉血供有障碍,即 Allen 试验阳性,桡动脉不宜采用。④测试桡动脉血供情况时,压迫尺动脉而后重复上述动作。⑤对全麻病人或不合作的小儿可用被动的方法将患者手抬高,测试者以手掌压迫患者手掌,使其手掌变白,而后压迫桡(或尺)动脉,将患者手放下观察其手掌由白转红的时间。⑥也可以借助于仪器测定桡、尺动脉的血流情况。

(二)穿刺置管技术

1.套管针直接穿刺法。此法根据个人习惯和动脉的粗细又可分为两种。①穿透法:用左手食指和中指摸准动脉搏动的位置和走向,而后用 16 号金属针头在距搏动点最明确的部位 0.5～1.0 cm 处刺破皮肤全层(但不可太深以免损伤动脉),选用相应型号的套管针,左手仍摸准动脉搏动,右手持套管针由皮肤破口送入皮下,这时左手食指和中指既摸到搏动又可摸到套管针的位置,使针头对准搏动迎向血流的方向推进,针干与皮肤的角度根据病人的胖瘦和动脉的深浅而定,一般是越瘦越表浅其角度越小,约 10°。在进针过程中见到有鲜红动脉血时再向前推进 0.5～1.0 cm 而后撤出针蕊,并用一注射器(也可不用)与套管针座连接,缓慢后撤,当涌出动脉血时停止后撤并轻轻转动套管针向前推进。若无阻力并仍有红血抽出说明在动脉腔内,当套管送入后撤掉注射器并与测压管连接;②直接穿刺法:穿刺方法与上述相同,见到有红血时,向前推进1～2 mm,使外套管完全进入动脉腔内,以右手固定内针芯,以左手轻轻捻动外套管向前进,若无阻力说明在血管内,当外套管送入后撤出内针芯,并有红血喷射出说明穿刺成功,而后与测压管连接。

2.钢丝导入法。用专为动脉穿刺的特制用具,其中包括一根20G的金属穿刺针(内径1.1 mm),一根外径为1.0 mm钢丝及一根内径1.1 mm的套管,长为5～6 cm。穿刺方法同上,先用金属穿刺针穿刺动脉,当穿中动脉后可见红血由针腔内喷射出,这时将钢丝由针腔内送入动脉,然后退出金属穿刺针,并将钢丝留置在动脉内,将套管沿钢丝导入动脉,再将钢丝撤出可见由套管针腔内喷射出动脉血,与测压管道连接。

(三)动脉压力波形分析

可将波形归纳为五种:

1.陡直波。整个波形分收缩和舒张两个时相,收缩相上升支较陡,急骤升至顶峰,振幅的高度为收缩压(SBP),心室射血后主动脉瓣关闭,心室开始舒张即转为舒张相,波形缓慢下降至最低点为舒张压(DBP),在下降支的中段出现一切迹称为重波切迹,此点接近于平均动脉压(MAP)。一般心功能良好的病人均属此波形。

2.圆钝波。波幅中等程度降低,上升支与下降支均缓慢,顶峰圆钝,重波切迹不明显。在心功能受损、心缩力低下或低血容量时出现。

3.低平波。上升支与下降支均缓慢,振幅低平,脉压差小,一般收缩压<10.67 kPa(80 mmHg),表明心功能严重受损,是低心排综合征的表现。

4.高尖波。波幅高耸,上升支陡而尖,重波切迹不明显,舒张压低,脉差压大。在主动脉瓣关闭不全和主动脉窦瘤破裂时出现,一般在术后可恢复为陡直波。

5.不规则波。波幅低平,振幅大小不等。多在风心病、心房颤动或心房扑动时出现。

(四)测压装置

1.弹簧表测压法。此法设备简单易行,但测出之数据只是动脉平均压(MAP),不能测出收缩压和舒张压。并且此法所测之压力随着血压的升、降往往会出现较大的误差。因为测压管往往是垂吊在手术床头的支架上,而只有测压管内的液平面与心脏在一个水平面时测出的压力才是真正的MAP。当血压下降时其液面亦随之下降。这时所测得的MAP要比病人的实际MAP为高,因此只在运送病人途中使用。

具体装置如下:

(1)用两个串联三通,三通尾端接一5 mL注射器作为冲洗管道用,侧孔与肝素盐水相连(成人用500 mL盐水加肝素1 000单位),前面三通侧孔用50～80 cm长的细塑料管与弹簧表连接,管内1/3充入肝素盐水,并将弹簧表的指针从零升到16 kPa(120 mmHg),三通的前端连测压管,其内充满肝素盐水并排净空气,与动脉的套管针座相连。

(2)以上装置连好后,使动脉管与弹簧表相通,即可直接测出病人的MAP。

(3)为防止测压管道与套管针内有血凝块形成,肝素盐水每5～10 min冲洗一次,以保持测压管道的通畅。

2.电测压装置。血压可通过换能器使其机械能转换成电信号,经过放大后可在监测仪的屏幕上显示出来,可同时测出收缩压(SBP)、舒张压(DBP)和平均压(MAP)。

(1)换能器:典型的换能器是由隔膜和感应两部分组成。当隔膜随压力波动后带动感应成份,发生相应的电信号传至监测仪经过放大由屏幕显示出来。一般供临床使用的换能器监测范围为 $-6.65 \sim 39.9$ kPa($-50 \sim 300$ mmHg),有些换能器可耐受 133 kPa(1 000 mmHg)的压力而不受损坏。

(2)连接管道:要求硬质塑料管,口径 2.0~3.0 mm,一般长 60 cm,最长不超过 120 cm。如管道过长由于共振作用使测得的 SBP 偏高,DBP 偏低。整个管道内不能有气,否则测得的 SBP 偏低,DBP 偏高,压力波形变小甚至完全消失。

(3)连续冲洗:凡动脉测压均应有连续冲洗装置,以确保测压管道的通畅和防止发生血凝块。连续冲洗器前端连一三通与测压管相接,其后端与换能器相接,连续冲洗器的侧管与高压(39.9 kPa)的肝素盐水连接。高压肝素盐水以 2~4 mL/h 的速度向测压管道内持续输注,这样缓慢输注与所测动脉的血流量之比不到 1,因此对所测压力值影响甚微。

3.标定零点。无论是用弹簧表或是用换能器,在测压前都必须调试零点,否则测得的血压值不准确。

(1)弹簧表装置:测得的血压值与表悬吊的位置高低无关,而与测压管内液平面是否在心脏水平有关。测压管最好水平放置不要与地面呈垂直位,以确保测得血压的准确性。

(2)换能器装置:在测压前必须先使换能头通大气调整仪器的零点,并将换能头置于心脏水平的支架上固定。

4.测压计的校正。无论是弹簧表或是电测压计,所测的压力值是否准确,用前应该校正,其方法是用一标准的水银柱血压计,用三通将水银柱血压计与弹簧表(或监测仪的换能器)连接,三通开放,用 20 mL 注射器通过三通注气加压,使水银柱压力从零逐渐上升到 13.33、20、26.67 kPa(100、150、200 mmHg)等,此时观察监测仪或弹簧表的压力是否与其一致,如不一致,应调整。

(五)并发症

1.血栓。周围动脉穿刺置管引起血栓形成的因素是多方面的。①套管留置时间越长,血栓发生率越高,如 18G 套管做桡动脉置管 20 h 发生率为 25%,20~40 h 发生率达 50%。②套管的粗细与动脉内径的比值越大发生率越高。用 20 G 套管比 18 G 套管可使血栓发生率减少。股动脉或肱动脉置管血栓形成率也相对减少。③与套管针的材料亦有密切关系,同样型号套管留置同样时间,聚乙烯套管的发生率为 90%,而聚四氟乙烯套管发生率则为 29%。④多次反复穿刺造成血管内膜的损伤可增加血栓发生率。

2.栓塞。动脉测压发生栓塞多来自测压管道和套管针内形成的血凝块。用持续冲洗装置可减少栓塞的机会,而间断冲洗,时间不易掌握易于发生栓塞。

3.出血。穿刺损伤常引起局部出血和血肿形成,尤其是穿透法更易引起局部血肿。应在穿刺成功置管后局部加压止血 3~5 min。在行股动脉穿刺时当进针位置过高时可误伤髂外动脉而造成腹膜后出血，如不及时发现止血后果十分严重。当术后拔除测压套管时应局部加压 30 min。

4.感染。多由于置管时间太长引起，一般保留 3～4 d 应拔除测压套管。如果术后发现局部有炎症现象应及时拔除，若病情需要改换部位重新穿刺。

三、心排血量(CO)测定及置管技术

CO 是反映血流动力学最直接最客观的指标。测定 CO 的方法很多，早先用氧消耗法及指示剂稀释法等，近年来又有很多无创的测定 CO 的方法。这里主要介绍 Swan-Ganz 导管方法。

（一）Swan-Ganz 导管

测定 CO 时最少应是三腔导管，即两个主腔其中一个开口于管端，另一个开口距管端 30 cm 处（当管端在肺小动脉时该处相当于右心房）的侧壁。还有一小腔距管端开口 1～2 mm 处的乳胶套囊内，供套囊充气用。在距管端 3.5～4 cm 处安置有热敏电阻探头，导管长度 110 cm，导管尾部有四根管，一根测肺动脉压，一根与右房相通注射冷盐水，也可通过此腔测右房压力，一根供充气囊用，一根为热敏电阻探头的电极，与监测仪连接，它可将温度变化情况传导至监测仪计算出 CO。

（二）放置 Swan-Ganz 导管技术

1.放置导管前事先检查套囊是否完好，各个腔是否通畅，并将肺动脉测压管与测压换能器连好，调整零点。用肝素盐水将肺动脉导管及右房管腔内空气排尽。

2.右颈内静脉穿刺成功之后，将引导钢丝放入颈内静脉，用尖刀片将皮肤穿刺针孔扩大，用蚊式钳将皮下组织扩松，沿钢丝将 8 号套有导管鞘的扩张器送入皮下并轻轻捻转扩张器向前推进，待导管鞘已进入静脉，撤出扩张器和钢丝，Swan-Ganz 导管由导管鞘腔内送入静脉。当导管送入 15～20 cm 时，将气囊充气，并将导管弯度指向左侧缓慢向前推进，当出现右室压力波时继续前进直到出现舒张压明显抬高，说明进入肺动脉，再推进 3～5 cm 出现肺毛压的波形，这时停止前进并将气囊放气，出现肺动脉压波形，说明位置合适并记录深度加以固定。将换能器位置放在与心脏同一水平测量。

3.测量 CO 时先将病人身高及体重输入仪器。将所用导管的型号和注入冷盐水的容量输入仪器，将监测仪的另一个温度电极插入冰盆内，准备好后，开始测量 CO。此方法测定 CO 的原理就是将温度这一物理因素作为指示剂，通过右房管将一定量的冷盐水（也可用室温下的盐水 15℃～25℃）快速注入右心房，随血液的流动冷盐水逐渐被稀释并与血液混合使其二者温度达到一致。当流入肺动脉时便通过导管的热敏电阻探头将此时的血液热量稀释过程的时间传入监测仪，经过微机计算出热稀释曲线下的面积，算出 CO 并在屏幕显示。

4.当热量无损失的情况，用冷盐水作指示剂测定 CO 的计算公式如下：

$$CO=\{[V\times(Tb-Ti)\times Di\times Si]/A\times Db\times Sb\}\times(60/1\,000)$$

式中，V＝注入冷盐水量(mL)；Tb＝肺动脉血温度；Ti＝注入冷盐水温度；Di＝注入冷盐

水密度(1.005 g/mL);Si=注入冷盐水的比热(0.997 Cal/g);Db=血液的密度;Sb=血液的比热;A=稀释曲线包含的面积。

血液的比热和密度与血细胞比积有关,当血细胞比积在30%~60%之间时,则:(Di×Si)/(Db×Sb)=1.08。将此比值代入上述公式得

CO=1.08×[V×(Tb−Ti)]/A×60/1 000(L/min)

从上述公式可以看出 V,Tb,Ti 均为已知数,A 可由仪器微机算出,通常连做三次取其平均值。各项生理参数,如心排血量(CO),CO 个体差异很大,不能确切反映心功能,机体代谢(耗氧量)与体表面积(BSA)有很好的相关性,故常用每平方米体表面积的心排血量即心脏指数(CI)反映心功能,即 CI=CO/BSA,每搏量(SV)=CO/HP,以同样道理常用每搏指数(SI)表示,即 SI=SV/BSA。

5.心脏做功的计算公式。用心室的压强(常用主动脉或肺动脉的平均压来表示)与每搏量的乘积计算左右室的搏功:左室搏功(LVSW)=0.013 6×(MAP−PCWP)×SV;右室搏功(PVSW)=0.013 6×(PAP−CVP)×SV。将上述公式中 SV 换为 SI 为左右室的搏功指数(LVSWI 及 PVSWI)。体循环阻力(SVP)=(MAP−CVP)/(CO)×80,肺循环阻力(PVP)=(PAP−PCWP)/(CO)×80。各项参数正常值如表5-5所示。以上各项参数均可由仪器自动显示,麻醉医师根据上述各项参数,对病情进行全面分析并制定处理方案。但上述测定在手术过程中亦有一定的局限性,不能连续测定,而心血管手术病人(尤其危重病人)病情变化是很快的,并且在手术过程中测定 CO 常常受到各种因素的干扰使测得的数据不准,甚至测不出。

表5-5 各项血流动力学参数正常值

CO	CI	SV	SI	LVSW	PVSW	LVSWI
L/min	L/min/m²	mL	mL	g·m	g·m	g·m/m²
4~8	2.5~4	60~90	40~60	60~90	10~15	40~60

PVSWI	SVP	PVP	SPAP	DPAP	PAP	PCWP	CVP
g·m/m²	Dyne·s·cm⁻⁵	Dyne·s·cm⁻⁵	mmHg	mmHg	mmHg	mmHg	CmH₂O
5~10	900~1 500	180~250	15~30	6~12	9~7	5~12	4~12

目前有一种新型 CO 测定仪,可自动连续测定 CO,其原理与热稀释法相同,但不需注射冷盐水,而是在 Swan-Ganz 导管的右房段的导管外表涂一层能发热的物质,仪器控制定时自动发热,使右心房血液发热而被血流逐渐稀释,经导管端的热敏电阻探头传至仪器显示出 CO。

以上各项参数只能反映循环的功能状况,还必须间断配合血气检查以分析组织灌注和氧供/氧耗的关系。

四、血气分析

动脉血气分析目前仍然是呼吸监测的主要措施,能准确反映机体抽血瞬时的通气和

氧合功能及酸碱状态,尤其适用于肺功能障碍的病人。

(一)血气参数

1.酸碱参数

(1)pH 值:反应血液的酸碱度。动脉血正常值为 7.35~7.45,相当于$[H^+]$为 35~45 nmol/L。静脉血 pH 低于动脉血约 0.02,小儿低于成人 0.02。低温时,H^+离解减少,故温度影响 pH。其校正公式为:$pH(T)=pH(37℃)+0.014\ 7(37-T)$。T 指任一温度。

(2)二氧化碳分压(PCO_2):指物理溶解在血浆中的 CO_2 分子所产生的张力。动脉血 PCO_2 用 $PaCO_2$ 表示,正常值为 5.32 kPa(40 mmHg),生理范围为 4.655~5.985 kPa(35~45 mmHg),混合静脉血 PCO_2($PvCO_2$)较 $PaCO_2$ 高约 0.8 kPa(6 mmHg)。PCO_2 是反映呼吸性酸碱平衡紊乱的重要指标。温度影响 CO_2 在水中的溶解度,温度降低,CO_2 的溶解度增加,所以在 CO_2 总量不变的情况下,低温降低 PCO_2,在任一温度(T)下的 PCO_2 可用下列公式校正:$PaCO_2(T)=PaCO_2(37℃)×100.019(T-37)$。

(3)二氧化碳总量(TCO_2):指血液中一切形式的 CO_2 总和,包括物理溶解 CO_2,碳酸和碳酸氢盐。正常值为 24~32 mmol/L。它既受呼吸因素影响,也受代谢因素影响。

(4)标准碳酸氢盐(SB)和实际碳酸氢盐(AB):SB 是指血液标本在 37℃,血红蛋白完全氧合和 $PaCO_2$ 为 3.52 kPa(40 mmHg)条件下测得的血浆 HCO_3^- 浓度。因已排除了 $PaCO_2$ 的影响,故为判断代谢性酸碱紊乱的指标。正常值为 22~27 mmol/L。

AB 是隔绝空气的血液标本,在实际 $PaCO_2$ 和血氧饱和度条件下测得的血浆 HCO_3^- 浓度。相当于 Henderson-Hasselbalch 方程中的分子部分。AB 受呼吸和代谢两方面因素的影响。AB 与 SB 的差值反映呼吸因素对酸碱平衡的影响程度。对于急性呼吸性酸碱紊乱,PCO_2 比正常每上升 1.3 kPa(10 mmHg),AB 增加 1 mmol/L,而 PCO_2 比正常每下降 1.3 kPa(10 mmHg),AB 减少 2 mmol/L。正常值为 22~26 mmol/L。

(5)缓冲碱(BB):指血液中一切具有缓冲作用的碱性物质的综和,包括 HCO_3^-、Hb^- 和 Pr^- 等。缓冲碱包括全血缓冲碱(BBb)和血浆缓冲碱(BBp),一般 BB 指 BBb。$BBb=[HCO_3^-]+[Pr^-]+[HB^-]$;$BBp=[HCO_3^-]+[Pr^-]$。

BBb 用氧饱和的全血测定,不受 PCO_2 和 PO_2 影响,因此是反映代谢因素的指标。BBb 正常值为 50±5 mmol/L。

(6)碱过剩(BE)和碱缺失(BD):在标准条件下,即 37℃,$PaCO_2$ 5.33 kPa(40 mmHg),Hb 15 g 血液完全氧合情况下,用酸或碱将 1 L 全血滴定至 pH 为 7.40 时所用的酸或碱的 mmol(或 mEq)数。如果用酸滴定,就成为碱过剩,用 BE 表示;如果用碱滴定成为碱缺失,用 BD 表示,也可用 BE 的负值表示。实际意义是指病人血标本所测得的实际 BB 值与把此样本调整至 pH 为 7.40 时的 BB 值的差额。

由于 Hb 不一定是 15 g,氧饱和度也不一,而 HbO_2 的酸度高于 Hb,因此 BE 值必要时要用 Hb 校正。

校正 BE=BE+0.3×(1-饱和度%)×Hb。很多血气分析仪尚提供 SBE 值,即细胞外液 BE,SBE 也可用 BEecf,BE5 或 BEHb1/3 表示。它相当于 Hb 为 5 g/dL 时的

BE,由来如下:设想将细胞外液与血液混匀,则 SBE 用 Hb 为 5.0 g 对 BE 值作固定校正,相对减少 Hb 对 BE 的影响,更能反映组织酸碱的实际情况,因此为观察代谢性酸碱失调较为方便和准确的指标。SBE 正常值为 ± 3 mmol/L。

2.氧合参数

(1)血氧分压(PaO_2):动脉 PO_2(PaO_2)正常值为 10.64~13.3 kPa(80~100 mmHg),新生儿为 5.32~9.31 kPa(40~70 mmHg)。

(2)动脉血氧饱和度:指氧合血红蛋白占血红蛋白总量的百分比。动脉正常值 SaO_2 >95%,在 CPB 中,最好在 98% 以上,SaO_2 主要反映人体肺的通气或换气功能。SaO_2 主要由 PO_2 决定,二者的关系用氧解离曲线表示。

(3)血氧含量(O_2CT):指每 100 mL 全血中的含氧量,包括物理溶解氧($PO_2 \times 0.003$)和与血红蛋白结合氧($Hb \times 1.34 \times SaO_2$)。动脉血氧含量正常值为 17~20 mL。动静脉 O_2CT 差值表示机体氧耗量,这个指标直接准确地反映机体氧利用情况。

(二)酸碱平衡失调的类型及诊断

酸碱平衡失调的判断首先要看 pH 值的变化。pH<7.35,称为酸血症;pH>7.45,称为碱血症。引起酸血症和碱血症的病理过程分别称为酸中毒和碱中毒;酸中毒和碱中毒存在并不一定有酸血症或碱血症存在,混合性酸碱平衡失调或单纯性酸碱失调完全代偿后,pH 可在正常范围内。

判断引起 pH 改变的原发因素是诊断和处理酸碱平衡紊乱的关键。这要依据病程、病史、临床表现及病理生理过程综合判断。在实践中,酸碱平衡失调多可直接通过血气测定结果进行确诊。若 pH 改变是由呼吸参数 PCO_2 原发增减引起,称为呼吸性酸碱紊乱。若 $PaCO_2$>5.985 kPa(45 mmHg)称为呼吸性酸中毒;若 $PaCO_2$<4.655 kPa(35 mmHg),称为呼吸性碱中毒。若 pH 改变由 SBE 原发增减引起,称为代谢性酸碱紊乱,SBE<-3 时,称为代谢性酸中毒;SBE>+3 时称为代谢性碱中毒。若 $PaCO_2$ 和 SBE 同时为原发改变,则不论 pH 有无改变,都应诊断为混合性酸碱紊乱。因此,通过 pH、PCO_2 和 SBE 可大致判断酸碱紊乱的类型。

第六章　腹腔镜手术麻醉技术

第一节　静脉全麻技术

静脉全身麻醉是指将一种或几种药物经静脉注入,通过血液循环作用于中枢神经系统而产生全身麻醉的方法。按照给药方式的不同,静脉麻醉可分为单次给药法、分次给药法和持续给药法。

(一)基础原理

1.基本概念

(1)房室模型与效应室。房室模型是将体内药物转运和分布特性相似的部分抽象看成一个房室。经过适当的数学处理,用药代学参数来反映药物分布及代谢特性的方法。认为机体有一个处于中心的房室(中央室),药物首先进入中央室,并在中央室和其他外周各室之间进行药物的分布和转运。中央室代表血流丰富的,药物能迅速混合的部分(如血浆或肺循环),外周室则代表内脏或肌肉及脂肪组织。理论上讲,房室越多越符合生理特征,但是过多的房室会增加数学计算的复杂性,而采用二室或三室模型均可以对静脉麻醉药达到满意的描述。从药理上讲,效应室同中央室、周边室一样,都是理论上的抽象空间组合,是用来指药物作用的靶部位,如受体、离子通道或酶等,是反映药物临床效果的部位。

(2)分布容积(Vd)与峰效应时分布容积($V_{d峰效应}$)。分布容积＝所给药物的总量/该药的血药浓度($Vd=X_0/C_0$),其单位是 L/kg。Vd 的大小取决于该药物的理化性质、在组织中的分配系数及与血浆蛋白或组织的结合率等因素。通过对药物 Vd 大小的了解可以推测其在机体的分布情况。药物输注后,其初始的分布容积为中央室(V_1),然后向外周室(V_2 和 V_3)分布,直到最后形成稳态时的分布容积(Vdss)。显然 $V_1 < V_{d峰效应} <$ Vdss,如芬太尼的 V_1、$V_{d峰效应}$、Vdss 分别是 13 L、75 L、360 L。峰效应时分布容积的计算公式为:$V_{d峰效应} = V_1 C_{血浆初始}/C_{血浆峰效应}$。

(3)血浆清除率(CL)、消除/转运速率常数(k)与消除半衰期($t_{1/2}$)。药物的消除速率(PE)是指单位时间内被机体消除的药量。血浆清除率(CL)是指单位时间内血浆中的药物被完全消除的血容量。血浆清除率＝药物的消除速率/血药浓度(CL=PE/C)。其单位是 mL/min。消除或转运速率常数(k),是药物在单位时间内消除或转运的百分率(k),消除半衰期($t_{1/2}$)为机体消除一半药物所需要的时间。$t_{1/2}=0.693/k$,可以看出,$t_{1/2}$ 值大小与 CL 成反比,而与 Vd 成正比。

(4)ke0 与 $t_{1/2}$ke0。ke0 本指药物从效应室转运至体外的一级速率常数,而目前通常用来反映药物从效应室转运至中央室(血浆)的速率常数。$t_{1/2}$ke0 是血浆及效应室之间平衡发生一半的时间。药物的 ke0 越大,其 $t_{1/2}$ke0 越小,说明该药物峰值效应出现快。了解静脉麻醉药的峰效应时间对于合理的临床用药非常重要。

(5)持续输注即时半衰期(contextsensitive half time)。指持续恒速给药一段时间后,停输注,血浆血药浓度下降 50% 所需要的时间。与消除半衰期不同,持续输注即时半衰期不是一个常数,随着持续输注时间从几分钟到几小时的变化,其持续输注即时半衰期会有显著的增加。持续输注即时半衰期概念的提出对于临床麻醉有着极为重要的意义:如果异丙酚的消除半衰期为 0.5～1.5 h,但是即使在较长时间(>3 h)的静脉输注后,其持续输注即时半衰期仍小于 25 min。如果控制合理的血浆异丙酚浓度,病人就可以很快地苏醒和恢复。

(6)Cp50 与 Ce50。Cp50 是指防止 50% 病人对伤害刺激产生反应的血浆药物浓度。但这个概念没有考虑到血浆与效应室之间的延迟,在两者部位浓度达到平衡以前,Cp50 有很大的误差。Ce50 是指防止 50% 病人对伤害刺激产生反应的效应室药物浓度。当输注时间足够长时,血浆与效应室药物浓度可以达到平衡,此时 Cp50=Ce50。Cep50 是静脉用药的概念,反应了药物作用的相对强度,相当于吸入麻醉药的 MAC。与 MAC 不同,当同时吸入几种吸入麻醉剂时,其 MAC 值呈相加性;而不同类静脉麻醉药由于具有不同的作用受体和机制,所以静脉麻醉药联合应用时,其麻醉强度不可能呈简单的相加。

(7)周边室迟钝。在静脉输一定时间后,为了重建与中央室的平衡,周边室会向中央室转运药物,而周边室迟钝则是指那些向中央室转运过程非常缓慢的药物。周边室迟钝的临床意义是:周边室在单位时间内向中央室(血浆)释放的药物较少,这样血药浓度的降低就不会因为来自周边室的药物而受到显著影响。了解周边室迟钝有助于理解异丙酚消除半衰期长却有着很短的持续输注即时半衰期等现象。

(8)联合用药。它是指同时或先后应用两种以上麻醉药物,以达到完善的手术中和术后镇痛及满意的外科手术条件。目前各种麻醉药单独应用都不够理想,为克服其不足,常采用联合用药的形式。联合用药时除应了解每一种药物的药代和药效动力学外,还必须考虑到药物之间可能存在的相加、协同、敏感化及拮抗作用。相加作用是指两种药物合用时效应为两药单用时的代数和。合用药物作用于同一部位或受体,并对这个部位或受体作用的内在活性相等时,才可能产生相加作用。例如同时吸入两种不同挥发性麻醉药时,最终所产生的麻醉强度(以 MAC 来衡量),为各药物吸入 MAC 值的代数和。协同作用是指两种药物分别作用于不同部位或受体,结果使合用时效应大于各药单用效应的总合。例如在行异氟醚吸入麻醉时,如果再以硝普钠行控制性低血压,此时硝普钠的降压作用将得到显著加强,甚至出现严重的循环抑制。敏感化作用是指同时合用两种药物时,其中一种药物可以使受体或组织对另一种药物的敏感性增强。例如氟烷增加心肌对儿茶酚胺敏感性,在合用肾上腺素时,易导致心律失常。拮抗作用是指两种药物合用时引起药效降低的现象,包括竞争性拮抗和非竞争性拮抗。竞争性拮抗是指两种药物竞争性作用于同一受体,如纳洛酮可以与吗啡竞争性结合机体内的吗啡受体从而拮抗吗啡的药理作用,这也是临床上用纳洛酮来拮抗过量阿片类药物引起的呼吸抑制的机制。非竞争性拮抗是指两种药物合用时,其中一种药物与受体结合引起受体结构变化,致使另一种药物无论浓度大小都不能再与受体结合。例如酚苄明与肾上腺素受体结合后,受体性质产生改变,就不再接受去甲肾上腺素的兴奋作用。

2.静脉推注的药代学。尽管血药浓度的变化与药理反应变化之间存在一个时间的延迟,但绝大多数药物的药理作用强弱与血药浓度平行。大多数药物按一级速率过程转运或消除,即随时间的延长药物的量呈指数衰减。对于具有一室模型的药物,其浓度降低的公式为:$C_{(t)} = C_0 e^{-kt}$,药物在机体内经过 $5t_{1/2}$ 达到基本消除。对于具有二室模型的药物,其浓度降低的公式:$C_{(t)} = Ae^{-\alpha t} + Be^{-\beta t}$。

3.静脉输注的药代学。对于一室模型,药物的血药浓度-时间函数方程为:$Ct = P_0 / Vd \cdot k(1 - e^{-kt})$,$P_0$ 为恒速输注速率。可见 Ct 随着 t 延长而增加,当 $t \to \infty$ 时,$e^{-kt} \to 0$,此时的血药浓度趋向于恒定值,即稳态浓度(Css),$Css = P_0 / Vd \cdot k$。由此可知,稳态浓度的大小与输注速率(给药量的大小)及消除有关,药物的输注速率大,其稳态浓度值也会增大,但不会影响达到稳态浓度的时间。恒速输注达到稳态浓度的时间与药物的半衰期有关,经过 5 个半衰期药物的血药浓度可以达到稳态浓度的 97%。停止给药后,浓度呈相反过程变化,经过 5 个半衰期 97% 的药物被排除。对于二或三室模型,恒速输注时血药浓度的稳态值仍与输注速率成正比而与清除率成反比。但在二或三室模型,达到稳态浓度的通路为 2 或 3 次指数,这就决定了血药浓度-时间函数方程及其拟达到稳态值的输注速率远比一室模型的计算公式复杂。此外,当输注停止后,血药浓度的降低不仅受到消除半衰期的影响,各室之间药物转运也必然影响到血药浓度的变化。多室模型就有多个半衰期,此时的计算不仅复杂且无多大临床意义。持续输注即时半衰期概念的提出则弥补了多室模型中半衰期的局限性,对临床静脉麻醉有着极为重要的意义。显然了解何时病人血浆药物浓度下降 50% 要比何时病人将 50% 的药物排除体外更有意义,因为前者往往跟病人的苏醒密切相关。

(二)方法分类

1.单次注入。单次注入指一次注入较大剂量的静脉麻醉药,以迅速达到适宜的麻醉深度,多用于麻醉诱导和短小手术。此方法操作简单方便,但因用药过量而易产生循环、呼吸抑制等副作用。

2.分次注入。分次注入是指先静脉注入较大剂量的静脉麻醉药,使达到适宜的麻醉深度后,再根据病人的反应和手术的需要分次追加麻醉药,以维持一定的麻醉深度。静脉麻醉发展的 100 多年来,分次注入给药一直是静脉麻醉给药的主流技术,至今广泛应用于临床。它具有起效快、作用迅速及给药方便等特点。但是此方法血药浓度会出现锯齿样波动,病人的麻醉深浅也会因此而波动,显然难以满足临床麻醉时效概念的要求。

3.连续注入。连续注入包括连续滴入或泵入,是指病人在麻醉诱导后,采用不同速度连续滴入或泵入静脉麻醉药的方法来维持麻醉深度。本方法避免了分次给药后血药浓度高峰和低谷的跌荡波动,不仅减少了麻醉药效周期性的波动,也有利于减少麻醉药的用量。滴速或泵速的调整能满足不同的手术刺激需要。然而单纯连续注入的直接缺点是达到稳态血药浓度的时间较长。因此在临床上可以将单次注入和连续注入结合起来使用，以尽快地达到所需的血药浓度，并能以连续输注来维持该浓度。

4. 靶控输注(TCI)。靶控输注(target controlled infusion,TCI)是指在输注静脉麻醉药时，以药代动力学和药效动力学原理为基础，通过调节目标或靶位(血浆或效应室)的药物浓度来控制或维持适当的麻醉深度，以满足临床麻醉的一种静脉给药方法。

(1)BET方案。根据药物的三室模型原理，为了迅速并准确维持拟达到的血药浓度(C_T)，就必须给予负荷剂量(Bolus)$V_1 C_T$；同时持续输注从中央室消除的药物剂量(Elimination)$V_1 k_{10} C_T$；并且加上向外周室转运的药物剂量(Transfer)$C_T Vi(k_{10} + k_{13}e^{-k31t} + k_{12e-k21t})$。这就是著名的BET输注方案。很显然上述负荷剂量的计算仅指在C_T下充盈中央室的药量，但是这样的负荷剂量后，按输注率公式持续输注时，由于药物从中央室分布与转移到比之更大的外周室，血药浓度会很快下降。这时我们可以利用前面提出的峰效应时分布容积概念($V_{d峰效应}$)。这个容积完全是理论上的，因为从起始浓度到达到峰效应时，血浆浓度变化是重新分布和消除的联合作用；但是Vd峰效应这一概念可以满足计算负荷剂量的目的。所以合适的负荷剂量应该为：$C_T V_{d峰效应}$。例如：为了达到3.0 ng/mL的芬太尼靶浓度，所需的负荷剂量为225 μg。如果按照上述BET给药模式来计算非常复杂，只能通过计算机模拟。计算机控制的药物输注能够成功的达到相对稳定的靶浓度，或者根据临床反应来增加或降低靶浓度。

(2)TCI系统的工作原理及构造。TCI系统属于开环控制系统，使用时由麻醉医生根据病人实际情况和手术需要设定目标浓度。早期的靶控系统是由澳大利亚Crankshaw等按照非房室模型设计。它是利用血浆药物流出率的概念，以非参数误差纠正法来计算给药速度达到稳态血药浓度。由于不涉及药代动力学参数的选择，且不断通过药物浓度监测进行误差纠正，理论上要比按房室模型控制给药的方法更为准确。但是只能预设一种靶浓度，而且随时需要血药浓度的监测值，因而在临床上使用受到限制。20世纪80年代后包括国内许多学者都在药代动力学模型的基础上不断设计并改进计算机给药系统，由计算机根据目标浓度，计算给药速率并维持稳定的血药浓度，从而实现了靶控给药。现阶段的靶控输注系统主要包括三部分：PC机、药代动力学模型控制程序及输液泵和相关辅助部件。PC机可以输入有关药物和病人资料，其并行接口与输液泵P232接口相连以传输信息。较为突出的输液泵包括STANPUMP(US)和STELPUMP(South Africa)等，它们都可以输注多种静脉麻醉药，且输注误差的绝对值中位数均在20%～30%之间。目前商业化的只有用于异丙酚的DiprifusorTCI系统。

(三)存在的优缺点

静脉麻醉有许多优点，如诱导迅速、对呼吸道无刺激、病人舒适、苏醒较快、不燃烧、不爆炸、无污染以及操作方便不需要特殊设备。其中无须经气道给药和无污染是跟吸入麻醉相比最为突出的两个优点。但静脉麻醉也一直存在着某些局限性。一些静脉麻醉药对血管及皮下组织有刺激性而引起注射时疼痛。静脉麻醉的可控性也不如吸入麻醉药明显，当药物过量时不能像吸入麻醉药那样通过增加通气方便地纠正而只能等待机体对药物的代谢与排除。不能连续监测体内静脉麻醉药物的血药浓度变化,对麻醉深度的估计往往依赖于病人的临床表现和麻醉医生的用药经验,而缺乏像监测体内吸入麻醉药浓度那样直观的证据。此外,静脉麻醉药的个体差异大、代谢受到肝肾功能影响等因素也使得静脉麻醉在临床使用受到限制。但是近年来,随着一些新型静脉麻醉药物的问世以及给药方法和技术革命性的发展,已经使实施静脉麻醉的安全性和可操作性得到极大的改善。

(四)静脉全麻的实施

由于没有任何一种静脉全麻药能够单一满足手术的需要,因此临床上的静脉全麻往往是多种静脉麻醉药的复合使用,而全凭静脉麻醉则是静脉复合麻醉的一个经典代表。所谓"全凭静脉麻醉"(total intravenous anesthesia,TIVA)是指完全采用静脉麻醉药及其辅助药来对病人实施麻醉的方法。此方法诱导迅速、麻醉过程平稳,无污染、苏醒也较快,对于某些特殊的手术(如肺泡蛋白沉积症的肺灌洗手术)及一些存在严重呼吸系统疾病的患者,TIVA 则极大的体现了其固有的优势。

1. 麻醉前处理。与其他全身麻醉相同,主要包括病人身体与心理的准备,麻醉前评估、麻醉方法的选择、及相应设备的准备和检查,以及合理的麻醉前用药。

2. 麻醉诱导。静脉麻醉诱导适合多数常规麻醉情况(包括吸入性全身麻醉),特别适合需要快速诱导的病人。

可以利用单次静脉注射麻醉药物来实现,也可利用 TCI 技术来完成静脉麻醉的诱导。在手术麻醉所产生的各种刺激中,气管插管要高于普通的外科手术,因而麻醉诱导所需要的血药浓度可能会大于术中麻醉维持所需的血药浓度。静注的首剂量可以根据前述负荷剂量公式 CTVd 峰效应计算,同时还应兼顾病人的实际情况。麻醉医生还熟悉所用药物的峰效时间,这对于麻醉诱导非常重要。例如,异丙酚和芬太尼的峰效时间分别为 2.2 min 和 3.6 min,如果按合理的顺序并以适当的间隔注入芬太尼和异丙酚,则能在两药峰效应时进行气管插管从而最大程度地减轻插管时的应激反应。否则,则有可能出现插管时高血压,插管后由于药物的峰效应出现低血压。利用 TCI 技术实施静脉诱导时应注意根据病人的个体情况选择合适的靶浓度。单独应用异丙酚使 50% 病人意识消失的靶浓度仅为 3.4 $\mu g/mL$,至 5.7 $\mu g/mL$ 时则可完成麻醉诱导。联合应用阿片类药物时,上述浓度还可以降低,但如果低于 0.8 $\mu g/min$,则难以保证足够的麻醉深度。诱导时病人意识消失所需时间随着所选择的靶浓度的增高而减少。此外,利用静脉麻醉来实施麻醉诱导时还应注意到静脉麻醉本身的一些特点。首先应强调个体化原则。药物的选择和剂量应根据病人的具体情况调整,如体重、年龄、循环状况、术前用药等。如果估计到病人可能有异常反应,可先预注负荷剂量的 10%~20%,以观察病人的反应。如果很小的实验剂量,病人的意识或呼吸循环系统就出现了明显改变,则应该考虑减少原先所计算出的负荷剂量。观察病人对实验剂量的反应,应等待足够时间以免出现假阴性结果。其次,对于老年病人或循环时间较慢的病人(如休克、低血容量及心血管疾病等)用药量应减少,且注射应速度缓慢,同时密切监测心血管系统的变化。最后,诱导时一些麻醉药的注射可能会引起局部疼痛,术前或诱导前给予阿片类药或所注射的静脉全麻药里混入利多卡因可以减少疼痛的发生。

3. 麻醉维持。利用麻醉药静脉连续滴入或泵入来维持病人的麻醉,需要包括两方面的剂量,即从中央室消除的药物剂量 VlkloCT;并且加上向外周室转运的药物剂量 CTVl(klo+k13e−k31t−l−k12e−k21t),显然这样的计算过于复杂。如果参考 Cpso 数据,并根据手术刺激强度及每个病人具体情况来调节静脉麻醉药的输注速率,也可以提供相对合理的麻醉维持血药浓度。利用 TCI 技术,通过靶浓度的设定,可以更加精确和方便地达到上述目的。但此时,麻醉医生应该注意到,由于伤害刺激在术中并非一成不变,因此应根据具体情况(如手术的大小、刺激的程度及病人的反应等)选择合适的靶浓度。此外还应强调,预先的主动调节靶浓度以适应即将出现的强刺激比等到出现伤害刺激后才去被动调节其效果要好得多。

麻醉维持时应强调联合用药。完善的麻醉在确保病人生命体征稳定前提下,至少应该做到意识消失、镇痛完全、肌肉松弛以及自主神经反射的抑制。为了实现这四个目的,显然但靠某一类麻醉药是行不通的,这就需要麻醉药的联合使用。联合用药不仅可以最大限度地体现每类药物的药理作用,还可减少各药物的用量及副作用,这也是"平衡麻醉"所倡导的原则。完善的静脉全身麻醉主要涉及到三大类药:一是静脉全麻药,如异丙酚、咪唑安定等;二是麻醉性镇痛药,如芬太尼、哌替啶等阿片类药物;三是骨骼肌松弛药,如去极化肌松药琥珀胆碱及非去极化肌松药维库溴铵、潘库溴铵等。

联合用药时各成分的调节。静脉全麻药合用时可产生明显的协同作用(如异丙酚与咪唑安定),这就要求每种药物的用量应小于单独使用时的达到同样效应的剂量。阿片类药物之间也能产生类似的协同作用,但程度非常小,这可能跟它们都作用于阿片受体有关。应用较低浓度的阿片类药物(类似于术后镇痛),可以明显减少维持麻醉所需的异氟醚和异丙酚浓度。但是当阿片类药物浓度升高至一定程度(如芬太尼 3～4 ng/mL)时,其减少异氟醚或异丙酚用药量的能力降低。此之谓阿片类药物麻醉作用的封顶效应(ceiling effect)。这就提示在联合用药时,如果芬太尼浓度低于 3～4 ng/mL,可以通过增加镇痛药物或剂量来保证足够的麻醉深度,反之,则最好增加镇静催眠药的剂量。维持镇静药与阿片药合理的血药浓度比值,不仅有利于确保麻醉过程的平稳,还能使病人得到最快的恢复。以异丙酚与芬太尼联合应用的互相影响为例。输注 60 min 时异丙酚及芬太尼的最佳血药浓度为 3.42 μg/min 及 1.26 ng/mL,停药后可在最短时间 12.4 min 清醒。偏离这种最佳浓度比例,如异丙酚及芬太尼分别维持在 9 μg/min 及 0.36 ng/mL,虽然也可以达到满意的麻醉深度,但恢复时间却大为延长,达 17.8 min。同样当芬太尼浓度增加,而异丙酚浓度降低时病人的苏醒时间也会延长。当异丙酚与芬太尼实行最佳血药浓度比例时,在不同持续输注点停止后,从麻醉状态到病人清醒,效应室异丙酚浓度降低 50%～55%,而芬太尼仅降低 13%～20%。正因为效应室异丙酚浓度减低比芬太尼快,清醒的恢复主要取决于异丙酚浓度的降低。所以麻醉维持中如果需要临时加深麻醉,以增加异丙酚浓度为宜。

4. 麻醉恢复。静脉麻醉后,病人苏醒时间与中央室(血浆)麻醉药的浓度密切相关。对于单次注入的药物,其血药浓度的降低主要取决于药物的分布半衰期和清除半衰期。

如硫喷妥钠,单次注入后由于其快速地自中央室向外周室分布,血药浓度从高峰很快下降,但是较慢的清除半衰期及药物从外周室向中央室的再分布,使得其血药浓度在较长时间仍维持于较高水平,这也是硫喷妥钠不适合静脉麻醉维持的原因。按等效剂量单次注入给药,恢复快慢的顺序为:异丙酚、依托咪酯、硫喷妥钠、咪唑安定、氯胺酮。

　　对于较长时间持续输注麻醉药物,其血药浓度下降的快慢则不仅取决于分布半衰期和清除半衰期,还与其外周室是否迟钝有关。长时间输注,外周室药物已经逐渐充满并不断向血浆中释放,这就是考虑外周室会影响到病人苏醒的原因。在长时间应用后,异丙酚比硫喷妥钠的临床恢复快,不仅是因为异丙酚的清除半衰期远小于硫喷妥钠,而且是前者存在容量巨大且迟钝的周边室。显然要考虑上述三方面的因素才能估计病人的苏醒时间对于临床麻醉工作仍显得有些复杂,引入静脉麻醉药物的持续输注即时半衰期概念将使问题得到简单化。药物的持续输注即时半衰期越小,其血药浓度下降也就越快,病人苏醒也就越迅速。一个具有较长清除半衰期的静脉麻醉药物可能具有较短的持续输注即时半衰期。可见,药物在体内消除一半与血药浓度(或中央室药物浓度)下降一半的含义并不相同,这一点对于估计病人的苏醒时间非常重要。结合静脉麻醉药的即时血药浓度(TCI时的靶浓度)以及病人清醒时可以耐受该药的浓度,再根据持续输注即时半衰期便可估计病人的苏醒时间。良好的恢复除了迅速,还没有副作用,并尚存足够的镇痛作用。异丙酚恢复期副作用最少。氯胺酮及依托咪酯麻醉后,苏醒期常出现躁动,咪唑安定可以较好地减少这些副作用,但使得恢复延迟。氟哌啶可能会增加恶梦的发生率。病人在恢复期出现躁动首先应该排除缺氧、二氧化碳蓄积、伤口痛及肌松药残余;如果使用了吸入麻醉药还应考虑其洗出是否彻底。

第二节　吸入全麻技术

　　吸入麻醉是指挥发性麻醉药或麻醉气体经呼吸系统吸收入血,抑制中枢神经系统而产生的全身麻醉的方法。在麻醉史上吸入麻醉是应用最早的麻醉方法,而在今天吸入麻醉已经发展成为实施全身麻醉的主要方法。吸入麻醉药在体内代谢、分解少,大部分以原形从肺排除体外,因此吸入麻醉具有较高的可控性、安全性及有效性。按照流量大小和使用的回路不同,吸入麻醉有不同的分类方式。

（一）基础原理

1. 基本原理和概念

(1)肺泡气最低有效浓度(MAC)。指在一个大气压下,使50%的病人或动物对伤害刺激(如外科切皮)不再产生体动反应时呼气末潮气(相当于肺泡气)内该麻醉药的浓度。不同吸入麻醉药具有不同的 MAC 值,MAC 越小,表示该麻醉药的效能越强。各药物MAC 之间呈数学的"相加"性质。如吸入 0.6 MAC(约 60%浓度)N_2O,同时合用 0.7 MAC(约 1.2%浓度)的安氟醚,则总的麻醉强度为 1.3 MAC。此外临床许多因素影响着MAC 的变化。

（2）血/气分配系数（$\lambda_{B/G}$）。指在正常体温条件下吸入麻醉药在血和气两相中达到平衡时的浓度比值。$\lambda_{B/G}$与吸入麻醉药的可控性有密切关系。$\lambda_{B/G}$越小，表明麻醉药在血中的溶解度越低，则其在肺泡、血液及中枢神经系统中分压才会迅速上升或下降因而具有更高的可控性。

（3）吸入麻醉药浓度的调控。现代麻醉机的挥发罐多在麻醉回路外，麻醉药由新鲜气流带入回路，再经回路的吸气支进入病人肺泡。一般认为在经过一定时间的平衡后，肺泡的麻醉药浓度可以反映脑内麻醉药的分压，从而在一定程度上反映麻醉深度。

吸入麻醉药浓度（Fi）＝新鲜气流量×挥发罐开启浓度＋重吸入流量×呼气末麻醉药浓度/分钟通气量

将上述公式合并、整理，则

Fi＝新鲜气流量×（挥发罐开启浓度－呼气末麻醉药浓度）/分钟通气量＋呼气末麻醉药浓度

由此可知，在不改变病人的分钟通气量时，改变麻醉深度（加深或减浅）的方法为：①增加或减少挥发罐开启浓度；②增加新鲜气流量。

（4）时间常数：是指在一个固定容积的气体浓度，用另外的气体去改变其浓度所需要的时间，时间常数（min）＝容积（mL）/流量（mL/min）。时间常数是反映容积内气体被替换比例的常数，该常数的时间值往往取决于气体流量的大小。容积内的气体已经有62.3％被进入的气体所占据的时间称之谓1个时间常数，当达到3个时间常数时，容积内已有95％的气体被新鲜气体混合占据，即可以看作完成吸入麻醉诱导时的洗入过程（washin）。在吸入麻醉诱导时，要建立有效的肺泡气麻醉药浓度，这就首先要将麻醉机回路的空间以及全肺容量的空间都达到所需要的麻醉药浓度。此时的时间常数公式为：

时间常数＝麻醉回路容积＋呼吸道容积/新鲜气流量－体内麻醉药摄取量

由此可见，诱导时新鲜气流量越大、麻醉药$\lambda_{B/G}$越小、组织吸收量越少的麻醉方式，其时间常数值越小，完成诱导时洗入过程的时间也就越短。

（5）麻醉药摄取量的计算。①时间平方根法则（square-root-of-time rule）。吸入全麻药经肺泡向血液转运的摄取过程受三项因素影响，即麻醉药的溶解度（$\lambda_{B/G}$）、心输出量（CO）及吸入全麻药肺泡血药浓度和静脉血药浓度的分压差。一般情况下，麻醉药的摄取量等于上述三者的乘积。因ED_{95}相当于1.3 MAC，则为了达到脑麻醉所需要的动脉血麻醉气体量[动脉血中麻醉气体浓度（Ca）×心输出量（CO）]＝1.3 MAC×$\lambda_{B/G}$×CO。在此基础上可计算出麻醉t分钟后的麻醉气体摄取率（Q'an）与时间（t）平方根的反比呈线性关系。即 Q'an＝Ca×CO×$1/\sqrt{t}$。t 时间麻醉药摄取的累计量为摄取率的积分：Qan＝$\int_0^t$ Ca×CO×$(1/\sqrt{t})dt$＝2Ca×CO×$\sqrt{t}$＋C。初期条件时（t＝0 时累计量为 0），C＝O，因此 t 时间的累计为 2Ca×CO×$\sqrt{t}$。所以，吸入麻醉药摄取量 Qan/t，即在既定的时间间隔（时间的平方根）之间，摄取的麻醉药气体量是相等的，这个规律称为时间平方根法则。这个相同的摄取量，也即 t＝1 时的。累计量 Qan＝2Ca×CO，称之为单位剂量（unit dose）。当合用 N_2O 时，所需的吸入性麻醉药浓度为 1.3 MAC 减去 N_2O 所产生的 MAC

值($X\%N_2O$)，即此时吸入性麻醉药的摄取量为：$Qan=2(1.3-X\%N_2O)MAC\times\lambda_{B/G}\times CO\times\sqrt{t}$。以上是吸入麻醉药维持剂量的计算方法。紧闭回路麻醉开始时应予以诱导量（预充剂量）使血液和通气系统达到预计的麻醉药浓度，其中，通气系统容量＝麻醉回路容积＋功能残气量（FPC）。诱导量＝动脉预充量＋通气预充量＝$1.3\ MAC\times\lambda_{B/G}\times CO+100\times1.3\ MAC$。②利用肺泡气浓度（Fa）、吸入气浓度（Fi）及肺泡通气量计算。由于肺功能残气量（FPC）的气体稀释作用，体内麻醉气体的摄取是在 FPC 完成洗入过程之后，从零逐渐增加并达到高峰，然后随着时间减少。Fa/Fi 在气体吸入初期的快速上升并不代表体内麻醉药的大量摄取，相反应该以 1－Fa/Fi（摄取分数）来表示机体的麻醉药摄取量。因此，麻醉气体摄取量＝Fi×（1－Fa/Fi）×肺泡通气量（mL/min）。

　　本方法主要是根据摄取分数来计算麻醉药摄取量，这与经典的时间平方根法则不同。摄取分数从实用出发为缺少麻醉气体浓度监测时提供了给药的定量依据。从理论上看，这两种计算方法的结果会有一定差距，但是这种差距之大是否影响到麻醉效果，还有待进一步研究证实。

　　（6）由挥发性麻醉药气体量计算其液体量。由时间平方根法则计算出机体所需的麻醉药量为蒸汽剂量，在进行紧闭回路麻醉时需要将液态的麻醉药直接注入环路内，因此有必要将吸入麻醉药的挥发蒸汽量换算成液体剂量。根据气态方程：

　　1 mL 液态麻醉药产生气体（mL）＝麻醉药分子量/液态麻醉药比重×22.4×1 000×273＋室温/273×760/当地气压

　　因此，所需液态麻醉药剂量（mL）＝所需麻醉药蒸气剂量/1 mL 麻醉药所产生气体量

　　（7）体重$(kg)^{3/4}$法则（Brody 公式）。由于机体代谢与体重相关，因此根据体重$(kg)^{3/4}$法则可以获得一些机体参数的近似值。在安静状态条件下机体

　　每分氧耗量（VO_2）＝体重$^{3/4}\times10$（mL/min）

　　每分 CO_2 产生量（VCO_2）＝体重$^{3/4}\times8$（mL/min）

　　心输出量（CO）＝体重$^{3/4}\times2$（mL/min）

　　每分肺泡通气量（V_A）＝体重$^{3/4}\times160$（mL/min）

　　2. 吸入全麻药的药代动力学

　　（1）吸入麻醉药的摄取与分布。吸入麻醉药在肺泡被吸收后经血液循环带入中枢神经系统，作用于一些关键部位产生全麻作用，所以吸入麻醉药在脑中的分压（相当于浓度）就非常重要。脑组织中吸入麻醉药分压受到以下 5 个方面因素的影响：①麻醉药的吸入浓度；②麻醉药在肺内的分布；③麻醉药跨肺泡膜扩散到肺毛细血管内血液的过程；④循环系统的功能状态；⑤经血脑屏障向脑细胞内的扩散状态。从生理角度来讲，麻醉气体跨过肺泡膜和血脑屏障向肺毛细血管和脑细胞扩散是一个顺浓度差的被动弥散过程，应完全遵守 Fick 原理。故其扩散速度为：（P_1-P_2）×DAK/X。P_1，P_2 分别代表肺泡膜/血脑屏障两侧麻醉药的气体分压；D 为弥散常数；A 代表肺泡膜/血脑屏障与麻醉药接触的总面积；K 为麻醉药所固有的溶解系数；X 为肺泡膜/血脑屏障的厚度。因此 Fick 原理强调麻醉药气体弥散对浓度的依赖性，而气体的摄取主要取决于 CO 的大小。CO 增加，带进体内的麻醉药量多，呼出麻醉药浓度减少，反之，CO 降低，血流对肺泡麻醉药

的摄取降低,呼出麻醉药浓度增加。因此,麻醉医生可以通过调节麻醉药物的吸入浓度来有效地控制其跨肺泡膜的摄取;但同时应注意,吸入麻醉药浓度过高会抑制心肌使CO降低反而降低了麻醉药的跨肺泡膜摄取。

(2)吸入麻醉药的排除。吸入麻醉药除一小部分被代谢,极少量经手术创面、皮肤排除外,大部分以原形经肺排除。其肺排除量与该麻醉药的脂肪/血分配系数成反比。皮下脂肪有储存吸入麻醉药的作用,但还没有明显的证据表明这可导致病人的苏醒延迟。麻醉苏醒的过程就是麻醉药的排除过程,与麻醉诱导过程相反:组织—血液—肺泡—呼出气。各种麻醉药排除时的肺泡浓度曲线与诱导时的肺泡浓度上升曲线是完全相反的。苏醒(药物排除)的快慢主要取决于血管丰富组织的组织/血溶解度、血/气溶解度、CO、新鲜气流量和肺泡通气量。因此目前常用的吸入麻醉药在高新鲜气流量通气时,大部分都会在 $6\sim10$ min 内降至苏醒浓度以下。

(二)吸入麻醉分类

1. 按麻醉通气系统。根据呼吸气体与空气接触方式、重复吸入程度以及有无二氧化碳吸收装置,吸入麻醉可以分为开放法、半开放法、半紧闭法及紧闭法四种。见表 6-1。

表 6-1　吸入麻醉按通气系统分类及其特点

	与回路外空气的关系		与呼出气的关系	钠石灰灌	气体	实际应用
	吸气	呼气				
开放法	空气进入	排向空气	无重复吸入	无	空气	麻醉面罩
半开放法	部分空气进入	全部排向空气	无重复吸入	无	空气	Mapleson 系统
半紧闭法	无空气进入	部分排向空气	部分重复吸入	有	O_2/N_2O	循环/来回式系统
紧闭法	无接触	无接触	全部重复吸入	有	O_2/N_2O	循环/来回式系统

2. 按新鲜气流量。紧闭循环系统新鲜气流量的分类,到目前为止尚无统一标准。比较具有说服力的是 Aldrete 提出的 2.5 倍数法则。该分类标准根据 Brody 公式将新鲜气流量分为低流量、中等流量和高流量。2.5 倍数法则:首先根据 Brody 公式计算出机体每分氧耗量,即维持紧闭循环麻醉时所需要新鲜气体的基础流量为 $10\times$ 体重$^{3/4}$(mL/min),若氧流量低于此值,则病人可能缺氧;乘以 2.5,即 2.5 倍基础流量为紧闭循环的、门限或低流量的低限。如果在此基础上再乘以 2.5 倍,即 2.5×2.5 倍基础流量定为低流量的高限或中等流量的低限;依次类推,可以得出中等流量的高限或高流量的低限为 $2.5\times2.5\times2.5$ 倍基础流量。但在实际的临床工作中,如果进行是非紧闭回路麻醉,一般无须如此复杂的计算。通常将 1 L/min 以上的新鲜气流量称为中、高流量;而低于 1 L/min 的新鲜气流量称为低流量。因此,低流量麻醉(low flow anesthesia):新鲜气体流量为 1 L/min(50%O_2 和 50%N_2O);最低流量麻醉(minimal flow anesthesia):新鲜气体流量为 0.5 L/min(60%O_2 和 40%N_2O);紧闭回路麻醉(closed system anesthesia):新鲜气体流量和麻醉药量与机体的摄取量和需要量相等,通常为流量小于 $0.2\sim0.25$ L/min。

（三）吸入全麻的实施

1.麻醉前处理。与其他全身麻醉相同,主要包括病人身体与心理的准备,麻醉前评估、麻醉方法的选择及相应设备的准备和检查,以及合理的麻醉前用药。此外还应根据吸入麻醉诱导本身特点向病人做好解释工作及呼吸道上的准备。

2.诱导。分为浓度递增慢诱导法和高浓度快诱导法。单纯的吸入麻醉诱导适用于不宜用静脉麻醉及不易保持静脉开放的小儿等,对嗜酒者、体格强壮者不宜采用。

慢诱导法是用左手将面罩固定于病人的口鼻部,右手轻握气囊,吸氧去氮后打开挥发罐开始予以低浓度的吸入麻醉药。麻醉药的选择以氟烷为最佳,也可选用其他吸入性麻醉药。打开挥发罐至 0.25%,让病人深呼吸,每 3～4 次增加吸入麻醉药浓度 0.5%,直至 1 MAC。如果需要可以插入口咽或鼻咽通气导管,以维持呼吸道通畅,同时检测病人对刺激的反应,如果反应消失,可通知手术医生准备手术。麻醉开始后静脉扩张,应尽可能早地建立静脉通道。这种浓度递增的慢诱导方法可以使麻醉诱导较平稳,但诱导时间的延长增加了兴奋期出现意外的可能。

高浓度快诱导法是先用面罩吸纯氧 6 L/min 去氮 3 min,然后吸入高浓度麻醉药如 5%安氟醚,让病人深呼吸 1～2 次后改吸中等浓度麻醉药如 3%安氟醚,直至外科麻醉期。可行气管插管,实施辅助或控制呼吸。诱导中应注意保持呼吸道通畅,否则可致胃扩张,影响呼吸,并易导致误吸。

此外,还有作者推荐采用 Mepteson E 或 F 型或 Bain 回路,以减少回路内容积对输出麻醉药的稀释作用。

3.维持。麻醉诱导完成后即进入麻醉的维持阶段。此期间应满足手术要求,维持病人无痛,无意识,肌肉松弛及器官功能正常,应急反应得到抑制,水、电解质及酸碱保持平衡,血液丢失得到及时补充。平稳的麻醉要求了解手术操作步骤,掌握麻醉药物的药理学特性,能提前 3～5 min 预测手术刺激,以及时调整麻醉深度。如果为控制呼吸,气管插管后应立即给予肌松药,同时可吸入 65%N_2O,35%O_2 及 0.8～1.2 MAC 挥发性麻醉药。目前低流量吸入麻醉是维持麻醉的主要方法。术中应根据手术特点,术前用药情况以及病人对麻醉和手术刺激的反应来调节麻醉深度。在不改变病人的每分钟通气量时,改变麻醉深度主要是通过调节挥发罐开启浓度和增加新鲜气流量来实现。MAC 常用来判断吸入麻醉的深度,1.3 MAC 相当于 ED_{95} 水平。

尽管吸入麻醉药本身就产生肌松作用,但为了获得满足重大手术的完善肌松,往往需要静脉给予肌松剂,以避免为增强肌松作用而单纯增加吸入浓度引起的循环抑制。挥发性麻醉药可明显增强非去极化肌松药的神经阻滞作用,二者合用时应注意减少肌松药的用量。

4.苏醒及恢复。吸入麻醉病人的苏醒过程与诱导过程相反,可以看作是吸入麻醉药的洗出(washout)过程。由于回路内气体的低流量,无法迅速把麻醉药洗出,因此在手术结束时应比高流量麻醉更早关闭挥发罐,$N_2O\lambda_{B/G}$值很低,可以晚些停用。整个手术操作结束后,用高流量纯氧来快速冲洗病人及回路里的残余麻醉药。当肺泡内吸入麻醉药浓度降到 0.4 MAC 时,约 95%的病人能够按医生指令睁眼。吸入麻醉药洗出越干净越有利于苏醒过程的平稳和病人的恢复,过多的残余不仅可能导致病人烦躁、呕吐,甚至抑制清醒状况和呼吸。在洗出吸入性麻醉药时,静脉可给予一定的止痛药来增加病人对气管导管的耐受,以有利于吸入药的尽早排出,同时还可减轻拔管时的应激反应。

第三节　静脉—吸入复合麻醉

　　对病人同时或先后实施静脉全麻技术和吸入全麻技术的麻醉方法称之为静脉—吸入复合麻醉技术,简称静吸复合麻醉。其方法多种多样,如静脉麻醉诱导,吸入麻醉维持,或吸入麻醉诱导,静脉麻醉维持;或者静吸复合诱导,静吸复合维持。由于静脉麻醉起效快,诱导平稳,而吸入麻醉易于管理,麻醉深浅易于控制,因此静脉麻醉诱导后采取吸入麻醉或静吸复合麻醉维持在临床麻醉工作中占主要地位。

　　(一)基础原理

　　1.静脉麻醉与吸入麻醉的比较见表 6-2。

表 6-2　静脉麻醉与吸入麻醉的比较

静脉麻醉	吸入麻醉
起效快、诱导迅速、无兴奋期	起效慢、诱导过程有兴奋期
基本无镇痛作用	有镇痛效用
无肌松作用	有肌松作用
术中可能知晓	无知晓
术后恶心呕吐发生率低	术后恶心呕吐多见
所需麻醉设备简单	需要一定复杂的麻醉设备
操作可控性差	操作简单、可控性好
无环境污染	有环境污染
代谢物可能有药理活性	基本不代谢
个体差异大	个体差异小
尚无明确表示的麻醉深度指标(最小滴注速率 MIP)	可用 MAC 表示麻醉深度

　　2.平衡麻醉(balanced anesthesia)。没有一种麻醉药在单独应用时就能满足手术需要,目前临床麻醉中都是同时或先后使用几种不同的麻醉药物或技术来获得全身麻醉状态。这种同时或先后应用两种以上的全身麻醉药物或麻醉技术,达到镇痛、遗忘、肌松、自主反射抑制并维持生命体征稳定的麻醉方法,称之为平衡麻醉。平衡麻醉强调联合用药,联合用药不仅可以最大限度地体现每类药物的药理作用,而且还可减少各药物的用量及副作用。静吸复合麻醉是平衡麻醉的典型代表,尤其是静脉麻醉诱导和吸入麻醉维持充分展现了静脉麻醉与吸入麻醉各自的优点,是麻醉技术(anesthetic technique)向麻

醉艺术(anesthetic art)的升华。

（二）麻醉实施

1. 静脉麻醉诱导。与 TIVA 的麻醉诱导并无明显区别。可以用单次静脉注射静脉全麻药(如异丙酚)来实现,也可利用 TCI 技术来完成,但重要的是根据病人的实际情况来选择麻醉药物和给药方式。麻醉诱导应辅以镇痛药和肌松剂。整个诱导过程应力求平稳迅速,对循环功能影响小,并尽可能降低气管插管时的应激反应。

2. 静吸复合麻醉维持。静脉诱导完成后,应安全、平稳地过度到静吸麻醉维持阶段。单次剂量的异丙酚以及琥珀胆碱产生的麻醉作用非常短暂,而挥发性麻醉药在这段时间内尚未达到有效的麻醉浓度。处理的措施包括:①静脉诱导时予以充足剂量并包括适量镇痛药;②插管后如果病人出现应激反应,应积极处理;③增大新鲜气流量和挥发性麻醉药的吸入浓度;④诱导时选择作用时间稍长的静脉全麻药或应用低血气分配系数的吸入药以利于快速建立有效的肺泡浓度。术中维持麻醉可以低流量吸入挥发性麻醉并合用镇痛药、肌松剂。

（三）注意事项

1. 实施静吸复合麻醉应充分掌握各种麻醉药的药理特点,根据病人的不同病情和手术需要,正确选择不同的静吸麻醉药的配伍和组合,以尽可能地以最小量的麻醉药达到完善的麻醉效果,并将各种麻醉药的毒副作用减少到最小。

2. 为确保病人安全,实施静吸复合麻醉时必须行气管内插管。

3. 严格监测术中麻醉深度,遵循药物的个体化原则,适当增加或减少不同麻醉药的用量,合理调节静脉麻醉药的输注速度和吸入麻醉药的吸入浓度。

4. 肌松药可以提供满意的肌肉松弛,并减少麻醉用药量,但本身无麻醉作用,不能代替麻醉药。因此应用肌松药必须维持一定的麻醉深度,以避免术中知晓和痛苦。

第四节　全身麻醉的并发症及处理

（一）反流与误吸

全麻时容易发生反流和误吸,尤其以产科和小儿科患者的发生率较高。因反流或误吸物的性质和量的不同,其后果也不同。误吸大量胃内容物的死亡率可高达 70%。全麻诱导时,因患者的意识消失、咽喉部反射消失,一旦有反流物即可发生误吸。无论误吸物为固体食物还是胃液,都可引起急性呼吸道梗阻。完全性呼吸道梗阻可立即导致窒息、缺氧,危机患者生命。误吸胃液可引起肺损伤、支气管痉挛和毛细血管通透性增加,结果导致肺水肿和肺不张。肺损伤的程度与胃液量和 pH 相关,吸入量越大、pH 越低,肺损伤越严重;pH 低于 2.5、容量大于 0.4 mg/kg 者危险性明显增加。麻醉期间预防反流误吸是非常重要的,主要措施包括:减少胃内容物的滞留,促进胃排空,提高胃液的 pH,降低胃内压,加强对呼吸道的保护。

（二）呼吸道梗阻（airway obstruction）

以声门为界，呼吸道分为上、下呼吸道，声门以上（包括声门）为上呼吸道，声门以下为下呼吸道。上呼吸道梗阻和下呼吸道梗阻的常见原因、临床表现和处理详见本书"第二章 气道管理"。

（三）通气不足（htpowentilation）

麻醉期间和全麻后都可能发生通气不足，主要表现为 CO_2 潴留，可伴有低氧血症。血气分析显示 $PaCO_2$ 高于 50 mmHg，同时 pH 小于 7.30。颅脑手术的损伤和全身麻醉药、麻醉性镇痛药及镇静药的残余作用，是引起中枢性呼吸抑制的主要原因，应以机械通气维持呼吸直到呼吸功能的完全恢复，必要时以拮抗药逆转。术后肌松药的残余作用可导致通气不足，应辅助或控制呼吸直至呼吸肌力的完全恢复，必要时给予拮抗药。

（四）低氧血症（hypoxemia）

吸空气时，$SpO_2 < 90\%$，$PaO_2 < 8$ kPa（60 mmHg），或吸纯氧时，$PaO_2 < 12$ kPa（90 mmHg）即可诊断为低氧血症。临床表现为呼吸急促、发绀、躁动不安、心动过速、心律失常、血压升高等。常见原因和处理原则为：①麻醉机的故障、氧气供应不足可引起吸入氧浓度过低；气管内导管插入一侧支气管或脱出气管外以及呼吸道梗阻均可引起低氧血症，应及时发现和纠正。②弥散性缺氧：可见于 N_2O 吸入麻醉。停止吸入 N_2O 后应继续吸氧至少 5～10 分钟。③肺不张：可通过吸痰、增大通气量、肺复张等措施纠正。④误吸：轻者应用氧治疗有效，严重者应行机械通气治疗。⑤肺水肿：可发生于急性左心衰竭或肺毛细血管通透性增加。应在增加吸入氧浓度的同时积极治疗原发病。

（五）低血压（hypotention）

麻醉期间收缩压下降幅度超过基础值的 30% 或绝对值低于 10.67 kPa（80 mmHg）者应及时处理。常见原因有：①麻醉过深可导致血压下降、脉压变窄，若麻醉前已有血容量不足者，表现更为明显。②术中失血过多可引起低血容量性休克。③过敏反应、肾上腺皮质功能低下及复温时，均可引起血管张力降低而导致低血压。治疗包括补充血容量、恢复血管张力（应用血管收缩药）及病因治疗。④术中牵拉内脏时常可引起反射性血压下降，同时发生心动过缓。应及时解除刺激，必要时给予阿托品治疗。

（六）高血压（hypertention）

麻醉期间舒张压高于 13.33 kPa（100 mmHg）或收缩压升高幅度超过基础值的 30%，都应根据原因进行适当的治疗。常见原因有：①与并存疾病有关，如原发性高血压、嗜铬细胞瘤、颅内压增高等；②与手术、麻醉操作有关，如手术探查、气管插管等；③通气不足引起 CO_2 蓄积；④药物所致血压升高，如氯胺酮。处理原则：气管插管时可复合镇痛药如芬太尼，以减轻插管时的心血管反应；根据手术刺激的程度调节麻醉深度；对于顽固性高血压者，可行控制性降压以维持循环稳定。

（七）心律失常

窦性心动过速与高血压同时出现时，常为浅麻醉的表现，应适当加深麻醉。存在低血容量、贫血及缺氧时，心率均可增快，应针对病因进行治疗。当手术牵拉内脏（如胆囊，可引起胆心反射）或发生眼心反射时，可因迷走神经反射致心动过缓，严重者可致心搏骤停，应及时停止手术操作，必要时静注阿托品。发生期前收缩时，应先明确其性质并观察其对血流动力学的影响。因浅麻醉或 CO_2 蓄积所致的室性期前收缩，适当加深麻醉或排出 CO_2 后多可缓解。如室性期前收缩为多源性、频发或伴有 R-on-T 现象，表明有心肌灌注不足，应积极治疗。

（八）高热、抽搐和惊厥

常见于小儿麻醉。由于婴幼儿的体温调节中枢尚未发育完善，体温极易受环境温度的影响。如对高热处理不及时，可引起抽搐甚至惊厥，应积极进行物理降温。恶性高热表现为持续肌肉收缩、PaO_2 迅速升高、体温急剧升高，可超过 42℃。最容易诱发恶性高热的药物是琥珀胆碱和氟烷。恶性高热在欧美国家的发生率稍高，而国人较罕见，但死亡率很高，应提高警惕。治疗恶性高热的特效药物是丹曲林（Dantrolene）。

第七章　腹腔镜手术麻醉期间的容量治疗

　　手术是当今手术学发展的重点,腹部器官仍为微创手术的主要范围,从胆囊、腹膜疝、胃小肠直肠到泌尿外科均可采用微创手术方式。胸腔纵隔部位的器官也适合采用微创手术,而下肢微创手术涉及骨科和下肢血管手术。微创手术特点是创伤小、恢复快,微创手术的麻醉处理需要细致和更有效的针对性。容量治疗是麻醉处理的重要环节,并具有特殊性。微创手术期间应避免因体内液体过多或不足,影响并延长患者的康复。

第一节　体液治疗的基础知识

一、人体体液的组成

　　围术期体液治疗是维持循环稳定的重要环节。人的体液组成,成人男性平均身体所含的总体液量为体重的 60%,女性为 50%。身体总体液由细胞内液(ICF)和细胞外液(ECF)组成。机体通过调节电解质、体液量和体液酸碱平衡的功能,确保机体内环境的稳定。细胞外液则由组织间液(IFV)和血浆溶液(PV)组成(表 7-1)。红细胞属于细胞内液。人体的总体液随年龄增加有一定的变化(表 7-2)。

　　1.细胞内液。由于细胞膜的保护调整作用,使细胞内液的容量和成分得以恒定。细胞膜上的 Na^+-K^+-ATP 泵调节细胞内外电解质浓度的不同。细胞内以钾离子为主,K^+ 是组成细胞内液主要的渗透压(285 mOsm/kg)。在缺血或缺氧状况下,会影响细胞膜上的 Na^+-K^+-ATP 泵,导致进行性细胞肿胀。

表 7-1　成人的体液组成

成人(70 kg)	占身体重量(%)	体液容量(L)
总体液量(TBW)	60	42
细胞内液(ICF)	40	28
细胞外液(ECP)	20	14
组织间液(IFV)	16	11
血浆溶液(PV)	4	3

表 7-2　不同年龄人体的体液组成

	足月儿	6 个月婴儿	2～14 岁	成年人
总体液（TBW）	80％	80％	70％	60％
细胞内液（ICF）	35％	40％	40％	40％
细胞外液（ECF）	45％	40％	30％	20％
组织间液（IFV）		34.5％	25％	16％
血浆溶液（PV）		5.5％	5％	4％

2. 细胞外液。细胞外液的阳离子主要是 Na^+，阴离子有 Cl^- 和 HCO_3^-。细胞内液中阳离子主要为 K^+，其次为 Mg^{2+}，阴离子为磷酸离子和蛋白质离子。细胞外液 Na^+ 和 Cl^- 是细胞外液渗透压的主要组成部分，渗透压的平衡是维持机体器官功能和体内物质代谢的基本条件之一，血浆渗透浓度正常为 280 mmol/kg，血浆中溶质渗透浓度变化特别是血钠的变化可使体液的渗透压发生改变。在酸碱平衡缓冲系统中起主要作用的是 HCO_3^-。细胞外液主要功能是维持细胞营养和为电解质提供载体。维持正常细胞外液容量，特别重要是血管容量的循环部分。细胞外液以钠离子为主，钠是形成细胞外液渗透压的主要物质（270 mOsm/kg）。细胞外液的 K^+、Ca^{2+}、Mg^{2+} 浓度虽低，但与肌肉神经系统的兴奋性密切相关。

3. 胶体渗透压。人体 80％ 以上的胶体渗透压是由白蛋白产生的，白蛋白是维持细胞外液胶体渗透压的主要物质（18～22 mOsm/kg），虽然由血浆白蛋白产生的胶体渗透压在血浆总渗透压中只占很小比例，但它对维持体液在血管内外分布平衡中起着极其重要的作用。因为血浆白蛋白不能透过正常毛细血管，使血管内胶体渗透压高于组织间隙，根据 Starling 公式，血浆的胶体渗透压是维持血管内容量的最重要因素。

二、常用输液剂

麻醉期间液体治疗所用的溶液有晶体溶液和胶体溶液。晶体溶液是含有小分子量离子，可包含葡萄糖或不包含葡萄糖。胶体则是含有大分子量物质，如蛋白、羟乙基淀粉或明胶等。胶体溶液维持血浆胶体渗透压，并且保留在血管内。

1. 晶体溶液。根据临床症状和治疗需要选择相应晶体溶液。患者仅丢失水分，则选择低渗晶体溶液。患者同时丢失水分和电解质，或合并电解质缺少，则选择等渗溶液。5％ 葡萄糖溶液适应补充纯水分丢失或限制补盐患者的液体维持。某些溶液中葡萄糖可在初阶段维持一定张力，也可以提供一定能量，尤其麻醉期间低血糖患者。麻醉期间部分患者出现低血糖，考虑由术前禁食导致，应补充葡萄糖。研究表明，儿童禁食 4～8 h 可能导致低血糖。女性患者相比男性患者较容易发生低血糖。麻醉期间最常用等渗性溶液，其中乳酸林格液和醋酸复方电解质溶液常用。乳酸林格液略偏低渗透压，在肝脏代谢转化为碳酸氢根，乳酸林格液是目前临床液体治疗使用较多的晶体溶液。醋酸复方电解质溶液的 pH 是 7.4，最接近生理值，临床上若大量使用不会导致酸中毒或高氯血症。

晶体溶液在血管内半衰期为 20～30 分钟,扩容效果不如胶体溶液。3%～7.5%盐溶液主要治疗严重低钠患者和低血容量休克患者(用量 2～4 mL/kg)。输注速度应缓慢,因为快速输入会导致溶血。

2.胶体溶液。胶体溶液是大分子量物质,产生的渗透压使溶液主要保留在血管内。胶体溶液在血管内半衰期为 3～6 h。目前胶体溶液适用于:①患者血管容量严重不足(如失血性休克)的补充治疗;②麻醉期间增加血容量液体治疗;③严重低蛋白血症或大量蛋白丢失(如烧伤)补充治疗。许多人工胶体代用品是用大分子物质溶解于生理盐水,因此也会导致高氯血症。

常用人工胶体代用品是羟乙基淀粉和明胶。人工胶体代用品的过敏率低,在安全剂量范围对肾和凝血功能影响很少。

第二节　腹腔镜手术患者体液治疗

一、腹腔镜手术患者手术期间体液的改变

几乎在全球范围内多数患者术前禁食,以防止胃内容物误吸,尤其是微创手术患者在麻醉前均要禁食和禁饮。正常禁食和禁饮将会存在一定程度的体液减少,或非正常的体液丢失,如术前呕吐、利尿。麻醉前还要注意一些不显性失液,例如过度通气、发热、出汗。以上均属于术前液体丢失量。这使患者在接受麻醉时处于一种液体缺乏状态,静脉补充一些液体肯定对所有患者均有好处。麻醉手术前体液的丢失都应在麻醉前或麻醉开始初期给予补充,并应采用近似丢失的体液成分的晶体溶液。一项关于补偿术前禁食造成液体丢失的液体治疗研究表明,约 1 000 mL 的液体补充可以改善患者的临床预后。另一项试验显示,随机接受术前肠道准备而不补充液体与平均补充晶体液 2 000 mL 患者比较,结果发现不补充液体的患者出现较明显体位性低血压,尿量减少以及血肌酐增加。

这部分缺少量的估计,可以根据术前禁食的时间来估算。人体每天生理需要量的估计(表 7-3),也用此方法估计术前禁食后的液体缺少量。例如,体重 50 kg 患者,禁食 8 h 后的液体缺少量,约为 720 mL＝(4×10＋2×10＋1×30)mL/h×8 h。由于肾脏功能对水的调节作用,实际缺少量可能会少于此数量。

表 7-3　人体每日生理需要量

体重	液体容量(mL/kg)	输入速度(mL/(kg·h))
第 1 个 10 kg	100	4
第 2 个 10 kg	50	2
以后每个 10 kg	20～25	1

微创外科手术术中的体液变化特点与手术部位和手术大小有关。腹部微创外科中小手术如阑尾切除术、疝修补术、择期胆囊切除术或胃大部切除术等,因微创手术创伤小,即使液体治疗不足,也不会影响机体内环境的稳定。而一旦遇到危重病例,存在重要脏器功能不全,严重水电解质、酸碱失衡或术中创伤脏器,液体治疗不足将导致低血容量,低组织灌注,最终导致多脏器功能衰竭,手术死亡率升高。当机体受到感染性或非感染性损伤后,导致毛细血管内皮细胞损害,毛细血管通透性增加,结果不但在局部出现炎性渗出反应,而且在重症时全身毛细血管床都有渗出,大量血浆漏入间质液。同时伴有组织低血流灌注和缺氧发生,Na^+-K^+ 泵活性下降,使间质液中钠水进入细胞内。此外,肝脏、肌肉和胶原组织等也摄取钠和水。这种细胞外液的大量转移,主要见于严重创伤烧伤、绞窄性肠梗阻、急性弥漫性腹膜炎、重症胰腺炎、低血容量休克和腹部大手术病例。表现为创伤组织、腹膜和肠壁水肿及肠腔和腹腔积液。如急性弥漫性腹膜炎时,若腹膜水肿增厚 2 mm,腹膜面积以 2 m^2 计算,单是腹膜液体累积可达 4 000 mL;急性肠梗阻时,扩张肠管中可滞留 3 000~4 000 mL 肠液;这些转移至腹腔或胸腔的液体虽然仍存于体内,但不能参与功能性组织间隙之间的液体交换,即不进入循环,不能补充有效血容量。其结果是有效血容量明显下降,进一步导致重要器官的低血流灌注状态。危重患者在复苏过程中输入大量平衡液转移至腹腔或胸腔,临床上表现为输入的液体量超过从体内排出的液体量,即液体的正平衡,这种正平衡如持续,最终将导致水肿加重,体重增加。此时并不表明患者输液太多,若采取利尿和控制入量措施,会加重有效血容量的减少。当病情得以控制或大手术后 36~48 h,毛细血管通透性逐渐恢复正常,过多转移的细胞外液重吸收并排出,表现高血容量,液体治疗由正平衡转为负平衡。这种现象在腹膜炎和腹部大手术后表现明显。

微创手术患者手术期间体液治疗的目的是提供最合适液量补充,维持组织灌注和细胞氧合,以达到保证患者术中重要器官的灌注和氧供。体液治疗处理对于麻醉医生来说是最常接触又是最具挑战性的工作之一,特别是腹部手术的容量管理更是如此。传统的输液方案是按公式计算、按预定速度持续输入,同时观察额外的丢失量进行补充,这种方法没有考虑到患者术前液体状况、术中估计出血及其他液体丢失的不准确、围术期心功能和血管张力的变化。

在腹部外科手术中,比较更"干(drier)"或更"湿(wetter)"的不同输液策略效果哪一个更优,目前还处于争论当中。输液不足组织灌注下降和输液过多至水肿形成之间的平衡点对于不同手术来说是不同的。患者术前容量状态不同以及手术大小的不同,决定了不同的液体治疗策略。对于颌面整形微创外科手术来说,水肿可使塑形效果变差,相对保守的液体治疗策略可产生更好的效果。更"干"的输液策略已经广泛应用在许多手术,如胸外微创手术,并被证实是安全可行,且有利于降低肺水肿的发生,但让患者在围术期处于"更干"的状态无疑是一把双刃剑,它既有利于术后转归,又要承受低血容量可能造成的脏器灌注和组织供氧不足的风险。接受腹部微创外科手术的患者由于术前禁食,肠道准备时的液体丢失,以及术中失血失液,若不能有效进行液体治疗,则会加重术中的缺水程度。腹部微创手术围术期为了维持术中液体平衡所需输入的平衡盐液的范围从

40～67 mL/kg 不等,研究结果显示,给予足够输液可改善腹部微创手术的术后转归,并减少术后恶心、呕吐等并发症。因此,区别不同的手术类型,患者的容量状况以及引起低血容量的因素是非常重要的。预先扩容常常导致术后液体过量,应只在手术期间急性失液时予以补充,微创手术期间更应避免体内液体过多或不足。目前研究的热点是从经验输液治疗转向目标指导(goal directed)输液治疗,而目标指导输液原则是须及时补充丢失的液体,但应避免过量的液体。

麻醉手术期间液体治疗的评估指标:目前还没有一个被广泛接受的标准或评估指标来判断输液是否足够。

(1)动脉血压:动脉测压并不能及时反映器官血流,在正常的体循环和充盈压的情况下,仍可能存在低血容量状态,在一项健康志愿者的试验中,丢失 20％～30％血容量,包括动脉血压在内的传统血流动力学参数没有变化,但却显著影响了组织灌注。术中维持平均动脉压在术前基础之上应该是所有液体复苏的基本目标,然而这只能防止重要器官(脑、肾等)的低灌注,不足以保证全身的组织灌注。

(2)中心静脉压(CVP)或肺动脉楔压(PCWP):常用于评估血管内容量状况。左右心的充盈压分别与左右心室舒张末容积有着恒定关系,但是血管内容量、心室充盈压、舒张末容积以及血管自身张力之间的关系非常复杂,无法简单模型化,以简单的充盈压作为液体管理策略的目标,其临床效果不如以血流指标更为靶向。通过当前的压力值并不能可靠地预测液体复苏后充盈压的变化。

(3)组织灌注情况:可通过微穿刺技术,氧电极测定肌肉组织内氧运输参数及组织氧分压(PtO_2)、组织二氧化碳分压($PtCO_2$)来反映组织的灌注性。间接测定肌肉组织氧分压较直接测定更快捷方便,对判断复苏后疗效更有价值。目前还有很多技术可用于监测围术期组织灌注情况,包括胃肠张力仪、激光多普勒流量测量仪已用于评价内脏器官的灌注情况。微透析导管、近红外光谱、经皮氧测量技术及组织 pH 监测技术都已用于监测围术期患者局部或全身的组织灌注情况。但是,干预性研究表明,通过使用上述监测技术指导液体治疗没有改善临床转归。直接监测组织灌注并通过它来指导输液,仍需要更多的临床试验数据支持。在此领域的工作仍在继续,这种方法在将来也许会变得越来越重要。

(4)血流动力学指标(每搏心排量 CO):可通过经食管多普勒监测技术(Esophageal Doppler)获得。输入液体引起每搏量增加,当继续输入液体不再使搏出量增加时,提示进一步液体治疗是不恰当的,最有可能的结果是左室功能下降。输液过程中应用食管多普勒技术监测,可使心排出量达到最大而不出现液体过量。目前,已有涉及经食管多普勒技术与其他方法比较指导液体管理对术后转归影响的研究,采用食管多普勒技术指导肠道手术中的液体输入。与对照组比较,该方法使术中胶体液的需求量明显增加,各项血流动力学参数明显改善,术后监护时间也缩短。该方法与传统监测 CVP 的方法用于指导结肠切除手术的术中液体治疗管理,结果发现,经食管多普勒监测组的患者术后住院时间明显缩短,胃肠功能恢复快。运用经食管多普勒监测技术来指导术中容量管理已被越来越多的学者重视,它是否成为较佳方案,还需要更多的临床研究。

二、腹腔镜手术麻醉期间的液体治疗

微创手术患者在麻醉手术期间的液体治疗应有针对性,分别处理才可能达到较为有效的治疗效果。针对人体的液体变化特点,麻醉手术期间的液体治疗可针对性地分成五方面:①手术出血;②麻醉导致血管扩张;③手术期间每天生理需要量;④术前体液缺损;⑤体液在第三间隙分布。

(一)麻醉手术期间失血的体液治疗

手术失血的针对性处理要求主要包括三方面:①红细胞丢失以及对症处理;②凝血因子丢失以及对症处理;③血容量减少以及对症处理。

1.麻醉手术期间患者体液的改变。原因之一是手术出血。监测手术期间出血状况,并估计出血量是麻醉医生最重要的工作任务之一。及时观察术中手术操作过程以及熟悉手术操作步骤,使麻醉处理更有针对性。目前术中出血的测量是测定吸引瓶内的出血量加上观察测定手术敷料(纱布和夹纱)吸附血液。一块纱布(4 cm×4 cm)湿透一般吸附了 10 mL 血液,而湿透的一块夹纱吸附了大约 100 mL 血液。精确测定手术敷料吸附血液方法是称出纱布和夹纱,用于吸附血液之后的重量与用之前的重量之差(尤其是小儿手术过程出血量的监测)。应注意术中冲洗液的使用,避免引起估计出血的偏差。术中患者血红蛋白和血细胞比容值可以反映患者红细胞的浓度,术中快速输液也会影响其变化。出血量较难估计时,可在一段时间多次监测血细胞比容作为参考指标。

人体对失血有一定代偿能力,当红细胞下降到一定程度则需要给予补充。大多数国内的患者要维持血红蛋白(Hb)70 g/L(或 Hct 21%)以上。因为个体差异,每个患者开始输血点(时机)可能不同,其要求主要是避免组织器官缺氧。患者开始输血点,则应重视监测患者的血红蛋白(Hb)的实际值。绝大多学者认为,开始输血点(时机)Hb 为 60～70 g/L(Hct 18%～21%),而在心肌缺血、冠状血管疾病等患者,开始输血点应在 Hb 为 100 g/L,Hct 30%以上。

是否要输血,则主要决定于患者的血红蛋白(Hb)的实际值,而患者的失血量是次要考虑点,患者的失血量则是容量治疗的主要处理范畴。失血量的判断:目前精确评估失血量是采用称重法。手术所用敷料吸附的血量和吸引瓶内吸引的量之和即为失血量。切除的器官和组织也会影响估计实际的失血量。若需要输血,可首先考虑成分输入浓缩红细胞,当失血量大于 2 000～2 500 mL 时才采用全血。

麻醉手术期间允许失血量范围可以通过下列方法测算:

(1)估算患者全身血容量。

(2)测定术前患者的红细胞容量,通过术前 Hct×全身血容量。

(3)计算患者安全范围 Hct 30%红细胞容量,通过 30%×全身血容量。

(4)计算患者从术前红细胞容积到安全 Hct 30%时,红细胞容量的差值。

(5)得出允许失血量为 3×上述差值。

2.凝血因子丢失以及对症处理。目前主要临床处理方法是补充输注新鲜冰冻血浆(FFP),浓缩血小板(PLT)和冷沉淀。研究表明,北美洲、欧洲的白种人维持不稳定凝血

因子浓度 30％就可以达到正常凝血状况。但亚洲黄种人尚无这方面资料，因此需要根据术中监测结果及时对症处理。

3.麻醉手术麻醉期间失血导致血容量减少的对症处理。若需要输血和补充输注新鲜冰冻血浆，则应及时补充。但部分患者可以不需要血制品，而失血导致血容量减少部分需要采用人工血浆代用品。

（二）麻醉导致血管扩张的体液治疗

由于腹部、胸腔纵隔微创手术的麻醉方法主要采用全身麻醉，下肢微创手术的麻醉方法较多采用区域阻滞麻醉，麻醉处理，麻醉药物，麻醉方法（连续性硬脊膜外阻滞、腰麻、腰硬联合麻醉和全身麻醉等）产生血管明显扩张，导致有效血容量减少。身体血容量需要维持在原有正常范围，这部分血容量的补充主要依靠胶体。因为血容量补充部分若采用晶体溶液补充需要量很大，会导致补液引起的其他副作用，如肠道、脑、肺、肌肉等组织明显水肿。胸腔部位的微创手术，尤其强调避免液体过多，故应重视麻醉方法导致血管扩张部分采用胶体。

围术期麻醉导致血管扩张所采用液体治疗使用晶体液（crystalloid），还是胶体液（colloid）的争论已经超过 30 年。采用晶体液的理由是费用低，容易得到，不良反应小，对肾功能保持较好，有平衡的电解质，普遍认为足量晶体液能恢复血浆容量，有利于复苏。采用胶体液则强调，在高危手术患者中仅 20％的乳酸钠林格液停留在血管内，平均只有45 分钟，需要反复大量应用晶体液以维持有效血容量，这样可使血浆白蛋白浓度下降，毛细血管渗漏及血浆胶体渗透压下降。并且过量输入晶体液可导致组织水肿及肺水肿。而胶体在血管内扩容能力强，停留时间长，可改善血压、血流速度和组织灌注。一项随机对照试验比较了晶体液和胶体液对非心脏手术术后的影响，结果显示胶体液组恶心呕吐发生率明显降低。

补充血容量应采用胶体溶液。胶体溶液维持血容量稳定效果和持续时间都明显优于使用晶体溶液。麻醉手术期间若输入大量晶体液，导致大量水溶液积蓄在组织间液或细胞内液。这部分体液在术后 72 h 才可以返回血管内，若术后前 3 天这一阶段内患者的肾功能或心脏功能不能代偿，将会出现高血容量甚至肺水肿。

（三）正常生理需要量和术前体液缺损的治疗

微创手术的特点是创伤小，术中出血少，但手术期间每天生理需要量和术前体液缺损与其他手术方式一样。手术期间每天生理需要量是麻醉手术期间的正常基础生理需要量；术前体液缺损主要是麻醉术前禁食后液体缺少量和患者存在术前非正常的体液丢失；体液在第三间隙分布主要是体液在麻醉手术期间再分布。以上三部分需要量的补充应采用晶体溶液。微创手术创面的蒸发液以及组织创伤程度小，导致体液再分布的第三间隙所需要的额外体液应视手术创伤大小，进入第三间隙所需要的额外体液需要量为 2～4 mL/kg。

研究表明，对于腹部的微创手术，给予足够的容量治疗可以明显减少术后的恶心和呕吐，尤其是恶心和呕吐发生率高的患者，例如妇科患者等。微创手术的患者麻醉手术期间给予足够的容量,可使患者舒适度明显提高,并有助恢复。

1.围术期生理需要可按照麻醉手术期间的液体变化结果调整。

例如,体重 50 kg 患者,每日正常基础生理需要量为:100 mL/kg×10 kg＋50 mL/kg×10 kg＋25 mL/kg×30 kg＝2 250 mL,每小时补充速度约为 90 mL,即 4 mL/(kg·h)×10 kg＋2 mL/(kg·h)×10 kg＋1 mL/(kg·h)×30 kg。

围术期生理需要量应从禁食时间开始计算,直至手术结束时间。

例如,体重 50 kg 患者,禁食 8 小时,腹部的微创手术麻醉时间 4 小时,手术期间每天生理需要量、术前体液缺损和体液在第三间隙分布大约为 1 080 mL＋200 mL＝1 280 mL。

因为围术期生理需要量和术前体液缺损为(4×10＋2×10＋1×30)mL/h×(8 h 禁食＋4 h 麻醉手术)＝1 080 mL。额外第三间隙体液需要量 50 kg×4 mL/kg＝200 mL。由于每日基础生理需要量、禁食后液体缺少量和额外体液需要量是机体新陈代谢或体内再分布所需要,因此补充液体应选择晶体溶液,并根据监测结果调节 Na^+、K^+、Mg^{2+}、Ca^{2+}、HCO_3^- 的输入剂量。

2.影响平均动脉压的因素。影响平均动脉压(MAP)的三个主要因素:①心肌收缩力;②前负荷;③后负荷。根据欧姆定律(Ohm's)就可以知道平均动脉压与心肌收缩力、前负荷、后负荷关系,即 MAP＝CO×SVR＋CVP。此公式给临床医生提供了保持循环稳定的清晰思路:维持正常范围中心静脉压的前提下,平均动脉压的稳定主要依靠心排出量和全身血管阻力。而希望短时间增加中心静脉压,达到明显增高平均动脉压是危险的处理,而且效果不确切。临床麻醉的处理是首先应维持正常范围中心静脉压(CVP)。根据 Starling 原理提示,正常心脏前负荷超过 24.5 kPa,心脏排出量不再增加,因此 CVP 应维持在正常范围＜24.5 kPa。其次通过机体或血管活性药物维持或增加心排出量,以代偿因麻醉等因素导致的交感神经阻滞,动脉张力下降,静脉血管扩张 SVR 下降。由于心排出量代偿范围不可以超过正常心排出量的 3 倍,因此麻醉期间可以在维持心排出量一定正常范围之后,酌情使用。受体激动剂的血管活性药(如麻黄碱、去甲肾上腺素或去氧肾上腺素)。

微创手术的患者,在麻醉手术期输液首先要开放外周静脉或中心静脉输液通路,并留置足够大口径的留置针或导管。20 G 留置针允许最大流量只有 50~60 mL/min,18 G 留置针允许最大流量为 98~100 mL/min。而 16 G 留置针允许最大流量为 200~210 mL/min,14 G 留置针允许最大流量为 340~360 mL/min。微创手术的患者在麻醉手术期至少应放置 18 G 或 16 G 外周静脉留置针,中心静脉留置导管可考虑 16 G 单腔导管或 7Fr 双腔导管。

三、围术期液体治疗相关意外情况和危险性的典型病例

临床麻醉医生更重要的责任是保证患者手术中的生命安全,及时有效处理围术期出现的各种病情变化。现列举术中液体治疗相关意外情况的典型病例。

病例 1:女性,体重 50 kg。术前无贫血(Hct 37%)、无凝血因子缺乏,术前禁食 8 h,

麻醉手术时间 4 h,纵隔微创伤手术。术中采用全身麻醉,术中失血 400 mL,手术视野凝血状况无异常。该患者麻醉手术期间补液为:

(1)围术期生理病理需要量:围术期生理需要量为$(40\times10+2\times10+1\times30)mL/h\times$(8 h+4 h)为 1 080 mL;额外补充量为$50\times4=200$ mL,共为 1 280 mL。推荐围术期生理需要量采用晶体溶液,并依据患者的电解质和葡萄糖需要,使用平衡液(RSL)、葡萄糖盐溶液(GNS)。

(2)麻醉手术期间失血和血管扩张补充量:术中失血 400 mL,对于此患者不需要输血,原因如下,该患者全身血容量 50 kg$\times$65 mL/kg=3 250 mL。术前红细胞为 3 250 mL$\times$37%=1 203 mL。估计失血到安全范围 30%红细胞水平。Hct 30%时红细胞 3 250 mL$\times$30%=975 mL,估计红细胞丢失 1 203~975=228 mL,该患者允许失血 228$\times$3=684 mL。因此该患者失血 400 mL 不需要输血。凝血状况好,也不需要输含丰富凝血因子血制品。因此只要补充维持血容量,为术中失血 400 mL 和全身麻醉导致血容量减少容量。麻醉因素引起血管扩张血容量约为 500 mL。麻醉手术期间失血和血管扩张补充量推荐采用胶体溶液,故该病例麻醉手术期间使用人工胶体代用品 400 mL+500 mL=900 mL。该病例麻醉手术期间总输液约为 2 180 mL。其中晶体溶液 1 280 mL,人工血浆代用品溶液 900 mL。

病例分析:该病例按照病理生理需要及麻醉手术过程中变化,正确给予胶体和晶体的补充,维持机体出入量的平衡,并保持正常的胶体渗透压,方有利于患者的康复。由于人工胶体代用品溶液药代动力学特点,手术后患者返回原病区仍需要根据人工胶体代用品药理特性继续补充,尤其术后前 3 天。

病例 2:男性,64 岁,体重 52 kg,身高 173 cm。左上肺肿块入院。既往有高血压、胃食管反流病以及肺气肿多年病史,ASA Ⅲ级,气管插管评级 Ⅰ级。拟全身麻醉下行胸腔镜肺叶切除,麻醉前 30 分钟肌注咪达唑仑 2 mg 和阿托品 0.5 mg,入手术室后开通输液,术中常规监测 ECG,SBP/DBP,SpO_2 和 $P_{ET}CO_2$。诱导前用 GE 麻醉机回路面罩轻盖患者口鼻给氧,患者 SpO_2 由 94%升至 100%。静脉注射丙泊酚、罗库溴铵、芬太尼静脉快速诱导。患者术中采用全凭静脉麻醉维持,手术时间 1 小时 5 分钟。术中输入晶体液 2 500 mL,手术结束后麻醉恢复延迟,$P_{ET}CO_2$ 明显升高并出现急性肺水肿,经及时诊断和强心、利尿、扩张血管和呼吸机机控通气(PEEP)等有效处理后,患者安全转入 ICU,8 天后痊愈出院。

病例分析:①胸科手术应采用限制输液策略,胸腔镜肺叶切除失血量很少,并且手术时间短,故本案例输入 2 500 mL 晶体液显然过多(参考病例 1 的计算);②COPD、肺气肿的患者,在麻醉苏醒期间处理应重视麻醉药物对呼吸抑制更为明显,可采用麻醉机持续通气至自主呼吸完全恢复,避免这类患者易出现的二氧化碳明显升高。应及时进行动脉血气分析的检测;③该患者 $P_{ET}CO_2$ 升高,可导致明显的高血压,在原有疾病基础上诱发急性肺水肿。

病例 3:女性,38 岁,体重 57.5 kg,身高 159 cm。因子宫巨大肌瘤的诊断入院,术前检查情况无特殊,拟全身麻醉下行全宫切除手术。患者要求术后麻醉医生给予镇痛治疗,主管的麻醉医生采用硬膜外复合全麻。常规术前准备和术前用药,左侧卧位 $T_{11\sim12}$ 硬膜外穿刺置管。试验剂量1%利多卡因5 mL,针刺测定麻醉平面,无全脊麻现象,采用咪达唑仑-芬太尼-丙泊酚-罗库溴铵快速静脉诱导,经口明视下行气管插管(ID 7.0)。术中采用异氟烷吸入复合丙泊酚、维库溴铵静脉维持麻醉。手术时间为1小时55分钟。术中液体治疗总量是1 500 mL晶体液,术毕前30分钟,从硬膜外导管注入术后镇痛负荷剂量药物(含0.25%罗哌卡因6 mL)。术毕送返原病房。术后1 h出现严重低血压,但无腹腔出血和严重过敏,经紧急处理后好转,1周后痊愈出院。

病例分析：

(1)腹部妇科手术应充分补充液体,该病例术中的1 500 mL晶体液治疗总量显然不够(参考病例1的计算)。

(2)由于术中是全身麻醉复合硬膜外麻醉,术毕又从硬膜外导管注入含0.25%罗哌卡因6 mL的镇痛负荷剂量,可导致下腹部和下肢血管扩张,进一步导致血压下降。腹部妇科手术采用静脉镇痛方法同样可达到安全有效镇痛。

(3)全身麻醉复合硬膜外麻醉的患者,在术毕应送入术后恢复室(PACU)观察。手术结束不等于麻醉也结束,因为麻醉药物还有明显作用,需要麻醉医生和麻醉护士的及时处理。

第八章　腹腔镜普通外科手术麻醉

普通外科微创手术类别多,主要有胆囊切除,阑尾切除,结、直肠肿瘤切除,甲状腺切除等,各具特点,麻醉要求不一。普通外科手术的患者情况也常差异显著,互不相同,多种麻醉技术可供普通外科微创手术选择,但以全身麻醉为主。

第一节　普通外科腔镜手术麻醉前准备

普通外科微创手术的患者一般均较年轻,身体状况较好。但因微创手术具有术后并发症少、住院时间短和术后恢复较快等优点,使得手术越来越多地应用于老年和一般状况欠佳的患者。年轻患者可较好地耐受手术引起的心血管、呼吸和内分泌系统的变化,而对老年人或术前有合并症的患者则必须考虑手术对上述器官系统的不利影响,需要接受良好的术前准备,尽可能使并存的病理生理变化得到纠正后再行麻醉和手术。

一、腹腔镜手术中病理生理变化

(一)循环功能变化

手术影响血流动力学的因素有麻醉,头高位及头低位,腹内压增高,神经内分泌反应及 CO_2 吸收等相互协同作用,对无其他病症病人,气腹前麻醉诱导及头高位使心脏指数(CI)减少 35%～40%,头高位气腹初期 CI 进一步减少至病人清醒时的 50%。平卧位行 CO_2 气腹 CI、射血分数(EF)及心率无明显变化,用食管超声心动仪(TEE)测量左室收缩末期面积(LVESA)及舒张末期面积(LVEDA)无变化。气腹后头高位 LVEDA 减少,心率及射血分数不变,但 CI、脉搏量(SV)减少。

全麻诱导及头高位使心脏充盈压,即肺小动脉楔压(PAWP)和中心静脉压(CVP)明显降低。多数作者报道气腹时平均动脉压(MAP)增加,心脏后负荷伴左心室壁压力增加,体循环血管阻力(SVR)明显增加,气腹早期更明显。气腹后 10～15 min 有部分恢复。左心室每搏作功指数(LVSWI)继发性增高使心肌需氧增加。

气腹引起循环功能改变的原因有:①全麻诱导和体位影响:麻醉药直接抑制心肌及降低交感神经张力使血管扩张,CI 及 PAWP 降低,头高位使回心血量减少,CI、PAWP 进一步降低。②腹压增高:初期使静脉回流短暂增加,系直接压迫腹部容量血管所致,随后腹部和下肢静脉血流的阻抗使回流减少。此时测定股静脉压力增高,流速减慢,提示下肢回流减少。腹内压增高使膈顶向头侧移位,正压传导到心包膜引起心充盈压

(PAWP、CVP)增高。TEE测定心室容量不增加。测定食管压能反映胸内压,用1.9 kPa(14 mmHg)压力作气腹,最初15 min测定病人胸内压升高0.8 kPa(6 mmHg)。气腹直接压迫腹腔内血管系统使血供及静脉回流减少。后负荷增加及长期CO_2气腹的病人,可影响MAP及SVR。③神经内分泌变化:气腹后短期内,血浆多巴胺、血管紧张素、肾上腺素、去甲肾上腺素、肾素、皮质醇等均可增加。血管紧张素及去甲肾上腺素血浆浓度的增加与CI、MAP及SVR的变化相关。24 h尿液香草基杏仁酸(VMA)浓度比开腹术高1.5倍。④CO_2吸收:长时间CO_2气腹使CO_2吸收可发生高碳酸血症。气腹后短期内快速排出27~37 mL/min,随后慢慢减少,初期腹膜及肠壁快速吸收CO_2,随着时间延长CO_2吸收减少,原因是腹膜表面扩展使血管受压。高碳酸血症使CO_2、MAP增加及血浆肾上腺素、去甲肾上腺素浓度增加,而SVR减低,反映CO_2有直接血管扩张作用或间接刺激交感神经有关。

(二)呼吸功能变化

1. 术中呼吸功能变化。主要有功能残气量(FRC)、胸肺顺应性(Gm)、氧合以及CO_2内环境稳定的变化。①FRC与GOT:全麻时FRC,GOT降低约20%,气道阻力(Paw)增高,而FRC降低幅度与体型有关,肥胖者降低50%,横膈抬高亦使FRC降低,通气血流比例(V/Q)失调,A-aDO_2增加。平卧位腹膜充气GOT即时降低43%,头高位充气降低32%~48%。GOT不随时间延长而变化,提示腹腔充气横膈抬高使GOT降低而体位影响不大,ASAⅢ~Ⅳ级病人也相似,腹腔充气都使Paw增加,Paw增高时很难测定GOT变化。需增加分钟通气量(MV)以维持$P_{ET}CO_2$。吸气末平台压可反应GOT变化,气腹时平台压增加36%~69%,平台压突然变化提示严重并发症,当手术损伤横膈并发气胸时GOT突然降低16%~33%。②氧合:ASA Ⅰ~Ⅱ级病人气腹后有CI及CO_2的变化,但可维持PaO_2正常。当CI降低影响氧输送,同时伴有乳酸性酸中毒时会影响动脉氧合。ASAⅢ~Ⅳ级病人有明显SvO_2降低。③CO_2内境稳定:CO_2气腹后可使血中CO_2,造成高碳酸血症。气腹初期30 min,CO_2气腹量高达27±2.5 L,CO_2输送到肺增加30%,从166±24 mL/min增至202±32 mL/min。ASA Ⅰ~Ⅱ级病人MV增加12%~16%,使$PaCO_2$维持正常。手术时CO_2升高的原因有:从腹膜腔大量吸收;V/Q比例失调,生理死腔增加。可能与腹膨胀、病人体位、机械控制呼吸以及CO_2下降有关,肥胖与ASAⅡ~Ⅲ级病人易发生;代谢增加,如自主呼吸被麻醉药抑制;意外事件如CO_2气栓、气胸、CO_2皮下气肿或纵隔积气、单侧肺通气等。ASAⅢ~Ⅳ级病人$P_{ET}CO_2$原先正常,气腹时每分钟通气量即自5.5±0.4 L/min增到9.9±0.9 L/min,$PaCO_2$仍高达6.7±0.13 kPa(50±1 mmHg)。这类病人时$PaCO_2$与$P_{ET}CO_2$差值明显增加,因此$P_{ET}CO_2$不能作为$PaCO_2$的可靠指标。偶而手术时$P_{ET}CO_2$的降低或偶见$PaCO_2$-$P_{ET}CO_2$出现负值,主要发生在潮气量增加使原来闭合的肺泡开放,CO_2释出,$P_{ET}CO_2$曲线水平段斜行升高,使$P_{ET}CO_2$与$PaCO_2$接近或$PaCO_2$高。FRC、GOT降低,Paw增加也可使$PaCO_2$-$P_{ET}CO_2$呈负值。术前肺功能第一秒用力呼气量(FEVt)及肺活量(VC)降低者以及ASAⅢ~Ⅳ级病人应强调监测$PaCO_2$。根据动物实验及临床观察CO_2气腹时$PaCO_2$明显增加,用氦气气腹时$PaCO_2$可维持正常。两者$PaCO_2$分别为6.7±0.4 kPa(50±

3 mmHg)与 5 ± 0.13 kPa(37 ± 1 mmHg)。说明 CO_2 气腹引起高碳酸血症是 CO_2 吸收而不是气腹引起。

2.术后肺功能。上腹部剖腹手术后由于切口疼痛,横膈活动受限可致呼吸浅快,使 FRC、VC 降低出现低氧血症。硬膜外完善镇痛可使 FRC、VC 增加。评估横膈及胸廓活动可分别测定胃内压及胸内压,观察表明对横膈活动的影响取决于手术范围。剖腹术后2 d 内胃内压明显降低,1 周后逐渐恢复,而胸内压无变化,FRC 变化与上述变化相似。直接刺激膈神经,膈肌活动正常,提示术后横膈活动抑制系反射作用引起。术后 VC、FEV 明显减少,提示膈肌吸气功能有变化。术后肺功能恢复较剖腹手术快,前者 5 d,后者 10~12 d 恢复;FEV25%~75%反映呼气流速,剖腹胆囊切除术后第 2 d FEV 25%~75%测定减少 50%,术后仅减少 25%,而且恢复更快。

术后当天 FRC 呈短暂的减少 20%,而剖腹胆囊切除术则减少 34%,老年、肥胖及吸烟者 FRC 减少更甚,FRC 减少术后易发生肺不张及肺炎。术后有 40%而剖腹胆囊切除术有 90%发生不同程度需放射学才能发现的肺不张。术后临床上明显局灶性及节段性肺不张发生率低。

(三)气栓

尽管 CO_2 气腹致肺栓塞的发生率很低,但一旦发生后果严重,病死率极高。CO_2 气体可经腹膜吸收,每分钟吸收可达 20~30 mL,同时也可经开放的静脉通道进入循环,也有可能气腹针直接进入血管内。Russell 等在 5 min 内向实验犬静脉内注入少量(0.25~1 mL/kg)空气对发生肺空气栓塞诊断作了研究,注入 0.25 mL/kg 空气时 50%的犬 $P_{ET}CO_2$ 降低 0.6 kPa(3 mmHg)以上,注入 1 mL/kg 后全部犬 $P_{ET}CO_2$ 均显著降低,注入 1 mL/kg 后采取动脉血气及混合静脉血两种方法检测血氧饱和度后发现,SaO_2 为 25%,SvO_2 为 63%。在实验犬中病死率为零。20 min 后参数恢复至实验前值。可见上述气体量引起了肺栓塞,但不至于造成心跳骤停。CO_2 气体每分钟 1.5 mL/kg 或空气每分钟 0.3 mL/kg 缓慢注入静脉则不会引起任何表现(通过肺泡毛细血管膜吸收)只有当大量 CO_2 气团进入右心房到右心室再到肺动脉发生严重肺栓塞时将发生严重后果。主要临床表现和诊断依据为突发性血压急剧下降、急性肺高压、右心衰竭致心跳骤停。用食管听诊器或胸前壁听诊闻及"水车样"杂音(mill-wheel murmur),$PaCO_2$ 突然下降或为零,最为敏锐的诊断仍是心前超声多普勒监测。CO_2 气体肺栓塞的治疗要迅速、准确、及时。一旦确诊立即将病人置于头低左侧卧位以阻止气体从右心室进入肺动脉,同时少量 CO_2 气体也可从肺动脉回至右心室。再经中心静脉或肺动脉插管抽出气体栓子。心跳骤停病人必须同时进行心肺复苏。复苏成功后血管内仍残留气体栓子,特别当怀疑发生脑血管栓塞时,应经高压氧治疗。

(四)皮下气肿、纵隔与心包积气、气胸

皮下气肿、纵隔与心包积气、气胸是手术的常见并发症,国内外文献已有不少报道。发生原因:①手术中上腹部操作可引起镰状韧带穿孔,最有可能成为气体向上的通道,镰状韧带在膈肌下支撑肝脏向上分为两层形成裸区。气体可通过腔静脉孔进入纵隔。

②注入 CO_2 量过大,腹内压过高,促使 CO_2 逸出纵隔等各异常部位。③手术操作极有可能损伤膈肌和胸膜,使气体直接进入纵隔或胸腔。④先天性胸膜通道或解剖薄弱如食管裂孔。⑤由于纵隔气肿内压增高,过高的纵隔内压通过纵隔上段经胸廓上口与颈部相连处 CO_2 气进入头、颈、胸皮下,也可进入腹部皮下,严重者会阴、男性阴囊也发生皮下气肿。纵隔压力太高可使纵隔膜破裂,气体进入胸腔,发生气胸。纵隔内 CO_2 也可弥散至心包引起心包积气。⑥皮下气肿亦可由于腹壁穿刺造成侧孔,CO_2 由侧孔进入皮下。另外,充气针就在皮下充气及时发现皮下气肿。有人认为皮下组织比腹腔更易吸收 CO_2 所致。皮下气肿、纵隔与心包积气、气胸的诊断主要是严密观察病人和加强监测。皮下气肿一般发生在注气后 30 min 左右。当 Paw 明显升高、$PaCO_2$ 升高经过度通气不能下降以及 SpO_2 下降时,同时存在颈、面、胸有气肿,触诊明显捻发感和按压皮肤有凹陷时诊断即可成立。一旦发现皮下气肿,首先必须要排除是否同时存在气胸及心包积气,可通过听诊和急诊手术台上摄胸片。如有气胸立即解除气腹,并作胸腔闭合引流,心包积气可作心包穿刺抽气,严重纵隔气肿可行胸骨上凹皮肤穿刺抽气或切开纵隔膜引流,可有明显的气体溢出,单纯皮下气肿可用粗针多处穿孔排气,同时可加大通气量,轻度病人可自行吸收。皮下气肿、纵隔与心包积气、气胸只要早发现处理及时,一般无不良后果。

（五）气腹对脏器循环的影响

CO_2 气腹常影响到肝、肾、脑循环。

1. 肝。不同气腹压力条件下,Rasmussen 等人在观察 CO_2 气腹对猪全身血流动力学影响的同时,以超声流量探头测定了门静脉血流量,结果 MAP 升高,而门静脉流量随腹内压升高进行性降低,门脉压及门脉-肝内血流阻力进行性上升。尤其在腹内压 3.3 kPa(24 mmHg),门静脉血流量较气腹前降低 34%,压力及门脉-肝内血流阻力分别上升 260% 和 55%,解除气腹后三者即刻回到基础值。

腹内压增高可压迫静脉流出道,可使毛细血管内压力升高,为防止液体外渗,经肌源性自动调节机制引起脏器小动脉平滑肌收缩,管腔变窄,压力上升。猪肠系膜动脉在腹内压 2.7 kPa(20 mmHg)时,流量减少 27%,门脉血相应下降 22%。此外,腹膜伸展及下腔静脉回心血量降低均可刺激动物体内儿茶酚胺及血管加压素等释放,使肠系膜及肝脏等腹内脏器血管系统收缩,肝动脉血供减少。因此,低血压、休克、肝硬化或门脉高压等情况下,影响无疑是明显的,不主张气腹下行手术。

2. 肾。早在 20 世纪 80 年代初期,tarman 就观察了腹内压与肾功能的关系。发现气腹压力为 2.7 kPa(20 mmHg)时,肾血流量及肾小球滤过率分别仅及基础的 21% 和 23%,同时观察到肾血管阻力增高 55.5%,肾静脉压高出气腹压力 0.1~0.3 kPa(0.75~2.25 mmHg)。气腹压力 5.4 kPa(40.5 mmHg)时,肾功能继续下降,肾小球滤过率只有气腹前的 7%,大多数动物无尿。Chiu 等人将激光多普勒流量计探针埋入猪右肾皮质,测定了气腹压力 2.0 kPa(15 mmHg)时 CO_2 气腹前后肾皮质灌流量显著下降,由气腹前平均每克组织 50 ± 18 mL/min 降至 20 ± 5 mL/min,降低了 60%,而且在 2 h 的气腹期间维持稳定,解除气腹即刻间升至气腹前水平;尿量由 48 ± 5 mL/h 降至 24 ± 4 mL/h,减少 50%,但解除气腹后 1 h 仍然处于较低水平,并不立即恢复,显然,气腹可致肾灌流量减少,功能降低;而且还提示增高气腹内压对肾实质和静脉压迫作用是引起可逆性低灌注的主要原因。其依据有:①气腹压力 2.7 kPa(20.25 mmHg)时,Harman 观察到肾动脉压力不变,而肾静脉压随气腹压力变化而变化。肾血管阻力与 SVR 变化不同步,分别较基础值增高 55.5% 及 30%。②Chiu 等在气腹压力为零时,向腹膜后腔充入 CO_2 2.0 kPa(15 mmHg),仅影响同侧肾皮质灌流。但解除气腹后尿量并不立即恢复,似乎提示除了机械因素外,尚有其他因素参与。

在人体 2.0 kPa(15 mmHg)左右的气腹压力对肾功能的影响也许是微不足道的。人体肾周围有丰富的脂肪组织,而且肾包膜与腹膜也较动物坚韧,这可能是至今未见有气腹引起肾衰病例报道的原因。在机制未清楚以前,尽量降低气腹压力无疑更为安全,尤其是手术时间长,或病人肾功能本已受损时,因为临床类似情形,如腹内大出血或大量腹水时,曾有导致肾功能继续降低甚至衰竭的报道。

3. 脑。CO_2 气腹可引起脑血流量增加,流速增快,颅内压及脑脊液压力上升。其原因尚不清楚,可能与气腹压力及体内 CO_2 水平等因素有关。Delpech 在 $P_{ET}CO_2$ 稳定在 4.0~4.7 kPa(30~35.25 mmHg)时,观察了对不同气腹压力猪颅内压及 CVP 的影响,气腹压力 2.0 kPa(15 mmHg)时,颅内压及 CVP 分别由气腹前 2.7 kPa 和 0.4 kPa(20.25 mmHg 和 3 mmHg)增至 3.1 kPa 和 1.3 kPa(23.25 mmHg 和 10 mmHg),气腹压力 3.3 kPa(25 mmHg)时,颅内压和 CVP 继续上升至 3.4 和 1.7 kPa(25.5 和 12.75 mmHg),头抬高 10°角,两者同时降低。临床上观察到手术病人,气腹压力恒定 2.0 kPa(15 mmHg),脑中动脉流速随 $P_{ET}CO_2$ 增高而增快,目的在于降低 $P_{ET}CO_2$ 的过度通气则可使流速降至气腹前水平,提示 Delpech CO_2 气腹期间,颅内压上升与增高的气腹压力影响静脉回流与体内 CO_2 水平升高有关。在气腹压力及 $P_{ET}CO_2$ 等均保持恒定的情况下,以超声流量探头在 CO_2 气腹 10 min 后依然测到颈总动脉流量由 152 ± 25 mL/min 增至 200 ± 25 mL/min,较气腹前上升了 30%,30 min 后降至基础值并保持稳定,说明除了气腹压力与 CO_2 外,尚有其他因素影响脑灌注,可能系脑血管发生代偿性收缩之故。颅内占位性病变病人属手术的禁忌证。

(六)胃内容物误吸的危险

气腹使腹内压升高,也使胃内压升高,有胃内容物反流、误吸的危险。临床上必须有足够的认识。预防方法,术前禁食 6 h 以上,禁水 2 h,术中持续吸引胃管,术前可用提高胃液 pH 的药物。

二、麻醉前访视患者

麻醉前应仔细访视患者,了解患者精神状态、合作程度以及疾病的性质、手术部位和范围、有无声带麻痹、病变是否导致气管受压、气管软化及对通气功能的影响。此外,必须对患者全身状况,如呼吸、循环系统功能、水电解质及酸碱平衡状况等,作一客观评估。术前访视为麻醉医生和患者提供一个沟通麻醉相关问题的机会,可缓解患者的焦虑情绪,根据所了解的患者具体病情,充分作好麻醉前准备,并将患者各器官功能尽可能调整到最佳状况,选择恰当的麻醉方法及麻醉药物,设计合理的麻醉方案。

第二节　腹腔镜普通外科手术麻醉选择、实施与管理

一、麻醉准备和术前用药

许多患者对手术会感到焦虑,术前应用镇静药和镇痛药的目的是减轻患者的焦虑。小剂量的苯二氮卓类药物,可有效减少焦虑,但又不引起术后过度镇静,有明显的优越性。抗胆碱药术前不是必需的,可选用格隆溴铵成人剂量 0.2~0.4 mg 静注,东莨菪碱 0.3~0.4 mg 肌注。对于有胃液反流危险的患者,术前可给非特异性抗酸药物增加胃液 pH。H_2-受体拮抗剂可减少胃酸分泌。雷尼替丁 50~100 mg 静脉或肌内注射,或 150~300 mg 口服,可明显降低胃液分泌量和氢离子浓度。

二、麻醉选择

普通外科微创手术种类繁多,应根据不同的手术方式选择麻醉。甲状腺和甲状旁腺微创手术可在局麻或颈丛神经阻滞下完成手术;腹部普通外科微创手术大多需要全麻下完成手术。虽然有报道成功地应用区域阻滞或局麻复合静脉全麻完成手术,但其仅适用于患者强烈要求且短小的手术。全麻下实施普通外科微创手术最安全、舒适,可满足患者体位、肌肉松弛、气腹和多个切口等手术条件,气管插管可有效防止气腹后胃液反流误吸,并可控制呼吸,通过呼吸参数的调节避免出现二氧化碳蓄积和高气道压对气道的损伤。尽管有许多报道喉罩成功用于普通外科微创手术的麻醉,但考虑到其气道安全性问题,建议仅在短小手术,患者反流危险性低的情况下选择。对于颈部的普通外科微创手术,因和外科医生共有患者头部区域,如需采用全身麻醉以选择带螺纹钢丝的气管导管为理想,从而避免气管导管的扭曲打折。

三、麻醉实施与管理

普通外科微创手术无论手术大小或复杂程度如何,麻醉期间均应密切监测患者生命体征,如心电图、动脉血压、脉搏血氧饱和度、体温和呼吸功能监测是必需的。对于一些特殊疑难病例,还需实施特殊监测,如出血量较大的手术可施行有创动脉压、中心静脉压监测等。术前有合并症的患者,还应该根据患者病情做相关监测,如糖尿病患者应监测血糖,甲状旁腺疾病患者应监测电解质。需要指出的是呼气末 CO_2 分压差的变化不是恒定的,压差会随着手术时间的延长而增加。因此,通过 $P_{ET}CO_2$ 来监测动脉血 CO_2 分压($PaCO_2$)并不可靠,尤其是在长时间手术或患者术前合并肺部疾患以及术中因皮下气肿导致高碳酸血症行高分钟通气量等情况下,此时应通过血气分析测定 $PaCO_2$,了解 $P_{ET}CO_2$ 变化的情况。

丙泊酚具有苏醒快速、安全、镇吐的特性,适用于短时间的普通外科微创手术,如胆囊切除术。但丙泊酚单次静脉麻醉用药只能完成一些短小手术;间断给药则血药浓度上

下波动,注药后瞬间产生血药的峰值浓度,然后持续下降直至下次注药,造成麻醉忽深忽浅,如使用靶浓度控制输注麻醉给药系统(target controlled infusion,TCI)则可以维持稳定的血药浓度。手术中对是否使用氧化亚氮(N_2O)存在争议,有学者认为 N_2O 会引起肠胀气,但目前仍没有肯定的证据证实使用 N_2O 会导致手术条件明显变差。

手术结束后麻醉清醒期间,仍应密切观察患者,颈部手术由于伤口渗血或手术操作损伤喉返神经及气管软化等原因,易发生呼吸道梗阻。甲状腺功能亢进患者手术由于术前控制不佳,术中或术后易发生甲状腺危象。总之,术后应密切观察患者生命体征变化,同时准备相应的急救药品与器械,一旦发生上述情况,即可进行抢救。

第三节　几种常见腔镜普通外科手术的麻醉

一、甲状旁腺腔镜手术的麻醉

1996 年,Gagner 进行了第一例内镜下甲状旁腺切除术,此后相关技术报道越来越多。但甲状腺和甲状旁腺传统开放手术效果良好,故微创手术的安全性、实用性受到一些医生的质疑。禁忌证是:并发需手术治疗的巨大甲状腺肿、可疑恶性病变、多个腺体增生等。大多数医生把微创甲状旁腺切除术定义为通过小缺口进行甲状旁腺切除术。大概可分为以下三类:内镜下进行甲状旁腺切除术;电视或内镜辅助下进行甲状旁腺切除术;放射性引导下进行手术。

1. 内镜下甲状旁腺切除术。手术采用 5 mm 30°内镜,通过中央套管置入,整个手术过程持续给予 $0.67 \sim 1.07$ kPa($5 \sim 8$ mmHg)的气流。通过内镜分离颈阔肌下层,并再插入 $2 \sim 3$ 个套管置入分离、切除器械。也可采用 $2 \sim 3$ mm 的针型内镜器械进行手术。

2. 微创电视辅助甲状旁腺切除术。在胸骨切迹水平作一个 15 mm 长切口。可分为中间入路法和侧面入路法。

中间入路法:从中线打开舌骨下肌,采用 5 mm 30°内镜,在内镜视野下,用小手术器械钝性完全分离甲状腺叶,进行手术切除。

侧面入路法:在腺瘤侧的胸锁乳突肌中点边缘作 12 mm 长皮肤切口,通过 10 mm 套管置入 10 mm 的 30°内镜,以 1.06 kPa(8 mmHg)的压力充入持续 CO_2,沿胸锁乳突肌边缘插入两个 3 mm 套管置入分离器械。

颈丛神经阻滞和全身麻醉均可用于上述两种类型手术,但该术式的突出问题是二氧化碳注入会导致明显的手术部位气肿和纵隔气肿,如手术时间长自主呼吸下很难避免不发生二氧化碳蓄积;颈部气肿也会造成患者严重的心理负担;事实上单纯颈丛阻滞也无法消除手术操作牵拉不适。颈丛阻滞复合静脉全麻对患者的呼吸抑制会更重。故有条件的医院,我们建议采用气管插管控制呼吸,麻醉维持可采用丙泊酚复合全麻或吸入全麻。

3. 放射线引导甲状旁腺切除术。术前静脉注射甲氧基异丁基异腈锝(99mTc-MI-

BI),术中利用伽玛射线探测器定位病变腺体,直接在病变腺体所在部位作一小切口摘除腺瘤。该术式手术创伤小,不需使用 CO_2 充气,可在门诊局麻下进行。有报道平均手术时间为 25 min,98% 的患者可在 2.5 h 出院。

二、甲状腺腔镜手术的麻醉

由于传统甲状腺手术本身也可认为是微创的,而且需要进行手术治疗的甲状腺肿通常较大且常有恶性病变,内镜下甲状腺手术的发展一直缓慢。甲状腺微创手术的主要适应证是:甲状腺肿瘤,结节性甲状腺肿。此外,部分甲亢患者、甲状腺腺叶部分切除、甲状腺腺叶次全切除或全切也可采用微创手术。微创甲状腺切除术可分为需要持续充气的闭合内镜下手术和直接内镜或内镜电视辅助下的手术。这两种手术方式均可采用颈部切口或前胸腋窝切口。

1.闭合内镜下甲状腺切除术。采用 $0.53 \sim 1.06$ kPa(4~8 mmHg)的 CO_2 充入维持分离腔并避免严重的皮下气肿,但如此低压力的充入气很难保证分离腔,故该术式应用较少。

2.维持内镜辅助甲状腺切除术。该方法应用较多,手术采用一个 15 mm 的颈前横切口,手术野由传统的外牵拉器维持,不需要注入 CO_2 从而可避免皮下气肿。

3.颈丛神经阻滞和全身麻醉均可应用于甲状腺微创手术,对于需要使用 CO_2 维持分离腔的,使用气管插管无疑是安全可靠的。

三、腹腔镜胆囊切除术的麻醉

1987 年法国 Mouret 医生完成了第一台胆囊切除术,随后该术式因其手术创伤小、恢复快的优点受到了患者和外科医生的欢迎。手术的适应证和禁忌证尚未统一,患者全身情况良好的单纯性结石性胆囊炎、良性胆囊息肉样病变是较好的适应证,但在术者操作技巧成熟的情况下复杂性胆囊炎、老年患者甚至是合并轻度心肺疾患的患者也可在腹腔镜下行胆囊切除术。禁忌证:合并肝内外胆管结石、有严重粘连、重度出血倾向等。在行胆囊切除术时,患者呈头高足低位,用烧灼或激光将胆囊从胆囊床分离,需要充分的腹部肌肉松弛。

虽然有报道在硬膜外阻滞下完成胆囊手术,事实上手术条件是不完善的,患者不可能耐受 CO_2 气腹产生的通气负荷;手术牵拉所致胆心反射也非常明显。如合用静脉全麻则更不能保证患者的呼吸功能。随着喉罩技术的发展,喉罩成功用于胆囊切除术的报道越来越多,但考虑到其气道安全性问题,仅建议在患者反流危险性低的情况下选择。首选麻醉方法是气管插管全身麻醉。因大多数情况下,手术时间较短。麻醉维持选用作用时间短、苏醒快、苏醒质量高、易于调控麻醉深度的静脉或吸入麻醉药为佳,如丙泊酚、瑞芬太尼、七氟烷和地氟烷等。术中除血压、心率、血氧饱和度等常规监测外,$P_{ET}CO_2$ 监测也是必不可少的,遇 $P_{ET}CO_2$ 急剧升高时还应该监测 $PaCO_2$。为了减轻气腹对循环系统的影响,腹腔内压力以 $1.6 \sim 2.13$ kPa(12~16 mmHg)为宜。手术开始后应及时提高麻醉深度,尤其是在胆囊区域操作时,以减轻胆心反射。如遇明显的胆心反射,则应考虑使用抗胆碱酯药,如阿托品。在手术出血(胆囊动脉、肝动脉等出血)的情况下,由于视野有限和倍数放大关系,很难准确判断出血量,可通过监测血红蛋白来了解患者失血量。

四、腹腔镜阑尾切除术的麻醉

阑尾炎是外科最常见的急腹症,在人们的观念中阑尾切除是个小手术,所以当医生告诉病人阑尾炎需要手术时,很习惯地接受了传统的剖腹阑尾切除术。有统计资料表明:手术后引起的粘连性肠梗阻病例中,由阑尾炎手术后引起的占首位;化脓性阑尾炎腹腔有脓性渗出切口感染率5%~10%,穿孔性阑尾炎切口感染率可高达30%。因切口位置关系,腹腔脓液清洗不彻底引起腹腔脓肿;因其他疾病误诊为阑尾炎需另作切口处理,增加了病人痛苦;腹壁肌肉撕裂引起术后疼痛,腹壁神经损伤导致腹肌萎缩引起切口疝和腹股沟疝等多有报道。腹腔镜阑尾切除术只需要在腹壁做三个小切口(1 cm、0.5 cm、0.5 cm),位置隐蔽在脐部和下腹部,具有美容效果;不需要撕拉腹壁肌肉,损伤小,术后轻微切口疼痛;有放大效果,视野开阔,探查清楚,不易误诊和漏诊,如术中发现其他病变(卵巢囊肿、肠肿瘤、胃穿孔等等)直接在腔镜下手术,无需另作切口;可以探及腹部各个角落脓液清洗彻底,腹腔感染机会少,切口不直接接触脓液,切口感染率低;手术对肠道干扰少、切口小、感染机会少,所以肠粘连发生率低。腹腔镜阑尾切除术应作为阑尾切除的首先方法。

一般选硬膜外麻醉,经 T_{12}~L_1 间隙穿刺,个别选用全麻。硬膜外麻醉应辅助哌替啶等镇痛药及氟哌利多等镇静药,以增强麻醉效果。小儿基础麻醉后行氯胺酮复合全麻。

麻醉管理:麻醉管理应加强。一是要制动,保证麻醉效果和良好的肌松,便于术野暴露和手术操作;二是加强呼吸管理,术中吸氧,维持呼吸道通畅,防止误吸。老年人行中位硬膜外麻醉时,可予以适量胶体液补充血容量,减少麻醉后的循环波动。行硬膜外麻醉时,老年人局麻药用量宜谨慎,控制麻醉平面不宜过高,避免因交感神经阻滞,血管扩张,血容量相对不足所至的血压心率急剧下降。患者麻醉后交感神经系统受到抑制,迷走反射增强,气腹时刺激腹膜引起迷走亢进,心率减慢。阿托品用于处理心动过缓时取决于用药前迷走神经的张力,老年人自主神经张力较弱,小剂量阿托品在有的病人甚至可引起心率变慢,此时应及时增加阿托品剂量才可逆转心动过缓,必要时改用异丙肾上腺素 5~10 μg 静注。另外,可考虑气腹前预防性使用小剂量阿托品,增加交感张力,避免迷走亢进。

五、腹腔镜疝修补术的麻醉

人们通常所说的疝气指的就是腹壁疝,即腹腔内的组织或器官,经腹壁的薄弱点或缺损进入到人体的其他“部门”。当疝形成后,在体表可出现一个突出的包块。疝根据突出的部位可分为腹股沟疝、股疝、切口疝和脐疝,其中最常见的是腹股沟疝,占疝的90%。疝无论发生在任何部位,都会给患者的生理和心理带来影响。患者经常出现坠胀、疼痛等症状,小便、大便,甚至咳嗽等都会使这种痛苦加剧。疝随时可出现血液回流障碍,导致疝内的器官和组织缺血、水肿、坏死,进而危及患者生命。随着医学的发展和科技的进步,全球的外科医生对疝的成因和治疗也提出全新的概念,明确肯定佩带"疝气带"等非手术方法对疝的治愈是没有帮助的,成年人患上"疝"是无自愈可能的,手术是治愈的唯一方法,而且手术应尽早进行。而传统的疝修补方式也因不能解决的术后疼痛和高复发率而被放弃。随着腹腔镜和微创技术的发展,越来越多的传统手术被腹腔镜手术所取代,成人疝的治疗也不例外。腹腔镜下的疝修补是一种微创的修补腹壁缺损的方法。通过(由腹壁上的小切口置入腹腔内的小摄像头)和疝修补材料(补片)来增加腹壁强度,是目前最为先进的疝修补术式。该手术有创伤少、恢复快、效果确切、术后并发症少、复发率低及疤痕小甚至无疤痕等优点,而且能同时探查对侧并处理,对于复发疝及双侧疝更是首选方法,深受广大患者欢迎。

麻醉选择:一般选硬膜外麻醉,经 $T_{12} \sim L_1$ 间隙穿刺,个别选用全麻。硬膜外麻醉应辅助哌替啶等镇痛药及氟哌利多等镇静药,以增强麻醉效果。小儿基础麻醉后行氯胺酮复合全麻。

麻醉管理:麻醉管理同腹腔镜阑尾切除术。疝修补术老年患者较多,因手术时间大多为半小时左右,只要患者一般情况好,考虑可耐受手术,我们均采用硬膜外神经阻滞。但老年人容易合并心肺等方面的系统疾病,各方面身体机能均有所衰退,对麻醉耐受力差,麻醉时应谨慎小心,出现各种异常情况及时处理,以免发生不良后果。

六、腹腔镜脾切除术的麻醉

脾功能亢进是多种原因造成脾大引起的一组综合征。它不是一个独立的疾病,主要特点是脾脏肿大,把大量血液阻留在脾内,使循环血量减少,为了维持有效循环血容量,细胞外液进入血循环,从而产生血液稀释,另外肿大的脾脏还可加速血细胞破坏,并抑制血细胞的成熟,结果使血细胞如红细胞、白细胞或血小板减少,而骨髓呈增生现象,切脾后则全部恢复正常。

脾功能亢进的临床表现如下。

1.脾脏肿大:可为轻度、中度及重度肿大。血细胞减少与脾脏肿大不成比例。

2.外周血细胞减少:常为白细胞、血小板减少。发生全血细胞减少时,各系细胞减少的程度也并不一致。红细胞减少时,可表现为脸色苍白、头昏、心悸。粒细胞减少时,患者抵抗力下降,容易感染、发热。血小板减少时则有出血倾向。

3.脾脏切除后可使血细胞接近或恢复正常。

(一)麻醉前准备

1.严重贫血,尤其是溶血性贫血者,应输新鲜血。肝损害、低蛋白血症者,应给予保肝及多种氨基酸治疗。血小板减少、出凝血时间及凝血酶原时间延长者,应少量输新鲜血或浓缩血小板,并辅以维生素 K 治疗。待贫血基本纠正、肝功能改善、出血时间及凝血酶原时间恢复正常后再行手术。

2.原发性脾功能亢进者除有严重出血倾向外,大都已长期服用肾上腺皮质激素。麻醉前除应继续服用外,需检查肾上腺皮质功能代偿情况。

3.有粒细胞缺乏症者常有反复感染史,术前应积极防治。

4.外伤性脾破裂除积极治疗出血性休克外,应注意有无肋骨骨折、胸部挫伤、左肾破裂及颅脑损伤等并存损伤,以防因漏诊而发生意外。

(二)麻醉选择与处理

1.无明显出血倾向及出凝血时间、凝血酶原时间已恢复正常者,可选用连续硬膜外阻滞。麻醉操作应轻柔,避免硬膜外间隙出血。凡有明显出血者,应放弃硬膜外阻滞。选择全麻时需根据有无肝损害而定,可用静脉复合或吸入麻醉。气管插管操作要轻柔,防止因咽喉及气管黏膜损伤而导致血肿或出血。

2.麻醉手术处理的难度主要取决于脾周围粘连的严重程度。游离脾脏、托脾、结扎脾蒂等操作,手术刺激较大,有发生意外大出血的可能,麻醉医生应提前防治内脏牵拉反应并做好大量输血准备。巨大脾脏内储血较多,有时可达全身血容量的20%,故麻醉中禁忌脾内注射肾上腺素,以免发生回心血量骤增而导致心力衰竭危险。

3.麻醉处理中要密切注意出血、渗血情况,维持有效循环血量。渗血较多时,应输新鲜血及使用止血药。

4.麻醉前曾服用激素的病人,围术期应继续给予维持量,以防急性肾上腺皮质功能不全。

(三)麻醉后注意事项

1.麻醉后当日应严密监测血压、脉搏、呼吸和血红蛋白、血细胞比容的变化,观察有无内出血和大量渗血,注意观察膈下引流管出血量,继续补充血容量。

2.加强抗感染治疗。已服用激素者,应继续给维持量。

七、腹腔镜胃切除术的麻醉

胃癌是源自胃黏膜上皮细胞的恶性肿瘤,占胃恶性肿瘤的95%。胃癌在我国发病率很高,死亡率占恶性肿瘤的第一位,全国胃癌平均死亡率高达20/10万,男性高于女性,男:女约3:1。发病年龄高峰为50～60岁。目前认为下列因素与胃癌的发生有关:环境因素、遗传因素、免疫因素、癌前期病变等。

胃癌的临床表现:①症状。早期表现为上腹不适,约有80%患者有此表现,将近50%胃癌患者有明显食欲减退或食欲不振。晚期可出现乏力,腰背疼及梗阻后出现恶心、呕吐、进食困难。肿瘤表面溃疡时出现呕血、黑便。②体征。早期无特殊体征,晚期可见上腹肿块,直肠指诊可及肿块,左锁骨上淋巴结肿大,同时贫血、消瘦、腹水等恶液质表现。③实验室检查。早期可疑胃癌,游离胃酸低度或缺,如红血球压积、血红蛋白、红细胞下降,大便潜血(+)。血红蛋白总数低,白/球倒置等。水电解质紊乱,酸碱平衡失调等化验异常。④X线表现。气钡双重造影可清楚显示胃轮廓、蠕动情况、黏膜形态、排空时间,有无充盈缺损、龛影等。检查准确率近80%。⑤纤维内窥镜检查。这是诊断胃癌最直接准确有效的诊断方法。⑥脱落细胞学检查。有的学者主张临床和X线检查可疑胃癌时行此检查。⑦B超。可了解周围实质性脏器有无转移。⑧CT检查。了解胃肿瘤侵犯情况,与周围脏器关系,有无切除可能。⑨免疫学 CEA、FSA、GCA、YM 球蛋白等检查。

胃癌的治疗方法:胃癌的治疗与其他恶性肿瘤的治疗相同,均应将手术治疗作为首选的方法,同时根据情况合理地配合化疗、放疗、中医中药和免疫治疗等综合治疗。根据 TNM 分期,当前采用综合治疗方案,大致如下:Ⅰ期胃癌属于早期胃癌,主要以手术切除为主。对个别Ⅱ$_a$＋Ⅱ$_c$型侵及黏膜下层,淋巴结出现转移者,应配合一定化疗。Ⅱ期胃癌属于中期胃癌,主要以手术切除为主,有的辅助化疗或免疫疗法。

胃癌手术的麻醉。

(一)麻醉前准备

1.消化道溃疡和肿瘤出血病人多并存贫血,如为择期手术,血红蛋白宜纠正到 90 g/L以上,血浆总蛋白质 60 g/L 以上,必要时应予少量多次输血或补充白蛋白。

2.消化道疾病可发生呕吐、腹泻或肠内容物潴留,易发生水、电解质及酸碱平衡紊乱,出现脱水、血液浓缩、低钾血症。上消化道疾病常因大量胃酸丢失而易出现低钾血症、低氯血症及代谢性碱中毒;下消化道疾病可并发低钾血症及代谢性酸中毒等。长期呕吐伴有手足抽搐者,术前术中应适当补钙和镁。

3.为避免麻醉中呕吐、误吸及有利于术后肠功能恢复,对幽门梗阻的病人术前应常规洗胃;胃肠道手术应常规行胃肠减压。

(二)麻醉处理

胃癌手术硬膜外阻滞可经 T$_{8\sim9}$ 间隙穿刺,向头侧置管,阻滞平面以 T$_6\sim$L$_1$ 为宜。为消除内脏牵拉反应,进腹前可适量给予氟芬或杜氟合剂,或哌替啶及东莨菪碱。亦可在硬膜外腔注入的局麻药中加入芬太尼($2~\mu g/mL$),以加快起效,增长阻滞时间,有利阻滞内脏牵拉痛。上腹部手术的阻滞平面不宜超过 T$_4$,否则胸式呼吸被抑制,膈肌代偿活动增强,可能影响手术操作。此时,如再使用较大剂量麻醉性镇痛药或镇静药,可显著影响呼吸功能而发生缺氧和二氧化碳蓄积,甚至发生意外。因此,麻醉中除应严格控制阻滞平面外,应加强呼吸监测和管理。胃肠道手术越来越多选用全身麻醉,选择麻醉诱导快、肌松良好、清醒快的麻醉药物。肌松药的选择及用药时间应合理掌握,需保证进腹探查,深部操作,冲洗腹腔及缝合腹膜时有足够的肌肉松弛。注意药物间的相互作用,以及呼吸、循环、尿量、体液等变化,维护水、电解质和酸碱平衡。

(三)麻醉后注意事项

1.病人尚未完全清醒或循环、呼吸功能尚未稳定时,应加强对呼吸、血压、中心静脉压、脉搏、尿量、体温、意识、皮肤颜色和温度等监测,并给予相应处理。术后应常规给予吸氧治疗,以预防术后低氧血症。

2.麻醉手术后应立即进行血常规、血细胞比容、电解质、动脉血气分析等检查,并依据检查结果给予相应处理。

3.术后可能发生出血、呕吐、呃逆、尿潴留和肺部并发症,须予以重视和防治。

八、腹腔镜结直肠切除术的麻醉

结直肠癌是常见的消化道恶性肿瘤,占胃肠道肿瘤的第二位。好发部位为直肠及直肠与乙状结肠交界处,占 60%。发病多在 40 岁以后,男女之比为 2∶1。病史及症状:排便习惯或粪便性状的改变,多数表现为大便次数增多,不成形或稀便,大便带血及黏液。有时便秘或腹泻与便秘交替,大便变细。中下腹部疼痛,程度轻重不一,多为隐痛或胀痛。右半结肠癌患者常发现腹部肿块。注意有无贫血、消瘦、乏力、水肿、低蛋白血症等全身症状、肿瘤坏死或继发感染时,患者常有发热。体检发现:可扪及腹部包块或指肠指诊时发现包块,包块多质硬伴有压痛,形态不规则。贫血、消瘦、恶病质。伴淋巴转移者压迫静脉回流可引起腹水、下肢水肿、黄疸等。辅助检查:血常规示小细胞性贫血,血沉增快。大便潜血试验持续阳性。X 线表现为钡剂充盈缺损,病变肠壁僵硬,蠕动减弱或消失,结肠袋不规则,肠管狭窄或扩张。结肠镜检查能明确病变性质、大小,部分甚至发现早期病变。另外,血清癌胚抗原(CEA)、B 超、腹部 CT 检查亦有助于诊断。手术治疗:是根治结、直结癌的最有效的方法,凡适合手术的患者,应及早行手术切除治疗。

结直肠癌手术的麻醉需要指出的是,直肠癌根治术的患者多为老年人,器官功能出现退行性变化,应参照老年人麻醉处理。肿瘤患者术前可有贫血、电解质紊乱等情况,需加强术前准备。

(一)麻醉前准备

1. 消化道溃疡和肿瘤出血病人多并存贫血,如果为择期手术,血红蛋白宜纠正到 90 g/L 以上,血浆总蛋白质 60 g/L 以上,必要时应予少量多次输血或补充白蛋白。

2. 消化道疾病可发生呕吐、腹泻或肠内容物潴留,易发生水、电解质及酸碱平衡紊乱,出现脱水、血液浓缩、低钾血症。上消化道疾病常因大量胃酸丢失而易出现低钾血症、低氯血症及代谢性碱中毒;下消化道疾病可并发低钾血症及代谢性酸中毒等。长期呕吐伴有手足抽搐者,术前术中应适当补钙和镁。

3. 为避免麻醉中呕吐、误吸及有利于术后肠功能恢复,对幽门梗阻的病人术前应常规洗胃;胃肠道手术应常规行胃肠减压。

(二)麻醉处理

1. 结肠手术右半结肠切除术选用连续硬膜外阻滞时可从 T_{10}～T_{11} 间隙穿刺,向头侧置管,阻滞平面控制在 T_6～L_5。左半结肠切除术可选 T_{12}～L_1 间隙穿刺,向头侧置管,阻滞平面达 T_8～S_5。进腹探查前宜给予适量辅助药,以控制内脏牵拉反应。选择全麻使用肌肉松弛药时,应注意与链霉素、新霉素、卡那霉素或多粘菌素等的协同不良反应(如呼吸恢复延迟)。结肠手术前常需多次清洁洗肠,故应注意血容量和血钾的变化。

2. 直肠癌根治术手术需取截石位,经腹会阴联合切口,选用连续硬膜外阻滞时宜选用双管法。一点取 T_{12}～L_1,间隙穿刺,向头侧置管;另一点经 L_2～L_3 间隙穿刺,向尾侧置管。先经低位管给药以阻滞骶神经,再经高位管给药,使阻滞平面达 T_6～S_5,麻醉中适量应用辅助药即可满足手术要求。亦可采用联合蛛网膜下腔与硬膜外腔阻滞麻醉。麻醉中应注意体位改变对呼吸、循环的影响,游离乙状结肠时多需采用头低位,以利于显露盆腔,此时应注意呼吸变化,并常规吸氧。麻醉镇痛要完善,在保证安全的情况下,有足够肌肉松弛。使病人完全不动,有利于术野暴露和手术操作。快速诱导,静吸复合全麻维持。辅助肌肉松弛药,控制呼吸。选用对肝肾无损害的药物。术中出血可能较多,要随时计算出血量,并给予及时补充,术中有时损伤盆腔静脉丛,可能发生渗血不止,应引起充分重视。

（三）麻醉后注意事项

1.病人尚未完全清醒或循环、呼吸功能尚未稳定时,应加强对呼吸、血压、中心静脉压、脉搏、尿量、体温、意识、皮肤颜色和温度等监测,并给予相应处理。术后应常规给予吸治疗,以预防术后低氧血症。

2.麻醉手术后应立即进行血常规、血细胞比容、电解质、动脉血气分析等检查,并依据检查结果给予相应处理。

3.术后可能发生出血、呕吐、呃逆、尿潴留和肺部并发症,须予以重视和防治。

第四节　普通外科腔镜手术麻醉特点

普通外科微创手术类别较多,各种手术要求并非完全一致。麻醉选择以全身麻醉为主,腹腔内手术中牵拉内脏容易发生腹肌紧张、鼓肠、恶心呕吐和膈肌抽动,不仅影响手术操作,且易导致血流动力学剧变和患者痛苦。因此,良好的肌肉松弛是腹部手术麻醉不可忽视的问题。不同的微创外科手术,麻醉时应注意区别对待。

一、普通外科腹腔内腔镜手术麻醉特点

1.腹腔内脏器手术。腹部外科主要为腹腔内脏器质性疾病的手术,腹腔内脏器官的主要生理功能是消化、吸收、代谢;清除有毒物质和致病微生物;参与机体免疫功能;分泌多种激素调节消化系统和全身生理机能。因此,消化器官疾病必然导致相应的生理功能紊乱及全身营养状态恶化。为保证手术麻醉的安全性,减少术后并发症,麻醉前应根据患者病理生理改变以及伴随疾病的不同,积极调整治疗,以改善全身状况,提高对手术和麻醉的耐受性。

2.胃肠道手术。胃肠道每日分泌大量含有相当数量电解质的消化液,一旦发生肠道蠕动异常或肠梗阻,消化液将在胃肠道内潴留;或因呕吐、腹泻等,必然导致大量体液丢失,细胞内、外液的水和电解质锐减,酸碱平衡紊乱及肾功能损害。纠正上述紊乱是消化道手术麻醉前准备的重要内容之一。

3.消化道肿瘤手术。消化道肿瘤可继发大出血,除表现呕血、便血外,胃肠道可潴留大量血液,失血量难以估计。麻醉前应根据血红蛋白,血细胞比容,尿量,尿比重,血压,脉率,脉压,中心静脉压等指标补充血容量和细胞外液量,并作好大量输血的准备。

4.胆道疾病手术。胆道疾病多伴有感染、阻塞性黄疸和肝损害。麻醉时应注意肝肾

功能的维护,出凝血异常及自主神经功能紊乱的防治。

二、颈部疾病腔镜手术麻醉特点

某些颈部疾病可伴随其他器官功能障碍,麻醉管理期间还必须考虑这些疾病对全身的影响。例如,甲状腺功能亢进时常伴有心血管、代谢、精神等系统功能障碍,手术前应对患者进行系统的内科治疗,同时术中、术后应预防甲状腺危象的发生。甲状旁腺疾病患者有全身钙磷代谢障碍,麻醉前应尽量纠正。要求于麻醉前不仅进行病因治疗,而且应采取综合疗法,以改善患者全身状况或重要脏器的功能,然后再接受手术治疗。

三、普通外科急腹症腔镜手术麻醉特点

腹部外科微创手术急腹症多见,如急性阑尾炎手术。麻醉前往往无充裕时间进行综合性治疗。急腹症手术麻醉的危险性、意外以及并发症的发生率,均比择期手术为高。因此,麻醉医师应尽可能在术前短时间内对病情作出全面估计和准备,选择适合患者的麻醉方法和麻醉前用药,以保证患者生命安全和手术顺利进行,这是急腹症麻醉的关键。

第五节　普通外科腹腔镜手术麻醉后处理

一、普通外科腹腔镜手术中常见并发症及处理

随着手术技巧的提高和医疗器械的进步,普通外科微创手术安全性越来越高,其手术的并发症与手术的难度有关。国外临床资料显示手术并发症发生率为 1.79% ~ 3.0%。术中需要麻醉医生关注的常见并发症包括以下方面。

1. 血管损伤。Tmcar 穿刺损伤血管、内脏。锋利的穿刺针刺破血管可引起大出血,有时甚至来不及开腹止血,患者就因急性大出血、发生休克甚至死亡。

2. 气栓。CO_2 在血液和组织中的溶解度是氧气的 10 倍,空气的 5 倍,又是人体正常代谢产物,很容易经肺排出体外,因此很少引起气栓。但过高的气腹压力可能使气体进入破裂的血管引起气栓。严重的气栓可危害患者的安全,患者出现发绀、严重低血压等情况,此时应立即停止手术进行抢救。

3. 皮下气肿。手术发生皮下气肿的几率相当高,有时甚至扩散到阴囊或颈部。术中应注意皮下气肿的发生情况,若是大面积皮下气肿,应监测 $P_{ET}CO_2$,甚至是 $PaCO_2$。手术结束时,要求外科医生将皮下气肿尽可能从穿刺孔挤出。

4. 神经损伤。较为少见,主要包括臂丛神经及坐骨神经损伤,发生率约为 0.2%。臂丛神经损伤主要由于头低脚高位时间过长、使用肩托不当所引起。预防措施包括:肩托内垫柔软的衬垫,适度的头低脚高位,手臂外展适度,手术者及助手不能倚靠在外展的手臂上以及尽量减少手术时间。坐骨神经损伤的原因主要为术中牵拉。一旦损伤术后即可出现运动障碍。多为自限性,术后几周内症状可加重,3~9 个月可痊愈。预防坐骨神

经损伤的方法包括：使用膝部及髋部有保护的腿支架，术中双下肢的高度应一致，髋关节及膝关节外展时应小心，先弯曲膝关节再弯曲髋关节，髋部不可过分外旋，避免大腿内侧受压。

二、普通外科腹腔镜手术麻醉后常见并发症及处理

手术麻醉后处理主要涉及以下三个方面：术后早期并发症的预防和处理、术后镇痛与恶心呕吐的治疗。

1. 术后早期并发症的预防和处理。普通外科微创手术后并发症的发生和术前患者的全身情况及手术的类型相关。手术后应使腹腔气体充分排出，对有皮下气肿的患者，应注意皮下气体的赶出，有利于患者的苏醒和维持患者生命体征的稳定。手术对循环的干扰可持续至术后，包括外周阻力升高和循环高动力状态，这些变化对心脏病患者有较大影响。呼吸的干扰也可持续到术后，包括高碳酸血症和低氧血症，所以要常规吸氧，待患者清醒、循环稳定、呼吸完全恢复。对特殊情况患者，如严重高碳酸血症患者，还应待血气分析结果正常后方可送回病房。术后仍需给予一段时间低流量吸氧，同时注意观察生命体征的变化。

2. 普通外科微创手术后镇痛。普通外科微创手术的术后疼痛程度较传统开放手术轻，颈部微创手术疼痛程度轻微，腹部普通外科微创手术后多为中度疼痛，疼痛的部位主要在腹部、肩部和背部。肩部疼痛主要是膈神经受刺激所致。术后疼痛程度可能和腹腔内残存气体有关。非甾体类抗炎药（NSAIDs）和麻醉性镇痛药合用可提供完善的术后镇痛；其镇痛方式可选择椎管内或静脉镇痛。

3. 普通外科微创手术后恶心呕吐的处理。普通外科微创手术后恶心呕吐（PONV）的发生率约为30%，而非微创手术后恶心呕吐的发生率较高约为50%。难治性恶心呕吐约为0.1%。频繁强烈的恶心、呕吐对患者的影响甚至比疼痛更大。PONV 相关指南提倡对患者进行风险梯度分级，风险因子包括女性、运动后呕吐史或 PONV 史、非吸烟者等。单一使用作用于某一受体的止呕药可以减少 PONV 发生率30%，合并使用作用于不同位点的药物可进一步降低 PONV 发生率。常用的配伍为5-羟色胺拮抗剂与多巴胺拮抗剂或糖皮质激素合用。PONV 指南中建议：轻中度风险患者（1～2 风险因子）使用单一药物预防治疗；中重度风险患者（3～4 风险因子）使用5-羟色胺拮抗剂与多巴胺拮抗剂或糖皮质激素合剂预防治疗；对于极高风险患者，建议使用丙泊酚静脉全麻或局部麻醉并使用止呕药。

三、围术期相关意外情况和危险性的典型病例

普通外科微创手术无论手术大小或复杂程度如何，麻醉期间均应密切监测患者生命体征，保证手术患者的生命安全，及时了解术中患者生命体征的信息极为重要，正确诊断和处理方能化解术中出现的险情。以下介绍普通外科微创手术中相关意外情况和危险性的2个典型病例。

病例1：男性，65岁，体重60 kg，身高165 cm。术前诊断胃癌，高血压病2级，拟行腹

腔镜下胃癌根治术。既往吸烟 20 余年，每天 10 支，无外伤手术史，无药敏史。ASA Ⅱ级。麻醉准备：术晨更换钠石灰。麻醉方式：气管插管全麻。术前用药：苯巴比妥钠 0.19、东莨菪碱 0.3 mg 肌注。诱导用药：咪达唑仑 3 mg，丙泊酚 80 mg，芬太尼 0.15 mg，维库溴铵 6 mg 静注诱导，经口明视下插入 ID 7.5 号气管导管，听诊双肺呼吸音对称，常规固定。术中吸入异氟醚，静脉持续泵注丙泊酚、瑞芬太尼和维库溴铵维持麻醉。呼吸参数：潮气量 480 mL、频率 10 次/分。患者仰卧位，建立气腹，气腹压力设置为 1.88 kPa(14 mmHg)。人工气腹后，呼吸频率增加至 14 次/分，$P_{ET}CO_2$ 维持在 5.05 kPa(38 mmHg)左右。手术开始后，患者血压升高，心率增快，予加深麻醉后，循环稳定。手术开始 80 分钟时，患者再次心率加快，血压升高，$P_{ET}CO_2$ 上升至 7.32 kPa(55 mmHg)。渐增加呼吸频率至 24 次/分，$P_{ET}CO_2$ 继续上升到 8.51 kPa(64 mmHg)。查动脉血气分析，结果发现 pH 7.08，$PaCO_2$ 13.10 kPa(98.25 mmHg)，PaO_2 65.07 kPa(488 mmHg)。查体：颈部、胸部检查时有皮下捻发音。暂停气腹，和手术医生商量后，改为开放手术，经调整呼吸参数，20 分钟后 $P_{ET}CO_2$ 降至 5.32 kPa(40 mmHg)，$PaCO_2$ 46.6 mmHg，术程 180 分钟，术中生命体征稳定，术毕送 PACU 复苏，术毕 40 分钟清醒拔管。

病例分析：该病例为 ASA Ⅱ级患者，老年、高血压病 2 级、术前高血压未能有效控制，术前有长期吸烟史。手术开始后，患者由于手术刺激强度变化，儿茶酚胺分泌增加，出现血压升高、心率增快，可致 CO_2 蓄积和低氧血症，经增加麻醉深度后，循环稳定。手术开始 80 分钟时，患者再次血压升高，心率加快，出现 CO_2 重复吸入，虽经大幅度增加分钟通气量，$P_{ET}CO_2$ 仍高达 8.51 kPa(64 mmHg)，$PaCO_2$ 更是高达 13.13 kPa(98.5 mmHg)，并出现酸中毒。该病例的 CO_2 蓄积，为出现广泛皮下气肿后，CO_2 吸收面积显著增加，外源性 CO_2 增加，钠石灰不足以吸收如此大量的外源性 CO_2。$P_{ET}CO_2$ 在一般情况下和 $PaCO_2$ 有很好的相关性，全麻手术中呼气末二氧化碳分压监测能早期及时反映患者体内 CO_2 变化，故人工气腹手术中监测呼气末二氧化碳分压十分必要。但在分钟通气量显著增加的情况下，因为采样管道稀释等原因 $P_{ET}CO_2$ 会明显低于 $PaCO_2$，此时应该做血气分析监测 $PaCO_2$，以正确了解患者体内 CO_2 变化。酸中毒多为呼吸性的，一般不需要给予碳酸氢钠纠正，在去除病因后多能快速改善。局部穿刺排气，赶出皮下游离的气体，有利于体内 CO_2 分压的下降，应提请外科医生协助。

病例 2：女性，54 岁，体重 50 kg，身高 162 cm。因胆囊结石伴慢性胆囊炎行胆囊切除术。麻醉方式为气管插管静吸复合全麻。术前用药：苯巴比妥钠 0.1 g，东莨菪碱 0.3 mg 肌内注射。入手术室后开通输液，常规各项监测。诱导用药：咪达唑仑 2 mg，丙泊酚 80 mg，芬太尼 0.15 mg，维库溴铵 6 mg 静注诱导，经口明视下插入 ID 7.5 号气管导管，听诊双肺呼吸音对称，导管深度 21 cm，常规固定。术中吸入异氟醚，静脉持续泵注丙泊酚、瑞芬太尼和维库溴铵维持麻醉。常规行四孔法胆囊切除术。气腹压力保持在 1.87 kPa(14 mmHg)，术中麻醉医师发现 SpO_2 由 98% 渐降至 89%。Paw 渐增高达 4.253 kPa(32 mmHg)。心率由 80 次/分增至 110 次/分。听诊发现双侧呼吸音不对称，右肺呼吸音明显减弱，考虑可能有气胸发生的可能，镜下仔细检查发现右肋膈角膈肌有一个 2 mm 大小穿孔，立即停止手术。行右侧第 2 肋间闭式引流，引出大量气体后 SpO_2 渐增至

97％，右肺呼吸音恢复正常。手术完成后按常规拔除气管导管。术后第 3 天复查胸片无异常后拔除胸腔闭式引流管，术后第 7 天痊愈出院。

　　病例分析：手术中发生气胸的可能性较小，气体进入胸腔的机制尚不十分清楚。可能由于存在膈肌缺损或手术中损伤膈肌，使气体进入胸腔。手术中如发现低血压、心率增快、血氧饱和度下降，气道阻力增加，应考虑气胸发生，注意检查呼吸音是否改变，必要时可行床旁胸片检查。一旦确诊气胸，应暂停手术，停止人工气腹，加压通气使肺膨胀，也可行胸腔穿刺抽气，症状明显者，需行胸腔闭式引流术。

第九章　腹腔镜妇科手术麻醉

1988 年,美国 Reich 在腹腔镜下完成首例子宫切除术,彻底改变了妇科领域开腹完成子宫切除的传统方式。目前妇科内镜技术已覆盖妇科领域几乎所有手术,包括:①内镜诊断;②治疗盆腔病变不孕症;③诊断治疗附件疾病;④子宫肌瘤及宫腔疾病的微创治疗;⑤腹腔镜下子宫切除术;⑥腹腔镜技术用于妇科恶性肿瘤治疗;⑦盆底疾病及生殖道畸形的治疗。内镜(和宫腔镜)已被视为微创革命的成功典范,具有微创、显像优质、视野大且清晰、术后恢复快、粘连少,及腹壁切口小、效果美观等特点。随着手术器械、设备的不断改善,手术操作技巧的不断提高与成熟,微创妇科手术已逐渐代替了大多数传统妇科开腹手术,开创了妇科诊疗技术的一场革命,并得到越来越多的医师和患者认可。

第一节　腹腔镜妇科手术麻醉前准备

随着技术的进步和广泛开展,妇科微创手术患者已由原来一般情况较好的年轻女性患者为主,逐渐扩展到各种年龄层次和病情轻重不一的患者群体。因此,充分的麻醉前准备非常必要。

一、麻醉前访视

麻醉医师应在麻醉前 1~2 天访视患者,主要注意以下两方面问题。

1. 详细了解病史、病情和手术方式,进行必要的体格检查。一般而言,体格属于美国麻醉医师协会(ASA)分级标准Ⅰ~Ⅱ级的患者能很好耐受妇科微创手术,但对于 ASA Ⅲ~Ⅳ级的患者,尤其合并呼吸和循环疾病者,可能容易发生严重并发症。因此,对患有严重阻塞性肺部疾患、严重高血压、冠心病和过度肥胖的患者应列为手术的相对禁忌,尤其气腹时间过长(>120 min)者。合并其他全身系统性疾病者,应先经内科治疗改善后方予手术。对于合并贫血的患者,无论是慢性贫血,还是急性贫血,由于血红蛋白降低、血液携氧能力下降、血红蛋白与氧的亲和力增强,均不利于组织供氧。长时间慢性贫血的患者还可能累及心肺功能,因此手术麻醉前应予积极纠正。麻醉前体格检查需要高度关注与麻醉密切相关的解剖与生理异常,如呼吸道、心血管、脊柱等部位的检查,发现异常情况,应制定相应的应对措施。访视时还应与手术医生充分沟通,了解手术目的、主要手术步骤、手术难易程度、出血程度、手术需时长短等。手术医生则要了解麻醉的临时特殊要求、对术中意外并发症的处理意见,以及对术后止痛的要求等。在手术体位摆放的问题上,麻醉医师与手术医生应达成一致性意见。

2. 与患者建立和谐关系。通过耐心细致的谈话,尽量消除患者对麻醉和手术的疑惑与恐惧心理,让患者了解麻醉医师职责,向其介绍拟用的麻醉方法、麻醉药物和术后镇痛措施等。根据患者病情和精神状况确定麻醉前用药。对于精神紧张患者,术前应给予足够剂量的镇静药物;甲亢、高血压、冠心病患者应避免应用阿托品。访视时应充分听取患者意见,并签署麻醉术前同意书。

二、患者准备

术前常规禁食,建议术前放置胃管行充分胃肠减压,以防胃内容物反流误吸。此类手术由于腹内压和体位等因素,增加了胃内容物反流的危险。此外,术前胃肠减压还可降低气腹套管针刺伤内脏的危险。另外,术前应留置尿管排空膀胱,亦有助于避免穿刺腹膜时损伤膀胱。

三、麻醉器械和物品准备

1. 检查麻醉机确定麻醉机工作正常,检查气源是否连接正确、压力是否足够;麻醉机回路是否存在漏气;流量表及流量控制钮是否灵活;按动快速充气阀是否能输出高流量氧;吸气与呼气导向活瓣是否失灵;呼吸参数的预设是否得当等。

2. 监护仪常用监测项目包括血压、心电图、脉搏血氧饱和度、呼气末 CO_2、体温等。必要时要准备好压力传感器进行有创压力监测、血气及电解质分析等。

3. 检查气管插管用具、吸引装置及急救药品等是否到位。

第二节　腹腔镜妇科手术麻醉选择

妇科微创手术的麻醉选择除了遵循麻醉选择的一般原则,即根据患者的病情、手术性质与要求、麻醉方法本身的特点、麻醉者的理论水平、麻醉技术及临床经验等来选择外,还应考虑妇科不同种类微创手术的特点进行麻醉选择。

一、腹腔镜妇科手术的分类和适应证

妇科微创手术主要包括宫腔镜检查与手术两大类。

(一)技术

1. 诊断性检查的适应证

(1)急性腹痛:对异位妊娠所致的急性腹痛,可准确定位,并可根据异位妊娠大小、输卵管有无破裂、盆腔积血量和对侧输卵管情况作出诊断及处理意见。附件扭转是较常见的妇科急性腹痛症,扭转的常见原因是卵巢或输卵管良性肿瘤及囊肿,检查能明确扭转诊断并能查找出导致扭转的原因。

(2)不孕症:输卵管病变在女性不孕原因中占 40%～60%,检查可发现输卵管粘连或

输卵管积水等，如同时向宫腔注入美蓝，可确定输卵管有无阻塞及阻塞部位和程度。

（3）慢性盆腔痛：慢性盆腔痛的常见病因有子宫内膜异位症、静脉曲张、盆腔广泛粘连、慢性盆腔静脉淤血症等。但仍有40％的慢性盆腔痛患者检查可能正常。

（4）子宫内膜异位症：对疑为子宫内膜异位症者，可在月经期行检查，此时病灶显示明显，并可有活动性出血。紫蓝色病灶多累及宫底韧带、卵巢、子宫直肠凹陷、腹膜膀胱反折部，有的病灶呈现窝状腹膜缺损。

（5）子宫肌瘤：检查可确定诊断，同时可评估肌瘤的直径、数目和定位。

（6）盆腔包块：对不易确诊的子宫肌瘤、卵巢囊肿、盆腔炎性包块等，可明确诊断。

（7）生殖器畸形：对先天性无子宫、双角子宫、无性腺及先天性两性畸形卵巢、卵巢发育不良、混合性性腺发育不全等，检查均能作出明确诊断。

2.手术的适应证

（1）盆腔因素不孕症的治疗：由盆腔因素引起的不孕症主要有输卵管阻塞、盆腔粘连、盆腔子宫内膜异位症等，多年实践表明，可通过完全替代传统的不孕症矫治术，实施输卵管伞端闭锁或阻塞成形术、造口术、输卵管绝育术后再吻合术、粘连分解术等。此外，通过检查可发现一般检查难以发现的病变，如轻度盆腔子宫内膜异位症等。目前认为手术已成为子宫内膜异位症不孕症的首选治疗方法。

（2）附件病变所致疾病：手术最早用于输卵管性不孕症的矫治，而后用于处理输卵管妊娠（切开取胚术或输卵管切除术）、附件扭转复位或切除术、卵巢囊肿摘除以及急性盆腔炎和盆腔脓肿的处理等。曾经一度就某些卵巢良性肿瘤，如畸胎瘤、浆液性或黏液性囊腺瘤的手术存在顾虑，随着囊肿剥出技术的提高和内镜标本袋的应用，此顾虑已经消除。对于巨大卵巢囊肿可先穿刺吸净内容物后，从腹壁小切口取出，囊壁剥离、修剪，再回纳腹腔。已成为当前几乎所有附件良性疾病的首选方法。

（3）子宫切除：腹腔镜下子宫切除方式主要有以下四种：子宫全切除术（TLH）、辅助阴式子宫切除术（LAVH）、子宫次全切除术（I＋ASH）及筋膜内子宫切除术（CISH）。

（4）妇科恶性肿瘤手术：Querlen淋巴结清扫术的推广使妇科手术水平得到新的提升。国内已将技术应用于早期宫颈癌、子宫内膜癌和早期卵巢癌的手术。

（5）盆底疾病及生殖道畸形的治疗：手术改变了盆腔器官脱垂和张力性尿失禁（stress urine incontinence，SUI）的传统手术方式。盆底松弛的盆腔结构重建的手术包括子宫骶骨岬固定术、子宫骶骨韧带缩短术、子宫骶骨韧带、阴道穹隆悬吊术和骶骨阴道固定术等。另外，腹腔镜技术也用于女性生殖道畸形的矫治，如先天性无阴道患者可在膀胱直肠之间建立人工阴道，方法是注射生理盐水使形成隧道空间后，在辅助下用特制棒状物将盆腔腹膜顶出隧道，这种阴道成形术创伤小。

（二）宫腔镜手术

1.宫腔镜检查适应证。宫腔镜检查对可疑病变作直视下活检，是诊断异常子宫出血（abnormal uterine bleeding，AUB）的金标准。Hunter等通过比较超声与活检、活检与宫腔镜的诊断结果，指出绝经前、围绝经期和用激素补充治疗的绝经后妇女，当子宫内膜厚度＞10 mm、内膜活检有异常或症状复发者或未用激素补充治疗的绝经后妇女子宫内膜厚度≥5 mm时,均应作宫腔镜检查。

2.宫腔镜手术适应证。主要有子宫黏膜下肌瘤切除、子宫纵隔切除、子宫内膜切除、子宫腔内异物取出、宫腔粘连分离、宫腔赘生物摘除等。宫腔镜下子宫肌瘤电切术只适合于一半以上的瘤体从肌层向黏膜下突出者。

二、腹腔镜妇科手术麻醉选择

(一)手术的麻醉选择

1.局麻。时间短小的检查,如卵巢穿刺活检等可在局麻下完成。局麻的优点在于可减少全身麻醉的许多风险、缩短住院时间、降低住院费用、减少对机体的不利影响。但局麻对手术医生技巧要求较高,且需要患者有较好的心理承受能力。

2.全身麻醉。手术对局部的创伤小、恢复快,但对全身,尤其对心肺功能的干扰大,例如手术所需的CO_2气腹和头低足高位对呼吸和循环系统均会产生不良影响。麻醉医师要考虑患者的全身情况、术式和手术时间,权衡利弊,制定最佳实施方案,使麻醉做到安全、有效、可控。对于手术需时较长、难度大、要求腹压高的手术,以采用气管内插管全麻为佳,全身麻醉效果确切,有利于保持气道通畅,供氧充分,并可随时调控麻醉深度。

3.椎管内麻醉。虽然椎管内麻醉有镇痛、肌松效果确切等优点,但硬膜外麻醉技术操作有一定的难度和要求,并且存在全脊麻的危险性。而且值得指出的是,手术中腹内压升高、腹膜牵拉、CO_2刺激等可反射性引起迷走神经兴奋;并存高碳酸血症时心肌对迷走神经的反应性增强;而椎管内麻醉又使部分交感神经被阻滞,迷走神经相对亢进;诸多综合因素易导致患者心率减慢,甚至心脏骤停。因此,目前已经基本不用椎管内麻醉行手术。在基层医院由于设备、条件限制而选择椎管内麻醉需要非常慎重,并且要加强管理,控制好麻醉平面,避免过高平面引起呼吸、循环抑制。

(二)宫腔镜手术的麻醉选择

宫腔镜手术一般时间较短,但因术中需要扩张宫颈管才能实施宫腔内操作,使患者产生无法忍受的痛苦,如疼痛、小腹酸胀、心悸或心动过缓、出冷汗、血压下降,甚至晕厥等,因此所有的宫腔内手术操作均宜在麻醉状态下进行。虽然低位硬膜外麻醉或腰麻可以满足宫腔镜手术的麻醉需求,但鉴于此类手术通常较短小,而椎管内麻醉操作时间相对较长,术后阻滞消退也需要一定时间,故目前临床较少采用,普遍采用全身麻醉,尤其是非气管插管全麻。

也有学者提出,对于手术时间大于60 min的宫腔镜手术,一方面由于随时间的延长,静脉麻醉药的用量增大,呼吸和循环并发症的发生率随之增加;另一方面手术时间延长使发生低钠性水中毒的可能性增加,此时可考虑采用喉罩通气全身麻醉或谨慎地应用椎管内阻滞。椎管内麻醉时患者处于觉醒状态,有利于早期发现水中毒的症状,如恶心、心慌、烦躁等,以便及时进行处理。

第三节　妇科不同种类腹腔镜手术麻醉实施与管理

应当指出,虽然妇科微创手术比开腹手术创伤小、术后恢复快,但术中某些操作如气腹等对机体生理的影响可能会比开腹手术更为严重。加之内镜手术常需要特殊体位(如Trendelenburg体位,头低足高位),对呼吸、循环功能及麻醉管理都会带来一定的不利影响,因此麻醉医师对妇科微创手术的安全性应高度重视。麻醉医师应全面了解患者的全身体格状况、微创手术的相关设备与器械、手术特殊步骤的麻醉处理、术中监测及特殊并发症的防治等,以确保患者的安全,特别要关注人工气腹和特殊体位对患者的病理生理造成的干扰。

一、腹腔镜手术的麻醉实施与管理

(一)麻醉实施

可应用喉罩或气管内插管实施全麻。患者进入麻醉准备室或手术室后,建立常规的监护和静脉通路。静脉注射咪达唑仑 0.06 mg/kg、血浆靶控输注瑞芬太尼 3~5 μg/mL、丙泊酚 5~6 mg/kg、维库溴铵 0.08 mg/kg 或爱可松 0.8~0.9 mg/kg 后插入喉罩或气管导管。喉罩操作相对简单,插入后拔除对咽喉部的刺激较小,几无术后咽痛、咳嗽、咳痰的副反应,较适用于检查等短小手术。但喉罩气道的管理相对复杂,当头低位人工气腹后,气道压升高,可能易出现漏气,甚至可影响正常通气。若出现漏气、吸气或呼气阻力大、呼气末 CO_2 分压($P_{ET}CO_2$)持续升高,均需对喉罩位置作调整;若调整无效需尽快更换气管导管,以策安全。肥胖的患者应首选气管插管,以确保气道通畅。通气模式可采用间歇正压通气,为避免气道压过高,可适当减少潮气量和增加呼吸频率(潮气量 6 mL/kg,呼吸 18~25 次/分),力图维持气道压和 $P_{ET}CO_2$ 在正常容许范围。对于控制呼吸的全身麻醉患者,增加呼吸频率比增加潮气量能更有效地降低 $P_{ET}CO_2$。对老年与过度肥胖患者,可给予少许呼气末正压(PEEP)。

(二)麻醉管理要点

1. 气腹的建立建立。气腹时由于腹膜牵拉反应和 CO_2 刺激易引起心率减慢,可静脉注射阿托品对抗之。引起血流动力学波动的腹内压(IAP)阈值为 1.60 kPa(12 mmHg),当 IAP 升至 2.0 kPa(15 mmHg)以上会对呼吸和循环造成较大的影响。为避免气腹的不良作用,对伴有心肺疾患者,建议采用较低的 1.06~1.33 kPa(8~10 mmHg)气腹压为宜。手术结束时应缓慢放气,避免快速放气引起的呼吸、心血管系统的波动。

2. 体位的摆放。在全麻状态下改变患者的体位,由于患者知觉丧失、肌肉松弛、保护性反射减弱或消失,因重力作用而导致的呼吸和循环等生理功能改变以及对脏器血流产生的影响可以非常突出;又因改变体位致使身体的负重点和支点发生变化,软组织承受压力和拉力的部位和强度亦随之而改变。由此可能导致韧带和肌肉等软组织损伤,甚至波及神经和血管。因此,术中应缓慢调置 rrendelenburg 体位,以免短时间内气道压急剧上升和对呼吸、循环系统的快速影响。体位摆放好之后应重新确定气管插管位置,避免气管导管滑出或进入一侧支气管。若术中出现不明原因的低氧血症,应先调整气管导管位置。

3.关注手术并发症 手术并发症深刻地影响术中麻醉管理和患者的预后,因此,麻醉医师应随时掌握手术进展情况,对出现的并发症及时处理。详见表9-1。

(三)术中监测

麻醉手术中应常规监测心电、血压、脉搏氧饱和度(SpO_2)、气道峰压(Paw)、$P_{ET}CO_2$ 等,当 Paw、$P_{ET}CO_2$ 数值异常升高,应尽早查明原因。如应用喉罩者,首先检查通气是否有障碍;若为气管插管,注意皮下气肿和不正常充气,如腹膜前充气、腹膜后充气或大网膜充气等。对于老年人、过度肥胖、心肺功能差者还应进行血气分析、有创动脉压、中心静脉压监测。

表 9-1 妇科手术常见并发症及处理对策

常见并发症	处理对策
穿刺针损伤大血管	立即开放外周粗大静脉,必要时进行中心静脉穿刺测压并抽取血交叉备血
脏器损伤	密切观察,对症处理
气栓	立即停止气腹并吸入纯氧;左侧卧位头低位;经中心静脉导管抽气;高压氧治疗;如出现心跳停止,则按照心肺复苏处理
高碳酸血症	调整呼吸参数,提高分钟通气量
轻度的皮下气肿	可无需特殊处理,仅通过增加分钟通气量、降低腹内压等措施缓解,如出现气胸反应严重时可于胸骨上窝处穿刺排气
出现气胸	应作胸腔闭式引流

二、宫腔镜手术的麻醉实施与管理

(一)麻醉实施

采用丙泊酚为主的全凭静脉全麻。首量静脉注射丙泊酚 2 mg/kg,30~40 s 内注毕,为防止丙泊酚的静脉注射痛,可预先推注 2% 利多卡因 0.5~1 mg/kg 或芬太尼 0.5~1 mg/kg,待患者意识消失后开始手术,根据患者对手术刺激的反应情况必要时分次追加丙泊酚 40~60 mg,直至手术结束;也可在首量推毕后,采用丙泊酚靶控输注方法,血浆靶浓度为 4~6 μg/mL。

若采用椎管内阻滞,一般选择 $L_{2\sim3}$。椎间隙穿刺置管。硬膜外麻醉时,先注入试验剂量 2% 利多卡因 3~5 mL,排除蛛网膜下腔阻滞后再分次按需注入足量局麻药;蛛网膜下腔麻醉时,鞘内注射丁哌卡因 10~15 mg 或丁卡因 10 mg,控制阻滞平面在 T_6 以下对血流动力学的干扰较少,复合少量镇静药物如咪达唑仑或氟芬合剂(芬太尼:氟哌利多=1∶50)可增加患者舒适度,也便于观察术中不良反应。

（二）麻醉管理要点

1. 呼吸循环管理。一次性注入静脉麻醉药过快，可引起呼吸循环的抑制，尤其是在年龄较大、合并有全身系统性疾病患者，因此，静脉注射的速度宜慢，同时观察患者反应。此外，术中随静脉麻醉药用量增加可出现呼吸抑制，表现为舌后坠、分钟通气量下降、$P_{ET}CO_2$升高等，应给予面罩吸氧、托下颌，必要时面罩辅助呼吸，甚至放置喉罩。如发生喉痉挛，需面罩加压给氧，加深麻醉，必要时给予肌松药进行气管插管。

2. 防治 FURP 综合征。宫腔镜手术操作中，需要使用低黏度液体介质膨胀宫腔，这类介质可以是电解质或非电解质液体。在宫腔镜单极电切手术中，为防止带电离子的传导，只能使用非电解质液体（5％葡萄糖或 5％甘露醇）作为膨宫介质。在一些比较复杂的手术操作时，子宫内膜或肌层血管长时间暴露在膨宫介质中，在膨宫压力的作用下，液体沿开放的血管进入血液循环，当液体的吸收量超过一定的阈值（＞1 000 mL），即可出现体液超负荷和血浆渗透压下降及稀释性低钠血症，从而引发急性左心功能衰竭、肺水肿、脑水肿等一系列临床表现，称为 FURP 综合征，1984 年由 Hehir 等首先报道，是宫腔镜手术中常见且严重的并发症之一，发生率为 0.4％～2.0％。常见原因为：①手术时间过长，常超过 1 h；②多见于宫腔镜子宫内膜电切术，大的壁间内肌瘤电切术等；③术中长时间膨宫压力过高，超过平均动脉压。患者首先表现为心率缓慢和血压升高，继而出现血压降低、恶心、呕吐、头痛、视物模糊、焦虑不安、精神错乱和昏睡，如果诊断和治疗不及时，可出现抽搐、心功能衰竭甚至死亡。临床上根据其发生的程度和速度不同，一般分为 3 度。轻度：血清钠在 137～130 mmol/L，患者出现疲倦感、头晕头痛、反应迟钝。中度：血清钠在 129～120 mmol/L，上述症状加重，并出现恶心、呕吐、肌肉松弛、反射降低、血压下降。重度：血清钠在 120 mmol/L 以下，恶心、呕吐加剧，精神恍惚、神志淡漠，最后发生昏迷。体征为肌张力缺乏、反射消失、脉搏弱、血压下降甚至休克。

预防措施：

(1)手术时间尽量控制在 1 h 之内，避免切除过多的子宫肌层组织；

(2)膨宫压力控制在 100 mmHg 以下，不能超过平均动脉压水平；

(3)术中准确记录膨宫液体的出入量；

(4)监测血钠浓度，并给予利尿剂。

治疗原则：利尿，治疗低钠血症；处理急性左心衰竭、肺水肿和脑水肿。

具体方案：①立即停止手术，进行抢救；②立即静脉注射呋塞米 20 mg；③地塞米松 5 mg静脉注射；④急查血 K^+、Na^+、Cl^-、CO_2CP、血糖等；⑤补充高渗氯化钠液：首量入 1/3，以后根据病情决定，所需补钠量（mmol）＝（142－测得血钠值）×52％×体重（kg），所需 5％氯化钠液（mL）＝所需补钠量/0.85，所需钠盐（g）＝所需补钠量 mmol/17；⑥严密观察生命体征。临床症状一般在 12～24 h 之内即可消失。

此外，补充高渗氯化钠液应注意以下几个问题：①开始时先给总量的 1/3 或 1/2；②在低钠血症时，切忌大量补液然后再补钠；③高渗氯化钠液易刺激局部静脉内膜，引起静脉炎，因此应局部热毛巾湿敷。

3. 防治空气栓塞。预防空气栓塞应注意以下几点：①绝对避免空气经灌流液管道进入宫腔；②先行宫颈预处理，减少宫颈管裂伤；③避免过高的灌流压力和头低臀高体位；④术中严密监护。

气栓的治疗包括：发现气栓后应立即停止充气、气腹放气；采取头低左侧卧位，使气体和泡沫远离右心室出口，减少气体进入肺动脉；吸入纯氧，以提高氧合并防止气泡扩大；增加通气量以对抗肺泡死腔增加的影响；循环功能支持；必要时插右心导管或肺动脉导管抽气，已有体外循环用于治疗大量气栓成功的报道，可疑脑栓塞者建议高压氧舱治疗。

（三）术中监测

常规监护心电图、血压、SpO_2、$P_{ET}CO_2$、气道峰压（Paw），必要时进行血气分析和电解质检查。

第四节　妇科不同种类腹腔镜手术麻醉特点

随着妇科微创技术的进步，微创手术的适应证不断扩大，麻醉医师需了解不同种类微创手术的麻醉特点，有重点地进行麻醉管理，以保证患者安全。

一、腹腔镜手术麻醉特点

1. 检查手术麻醉特点。检查手术时间常较短、生理干扰小、并发症少，麻醉管理上注意选用短效、速效的全身麻醉药，如丙泊酚、瑞芬太尼，便于术后苏醒和尽快拔管。

2. 附件手术麻醉特点。巨大卵巢囊肿等腹腔镜下附件手术，术中抽吸囊液过快、过多时易引起循环波动，应密切观察，适当加快输液速度和给予升压药物防止血流动力学紊乱。

3. 子宫肌瘤剔除术麻醉特点。下子宫肌瘤剔除术常常需要套扎子宫周围韧带，并需要子宫局部注射缩宫素或肾上腺素促进子宫血管收缩、减少出血，对于术前有高血压病史及术中血压偏高的患者，在注射此类药物前应适当降压，防止注射后血压急剧升高造成不良后果。

4. 子宫内膜癌的手术麻醉特点。此类手术创伤大、手术时间长，且术后常需辅助化疗，因此，建议术前进行中心静脉穿刺置管，便于术中监测中心静脉压和术后的静脉营养治疗。术中还需注意保温，防止体温降低带来的并发症，如药物代谢延迟、凝血功能障碍等。体位摆放时要避免神经受压或过度牵拉，如截石位时大腿过度外旋可致坐骨神经损伤、头低位时肩托位置不当可致臂丛神经损伤等。

二、宫腔镜手术麻醉特点

1. 宫腔镜检查手术麻醉特点。宫腔镜检查术主要的手术刺激来自扩张宫颈管时，因此在手术消毒时即可开始麻醉诱导，至手术开始时即应保证足够的麻醉深度。扩张宫颈管时出现反射性心率减慢，应静脉注射阿托品 0.5 mg 给予纠正。由于手术较短小，术中不需追加过多静脉麻醉药，为防止术后的宫缩痛，可适当给予阿片类药物。

2. 宫腔镜电切术麻醉特点。宫腔镜电切术虽然比较安全，创伤小，恢复快，但并发症在临床上屡见不鲜。主要常见并发症包括子宫穿孔损伤、大出血等。应注意的是此类手术的并发症与手术医师的经验密切相关,随手术时间延长,并发症发生率增加。

第五节 妇科腔镜手术麻醉后处理及典型病例

一、腹腔镜手术麻醉后处理

妇科手术后可按常规程序拔除喉罩或气管内导管,如果术中是采用超短效的静脉全麻药如丙泊酚、瑞芬太尼持续泵注维持麻醉者,停药苏醒后患者常有疼痛感觉,应及早进行镇痛替代疗法,可在缝皮时静脉推注芬太尼 0.05～0.1 mg 或舒芬太尼 10～20 μg,如患者出现明显寒战,可给予曲马朵 50～100 mg。

对于子宫全切、肌瘤剔除、广泛全子宫等创伤较大、术后疼痛较明显的手术,应根据患者意愿进行术后镇痛,镇痛方式常采用患者自控静脉镇痛(PCIA),常用药物为阿片类药物。麻醉后随访时要注意并发症的防治,如果出现呼吸抑制,可给予小剂量纳洛酮拮抗。

妇科手术患者术后恶心、呕吐的发生率较高,可能与性别、CO_2 刺激腹膜等因素有关,术毕时可静脉滴注恩丹西酮 4～8 mg 预防之。

二、宫腔镜手术麻醉后处理

宫腔镜手术全凭静脉麻醉后常无需特殊处理,待患者完全清醒后即可进食,以丙泊酚为主的静脉全麻术后恶心呕吐的发生率相对较低。若采用椎管内麻醉,需待局麻药的作用消退,常见并发症包括术后头痛、腰背痛、尿潴留等,可给予对症处理。

三、术中相关意外情况和危险性的典型病例

随着妇科和宫腔镜手术的日益普及和数量日益增加,各类术中异常情况和并发症不时有所发生,为保证微创手术顺利进行和患者的安全。有必要对妇科微创手术麻醉中遇到的相关意外情况的典型病例作一介绍。

病例 1:女性,39 岁,体重 68 kg,身高 1.59 m。因子宫内膜下肌瘤在静脉全麻下行宫腔镜黏膜下肌瘤电切术。术前各项化验检查均在正常范围,ASA Ⅰ级。入手术室血压:13.3/9.31 kPa(100/70 mmHg),心率:102 次/分。以丙泊酚＋瑞芬太尼静脉麻醉。手术开始后 80 分钟时,患者颈面部出现斑丘疹,同时 SpO_2 有下降趋势,需面罩吸氧才能维持 96％～98％,疑过敏反应,分次给予地塞米松共 15 mg 后皮疹消退,但 SpO_2 未见好转,听诊两肺有罗音,插尿管并给予呋塞米 60 mg,置入喉罩行辅助通气。手术历时 120 min(中午 12 时),术中输液 500 mL,宫腔冲洗 5％葡萄糖盐水 1 500 mL,尿量 2 000 mL。停药后患者很快清醒,但患者诉呼吸困难,脱氧 SpO_2 降低到 75％左右。测血清电解质示 Na^+、K^+、Ca^{2+} 均降低,给予呋塞米及补钠、补钾后,复查电解质 Na^+ 121 mmol/L,K^+ 3.0 mmol/L,Ca^{2+} 1.6 mmol/L,氧分压 9.31 kPa(70 mmHg),吸氧 SpO_2 90％。听诊肺部少

许湿罗音,再予呋塞米 $40\sim60$ mg、KCl 1.09 g、浓 NaCl 2.09 g、$CaCl_2$ 29 g。下午 5 时,共排出尿量 5 300 mL,吸氧 SpO_2 达 95%,第 2 天随访患者神志清楚,SpO_2 96%,生命体征稳定,恢复良好。

病例分析: 宫腔镜手术中,为了提供良好的手术视野,需要使用低黏度液体介质膨胀宫腔,常用的是 5% 葡萄糖或甘露醇等非电解质液体。如果膨宫压力远大于平均动脉压且宫内血管有损伤,这些液体就可通过开放的静脉窦进入血循环引起循环容量激增,导致水中毒和急性肺水肿。本病例宫腔冲洗液体量远远超出一般正常手术的使用量,术中患者肺部听诊湿罗音,且电解质检查示低 Na^+、低 K^+、低 Ca^{++},提示发生水中毒。其原因可能与手术时间较长、电切时子宫黏膜或肌层血管暴露及膨宫压力偏高有关。经积极利尿脱水及补钠、补钾处理后逐步恢复,提示在宫腔镜术中应加强监测,微创手术超过 1 h 或宫腔冲洗液过量时应复查电解质。若 SpO_2 下降,应考虑水中毒所致肺水肿。麻醉宜选择气管插管全身麻醉方式为好。

病例 2: 女性,30 岁,体重 54 kg,身高 164 cm。9 年前人工流产后结婚 7 年一直未孕,诊断盆腔炎并双侧输卵管堵塞,拟于腰硬联合麻醉下行加宫腔镜手术。术前各项常规检查正常,ASA I 级。上午 10 时 35 分常规 L_2,椎间隙穿刺行腰硬联合麻醉,腰麻注入 0.5% 丁哌卡因 2 mL,10 分钟后硬膜外追加 2% 利多卡因 5+2 mL,阻滞平面达 T_8,并给予咪达唑仑 3 mg,手术开始前静注舒芬太尼 10 μg,11 时开始人工气腹,气腹压为 1.86 kPa(14 mmHg),腹腔镜下分离卵巢和子宫直肠窝粘连。11 时 55 分改平卧截石位行宫腔镜检查,同时保持气腹以便观察输卵管通畅情况。宫腔镜开始后患者出现体动,麻醉医师认为麻醉平面不足,硬膜外追加 2% 利多卡因 5 mL,之后患者安静,呼吸稳定,面罩吸氧,SpO_2 一直 100%。12 时 27 分血压 15.96/9.31 kPa(120/70 mmHg),呼吸频率由 16 次/分突然降低到 10 次/分,遂即心率减慢至 40 次/分,很快 ECG 呈直线,心脏骤停。立即开始胸外心脏按压,并面罩加压供氧行气管插管。听诊双肺呼吸音清晰,上呼吸道通畅,无分泌物。经反复静脉给予肾上腺素,电击除颤后心脏复苏,并给予降温、脱水、糖皮质激素等后续综合治疗。终因多脏器功能衰竭于次日晨 5:00 死亡。

病例分析: 此例患者一般状况好,ASA 分级属于 I 级。危象发生于椎管内麻醉 1 个多小时后,且术中自主呼吸良好,心脏骤停前的 SpO_2 仍 100%,基本可排除麻醉意外;术中静脉输液 1 500 mL,冲洗液入 2 000 mL,冲出约 1 500 mL,实际进入人体液体约 2 000 mL,气管插管时上呼吸道是干净的,双肺呼吸音清晰,故应可排除液体容量过多所致肺水肿。本例心脏骤停发生在宫腔镜开始时,充气膨胀宫腔导致子宫腔内压力骤然升高,如果冲洗系统排气不充分,发生气体栓塞的风险极大。宫腔镜术中肺动脉栓塞的发生与以下因素有关:①头低臀高位时心脏低于子宫水平,静脉压降低;②冲洗系统排气不充分或宫腔内残留空气,均可在膨宫过程进入血循环;③膨宫压力过高,驱动空气进入循环系统。空气栓塞的预防措施包括正压通气、避免头低臀高位、尽量避免血管损伤、排净灌注系统气体等。宫颈扩张后,不能将宫颈和阴道暴露在空气中,应封闭阴道或用湿纱布堵住宫颈。一旦疑为空气栓塞即停止一切气体注入、即刻开始心肺复苏等,但临床预后较差。宫腔镜手术麻醉宜选择气管插管全身麻醉为安全。

第十章　腹腔镜泌尿外科手术麻醉

　　微创外科是 20 世纪末光电领域现代高科技与现代外科有机结合产生的一场外科革命,它迎合了人类所不懈追求的可能以最小创伤治疗外科疾病的目的。其最大特点在于突破了手术必须开腹的传统外科观点,从而以目前所能达到的最小切口创伤完成原需大切口才能手术治疗的疾病,而且同样安全有效。泌尿外科医师借助许多不同功能的操作附件,通过镜鞘放入尿路,达到并促进膀胱镜诊治泌尿外科疾病的作用;近年来已经开展了各项手术,如肾切除术、肾上腺切除术、膀胱部分切除术等,随着技术的提高、经验的积累、设备的改进与发展,将会有越来越多的手术作为第一选择。这些将给泌尿外科带来无限光明的前景。

第一节　泌尿外科腹腔镜手术麻醉前准备

　　泌尿外科腹腔镜手术种类多、患者病情差异大、手术大小悬殊、对体位及设备有特殊要求等特点,麻醉时宜根据病情、手术范围、手术特殊要求,选择合适的麻醉,并加强围术期管理,麻醉前准备工作非常重要。

一、病情特点

　　泌尿外科疾病包括肾、输尿管、膀胱、前列腺、尿道、外生殖器等外伤、肿瘤、炎症、异物、畸形等,各年龄组均可发病,以小儿和老年人多见。肾脏疾病常有肾功能损害,或水、电解质和酸碱失衡,也常发生心血管系统、代谢、造血系统异常。前列腺疾病患者多为老年人,常合并其他重要脏器疾患,如冠心病、高血压、糖尿病、脑梗等。先天性泌尿外科系统疾病小儿,常并发呼吸道感染。术前应积极纠治各种合并症。

二、手术特点

　　泌尿外科手术常需特殊体位,如肾脏、上段输尿管手术常需侧卧位,膀胱、前列腺手术则需截石位,对循环和呼吸有一定影响。膀胱镜检查术需在暗室中进行,给麻醉和监测带来不便。前列腺手术可能会大量渗血,肾脏手术可发生胸膜损伤导致气胸,或肾蒂附近腔静脉意外撕裂导致大出血,这些情况术前应充分考虑,做好术前准备,保证手术安全。

三、泌尿系统各脏器的神经支配

许多泌尿外科手术可在椎管内麻醉下完成,麻醉医师应掌握各器官的神经支配和手术需要的麻醉平面,保证麻醉效果满意。泌尿系统各脏器神经支配和疼痛传导的脊髓水平见表 10-1。此外,麻醉医师需明白手术方式和范围,以确定预期麻醉平面,选择正确的硬膜外穿刺间隙。常见手术平面和穿刺间隙见表 10-2。

表 10-1　泌尿系统各脏器神经支配和痛觉传导的脊髓水平

	交感神经	副交感神经	痛觉传导的脊髓水平
肾脏	$T_8 \sim L_1$	迷走神经	$T_{10} \sim L_1$
输尿管	$T_{10} \sim L_2$	$S_2 \sim S_4$	$T_{10} \sim L_2$
膀胱	$T_{11} \sim L_2$	$S_2 \sim S_4$	$T_{11} \sim L_2$(体)$S_2 \sim S_4$(颈)
前列腺	$T_{11} \sim L_2$	$S_2 \sim S_4$	$T_{11} \sim L_2$,$S_2 \sim S_4$
阴茎	$L_1 \sim L_2$	$S_2 \sim S_4$	$S_2 \sim S_4$
阴囊	无	无	$S_2 \sim S_4$
睾丸	$T_{10} \sim L_2$	无	$T_{10} \sim L_1$

表 10-2　常见手术需要的麻醉阻滞平面和硬膜外穿刺间隙

	麻醉阻滞平面	硬膜外穿刺间隙
肾脏手术	$T_4 \sim L_2$	$T_{9\sim10}$↑ 或 $T_{10\sim11}$↑
输尿管上段手术	$T_6 \sim L_3$	$T_{10\sim11}$↑
输尿管下段及膀胱手术	$T_8 \sim S_4$	$L_{2\sim3}$↑ 或 $T_{12} \sim L_1$↑ + $L_{3\sim4}$↓
前列腺手术	$T_{10} \sim S_4$	$L_{2\sim3}$↑ 或 $T_{12} \sim L_1$↑ + $L_{3\sim4}$↓
尿道手术	$S_2 \sim S_4$	$L_{3\sim4}$↓ 或 $L_{4\sim5}$↓
回肠膀胱成型术	$T_6 \sim S_4$	$L_{2\sim3}$↑ 或 $T_{12} \sim L_1$↑ + $L_{3\sim4}$↓

四、麻醉前准备

充分的麻醉前准备工作非常重要,不仅能提高手术安全性,还能减少并发症和加速患者康复,应包括以下几方面。

(一)了解患者全身器官功能状况及特殊病情

麻醉前应全面了解心、肺、肝、肾、脑等重要脏器功能,注意体温、血压、脉搏、呼吸及血常规、出凝血时间、心电图等常规检查的结果。

合并高血压患者,应了解其原因、性质和血压波动范围、药物控制情况,估计其累及心、脑、肾等器官功能损害程度,并存心肌缺血时手术宜延迟进行;并存肾功能改变时,对麻醉药的选择需作个别考虑。

血红蛋白和红细胞比积,可反映贫血、脱水及血容量的大致情况。成人血红蛋白低于 80 g/L,麻醉时易发生休克的危险,术前尽可能纠正。年龄超过 70 岁者,应重视正常血容量性贫血的纠正。小于 3 个月的婴儿,术前血红蛋白应超过 100 g/L;大于 3 个月者,应至少达到 90 g/L。

小儿术前必须常规测量体重。如果实际体重大于年龄体重(kg)(年龄×2+7),用药量宜根据实际体重计算;如果小于年龄体重,用药量宜按年龄体重的偏小量计算。

对拟施行复杂手术的患者,或常规检查有明显异常者,或并存各种内科疾病时,应进一步作有关实验室检查和特殊功能测定,包括肺功能测定、动脉血气分析、内分泌功能检查等,必要时请相关专科医师会诊,协助衡量有关器官功能状态,商讨进一步的术前准备。

(二)麻醉前一般准备

1. 营养状况改善。营养不良、贫血、低蛋白血症明显降低麻醉和手术的耐受力,降低术后抵抗感染能力。如果时间允许,术前应尽可能经口补充营养;如果时间不充裕,可通过小量多次输血及补充蛋白质和维生素进行纠正,白蛋白低下者,最好给浓缩白蛋白。

2. 胃肠道准备。择期手术中,除用局部麻醉做小手术外,不论采用何种麻醉方式,均需常规排空胃,目的在于防止术中或术后反流、呕吐、误吸、肺部感染或窒息等意外。成人一般应在麻醉前至少 8 小时禁饮、禁食;小儿至少禁食 8 小时、禁饮 4 小时。

3. 治疗药物的检查。病情复杂的患者,术前已接受一系列药物治疗,麻醉前要考虑到某些药物与麻醉药物之间存在相互作用的问题,对某些药物要确定是否继续用、调整剂量再用或停止使用。如洋地黄、胰岛素、皮质激素和抗癫痫药、抗高血压药,一般都需要继续用至手术当天。某些中枢神经抑制药如巴比妥、单胺氧化酶抑制药、三环类抗忧郁药等,均可影响麻醉药的耐受性,或于麻醉中易诱发呼吸和循环意外,应于术前停用。

(三)特殊患者的麻醉前准备

1. 合并心脏病。应特别注意长期应用利尿药和低盐饮食患者,有并发低血钾和低血钠的可能,术中易发生心律失常;有心力衰竭史、心脏扩大、心肌缺血患者,术前可使用小量强心苷;对并存严重冠心病、主动脉狭窄患者而必须施行手术者,应加强监测,准备好血管扩张药、强心药、肾上腺素等抢救药物,重视麻醉的选择和管理。

2. 合并呼吸系统疾病。合并呼吸系统疾病患者,包括:禁烟;控制急慢性肺部感染,术前 3 天应用有效抗生素;阻塞性肺功能不全或听诊支气管有喘鸣音者,则需给予氨茶碱、肾上腺素等支气管扩张药治疗;经常哮喘发作者,可给予肾上腺皮质激素;对肺心病伴有右心衰竭者,需用洋地黄、利尿药、吸氧、降低肺血管阻力药物治疗;麻醉前用药以小剂量为原则。一般来说,肺功能减退的呼吸系统疾病,通过上述综合治疗,肺功能都能得到明显改善,而麻醉期要切实做好呼吸管理,肺通气功能保持良好。这类患者的安危关键在手术后早期,应尽力避免发生肺功能减退而出现缺氧、二氧化碳蓄积和肺炎等严重问题。因此必须强调加强手术后早期的监测和处理。

3. 合并内分泌疾病。合并内分泌疾病患者全身情况的变化较为突出,麻醉危险性相应增加。如嗜铬细胞瘤患者的血压显著增高,而有效血容量明显减少,一旦肿瘤切除,极易出现顽固性低血压。肾上腺皮质功能不全时,钠、水经尿和肠道异常丢失,致使血容量减少,术前必须至少两天输注生理盐水,并补充皮质激素。

4.合并肾脏病。麻醉药的抑制、手术创伤、低血压或脱水等因素,都能导致肾血流减少,并产生某些肾毒性物质,由此引起暂时性肾功能减退。若原先已存在肾病,则损害将更显著。保护肾功能的基本原则是维持正常肾血流量和肾小球滤过率,尽可能做到:①术前补足血容量,防止因容量不足所致的肾脏缺血;②避免使用血管收缩药,必要时可选用多巴胺;③保持充分的尿量,术前静脉补液,必要时可给予甘露醇或呋塞米;④避免使用肾毒性药物和经肾脏排泄的药物;⑤术前有效控制尿路感染。

第二节　泌尿外科不同种类腹腔镜手术麻醉选择

泌尿外科微创手术种类多、患者病情差异大,麻醉时宜根据病情、手术范围、手术特殊要求,选择合适的麻醉。

一、膀胱镜微创手术

膀胱镜检查及尿道控制扩张术,可行表面麻醉。常用的麻醉药有2%利多卡因或1%～2%丁卡因。可将局麻药数毫升经尿道注入,5～10分钟后能取得满意的效果。对疼痛敏感者,可选择硬膜外阻滞或蛛网膜下腔阻滞。

尿道狭窄内切开术,手术时间短,手术操作不复杂,患者一般情况较好,无重要脏器功能严重障碍,可选择静脉麻醉或蛛网膜下腔阻滞。

膀胱镜直视下压力碎石术,适应于小于2 cm的膀胱结石且尿道无器质性梗阻患者。尿道黏膜表面麻醉、硬膜外阻滞、蛛网膜下腔阻滞或骶麻均可,应根据患者情况而定。

经尿道膀胱内电灼术是膀胱镜下治疗膀胱壁病变的最基本手术。适应于膀胱表浅小肿瘤、膀胱内点灶状出血、腺性膀胱炎等。蛛网膜下腔阻滞或硬膜外阻滞均能满足手术要求。若病变位于膀胱侧壁近闭孔内肌周围,电灼刺激闭孔神经时会引起同侧下肢反射性跳动,增加了膀胱穿孔的风险,此时可选择气管插管全身麻醉。

二、经尿道前列腺电切术

经尿道前列腺电切术(transurethral resection of prostate,TURP)是60岁以上男性患者常见手术,首选连续硬膜外阻滞,选择 L_{1-2} 或 L_{2-3} 间隙穿刺,向骶端置管。一般情况较好者,可选择蛛网膜下腔阻滞。麻醉平面控制在 T_6 以下。

有椎管内麻醉禁忌如凝血功能异常,或脊柱畸形,或存在严重的循环、呼吸功能不全,或患者不愿椎管内麻醉,可选择气管插管或喉罩下全身麻醉。

三、腹腔镜泌尿外科手术

自1901年德国外科医师 Kelling 与俄国外科医师 Ott 使用膀胱镜及窥阴镜插入动物腹腔观察脏器以来,腹腔镜的发展及其在外科的应用经历了一个漫长的阶段。20世纪

90 年代初,Clayman 率先完成肾切除术,腹腔镜在泌尿外科手术中的应用才得到飞速发展。至今已可通过腹腔镜进行肾囊肿去顶术、精索静脉高位结扎术、肾切除术、膀胱部分切除术、肾上腺肿瘤切除术等。近年来更开展了膀胱全切及回肠代膀胱术、前列腺全切术等。从腹膜后直接进入腹膜后间隙进行手术操作,不影响腹腔内脏器,相对腹腔内途径而言,其入路直接,各种并发症少,符合泌尿系统的解剖特点,已经成为许多泌尿外科手术的首选途径,腹膜后腹腔镜下行肾上腺、肾脏、输尿管、腹膜后淋巴结、肾盂等各种手术已相继开展。腹腔镜手术与传统开放手术相比,主要优点有:对患者创伤打击小;术后痛苦小、恢复快;减少了传统开放手术的并发症;缩短了住院时间,加快了病床周转率。

根据手术种类的不同及患者的全身情况,泌尿外科手术可选用连续硬膜外阻滞或全麻。连续硬膜外阻滞对血流动力学影响轻微,复苏快,术后并发症少,但患者主观不适感较重,易引起患者紧张,甚至痛感,所以常需加用镇静剂,这些又会使患者自主呼吸受限,故许多医师不愿意使用硬膜外阻滞而选择全身麻醉。全麻控制呼吸后,无呼吸抑制之虑,并可防止胃内容误吸,还可调整适宜的呼气末 CO_2 压力,患者主观感受较好。

四、经皮肾镜术

1976 年,Femstrom 和 Johannson 首先应用肾镜经皮穿刺进行肾盂结石取石获得成功,这是泌尿系内镜技术在上泌尿道进行检查、诊断和治疗的重大发展,有力地推动了微创泌尿外科学的发展。近年来随着医疗器械的不断发展完善,临床经验的不断积累和丰富,科学技术的不断进步,为经皮肾镜术的广泛开展打下了坚实基础,彻底改变了传统开放手术的治疗方式。由于多数患者的体位为俯卧位,经皮肾造瘘术(percutane-ORS nephrostomy,PCN)可采用局部浸润麻醉,经皮肾镜取石术可选用连续硬膜外阻滞或全身麻醉。

五、输尿管镜气压弹道碎石术

输尿管镜下气压弹道碎石术(transurethral lithotripsy,TUL)是 20 世纪 90 年代逐渐发展起来治疗输尿管结石的一种方法,有着其他方法不可比拟的优点,如组织损伤小、效果好、无需剖肾手术、缩短手术时间、住院时间短、患者痛苦少、肾功能损害轻、术中出血少等。输尿管镜气压弹道碎石术可采用连续硬膜外阻滞或喉罩全身麻醉。

六、腹腔镜全膀胱切除原位回肠代膀胱术

腹腔镜下全膀胱切除加原位回肠代膀胱术是近年泌尿外科开展的一种新术式,除有一般手术的优点外,并发症比传统的开腹手术少,但也不可避免地对患者的呼吸和循环产生明显的影响。在手术中人工气腹使腹内压升高,导致膈肌上抬,引起肺泡无效腔量增大,功能残气量下降,肺顺应性下降和气道阻力的增大,导致高碳酸血症的发生。另外,头低脚高仰卧位,也导致通气血流比值失衡,加上超长时间的 CO_2 气腹,更会引起 CO_2 吸收增加而出现高碳酸血症。中晚期膀胱癌施行全膀胱切除、盆腔淋巴结清扫加原位回肠代膀胱手术宜选全身麻醉。

第三节　泌尿外科不同种类腔镜手术麻醉实施与管理

一、椎管内麻醉

对于肾、输尿管、膀胱、前列腺等部位的手术,患者一般情况较好,无重要脏器功能严重障碍,可选用椎管内麻醉。肾和输尿管上段手术,选 $T_{9\sim10}$ 或 $T_{8\sim9}$ 硬膜外腔穿刺,麻醉平面控制在 T_6 以下。膀胱、前列腺手术,选 $L_{2\sim3}$ 或 $L_{3\sim4}$。腰硬联合麻醉,硬膜外向头端置管,或用硬膜外双点法,即 $L_{3\sim4}$ 向骶端置管和 $T_{11\sim12}$ 向头端置管,麻醉平面控制在 T_6 以下。

二、全身麻醉

对于肾上腺、肾脏、肾盂、输尿管、腹膜后淋巴结等部位的手术,一般情况差,有重要脏器功能不全、术中可能发生严重并发症的患者,宜选全身麻醉。麻醉药物可选用依托咪酯、丙泊酚、瑞芬太尼、芬太尼及吸入麻醉药异氟烷、七氟烷等;肌肉松弛药可用维库溴铵、阿曲库铵及罗库溴铵等。气管导管的固定很重要,特别是侧卧位和俯卧位时,一旦导管滑出在这些特殊体位下插管有一定难度。

泌尿外科微创手术种类较多,手术大小悬殊,对体位及设备有特殊要求,麻醉时要确保麻醉效果和患者安全,积极预防和处理并发症,使手术顺利进行。老年患者各脏器功能有不同程度的减退,较多患者已存在重要脏器功能不全或有器质性疾病,应做好充分术前准备,选择合适的麻醉,麻醉管理的重点在于循环和呼吸功能的维护,保持内稳态平衡。局部浸润麻醉和表面麻醉在保证麻醉效果外重点在于预防和处理局麻药的毒性反应。椎管内麻醉需确保麻醉效果,预防和及时处理并发症。全身麻醉时注意各种药物药理作用、不良反应和药物间相互作用,保证循环稳定。此外,还要注意全麻药用量,使老年患者术后尽快苏醒。有些手术需在特殊体位下进行,要考虑体位因素对呼吸和循环的影响。有些手术存在特殊问题,需特殊处理。对于中晚期膀胱癌,施行全膀胱切除盆腔淋巴结清扫加原位回肠代膀胱手术,采用全身麻醉同时加强监测,首先在局麻下行左桡动脉穿刺置管监测动脉压。麻醉诱导用咪达唑仑、丙泊酚、芬太尼、罗库溴铵静脉诱导,经口气管内插管,行右颈内静脉穿刺监测 CVP,在麻醉手术中维持 $PaCO_2$ 在 $4.66\sim5.32$ kPa($35\sim40$ mmHg),间断监测血气、血糖和电解质。麻醉维持可选瑞芬太尼、丙泊酚持续泵注或 TCI,间断静注阿曲库铵或维库溴铵。根据术前情况,术中给予压宁定或硝酸甘油使患者血压控制在收缩压 $15.96\sim18.62/6.65\sim10.64$ kPa($120\sim140/50\sim80$ mmHg),心率控制在 $50\sim75$ 次/分。

由于此种手术时间较长,手术时采用头低脚高位,头部垫高,宜根据 CVP 数值调整液体入量,采用以胶体为主的补液治疗,维持良好的胶体渗透压、电解质和酸碱平衡。CVP 控制在正常偏高的水平,减少脑血管渗出,防止脑水肿。

第四节　泌尿外科不同种类腔镜手术麻醉特点

一、经尿道前列腺电切术

经尿道前列腺电切术（TURP）患者多为高龄，一般情况较差，常合并高血压、心血管疾病、糖尿病等，不能耐受长时间手术，患者需在截石位下手术，术中可发生严重并发症，麻醉处理有一定特殊性。

TURP要求术中以灌洗液充盈膀胱，使视野清晰，并需不断冲洗。灌洗液必须是不导电的非电解质液，避免影响膀胱镜、电灼器、电刀等的效能，并防止意外电击事故。常用的灌洗液为等渗的5%葡萄糖、3%～5%甘露醇、1.2%～1.5%甘氨酸等液体。

前列腺富含静脉窦，TURP时不可避免吸收灌洗液。灌洗液容器的高度决定灌洗液进入静脉窦的静水压，与吸收的速度有关。通常灌洗液容器在手术床上1 m以内。手术时间与灌洗液吸收量呈正比，电切时每分钟可吸收10～30 mL，通常认为1小时以内的手术比较安全。患者是否出现因吸收灌洗液而导致的并发症取决于液体吸收的量、速度和种类。大量灌洗液吸收入循环将导致水中毒、稀释性低钠血症、循环过负荷、急性肺水肿，并出现中枢神经系统功能紊乱。因此，术中严密监测十分重要。硬膜外阻滞期间保证患者清醒状态具有重要意义，通过观察患者神志的变化以判断和评估病情。严密监测血流动力学变化，间断测定中心静脉压和电解质，以便及时发现和处理水中毒等并发症。出现水中毒征象时应及时利尿，血钠过低（小于120 mmol/L）时，可补充3%～10%的高张氯化钠，纠正心力衰竭，治疗脑水肿。

TURP术中另一并发症是膀胱穿孔，发生率约1%。硬膜外阻滞时麻醉平面控制在T_6以下，并保持患者清醒状态能及时发现膀胱穿孔。一旦发生，患者突感背部、腹部或肩部疼痛，并可出现腹部膨隆，腹壁僵硬，甚至休克。发生后需立即停止冲洗，引流处理或经腹膀胱修补。

TURP时常发生显著失血，且失血量难以准确评估。手术时常用大量的灌洗液（10～20 L），创面不断渗血，灌洗液进入循环，通过循环状态很难及时准确评估失血量。血压下降时常提示失血量相当可观，应及时输血。术中宜间断测定血细胞比容指导输血输液。

二、腹腔镜手术

手术首先需要建立气腹，并在特定的体位下进行手术。气腹和体位对循环和呼吸的影响不容忽视。

（一）体位影响

不同的倾斜体位可引起不同的病理生理改变。头低位时，回心血量增加，可使中心静脉压和心排血量上升，而气腹压力的影响又使这一变化变得很轻微，并无明显的血流动力学波动。但对充血性心力衰竭及心脏射血分数明显降低者,这一轻微变化也是十分危险的。头高位时,心排血量下降明显,对血流动力学的影响较大。对呼吸系统的影响主要表现在头低位,这种体位可使肺功能残气量减少,加速肺不张的形成,尤其是在老年和过度肥胖患者。行气管插管全身麻醉,通气中给予少许 PEEP 则可减少这种并发症的发生。体位的不当如头低截石位,还可能造成下肢静脉的淤血和血栓,以及腓总神经损伤等并发症。故要注意肢体的包、垫柔软,倾斜角不宜超过 15°。

（二）呼吸影响

主要存在四个问题,即:$PaCO_2$ 增高、气胸、皮下气肿和空气栓塞。

1. $PaCO_2$ 增高。$PaCO_2$ 在 CO_2 气腹时均会增加,在自主呼吸患者尽管有代偿性过度通气,但 $PaCO_2$ 仍增高,这可能与麻醉时呼吸抑制有关。经腹膜 CO_2 吸收也是增高的原因之一。采用气管插管控制呼吸则可避免这一问题。

2. 气胸。气腹时 CO_2 气体可以通过一些空隙流动造成皮下气肿和心包、纵隔积气,甚而气胸。临床表现为发绀、PaO_2 下降、气道压升高和呼吸音消失。这种气胸并不一定伴有胸膜的损伤。一旦发现,应停止注 CO_2 气腹,提高吸入氧浓度,并采用 PEEP 通气,常能迅速纠正低氧血症。CO_2 引起的气胸在术后会自行消失,无需进行胸穿处理。

3. 皮下气肿。腹膜后途径于泌尿外科手术皮下气肿发生率为 1.1%~9.5%,Glascock 等在研究中发现,在腹膜后途径气腹中 CO_2 的吸收可因毛细血管以及淋巴管的破裂而直接入血,CO_2 的吸收率更高于腹腔内途径,且可发生皮下气肿。术中并发皮下气肿的危险因素有:①老年人;②气腹压力;③气腹手术时间。有研究指出,在气腹时间超过 200 分钟时,皮下气肿的发生率大幅度增高。在并发皮下气肿时,大部分患者在皮下气肿发生后,出现呼气末二氧化碳的增高,气道峰压增加,肺血管阻力增加,造成高碳酸血症,心血管系统的变化表现在兴奋交感神经系统,使儿茶酚胺释放大幅度增加,血压升高,心率增快;可使右心负荷加重,在心功能差的患者中,有诱发右心衰竭的危险性。因此,在术前,麻醉科医师应该对其发生做好充分评估并有所准备措施,对高危人群肥胖患者、患有肺部疾患、ASAⅢ级以上及心功能不全者需谨慎对待。一旦发生,则应过度通气、降压、控制心率等处理尽量降低其高碳酸血症带来的各种危害。

4. 气栓。气栓是最危险的一个问题,尤其在宫腔镜与联合检查时,发生率更高。其原因是 CO_2 注入脏器血管内造成。气栓多发生于 CO_2 注入过程中,也可发生于术中和术后。CO_2 在血液中具有快速清除能力,有研究认为 CO_2 注入速度低于 1 L/min 是安全的,不致发生栓塞。气栓的诊断取决于栓塞的部位。主要表现为低氧血症、低血压和通气/血流（V/Q）失调。一经发现,立即停止 CO_2 注入,释放气腹中气体,改头低脚高左侧卧位,并吸纯氧。必要时可经中心静脉或肺动脉抽气及行心肺复苏治疗。

（三）循环影响

除了体位和气腹作用会引起循环改变外,迷走神经反射增强与心律失常也会发生。气腹时,机体迷走张力增强,若术中牵拉腹腔脏器剧烈,会造成心动过缓、心律失常,甚至心搏骤停。在心电图监测中一旦发现,应停止注气,并静脉注射阿托品,调整麻醉深度,多能迅速纠正。此外,气栓也可导致严重的心律失常。

第五节　泌尿外科不同种类腔镜手术麻醉后处理

一、膀胱镜手术麻醉后处理

膀胱镜直视下压力碎石术、取异物术等手术麻醉后一般无特殊处理,患者卧床休息;经尿道膀胱内电灼术术后尿液刺激创面,可导致膀胱痉挛性疼痛,患者疼痛难忍,故可选用硬膜外或静脉给予术后镇痛。

二、经尿道前列腺电切术麻醉后处理

经尿道前列腺电切术(TURP)术后需持续冲洗以防止创面渗血形成血块堵塞引流管,冲洗速度与时间可根据冲洗颜色决定。因 TURP 患者多为高龄,常合并心血管、肺等全身疾患,术后应严密观察病情变化,监测血压、脉搏、呼吸等。怀疑有低钠血症者,及时复查电解质后进行准确处理。术后静脉补液可适当多给 5% 葡萄糖盐水,以利于排除体内积存的水。如无出血现象,术后第 1 天就可下地适当活动。前列腺电切后,尿液刺激创面,亦可引起膀胱痉挛,患者疼痛剧烈,术后可用硬膜外或静脉自控镇痛。

三、腹腔镜泌尿外科手术麻醉后处理

手术后患者仍有血流动力学的改变,以及 PaO_2 的下降。这可能与气腹后体内 CO_2 逐步释放有关。因此,在复苏过程中需继续监测酸碱、血气分析和血流动力学的改变情况,并给予吸氧。

由于手术的微创特点,当主要操作结束后,手术即可马上完成。此时全身麻醉所使用的全麻药和肌松药经常不能完全代谢,因此有必要给予相应的拮抗药物和耐心的等待,应待呼吸恢复满意、各种反射恢复、循环稳定,方可拔除气管导管。了解患者的意识恢复情况,及时处理患者的循环波动,待患者意识完全清醒,定向力正常,呼吸循环功能稳定之后,再将患者送返病房。

手术结束时,麻醉医师应要求外科医师尽量排除腹部残存的 CO_2 气体,以减少术后恶心呕吐及腹部胀痛、肩痛的发生。手术属微创手术,一般不需给予术后镇痛措施。但一些手术需要辅助小切口的操作才能完成整个手术,如肾切除术需辅助小切口取肾,因此术后给予静脉或硬膜外术后镇痛是必要的。一般情况下,恶心呕吐可通过给予甲氧氯普胺、维生素 B 及中枢性镇吐药恩丹西酮等得到缓解。

四、术中相关意外情况和危险性的典型病例

泌尿外科微创手术麻醉中保证患者的生命安全极为重要,及时了解术中患者生命体征的信息,正确诊断和处理方能化解术中出现的险情。以下介绍前列腺电切微创手术中

相关意外情况和危险性的典型病例。

病例 1：男性，70 岁，体重 63 kg，身高 170 cm。因排尿不畅伴血尿 10 天入院。CT 及膀胱镜检显示前列腺增生，高血压史 1 年，未正规治疗，拟行前列腺电切手术（TURP）。查体：术前双肺听诊无异常，心功能 II 级，肺功能正常，Glu 5.2 mmol/L，Na^+ 142 mmol/L，血 K^+ 4 mmol/L，患者未服用抗高血压药。入手术室测血压 22.93/12.93 kPa（172/97 mmHg），心率 85 次/分，呼吸 16 次/分。选择 $L_{2\sim3}$ 硬膜外穿刺并向下顺利置管，试验剂量 2%利多卡因 3 mL，15 分钟后分次追加 7 mL，30 分钟后开始手术，用 5%葡萄糖盐水作膀胱灌流液，压力 9.8 kPa（100 cmH_2O），手术历时 2.5 小时，静脉输液 500 mL，灌洗液 20 000 mL，术毕患者诉胸闷心慌，迅速出现咳嗽，听诊双肺，闻及湿罗音；给予强心、利尿及激素治疗，5 分钟内血压由 20.53/11.73 kPa（154/88 mmHg）升至 26/14 kPa（195/105 mmHg），心率由 85 次/分升至 130 次/分，呼吸由 14 次/分升至 30 次/分，SpO_2 由 95%降至 85%，$PaCO_2$ 由 6 kPa（45 mmHg）升至 8.67 kPa（65 mmHg），咳白色泡沫痰，继而神志不清，同时测 Glu 26.8 mmol/L，Na^+ 115.4 mmol/L，诊断为急性全心衰竭、急性肺水肿、高血糖昏迷、低钠血症；迅速气管插管，CPAP 通气（VT 500 mL，呼吸 12 次/分），同时用压宁定控制血压，给予吗啡 10 mg 和高渗盐水，胰岛素等综合治疗，抢救 4 小时，意识逐渐恢复，血压 16.93/10.93 kPa（127/82 mmHg），心率 100 次/分，SpO_2 95%，$P_{ET}CO_2$ 6.12 kPa（45.90 mmHg），GLU 10 mmol/L，Na^+ 136 mmol/L，顺利拔管，鼻饲给氧 2 L/min，SpO_2 95%，入 ICU 观察治疗。2 天后，生命体征平稳，安返病房，1 周后痊愈出院，半年随访未发现后遗症。

病例分析：该患者在硬膜外麻醉下前列腺电切手术中出现急性心力衰竭和肺水肿，原因可能有以下几点：

1. 虽然气化产生的 1～3 mm 凝固层可减少出血和阻碍灌洗液进入前列腺包膜的静脉，但 TURP 术中仍然有损伤静脉，手术时间较长、灌洗液较多、灌注压力较大，冲洗液吸收，均可造成灌洗液入血过多，且该患者年龄大且并发高血压，循环代偿功能较差，极容易引起急性心衰、稀释性低钠血症、急性肺水肿；

2. 因灌洗液是 5%葡萄糖盐水，加上手术麻醉应激反应，均可使血糖升高，引起高渗性高血糖昏迷，因此，该病例应引起临床医师的重视，在 TURP 手术时，应尽量选择低压灌注（40～60 cm 为宜），减少静脉输液（一般 2 小时内少于 500 mL，应避免输入葡萄糖液），缩短手术时间，灌洗液应避免用葡萄糖液以 5%甘露醇最好（有利于循环渗透压和利尿，可以减少 TURP 综合征的发生），手术 1 小时时常规输入 3%生理盐水 100 mL 及呋塞米 20 mg；

3. 术中严密监测，有条件术中可查血糖及血钠，以预防为主，出现情况 TURP 综合征情况应立即紧急处理。

病例 2：女性，45 岁，体重 71.5 kg，身高 153 cm。因右侧肾结石拟行经皮肾取石术，麻醉选择硬膜外麻醉。术前心电图正常，其他各项生化检查大致正常，既往体健，未发现明显疾病史。麻醉前苯巴比妥钠 0.1 g、东莨菪碱 0.3 mg 肌注，入手术室后测血压

19.46/12.27 kPa(146/92 mmHg)，心率 77 次/分，SpO₂ 99%。建立上肢静脉通路后，常规侧卧位条件下行 T₉~₁₀硬膜外穿刺向头端置入硬膜外导管 3 cm，固定后患者取平卧位，患者血压 18.67/11.73 kPa(140/88 mmHg)，心率 79 次/分，SpO₂ 99%，回抽确认无明显液体后经硬膜外导管注入试验剂量 1.6%利多卡因 5 mL，5 分钟后采用针戳法确认无蛛网膜下隙阻滞，并测得硬膜外阻滞平面为 T₇~T₁₁硬膜外导管注入 2%利多卡因＋0.75%左旋丁哌卡因混合液 5 mL，5 分钟后测得硬膜外阻滞平面为 T₅~₁₂观察 10 分钟后，患者摆俯卧位，手术医师开始消毒时，再经硬膜外导管注入上述局麻药混合液 5 mL。由于已经消毒铺巾，未再次测试麻醉阻滞平面，俯卧位约 10 分钟，麻醉医师突然发现心率减慢，并迅速降至 37~22 次/分，QRS 波间距明显增宽，血压降至 8.81/5.73 kPa(66/43 mmHg)，随即静脉注射阿托品 0.5 mg，麻黄碱 15 mg，未见好转。立即恢复仰卧位，面罩供氧，此时观察患者颜面状如死灰，SpO₂ 形不规律，数据闪烁不清，颈总动脉无明显搏动，立即胸外心脏按压，静脉注射肾上腺素 1 mg，利多卡因 50 mg，约 60 秒患者心跳恢复，心动加速至 161 次/分，血压 22.27/13.20 kPa(167/99 mmHg)，约 4 分钟后患者血压、心律恢复正常基础水平，此时再次测试麻醉阻滞平面为 T₅~₁₂考虑病情需要，决定改气管插管全身麻醉，并于当日顺利完成手术。

病例分析：本例俯卧位经皮肾取石手术是泌尿外科最为典型的一类微创手术。本例患者术中心搏骤停的原因为硬膜外麻醉患者摆俯卧位后急性气道梗阻。若非及时发现和处理，后果不堪想象。由于手术尚未开始，因此意外情况的发生不外乎从麻醉和患者本身查找原因：

1. 本例患者虽然既往体健，未发现明显疾病史，但身材偏矮，体重却达 71.5 kg，很明显属矮胖体型。对于此类患者，麻醉的选择必须慎重，首先要考虑的是气道通畅和气道管理。

2. 麻醉和体位改变是另外两个诱发因素。由于麻醉阻滞平面上移，不仅循环功能受抑制，而且呼吸受到限制，特别是俯卧位条件下，胸壁运动受限。对于此类俯卧位手术患者，常规选择气管插管全身麻醉，并要求准备急救药品，术中严密监测各项生命体征，发现异常情况，立即采取相应措施，避免严重意外出现。

第十一章 合并周身疾病的腹腔镜手术麻醉

在拟行微创手术病人中,许多病人尤其是老年病人可能合并有高血压、糖尿病、心脏病等全身性疾病。虽然疾病本身可能与手术无关,但是它对围术期造成许多影响,特别是对麻醉有较大的不良作用。

第一节 高血压

高血压(hypertension)是以体循环动脉压增高为主要表现的临床综合征。90%～95%为原发性高血压(primary hypertension),其他为继发性高血压(secondary hypertension)(肾病及嗜铬细胞瘤等)。高血压病是最为常见的心血管疾病之一,又与冠心病、脑血管疾病的发生和发展密切相关,随着全球老龄化,高血压病的发病率逐年增加,在临床上合并有高血压病或血压异常升高的患者做心血管或非心血管手术的病例也愈来愈多。高血压的病人围术期血压波动很大,术前应经过一段时间的内科治疗,使血压控制于正常或接近正常水平,有助于减少围术期心、脑、肾等脏器损害的发生率。

一、病理生理

(一)诊断标准和分期

1.诊断标准:根据2004年中国高血压防治指南成人高血压的诊断标准。

(1)正常血压:收缩压<16 kPa(120 mmHg),舒张压<10.67 kPa(80 mmHg);

(2)正常高值:收缩压16～18.53 kPa(120～139 mmHg),舒张压10.67～11.87 kPa(80～89 mmHg);

(3)1级高血压(轻度):收缩压18.67～21.2 kPa(140～159 mmHg),舒张压12～13.2 kPa(90～99 mmHg);

(4)2级高血压(中度):收缩压21.33～23.87 kPa(160～179 mmHg),舒张压13.33～14.53 kPa(100～109 mmHg);

2.分期标准:根据高血压的病程和脏器受损的程度,高血压可分为三期。

Ⅰ期:血压达确诊高血压水平,临床无心、脑、肾等器官的器质性损害。

Ⅱ期:血压达确诊高血压水平,并且合并下列三项之一者:①ECG有左室肥厚或劳损或X线、超声心动图有左室扩大征象;②视网膜动脉普遍或局限性狭窄;③蛋白尿或血清肌酐浓度轻度增高。

Ⅲ期：血压达确诊高血压水平，并且合并下列四项之一并失代偿者：①左心衰竭；②肾功能衰竭（伴有代谢性酸中毒）；③颅内出血；④视网膜出血、渗出合并或不合并视神经乳头水肿。

（二）基本病理改变

1. 全身小动脉痉挛，及由此引起的外周血管阻力增加。

2. 长期高血压可促进和加重动脉粥样硬化和小动脉透明样变。

3. 冠状动脉硬化和左心室做功增加，使心脏的氧供和氧耗失衡。

（三）对器官功能的影响

1. 心血管系统

（1）持续后负荷升高导致左室扩大和肥厚。

（2）心肌供氧受限而耗氧量增加，引起心肌氧供需失衡或心肌梗塞。

（3）心肌收缩力降低，心排出量降低，可导致左心衰竭。

（4）小动脉壁增厚，管腔变窄，使其舒缩机能发生障碍。在同样程度的平滑肌舒缩时，可产生较正常更为剧烈的血压变化。

2. 脑

（1）脑血管的硬化和痉挛，可降低脑血流量，减少脑的供血和供氧。

（2）脑血管的舒缩机能降低，麻醉期间血压下降易引起脑灌注不足和血栓形成；血压升高易引起脑充血、水肿或出血。

3. 肾

（1）早期仅有小动脉痉挛，无明显症状和体征。

（2）肾小动脉硬化阶段，引起肾实质缺血、萎缩和纤维化，表现为肾功能不全。

（3）肾缺血又可增加肾素释放，激活肾素—血管紧张素—醛固酮系统，使血压升高加剧，形成恶性循环。

4. 其他

（1）眼底：可见视网膜小动脉痉挛，眼底动脉硬化，严重者可发生渗出，出血及视乳头水肿。

（2）血管容积减少，对低血容量的代偿能力降低。

二、麻醉前的病情估计

（一）一般估计

1. 收缩压持续高于 24 kPa（180 mmHg）者，围手术期间脑出血的发生率比血压正常者高 3.4 倍。

2. 收缩压低于 24 kPa（180 mmHg）或（和）舒张压低于 14.67 kPa（110 mmHg）者，不应成为手术麻醉的禁忌证。舒张压高于 14.67 kPa（110 mmHg）者，应经系统治疗后手术。

3. 合并器官功能损伤者：

（1）有充血性心衰史或体征者，术中易发生心衰或急性肺水肿。

（2）有冠心病或 ECG 显示心肌缺血者，围术期间有发生心肌梗塞的危险；有心肌梗塞史者，6 个月内不宜行择期手术。

（3）近期内（3 个月）有脑血管意外者，应避免择期手术。

（二）根据高血压的发病阶段来估计

1. Ⅰ期高血压病人的麻醉危险性与血压正常人无明显区别，但术中易发生血压波动。

2. Ⅱ期高血压病人的麻醉危险性增加，但与术前血压控制程度有关。对药物治疗的反应较好，一般来说，麻醉处理多无太大困难。

3. Ⅲ期高血压病人的麻醉危险性大，但与术前器官功能受损程度有关。因此，择期手术前，应进行系统的药物治疗，以期血压稳定和器官功能改善。

4. 急进型高血压病人，若未能及时控制容易发生脑血管意外、充血性心衰、心肌梗塞或肾功能衰竭等。麻醉的危险性很大，不宜行择期手术。

三、麻醉前准备

（一）常规检查

1. 血压：入院后每天测血压至少 2 次，掌握基础血压水平，以便及时调整药物治疗。

2. ECG：检查 ECG 以了解心肌供血及心律情况。

3. 超声心动图：对Ⅱ期高血压患者，应检查超声心动图，以了解心脏结构、大小及 LVEF。

4. 肾功能检查：包括尿常规、BUN 和血肌酐清除率。

5. 血气和电解质测定。

6. 有心、脑、肾合并症者应请相应科室专家会诊，协助判断病情和治疗。

（二）控制血压

大多学者认为用药至手术当日晨为好，理由是突然停用抗高血压药物，有可能导致心肌梗死、心力衰竭、脑血管意外等。一般术前应将血压控制在 18.67/12 kPa（140/90 mmHg），老年患者收缩压控制在 20 kPa（150 mmHg）以下，糖尿病或肾脏病患者最好控制在 17.33/10.67 kPa（130/80 mmHg）以下，如果血压高于 24/14.67 kPa（180/110 mmHg），择期手术应暂停，急症手术应根据手术和麻醉具体情况积极准备。

（三）一般准备

1. 镇静：住院病人常有精神紧张，可引起血压严重升高，因此必须对住院病人做充分的精神安慰解释，消除对住院和手术治疗的恐惧感，增强病人对手术的信心。高血压病人进入手术室时多数精神较紧张，儿茶酚胺分泌增多，麻醉前血压升高。因此，麻醉前应有良好的镇静，适当加大麻醉前用药的剂量，避免因紧张导致血压升高，心动过速，降低心脑血管意外发生率。术前晚加用镇静催眠药如咪达唑仑 5～10 mg 口服，手术晨肌注咪达唑仑 5 mg、哌替啶 50 mg，阿托品因增加心率而对高血压病人不利，可改为东莨菪碱,但术前长期服用β-受体阻滞剂或利血平类药者,选用阿托品可预防术中发生严重心动过缓。

2.对有并存症或靶器官损害者应适当予以处理,如控制血糖水平,纠正水电解质、酸碱失衡,防治低血钾及低血钠,治疗心绞痛和心肌缺血,改善心功能等。

3.判断和纠正低血容量。

(四)术前抗高血压药的应用

1.选择合适的药物和剂量,充分注意麻醉用药与抗高血压药之间的相互作用。

2.尽量避免选用中枢性降压药或酶抑制剂。

3.抗高血压药可持续用药到手术当天,以免发生血压过度波动。

4.正确认识抗高血压药的药理作用及可能发生的副作用。

四、麻醉方法选择

微创手术的麻醉根据血压水平、控制程度及手术部位、创伤大小等多因素来决定选择硬膜外麻醉或全身麻醉。麻醉过程中,既要防止血压过高,又要防止血压过低,以不超过基础血压的20%为宜,防止各种并发症,尤其是脑血管意外、心肌梗塞、急性左心衰、肾功能衰竭等。

(一)局部麻醉

1.仅适用于体表、局限的短小手术。

2.要求阻滞完善,镇痛完全。

3.避免发生局麻药毒性反应,但局麻药中慎用肾上腺素。

4.适当用镇静药以避免精神紧张引起的血压波动。

(二)椎管内麻醉

1.高血压病人常合并相对血容量不足,阻滞范围过广可引起大幅度血压降低,应加强监测和管理。

2.蛛网膜下腔阻滞:对血流动力学影响较大,应用于高血压病人的风险较大,选用蛛网膜下腔阻滞时应控制麻醉平面在胸10以下,因此适用于下腹部及下肢的手术。

3.连续硬膜外阻滞:

(1)可控性强,分次小量硬膜外给药可达到满意阻滞范围而对循环的影响较缓和,镇痛和肌松效果好,并可用于术后镇痛,适用于下肢和腹部中、小手术。

(2)对腹部手术的牵涉痛尚难完全消除,应适当应用辅助药。

(3)对于较复杂手术可选用硬膜外阻滞加浅全身麻醉,镇痛和肌松效果好,减少全麻药用量,对阻断手术的应激很有利,术后镇痛也可选用PCEA效果可靠。

(4)应避免术中发生血压突然降低,有主张用持续硬膜外注药方法,术中血压波动较小。

(5)阻滞平面过高时血压波动较大,腹部手术充气腹时也会引起血压心率下降,两者同时起作用可引起血压心率的严重下降。因此,椎管内阻滞时,应在严密的监测下应用镇静、镇痛药,保证病人在无痛舒适和安全的条件下手术,明显降低血压波动。

（三）全身麻醉

1. 多采用复合全麻。一般选用镇痛作用强的静脉麻醉药和对血压控制较灵活的吸入麻醉药相结合。全身麻醉具有充分的镇静镇痛和良好的肌松作用,气管插管便于呼吸道管理、充分供氧和防止二氧化碳蓄积并便于监测呼气末二氧化碳分压,全身麻醉是高血压病人行微创手术最好的麻醉选择。

2. 全身麻醉的诱导期需在短时间内注入多种麻醉药,这些药本身可抑制心肌收缩力,减少心输出量,使血压降低,加上与手术前降压药的协同,血流动力学的改变更剧烈,因此药物的选择原则上应选用对循环影响最小的药物,但也要考虑到药物的麻醉效能。

3. 应防止全麻诱导期发生的血压过低和气管插管时发生的严重心血管反应。

4. 避免手术结束后发生血压反跳。

五、麻醉管理

麻醉管理比麻醉选择更为重要,其基本原则是尽量维持血压接近平日可耐受水平,保证心脑肾等重要脏器的血液灌注,保持术中血压稳定,防止血压剧烈波动造成的心律失常、心力衰竭或脑血管意外的发生,尤其在麻醉诱导期、气管插管、切皮等麻醉手术强刺激期及麻醉苏醒期和气管拔管期等产生各种意外的危险时刻,更应加强管理。

1. 选择椎管内阻滞时,局麻药中不宜加入肾上腺素等血管收缩药,以免血压波动。全身麻醉常选用全凭静脉麻醉或静吸复合麻醉。咪达唑仑对血流动力学影响较小,硫喷妥钠可明显抑制循环系统引起血压下降幅度较大,依托咪酯是对心血管影响最小的静脉麻醉药,适宜于高血压等心血管手术中的麻醉诱导,氯胺酮有较强的交感神经兴奋作用,在高血压病人中不宜应用。芬太尼对循环影响较小,一般不影响血压,但单用难以达到完善的程度。肌松药中维库溴铵和罗库溴铵对血流动力学的影响最轻。氟烷和恩氟烷有较强的心肌抑制和血管扩张作用,其程度与吸入浓度有关,血压随麻醉深度加深而下降。异氟烷、地氟烷和七氟烷具有较低的血气分配系数,麻醉诱导快、苏醒快、对心血管的抑制轻,在高血压病人中应用比较理想。

2. 如病人在麻醉诱导前,血压未完全控制,或高血压病症状未能完全改善,应做好插管时高血压、心动过速的预防性治疗。在麻醉用药消除插管时心血管反应前提下,可应用以下方法:①表面麻醉:咽喉气管内喷雾1‰丁卡因使其完善表面麻醉。②对交感神经兴奋性较高及高血压病人,麻醉诱导期加用适量降压药物:插管前可选用硝酸甘油、尼卡地平、乌拉地尔、艾司洛尔等。③利多卡因 1.5 mg/kg 插管前 2 min 静注。此外,诱导期应防止缺氧和二氧化碳的蓄积,气管插管动作要轻柔切忌粗暴造成损伤和长时间插管对血流动力学的影响。

3. 加强麻醉中监测:除常规的血压、心率、心电图、氧饱和度、呼气末二氧化碳监测外,应强调麻醉深度、尿量、出血量的观察,必要时应监测中心静脉压、肺动脉压、血气分析等以保持血流动力学稳定和酸碱平衡。

4. 防治低血压:麻醉过程中血压下降的幅度不宜超过原来血压水平的 20%,如果下降超过原来血压水平的 25％即为低血压，下降超过 30％为显著低血压。高血压病人由于动脉硬化等原因，对缺氧的耐受性较差，若不及时纠正将影响重要脏器的血液灌注，并发心肌梗塞或脑血栓形成等。血压下降的常见原因有：全麻药对心肌的抑制作用或椎管内麻醉阻滞平面过高、术中出血、大量体液丧失等导致低血容量、体位改变、手术牵拉、心力衰竭、输血输液反应或药物过敏反应等。根据高血压病人的病理生理特点和血压下降的原因，有针对性地防治低血压。针对上述原因可采取的措施有：①及时补血补液，但补液的速度应调整好，需密切监测心电图；②调整麻醉深度，减小麻醉气体的吸入浓度；③应用小剂量多巴胺以增强心肌收缩力；④尽可能采取措施减轻手术所引起的不良神经反射；⑤变动体位要缓慢、轻巧。

　　5.防治高血压：血压比麻醉前血压水平升高 4 kPa(30 mmHg)以上称为血压过高。过高的血压应及时处理，否则可增加心肌做功和氧耗，并可诱发心律失常和心肌梗死、心力衰竭直至心跳骤停。术中最严重的血压骤升为高血压危象，死亡率高，应及时处理。常见原因：浅麻醉下对各种刺激的应激反应、缺氧和高二氧化碳血症、血容量急剧增加、低温所致寒战反应、膀胱过度充盈、部分隐匿性嗜铬细胞瘤手术、术前紧张和焦虑等。血压过高应立即找出原因，针对不同情况采取不同降压措施：①全麻病人适当加深麻醉，麻醉深度应根据手术刺激的强弱作相应的调整，为减轻气管插管所致的心血管反应插管前静脉给予芬太尼、艾司络尔、尼卡地平、利多卡因等，麻醉维持中间可根据手术刺激大小给予麻醉性镇痛药，吸入少量的安氟醚或异氟醚，维持足够的麻醉深度；②保持呼吸道通畅，保证良好的通气效果；③硬膜外麻醉的寒战反应可静脉给予曲马多或哌替啶 50 mg，消除寒战反应对机体的影响；④适量补液且注意调整输液速度；⑤及时导尿；⑥麻醉前良好的镇静。若采取上述措施效果不佳，可采用控制性降压的方式达到降压的目的，目前常用的降压药有硝酸甘油、硝普钠等。

第二节　糖尿病

　　糖尿病(diabetes mellitus)是一种有多种原因引起以慢性血葡萄糖水平升高为特征的代谢疾病群。临床特征常被描述为"三多一少"，即多尿、多饮、多食和体重减轻，但也有一部分病人无上述典型症状。糖尿病的病理生理主要为胰岛素生物活性或其效应绝对或相对不足，从而引起糖、蛋白质、脂肪代谢紊乱和继发的水电解质紊乱。麻醉和手术可能促使原有病情恶化，增加手术危险性和死亡率。

一、糖尿病的诊断标准

(一)糖尿病

　　按照世界卫生组织(WHO)1999 年糖尿病诊断标准，有下列情形之一者即可诊断糖尿病，但需再测一次予以确定：

　　1.具有糖尿病症状，空腹血浆葡萄糖(FPG)水平≥7.0 mmoL/L(126 mg/dL)。

2.具有糖尿病症状,任意时间血浆葡萄糖水平≥11.1 mmoL/L(200 mg/dL)。

3.具有糖尿病症状,OGTT(口服葡萄糖耐量实验)2 h 血糖≥11.1 mmoL/L。

4.无糖尿病症状,口服葡萄糖耐量实验1 h 及2 h 血糖≥11.1 mmoL/L;或2 h 血浆葡萄糖≥11.1 mmoL/L,经复查空腹血浆葡萄糖≥7.0 mmoL/L。

(二)糖耐量降低

口服葡萄糖耐量实验,空腹血浆葡萄糖<7.0 mmoL/L,7.0 mmoL/L<2 h 血浆葡萄糖<11.1 mmoL/L 者。

二、糖尿病五种临床类型

1.Ⅰ型糖尿病。也称为胰岛素依赖型糖尿病(insulin-dependent diabetes mellitus, IDDM),约占 10%。系胰岛 β 细胞受破坏,胰岛素绝对缺乏,发病较急,病人消瘦,有酮症酸中毒倾向,需胰岛素治疗。多在儿童发育期发病,又称幼年型糖尿病。

2.Ⅱ型糖尿病。也称为非胰岛素依赖性糖尿病(non-insulin dependent mellitus, NIDDM),占糖尿病的 90%。指那些有胰岛素抵抗和胰岛素分泌缺陷的患者。这类病人起病缓慢、隐匿,通常有明显的家族遗传性,体重超重或肥胖,不易发生酮症酸中毒,但易出现非酮症高渗昏迷,经饮食控制或口服降糖药物可控制血糖,少数病人需要外源性胰岛素控制血糖。发病年龄多在成年以后,故称为成人型糖尿病。

3.内分泌疾病、药物或化学物质引起的继发性糖尿病。

4.妊娠糖尿病(GDM)。占妊娠妇女的 2%～3%,是妊娠期发生流产、死胎及巨大儿的重要原因。

5.其他特殊类型的糖尿病。

三、糖尿病对全身的影响

糖尿病是一种全身性疾病,可引起全身性组织及器官的病变,尤以全身微血管的病变最为突出。其严重程度与病史的长短及血糖升高程度有关。

1.微血管病变。最为常见。表现为视网膜小血管增殖致视网膜出血,视力减退;肾小球毛细血管损伤致肾功能衰竭;心脏微血管病变可致心肌病及心肌梗塞;脑微血管病变可致脑卒中,发生率约为非糖尿病者的两倍。

2.自主神经系统病变。当病变累及自主神经系统时,患者于静息状态下即有心动过速;在麻醉下对低血容量的代偿能力异常差,极易发生体位性低血压甚至心跳骤停。

3.周围神经病变。可致肢体感觉麻木。

四、麻醉前准备

1.麻醉前评估。麻醉前麻醉医生应深入病房认真仔细询问病史,了解病情,进行必要检查,如测定血糖、血钾、尿糖、尿酮体等,通过术前评估了解有无糖尿病并发症,以及受累脏器功能状况,同时应了解手术的性质及手术范围。对合并心血管、脑血管、肾脏及自主神经病变患者,在控制血糖的同时,积极治疗并发症,尽量改善全身状况,以提高病人对手术和麻醉的耐受能力,减少术后并发症。另外,麻醉医生应与外科医生、内科医生等共同讨论,一起进行术前准备,选择合适的麻醉方法。

2. 糖尿病治疗。必须保证体内有足够的葡萄糖利用,使血糖接近正常水平,增加对手术麻醉的耐受性。高血糖未控制者可发生酮症酸中毒及高渗昏迷、细胞内脱水、电解质平衡失常和伤口不愈合等。择期手术前的血糖控制标准:①无酮血症,尿酮体阴性;②空腹血糖维持在 6.1~8.3 mmoL/L,最高不超过 11.1 mmoL/L;③尿糖(＋＋)或(＋)。

3. 对于合并酮症酸中毒和高渗性昏迷者应禁止择期手术。若为急诊手术在病情允许的情况下,应作必要的术前准备和处理,尽可能在术前纠正酮症酸中毒和高渗性昏迷。如病情需要立即手术,应边控制病情,边施行麻醉和手术,可以补充血容量、注射胰岛素、纠正水电解质和酸碱失衡,但也要注意避免随后出现的低血糖。

4. 术前一般用普通胰岛素,根据尿糖或血糖调整用量。对术前口服降糖药的病人,应术前一天改用正规胰岛素控制血糖;对术前使用长效或中效胰岛素病人,术前 2~3 天改用正规胰岛素,控制血糖时又须避免发生低血糖。

5. 麻醉前为减轻病人的紧张情绪,可适当给予镇静药如哌替啶、安定、阿托品等,保持病人安静,减轻应激反应程度,但用量不宜过大,以利于及时发现低血糖反应。老年及长期糖尿病患者,对镇静镇痛药特别敏感,更宜小剂量应用。吗啡可致血糖升高,又可引起呕吐,有加重糖尿病代谢紊乱的倾向,不宜使用。

五、麻醉方法选择

精神紧张、禁食、疼痛、手术刺激、出血等可引起病人的应激反应,使血糖增高,微创手术中 CO_2 气腹的刺激又可加重病人的高血糖反应。麻醉方式应根据病情、有无并发症以及并发症的严重程度、手术部位、大小和手术要求等进行选择。总的原则是在满足手术的前提下控制麻醉深度,使麻醉平稳过渡,以免引起交感神经兴奋,血糖升高。另外尽可能选用对糖代谢影响最小的麻醉方法和麻醉药物。

椎管内阻滞对机体的应激反应影响小,可部分阻断交感兴奋引起的肾上腺皮质和高血糖反应并可减少深静脉血栓的形成,但椎管内用药剂量要小,麻醉平面不宜过广,以防术中血压波动,使血糖反应性升高。糖尿病病人对感染的抵抗能力差,在硬膜外穿刺过程中应严格无菌操作。还应注意病人是否存在周围神经病变以及病变的部位与程度,以便与某些神经并发症相鉴别,还应注意局麻药中肾上腺素的使用。另外,术中的体位应妥善安置与保护。

全身麻醉对代谢的影响较大,但是便于对呼吸及循环系统的管理,适用于椎管内阻滞不能完成的手术的麻醉。目前常用的各种吸入麻醉药、静脉麻醉药、镇痛药和肌肉松弛药对血糖影响极小,均可用于糖尿病病人的麻醉。选用全身麻醉时宜采用快速诱导气管内插管,尤其对于已呈现胃肠道麻痹症状者,以防止反流与误吸的发生,但是糖尿病病人关节僵硬,寰枕关节活动受限,插管时可能致显露声门困难。另外糖尿病病人对插管、手术操作等刺激所致心血管反应比正常人敏感,因此麻醉诱导及维持期应维持适宜的麻醉深度,插管时动作要轻柔。

六、麻醉管理

糖尿病病人麻醉处理的目标在于最大限度地减轻手术应激引起的代谢紊乱,不致因手术因素而加重病情,与非糖尿病病人处理的不同在于正确使用胰岛素,合理地选用电解质和补液,防止发生低血糖和酮血症。

(一)术中监测

术中应常规监测血糖、尿糖、尿酮体,以免病人血糖过高或过低,并根据血糖测定结果及胰岛素和葡萄糖应用等情况,调整血糖测定的间隔时间。目前临床上可采用血糖监测仪,术中每隔 2～4 h 测定血糖的水平,酌情输注含糖液或补充胰岛素,肾功能障碍的病人应适当减量。另外除常规监测血压、心电图、脉搏氧饱和度、血气外,还应加强呼吸管理,避免缺氧和二氧化碳蓄积,对重症糖尿病者应检测 CVP 和尿量,以利于血容量的判断。重度或病程长久的糖尿病可致心、肾、脑等重要脏器功能的损害,给麻醉处理带来一定困难,因此术中必须对这些脏器的功能进行监测。

(二)糖尿病酮症酸中毒处理

1. 病理生理:①代谢性酸中毒;②严重失水;③电解质平衡紊乱;④周围循环衰竭和肾功能障碍;⑤中枢神经功能障碍。

2. 诊断:①病人出现多尿、烦渴多饮和乏力,精神不振、食欲减退并伴有明显胃肠道症状,如恶心、呕吐等,深大呼吸,呼出气中有烂苹果味(丙酮),继而出现尿量减少、血压下降,严重者可致昏迷。②实验室检查:血糖≥16.7 mmol/L,血酮体≥4.8 mmol/L,尿糖、尿酮体强阳性。③血气分析呈代谢性酸中毒,阴离子间隙往往升高大于 12(阴离子间隙＝$[Na^+]-[HCO_3^-]-[Cl^-]$)。④因血糖高而呈渗透性利尿,血管内容量减少,身体内 K^+ 自细胞内转移至细胞外,故血钾在早期可正常或升高。

3. 防治:积极控制糖尿病,及时防治感染等诱因,是主要的预防措施。对糖尿病酮症酸中毒患者应立即进行抢救:①输液:第一小时应当补 0.9％ NaCl 1 000～2 000 mL,输液可促进酮体由肾脏排出;②持续静滴小剂量胰岛素治疗;③当 pH＜7.2 时,可应用 $NaHCO_3$ 纠正电解质和酸碱平衡失调;④随着代谢性酸中毒的纠正,钾将重新进入细胞内,故血钾可降低,一旦出现应当及时纠正;⑤处理诱发病和防治并发症,如严重感染、心力衰竭、心律失常、肾衰竭、脑水肿、休克等。苏醒延迟,还应考虑是否有发生低血糖的可能。

(三)高渗性非酮症糖尿病昏迷处理

1. 病理生理:①主要发生在非胰岛素依赖型病人。此时血浆胰岛素水平虽可足以防止酮体的生成,但却不能预防高血糖的产生;虽可预防脂肪酸代谢为乙酰乙酸及 β-羟丁酸,但却不能防止高血糖所致的高渗性利尿,所以病人有明显的脱水,血浆渗透压增高及血容量减少;②细胞内脱水,影响脑细胞功能,引起意识障碍。

2. 诊断:①高血糖所致高渗性利尿,导致病人明显脱水、血容量减少,对老年脱水、昏迷病人应考虑本病;②实验室检查:血糖明显升高常＞33.3 mmol/L,血、尿酮体(一)或

（＋），PH＞7.3，血浆渗透压可能高达 320 mmoL/L，血钠＞145 mmoL/L，血钾＞4.5 mmoL/L；③血管内容量丢失可致低血压、血液浓缩、BUN 升高；④病人可昏迷、烦躁不安。

3.治疗：①输液：先输低渗液，补充 0.45%～0.9% NaCl；②小剂量胰岛素（10 U/h），使血糖缓慢降低达 16.5 mmoL/L；③治疗诱发因素。

（四）低血糖处理

1.病理生理：①绝对胰岛素过多，治疗用胰岛素或口服降糖药剂量过大，或由于肝、肾功能不全在体内蓄积；②相对胰岛素过多，常见于运动时或饮酒时。

2.诊断：①低血糖指血浆葡萄糖浓度低于 3.0 mmoL/L 而导致脑细胞缺糖的临床综合征；②低血糖症状（交感神经过度兴奋、饥饿感和神经缺糖症状）：不明原因的心动过速、出汗、舒张压降低、脉压增宽、低血压，全麻病人意识消失与麻醉深度不符，麻醉后病人苏醒延迟；硬膜外麻醉病人诉心悸、饥饿感、眩晕，严重者意识消失；③供糖后低血糖症状迅速缓解。

3.治疗：术中出现低血糖是因麻醉前降糖药或胰岛素用量过大或胰岛素与葡萄糖比例不当血糖控制过低而引起。主要措施有立即抽取静脉血送检血糖浓度，及时调整胰岛素用量，补充葡萄糖或给予胰高血糖素，纠正低血糖。

七、注意事项

1.术前对病人做出全面评估，了解糖尿病类型、治疗情况、术前准备，尤其是应用降糖药情况及有无合并症，以确保手术麻醉安全。

2.椎管内麻醉对机体反应影响小，采用椎管内麻醉是糖尿病病人最好的麻醉方法，但椎管内麻醉易引起低血压，阻滞平面不宜过广，局麻药浓度不易过高，分次小量用药。应特别注意无菌操作，有周围神经病变者，应注意与神经并发症相区别，并注意体位保护。

3.全麻病人注意维持合理的麻醉深度，消除疼痛反射，避免缺氧、CO_2 蓄积，应加强监测，及时处理以维持循环功能稳定。

4.合并有自主神经病变的病人常常胃排空延迟，应注意防止麻醉诱导期间发生胃内容物反流、误吸。

5.加强血糖、电解质和酸碱平衡监测，还应注意麻醉药、肾上腺素、糖皮质激素等对血糖的影响。

第三节　合并有心脏疾病腹腔镜手术麻醉

在麻醉工作中，常常遇到心脏病人接受非心脏手术，这类病人麻醉和手术的并发症及死亡率可显著高于无心脏病者，这就要求我们麻醉前对这类病人有一个准确的术前评估，做好麻醉前准备。

一、麻醉前评估与准备

充分的术前准备,选择最佳的麻醉手术时机,使病人顺利渡过麻醉手术关。

（一）麻醉前评估

心脏病人手术风险显著高于其他病人,麻醉医师必须在麻醉前对患者作全面的评估、准备,具有能充分评估并及时处理各项早兆、危象及术中监测、术后管理的能力。麻醉前应了解病史,重点了解出现心脏疾病相关症状或发现心脏疾病的时间、病程经过,进行详细的体格检查和辅助检查如心电图、X线胸片、超声心动图、冠状动脉造影等,掌握心脏病变的基本病理生理,有关心脏和循环的代偿情况。

（二）心功能分级及危险因素判断

心功能分级（表11-1）及危险因素判断（表11-2）的目的,是通过对心脏病病人行非心脏手术的评估,以预示麻醉与手术的安全性,并使危险性降到最低。

体力活动试验:根据病人日常活动后的表现,估计心脏功能。

表 11-1 心功能的分级及其意义

心脏功能	屏气试验	临床表现	临床意义	麻醉耐受力
Ⅰ级	30秒以上	普通体力劳动、负重、快速步行、上下楼无心慌气短等不适	心功能正常	良好
Ⅱ级	20～30秒	能胜任正常活动,但不能跑步或做较重体力活动,否则出现心慌气短等不适	心功能较差	麻醉处理正确得当,耐受力仍好
Ⅲ级	10～20秒	必须静坐或卧床休息,轻度体力劳动后即出现心慌气短	心功能不全	麻醉前充分准备,麻醉中避免加重心脏负担
Ⅳ级	10秒以内	不能平卧,端坐呼吸,肺底湿罗音,任何轻微活动、静息状态即出现心慌气短等不适	心功能衰竭	麻醉耐受力极差,一般手术必须推迟

若心功能为Ⅰ～Ⅱ级病人进行一般麻醉与手术安全性应有保障。当分级达Ⅲ级时,手术危险性较大,须充分进行术前准备,使心功能和全身情况获得改善,以提高麻醉和手术的安全性。Ⅳ级病人则属高危病人,麻醉和手术的危险性很大。

心脏危险指数:Goldman等提出的多因素心脏危险指数（cardiac risk index,CRI）,共计9项,累计53分。

表 11-2 Goldman 多因素心脏危险指数

项目	内容	记分
病史	心肌梗死＜6个月	10
	年龄＞70岁	5
体检	第三心音、颈静脉怒张等心力衰竭表现	11
	主动脉瓣狭窄	3

项目	内容	记分
心电图	非窦性节律,术前有房性早搏	7
	持续室性早搏>5 次/分	7
一般内科情况差	$PaO_2<60$ mmHg,$PaCO_2>50$ mmHg,$K^+<3$ mmoL/L,BUN >18 mmoL/L,Cr>260 mmoL/L,SGOT 升高,慢性肝病征及 非心脏原因卧床	3
腹内、胸外或主动脉手术		3
急诊手术		4
	总计	53

积分评价:0~5 分(1 级)　　　危险性一般
　　　　　6~12 分(2 级)　　　有一定危险性
　　　　　13~25 分(3 级)　　 危险性较大
　　　　　>26 分(4 级)　　　 危险性极大

在上述(表 11-2)总计数 53 分中有 28 分,如第 3、5、6、7 项可以通过充分的术前准备或暂缓手术降低,等待病情改善后可降低麻醉和手术的危险性。

(三)调整心血管治疗用药

心脏病病人一般须用药物治疗,术前应根据病人的病情对所使用的药物进行适当调整。

1.洋地黄类药:用于充血性心力衰竭、房颤或房扑等,以改善心功能和控制心室率。目前多采用口服地高辛。由于该药的安全范围较窄,逾量易引起心律失常或房室传导阻滞,伴有低钾血症时尤甚。目前一般主张在术前 1~2 天或最迟在手术当天停止服用,然后术中、术后按具体情况经静脉用药。术中要注意监测血钾水平,防止低血钾症而发生洋地黄中毒反应。

2.利尿药:用于心功能不全、充血性心力衰竭,纠正体液负荷过度,但较长时间应用会引起低血钾和血容量不足。通常用药两周以上,即使血钾在正常范围,体内总钾量可有明显下降,应重视术前补充血容量和补钾并维持血钾在 3.5 mmoL/L 以上。一般主张术前停用利尿药 2~3 天,或至少对用量作适当调整。

3.β-受体阻断药和钙通道阻滞药:β-受体阻断剂主要用于治疗缺血性心脏病、频发性心绞痛、室性和(或)房性心律失常以及中、重度高血压,尤其适用于高血压并发心绞痛、心肌梗死后的病人以及心率较快者。长期应用 β-受体阻滞剂的病人术前突然停药可能导致严重心律失常、心肌缺血、心肌梗死。钙通道阻滞剂也同样可出现撤药综合征。因此,上述两种药物一般不主张术前停药,必要时可调整剂量。在麻醉处理上也应注意这一因素的存在。

4.抗高血压药:高血压病人术前应该用抗高血压药,控制血压于适当水平,否则术中、术后心肌缺血的机会增多。理想的血压控制在 18.67/12 kPa(140/90 mmHg)以下。一般不主张术前停用抗高血压药物。

（四）麻醉前用药

麻醉前用药原则是既要达到镇静,解除病人对手术的焦虑、紧张情绪,又要避免呼吸循环抑制。除心功能不全外,一般都应给予有足够镇静作用的麻醉前用药。

另外,应根据心血管疾病的特点用药。例如:对高血压、冠心病病人应酌量增加麻醉前用药量,并按需加用小剂量 β-受体阻滞药或硝酸酯类药;心功能良好、心率<80 次/分的病人可用阿托品 0.3 mg 加苯巴比妥钠 0.1 g 肌注,心率>80 次/分则用东莨菪碱 0.3 mg 替代阿托品;心动过缓的病人若心率低于 55 次/分,阿托品用量可增至 0.5 mg。

二、麻醉方法的选择

心脏病病人麻醉时首先应避免心肌缺氧保持心肌氧供需平衡,使已受损心脏的功能处于最佳状态,减少并发症和意外。应根据具体情况(病情、全身情况、精神状态),微创手术的部位、范围、损伤程度以及麻醉者的经验和现有的条件选择合适的麻醉方法。

1.病人情绪稳定或能达到充分镇静,可酌情选用非全身麻醉。连续硬膜外阻滞可以安全地用于中、下腹部手术。硬膜外麻醉可使血管扩张,降低心脏前后负荷,对冠心病病人有利,但如果阻滞平面过广会引起血压明显下降,应分次小量经导管注入局麻药液,适当控制阻滞范围并及时补充液体。另外由于气腹会造成呼吸限制,二氧化碳蓄积,术中应加强管理,维持呼吸循环稳定。硬膜外麻醉时术后可保留导管进行镇痛,效果确切,对减少心、肺并发症有利。

2.全身麻醉适用于病情严重、心功能差、手术复杂、术中会引起显著的血流动力学不稳定以及病人情绪紧张、预计手术时间冗长的病人。采用气管内全麻,可维持呼吸道畅通,有效地给氧和通气,术中遇有意外事件发生,抢救复苏均较方便,但应注意气管内插管所致的心血管反应。全身麻醉药和肌肉松弛药的选择应首先取决于病人的心功能状况,要因人因病灵活调整应用。可采用静吸复合麻醉,吸入麻醉药中异氟醚对心肌收缩力的抑制作用较轻。麻醉性镇痛药芬太尼、舒芬太尼等对心肌收缩力和血压无明显影响,但可使心率减慢,适用于心脏储备功能差的病人。依托咪酯对循环功能无明显影响,常用于心功能较差病人的诱导。维库溴铵、阿曲库铵对心率无明显影响,适用于须避免心动过速的病人。琥珀胆碱可致心律失常,不用于洋地黄化的病人。

三、麻醉管理

麻醉过程平稳,循环状态稳定,通气适度,保持心肌供氧和需氧之间的平衡。麻醉深浅适度,既达到良好的镇痛又不抑制循环,能将应激反应控制在适当水平,术中不出现知晓。

1.麻醉诱导和维持平稳:全麻诱导中应尽量减轻气管插管所致的心血管反应,包括加用适量的阿片类药如芬太尼或 β-受体阻滞药如艾司洛尔等。合理选择药物,调整剂量,各种全身麻醉药对血流动力学的影响均与剂量有关。既要维持一定的麻醉深度,镇痛充分和肌松完全,又要防止对心肌的抑制过重,维持心率、心律和心搏量相对稳定。

2.维持氧供/需平衡:麻醉期间应避免氧供减少和氧需增加,尽量避免心肌缺血的发生。影响氧供需平衡的因素有心动过速、血压升高、前后负荷升高、舒张压过低致冠脉血流减少、低碳酸血症、冠状动脉痉挛、贫血和低氧血症。为防治心肌缺血应采取的措施：①避免心律失常，尤其是心动过速，它不仅增加心肌的氧需而且减少了氧供，对有病变的心肌极为不利；②术中应保证满意的通气，避免缺氧和 CO_2 蓄积，同时 $PaCO_2$ 不低于 4 kPa(30 mmHg)，$PaCO_2$ 过低可产生冠脉痉挛，减少冠脉血流量，还可以使血钾下降，对已用洋地黄的病人容易引起洋地黄中毒；③维持血流动力学稳定，防治血压显著升高或降低；④及时纠正水、电解质和酸碱紊乱；⑤避免输血、输液过多，以免加重心脏负荷。

3. 维持接近正常的血容量：手术中应根据出血量、尿量、CVP 和 PCWP 随时调整输血输液速度，必要时选用正性肌力药物增加心肌收缩力，再予以补足血容量，避免输血、输液过多，以免加重心脏负荷。

4. 加强监测，及时发现与处理并发症：加强呼吸循环功能监测，包括常规 ECG、NIBP、SpO_2、$P_{ET}CO_2$、CVP 和尿量，其中 ECG 最好同时监测导联 II 和 V5，以便较敏感地监测心肌缺血的心电图表现。对于左心功能不全病人最好同时监测肺动脉楔压 PCWP 和左房压，以便指导心血管治疗。根据监测结果随时调整输液速度，保持适当的前负荷，避免血压明显波动。另外，所有病人均应随时按需作血气、pH、血液生化和电解质测定。备好各种抢救药物及抢救设备，建立良好的静脉通路。

5. 尽可能缩短手术时间并减轻手术创伤。

四、各种心脏病麻醉的特点

心脏病病人由于病变种类和性质不同，其病理生理和血流动力学改变也各不相同。因此，应根据病史、体检和相关检查结果，对心肺功能做出正确的评估，并充分做好术前准备，掌握该类病人的麻醉原则。

1. 先天性心脏病(简称先心病)：系指胎儿时期心血管发育异常或发育障碍，以及出生后应该退化的组织未能退化所造成的心血管畸形。掌握心肺功能受损而有较大危险性的临界指标，并对麻醉方式以及药物对先天性心脏病病人心肺功能的影响进行评估。心肺受损有较大危险性的临界指标包括：①慢性缺氧($SaO_2<75\%$)；②肺循环/体循环血流比>2.0；③左室或右室流出道压力差>6.65 kPa(50 mmHg)；④重度肺动脉高压；⑤红细胞增多，HCT$>60\%$。临床症状较轻的先天性心脏病病人，手术与麻醉的耐受较好。但应重视：①肺动脉高压；②严重的主动脉瓣或瓣下狭窄及未根治的法洛四联症；③近期有过充血性心力衰竭、心律失常、晕厥和运动量减少等。先天性心脏病病人若已经进行过手术纠治，术后心功能良好，则与常人无异，若未作纠治而需行非心脏手术，则可根据肺血流特点将先天性心脏病简单地分为：①肺血流增多性疾病如房间隔缺损、室间隔缺损和动脉导管未闭等。②肺血流减少性疾病，导致氧合不足，如法洛四联症、肺动脉瓣闭锁、三尖瓣闭锁、艾伯斯坦畸形等。通常发绀型比非发绀型心脏病麻醉和手术风险性大。左向右分流性疾病(动脉导管、室间隔或房间隔缺损)心功能良好，无严重肺动脉高压，麻醉处理和正常人相似。右向左分流的病人如法洛四联症等，当肺血管阻力增加或外周血管阻力降低均可加重右向左的分流而使发绀加重。因此，气管内麻醉的气道压力不宜持续过高，椎管内麻醉要预防血压下降，全身麻醉药物可选用氯胺酮。如血压过度下降可选用血管活性药物如去氧肾上腺素(苯肾上腺素)0.1～0.2 mg 或甲氧胺 2～3 mg 静注。左心室流出道梗阻的病人,麻醉期间应注意维持冠状动脉灌注压和心肌正性肌力的平衡,保持氧供和氧需平衡,维持外周血管阻力以保持足够冠状动脉灌注压,较浅的静脉复合麻醉有益于此类病人。

2.冠状动脉粥样硬化性心脏病:是目前心脏病人进行非心脏手术最多见的病例。因冠状动脉粥样硬化导致冠状动脉宫腔狭窄,甚至完全阻塞,使冠状动脉血流不同程度地减少,导致心肌缺氧,引起心肌氧供与氧需失衡,导致心肌缺血,心肌储备降低,此时,一旦心脏负荷加重,心肌氧耗量超过固定狭窄病变的冠脉储备能力,就会产生心绞痛,甚至心肌梗死。术前应了解病人的一般情况、心肺功能、物理检查,重点了解冠状动脉狭窄的范围及严重程度,预测手术与麻醉的危险性,并决定手术与麻醉的方式。麻醉的危险性主要决定于冠状动脉阻塞的部位、数量及侧支循环是否充分。冠心病病人进行非心脏手术死亡率为一般病人的 2～3 倍,最常见的原因是围手术期心肌梗死,其次是严重的心律失常和心力衰竭。心绞痛发作频繁,轻微活动甚或静息时也可发作,有心肌梗死史,特别是广泛的心肌梗死或多次心肌梗死者,麻醉和手术危险性大。有心肌梗死者手术后易再发生心肌梗死,梗死后 3 个月内手术者,再梗死发生率为 27%～37%,且一旦再发后死亡率可达 50%,一般认为心肌梗死后 6 个月内不宜施行择期手术。急诊手术应严密监测,加强呼吸循环管理,保持心肌氧供需平衡。对于限期手术的病人(如恶性肿瘤),如心肌梗死后,心功能良好,无严重心律失常,体能佳,则心梗后 4～6 周就可考虑进行外科手术。冠心病病人入手术室应呈嗜睡状,无焦虑和紧张,表情淡漠,因此,术前用药要合理适量。麻醉的基本要求是维持心肌氧供需平衡,所以麻醉诱导维持要求循环稳定,血压和心率应尽量稳定。可根据病情、心功能、手术时间和是否快通道来选择麻醉药及用药剂量,全麻深度根据手术及监测结果及时调整,达到适当的麻醉深度且不宜过深。另外,手术后心梗的症状常不明显,多表现为严重的低血压,围术期心梗多发生在术后三天内,特别是术后 24 h 内,当心肌梗死面积大于 20%时即可发生心力衰竭。

3.瓣膜性心脏病:是由于炎症、黏液样变性、退行性改变、先天性畸形、缺血性坏死、创伤等原因引起的单个或多个瓣膜结构及功能异常,从而造成瓣口狭窄和(或)关闭不全,继之心血管动力学显著改变,表现为一系列临床征候群。麻醉医生术前应访视病人,了解病人的一般情况、心肺功能、化验检查、心电图、超声心动图及其他物理检查,评估病情严重程度。此类病人麻醉和手术的风险性取决于充血性心力衰竭、肺动脉高压、瓣膜病变性质与程度,以及有无心律失常和风湿活动的存在,麻醉时应做好充分的准备。二尖瓣狭窄病人,心功能较差并多伴有房颤,术前准备不足突然出现室率过速者,不宜采用电复律以免血栓脱落而造成栓塞。二尖瓣狭窄病人要注意控制心率于 80 次/分左右,避免使用引起心动过速、增加肺血管阻力、降低前负荷或抑制心肌收缩力的药物。主动脉瓣狭窄病人麻醉中要注意维持心肌氧供需平衡,当瓣膜口面积减少到 0.5～0.7 cm² 时可出现心绞痛、晕厥、呼吸困难症状,硝酸甘油常不能缓解此类病人心内膜下缺血的心绞痛。主动脉瓣狭窄与关闭不全病人不能耐受心率过快或过慢,心率过快可导致冠脉灌流减少,过慢又限制心输出量,任何抑制心肌、导致血压下降、心动过速及其他心律失常的麻醉药应小心使用。通常选择以麻醉性镇痛药为主的麻醉方法。二尖瓣关闭不全和主动脉瓣关闭不全的病人要保持稍快的心率,避免心动过缓,应用血管扩张药可以减少反流量。瓣膜性心脏病病人行非心脏手术麻醉前,须注意病人应用利尿药与强心药的情况,并给予相应的调整与处理。麻醉前若病人出现肺水肿症状,常与病人过度紧张有关,伴心室率增快,外周血管收缩,除加用适量的洋地黄类药外,立即缓慢静注吗啡 10 mg、面罩加压供氧,必要时可采用硝酸甘油等药物治疗。术中注意调整输血补液量,预防术后肺水肿。

4. 慢性缩窄性心包炎:心脏活动受限,心排血量常降低,血压偏低,脉压窄,常有呼吸困难、静脉压升高、肝肿大、胸腹水等。病情严重者应先解决缩窄之心包才能进行常规择期手术。慢性缩窄性心包炎病人麻醉的主要危险是动脉压下降,心率减慢和心肌抑制,特别是麻醉诱导期。当然如果作心包剥脱术,在解除缩窄后应注意容量负荷过大和心脏后负荷的增加,因为这会引起刚解除缩窄的心肌负荷过重而发生心功能不全和肺水肿。

5. 肥厚性阻塞性心肌病:重症病人由于左心室明显肥厚、坚硬,一旦麻醉期间丧失窦性节律会发生灾难性的意外。主要表现为舒张期功能障碍和肺淤血,晚期病人引起二尖瓣反流和影响右心功能。左心室流出道阻塞常为动力性,若左心室舒张末容量降低、动脉血压下降,内源性(伤害性刺激)或外源性(洋地黄或儿茶酚胺)刺激作用引起左心室收缩性增加均可加重左心室流出道的阻塞。因此麻醉期间必须维持心室充盈压高于正常范围,并避免使用增强心肌收缩力的药物。可采用对外周阻力影响较小的吸入麻醉药加深麻醉,分次小量应用 β-受体阻滞药或(和)去氧肾上腺素提升动脉血压,达到预防和治疗左心流出道阻塞的目的。一般不宜采用椎管内麻醉,因其可引起血管扩张、血压下降。

6. 心脏传导阻滞:完全性房室传导阻滞伴有心动过缓症状,严重窦性心动过缓、充血性心力衰竭,心律失常需药物治疗,而此类药物又会抑制心脏基本节律,当停搏期＞3.0秒或基本节律＜40 bpm 是安装心脏起搏器指证。此外,房室结功能不全,心动过缓已引起临床症状,急性心肌梗死后持续进行性Ⅱ度房室传导阻滞或完全性传导阻滞以及Ⅱ度房室传导阻滞伴有临床症状和有症状的双束支传导阻滞等亦应考虑术前安装起搏器,以保证术中安全。一般认为单纯双束支传导阻滞,病人无任何症状,术前如无心动过缓,一般不必安装临时起搏器,麻醉选择与处理并无困难。

7. 预激和预激综合征:预激是一种房室传导异常现象,冲动经附加通道下传,提早兴奋心室的一部分或全部,引起部分心室肌提前激动。有预激现象者称为预激综合征(pre-excitation syrdrome)或 WPW(Wolf-Parkinson-white)综合征,常合并室上性阵发性心动过速发作。诊断主要依靠心电图,其特征为①PR 间期缩短至 0.12 s 以下,大多为 0.10 s;②QRS 时间延长达 0.11 s 以上;③QRS 波起始部粗钝,与其余部分形成顿挫,及所谓的预激波或 δ 波;④继发性 ST-T 波改变。不同的预激综合征患者可仅表现为部分上述特征。治疗:预激本身不需特殊治疗,并发室上性阵发性心动过速时,治疗同一般室上性阵发性心动过速。可以采用:①刺激迷走神经,手术前一般不用阿托品;②维拉帕米(异搏定)、普萘洛尔、普鲁卡因胺或胺碘酮缓慢静推;③可用普萘洛尔或其他 β-受体阻滞药长期口服预防室上性阵发性心动过速发作;④药物不能控制,心脏电生理检查确定旁路不应期短或房颤发作时心率达 200 次/分左右时,可用电、射频、激光或冷冻法消融,或手术切断旁路。

第十二章　腹腔镜手术麻醉后苏醒

麻醉后苏醒室(postanesthesia care unit,PACU)亦称为麻醉后监测治疗室或麻醉恢复室。PACU 的主要任务是为当天麻醉后患者,在完全清醒前和转入普通病房前,提供密切的监护和治疗,以保障患者安全度过麻醉恢复期;若病情危重需进一步加强监护和治疗者则转入重症监测治疗病房(ICU)。

第一节　工作常规

PACU 接收全麻后未苏醒以及术后病情尚未稳定者。患者在麻醉科医师的监视下从手术室转运到 PACU。患者入 PACU 后,应立即安置好患者,建立必要的监测并记录生命体征;保持呼吸道通畅、吸氧和输液;保留气管插管及呼吸功能未恢复者,以呼吸机辅助或控制呼吸。

麻醉科医师应向 PACU 医师和护士提供患者的相关信息,包括:①患者的一般资料、现病史、既往史及治疗情况等;②手术方式、手术时间及麻醉方法;③麻醉诱导和维持用药及其他药物使用情况,麻醉性镇痛药和肌松药的用量及最后一次用药的时间和剂量,拮抗药和其他药物的应用情况;④术中的生命体征;⑤术中失血量,输液、输血量及尿量;⑥术中病情变化,如困难气道、ECG 改变、血流动力学异常、异常出血等;⑦目前存在的问题、处理措施及可能的并发症;⑧向 PACU 提供完善的记录单,PACU 医护人员接管后方可离开。

常规的监测包括:呼吸频率、心电图、血压、氧饱和度和体温;保留气管内插管者接呼吸机行机械通气并监测相关呼吸参数;保留桡动脉和中心静脉置管者监测直接动脉压和 CVP。PACU 管理内容包括:①每 5~10 分钟监测和记录血压、心率、呼吸频率和氧饱和度以判断恢复程度和速度。对于恢复缓慢者应进行治疗,如残余肌松药或麻醉性镇痛药的拮抗等。②观察意识状态、瞳孔变化、颜面与口唇颜色、保持呼吸道通畅。③各种管道妥善固定、引流通畅。④保持伤口敷料完整,观察患者的伤口情况。⑤约束好患者。

第二节　离室标准

1.神志状态。患者的神志清醒,能按照指令活动;定向力恢复,能辨认时间和地点。

2.呼吸方面。自主呼吸恢复并能保持呼吸道通畅；咳嗽、吞咽反射恢复，有清除口腔异物的能力；无呼吸困难，吸空气时 SpO_2 在 95% 以上，皮肤、黏膜色泽红润。如果病情严重需行呼吸支持者转至 ICU。

3.循环系统。血流动力学稳定，心率、血压不超过术前值的 ±20% 并稳定 30 分钟以上；不用血管活性药物或抗心律失常药物；心律正常，ECG 无明显心肌缺血改变。若仍需血管活性药物支持循环功能者，应转至 ICU。

4.由于疼痛或躁动等原因用过麻醉性镇痛药和镇静药者，观察 30 分钟无异常反应。

5.局部麻醉或椎管内麻醉者，运动功能和本体感觉恢复，循环、呼吸稳定，不用血管活性药。

6.苏醒程度的评价。可参考 Steward 评分，评分在 4 分以上者方能离开恢复室。

第三节　PACU 常见并发症

麻醉恢复期是停用麻醉药到患者生命体征平稳或清醒的时期，也是具有危险因素的特殊时期，随时可能突发危及生命安全的并发症，需要密切监测和及时处理。PACU 是手术结束后继续观测病情、预防麻醉后并发症、保障患者安全、提高医疗质量的重要场所。PACU 并发症的发生率因患者组成不同而发生变化，且 PACU 并发症在合并轻中度疾病的患者中更为常见。

1.呼吸系统并发症

(1)呼吸道梗阻。麻醉苏醒期，特别是患者拔除气管导管后，容易发生呼吸道梗阻。关于呼吸道梗阻的原因、临床表现和处理详见本书"第二章 气道管理"。

(2)通气不足。每分通气量过低，可导致 $PaCO_2$ 升高和急性呼吸性酸中毒。术后通气不足的临床表现为高碳酸血症和低氧血症；潮气量不足或呼吸频率慢；动脉血气分析：$PaCO_2 > 6$ kPa(45 mmHg)，同时 pH < 7.30。常见原因和处理：①中枢性呼吸抑制：包括颅脑手术的损伤，麻醉药、麻醉性镇痛药和镇静药的残余作用。应以机械通气维持呼吸直到呼吸功能完全恢复。必要时以拮抗剂逆转。②肌松药的残余作用：肝肾功能不全、电解质紊乱及抗生素的应用等，使肌松药的代谢速度减慢，加重术后肌松药的残余作用。应辅助或控制呼吸直到呼吸肌力完全恢复，必要时给予拮抗。③术后低血容量综合征：胸腹部手术后、疼痛刺激、腹胀、胸腹带过紧及过度肥胖等因素，可限制肺膨胀，导致通气不足，尤其是 COPD 患者。应加强术后镇痛，鼓励和帮助患者深呼吸和咳嗽，必要时行预防性机械通气。④气胸：是手术及一些有创操作的并发症，听诊或胸部 X 线片可以确诊。应立即行胸腔闭式引流。⑤支气管痉挛：合并 POCD、哮喘或近期呼吸道感染者容易发生。可以静注氨茶碱、皮质激素或肾上腺素。

(3)低氧血症。全身麻醉可抑制缺氧性和高二氧化碳性呼吸驱动，减少功能残气量，这些变化可持续到术后一段时间，易导致通气不足和低氧血症。临床表现：吸空气时，$SpO_2 < 90\%$，$PaO_2 < 8$ kPa(60 mmHg)；呼吸急促，发绀，神志改变，躁动不安，迟钝；心动

过速,心率紊乱,心律失常,血压升高。常见原因和处理:①上呼吸道梗阻,通气不足或气胸;②弥散性缺氧:多见于 N_2O 吸入麻醉,停止吸入 N_2O 后应吸入纯氧 5~10 分钟;③肺不张:鼓励患者深吸气、咳嗽及胸部物理治疗;④肺误吸:轻者对氧治疗有效,严重者应行机械通气治疗;⑤肺梗死:主要是支持治疗,包括氧治疗和机械通气治疗;⑥肺水肿:可发生于急性左心衰竭或肺毛细血管通透性增加。治疗包括强心、利尿、扩血管、吸氧以及行 PEEP 机械通气治疗。

2. 循环系统并发症

(1)术后低血压。临床表现为收缩压比术前降低 30% 以上;少尿或代谢性酸中毒;器官灌注不足体征,如心肌缺血、中枢神经功能障碍等。发生原因与前负荷下降,心肌功能受抑制以及外周阻力下降有关。因低血容量引起低血压者,应排除术后隐形出血的可能。心肌功能受抑制可降低心排出量而发生低血压。心脏肌力效应下降的原因很多,如原已存在的充血性心力衰竭、心肌缺血和心律失常等。在任何负性肌力影响下,前负荷降低会增加低血压的严重程度。麻醉恢复期由于全麻作用使外周血管阻力下降,心脏后负荷明显降低也可引起低血压。应针对病因进行治疗。

(2)术后高血压。为麻醉清醒期较多见的并发症。临床表现为收缩压比术前升高 30% 以上;有高血压病史者,收缩压高于 24 kPa(180 mmHg)或(和)舒张压高于 14.67 kPa(110 mmHg)。术后高血压的常见原因有:疼痛、躁动不安、低氧血症和(或)高碳酸血症、颅内压增高、尿潴留、高血压患者术前停用抗高血压药物等。处理应针对病因治疗,如镇痛、纠正低氧血症和高碳酸血症、降颅内压等。一般情况下,血压中度升高可不处理;但对合并冠心病、主动脉或脑血管瘤及颅内手术者,应以药物控制血压。

(3)心律失常。发生心律失常的常见原因包括:交感神经兴奋、低氧血症、高二氧化碳血症、电解质和酸碱失衡、心肌缺血、颅内压增高等。房性期前收缩和偶发室性期前收缩一般不需要治疗。窦性心动过速常继发于疼痛、躁动不安、发热或低血容量,如不合并低血压或心肌缺血,只需针对病因处理。窦性心动过缓可因麻醉性镇痛药、β-受体阻断药或迷走神经兴奋引起,一般对阿托品治疗有效。

3. 术后恶心呕吐

术后恶心呕吐(postoperation nausea and vomiting,PONV)是全麻术后常见的并发症,其原因可能与患者因素、麻醉药物、手术类型、术后镇痛有关。术后恶心呕吐的高危因素:女性、有晕动史、使用氧化亚氮、不吸烟、上腹部手术等。临床观察发现,通过规范术前用药、合理应用镇吐药、优化全麻用药及 PACU 管理,可降低 PONV 的发生率。

4. 躁动与寒战

引起术后躁动的原因有:麻醉药物残余作用;术后伤口疼痛;留置导尿管的刺激;苏醒初期对陌生环境的恐惧感,尤其是小儿患者。应根据病因对症处理,必要时可给予适当的镇静镇痛药。PACU 患者发生寒战可能与麻醉变浅、患者低体温、术后疼痛、输液反应、苏醒时恐惧心理等因素相关。对 PACU 患者应加强保温措施,必要时可给予适当的镇静、镇痛药。

5. 神经系统并发症

(1)苏醒延迟。全麻结束后90分钟患者意识仍未恢复,称为全麻后苏醒延迟。苏醒延迟的原因有很多,包括年龄、手术种类、手术时间、药物作用、患者的一般状况及手术情况等。老年人、婴幼儿及营养不良和低温等患者对麻醉药的需求量减少,需注意麻醉中的用药量,术毕耐心观察,不主张使用催醒药,耐心待其平稳度过麻醉恢复期。此外,苏醒延迟的原因还包括麻醉药的残余作用,如术中使用阿片类药物易引起术后苏醒延迟。

(2)术中知晓。术中知晓的发生率为0.1%～0.4%,对患者的情感和精神健康可能带来一定的影响。但目前还没有一种可靠方法能100%地预防其发生。通常是浅麻醉技术的结果,尤其是在创伤、心脏和产科手术麻醉中易发生。危险因素包括:年轻患者、药物滥用史、ASA分级Ⅲ～Ⅳ级和肌松药的使用。

6. 低体温

低体温可使全麻患者苏醒延迟,对于容易发生术中低体温者,如高龄、手术时间长、开胸开腹手术等患者,应监测体温并加强保温措施,如应用保暖毯、提高环境温度、对输液输血加温等。

7. 肾脏并发症

(1)少尿。尿量少于0.5 mL/kg为少尿。常见原因:低血容量、低血压、低心排。肾后性原因有导尿管梗阻或脱离,膀胱破裂或肾静脉受压等,首先应检查导尿管是否通畅、膀胱是否充盈等,不应盲目应用利尿药,以免加重因低血容量引起的少尿。术后少尿在适当补充容量及血压恢复后,即可得到纠正。必要时可静注呋塞米,或持续泵入多巴胺,或静脉滴入甘露醇。

(2)多尿。尿量不成比例地多于液体输入量。常见原因:输液过多、药物性利尿、高血糖症、高渗盐水及甘露醇引发的渗透性利尿、尿崩症等。应对症处理。

(3)电解质紊乱。因多尿或少尿以及合并有内分泌疾病者,围术期可发生不同程度的电解质紊乱,如低钾/高钾、低钠、低镁、低钙血症等并发症,严重者可诱发心律失常。应及时纠正,以避免发生严重心律失常,甚至死亡。

第十三章　腹腔镜手术术后镇痛

第一节　手术后疼痛对机体的影响

疼痛是组织损伤的结果之一,手术后疼痛多为较强的急性疼痛,尽管此种疼痛持续时间短,但较剧烈,尤其是创伤大的手术,易给病人造成精神上的打击,还可导致内分泌、代谢功能变化和炎症等一系列病理生理变化,即所谓应激反应。这些改变对患者的恢复极其不利,常可导致各系统和器官的异常甚至衰竭,危及病人的生命。因此,对手术后急性疼痛的处理应在病理生理变化尚未引起功能性损害发生之前或期间进行。

一、对呼吸系统的影响

一般通气量无变化,疼痛剧烈时呼吸快而浅。水钠潴留可引起血管外肺水增多,进而导致通气血流比例失常。在胸腹部手术的病人,疼痛引起的肌张力增加可造成病人总肺顺应性降低,通气功能下降,这些改变又可能引起病人术后发生肺不张,导致病人缺氧和二氧化碳蓄积。在大手术或高危病人,术后疼痛可能导致功能残气量的明显减少(仅为术前的 $25\%\sim50\%$)。早期缺氧和二氧化碳蓄积可刺激每分钟通气量代偿性增加,但长时间的呼吸做功增加可导致呼吸衰竭。由此可见,术后疼痛可延缓术后病人呼吸功能的恢复,某些病人由于低通气状态而发生肺实变和肺炎等呼吸系统并发症。腔镜微创手术后早期呼吸功能障碍的主要原因是疼痛,此外,还有手术创伤、膈肌功能障碍,腹内压升高,胸壁顺应性下降等。

二、对心血管系统的影响

手术后疼痛刺激可引起机体交感神经活动过度增强,导致一些内源性递质和活性物质的释放,从而影响心血管功能。疼痛引起机体释放的内源性物质包括:①自交感神经末梢和肾上腺髓质释放的儿茶酚胺;②从肾上腺皮质释放的醛固酮和皮质醇;③下丘脑释放的抗利尿激素;④激活肾素-血管紧张素系统。这些激素将直接作用于心肌和血管平滑肌,并使体内水钠潴留,间接地增加了心血管系统的负担,某些心脏储备功能差的患者甚至可引起充血性心力衰竭。病人出现心率增快,外周血管阻力增加,血压升高,心排血量增加,最后导致心脏作功增加,心肌耗氧量增多。由于心率加快,心脏舒张充盈时间缩短,而出现心肌供氧不足,冠状血管收缩,某些患者甚至可能引起心肌缺血。这些病理、生理反应的结果,对于过去曾患冠脉疾患并伴有心绞痛的患者发生心肌梗塞的潜在性增高。疼痛可使四肢动脉血流减少,严重的疼痛和交感神经过度兴奋可使四肢动脉血减少,静脉血回流受阻。脉搏增快常见于浅表疼痛,深部疼痛则脉搏徐缓。高血压病人因疼痛而使血压骤升,脉搏增快,反之,强烈的深部疼痛可使血压下降甚至发生休克。

三、对内分泌功能和代谢的影响

术后急性疼痛引起机体释放内源性物质包括:①自交感神经末梢和肾上腺髓质释放儿茶酚胺;②从肾上腺皮质释放醛固酮和皮质醇;③下丘脑释放的抗利尿激素;④激活肾素-血管紧张素系统,促肾上腺皮质激素(ACTH)、生长激素(GH)和高血糖素也增加。肾上腺素、皮质醇和高血糖素水平升高导致糖原分解和胰岛素作用下降,最终导致高血糖。蛋白质和脂质分解代谢增强则使得术后患者发生负氮平衡,不利于机体的康复。醛固酮、皮质醇和抗利尿激素则使得机体潴钠排钾,从而影响体液和电解质的重吸收,引起外周和肺血管外水分的增加。此外,内源性儿茶酚胺使外周伤害感受神经末梢更敏感,使患者处于一种"疼痛→儿茶酚胺释放→疼痛"的不良循环状态之中。为了抑制上述应激反应,应采用外周性疼痛阻断药物,如非甾体类抗炎药阿司匹林、布洛芬等,环氧化酶抑制剂,起到镇痛和抑制代谢反应。也应采用阻断相应神经的传导如局部神经阻滞、神经干阻滞和椎管内注入止痛药、局麻药等。

四、对胃肠道和泌尿系统的影响

疼痛引起交感神经系统兴奋性增强,可反射性地抑制胃肠道功能,平滑肌张力降低,括约肌的张力增加,使胃肠道蠕动功能下降,主要表现为胃肠绞痛、腹胀和恶心呕吐等不良反应,也可出现胃瘀滞和麻痹性肠梗阻。此外,阿片类镇痛药也可明显延长胃排空。这种与疼痛有关的胃肠道损害,可由硬膜外腔注入局麻药解除,而不能被阿片类药物解除。交感神经活性增强,也导致尿道括约肌收缩而产生尿潴留,增加了相应的并发症(如与导尿有关泌尿系统感染)的发生率。阿片类镇痛药也可导致尿潴留。

五、对免疫功能的影响

疼痛所致的应激反应可使机体淋巴细胞减少,白细胞增多和网状内皮系统处于抑制状态。此外,麻醉恢复期病人体内的中性粒细胞的趋向性减弱,从而抑制了单核细胞的活性。这些因素使得术后病人对病原体的抵抗力减弱,术后感染和其他并发症的发生率增高。肿瘤病人术后疼痛应激反应的结果可使体内杀伤性 T 细胞功能减弱、数量减少。另一方面,应激引起的内源性儿茶酚胺、皮质类固醇激素和前列腺素的增加都可造成机体免疫机制的改变,甚至导致残余的肿瘤细胞术后扩散。

六、对凝血功能的影响

疼痛的应激反应对凝血功能的影响包括使血小板粘附功能增强,纤溶活性降低,使机体处于一种高凝状态。这对临床上已有心血管、脑血管疾患或已有凝血机制异常的手术病人极为不利,甚至可能引起术后致命性并发症如血栓形成所致的心、脑血管意外等。在行血管手术的病人,凝血机制的改变可能造成手术部位血管床的血栓形成,从而影响手术效果。

七、对骨骼、肌肉系统的影响

疼痛可使手术部位的肌张力增加,诱发肌肉痉挛而进一步增加疼痛,从而产生恶性循环,不利于术后病人早期下床活动,因而,可能影响机体的恢复过程。疼痛可明显增加交感神经活性,进一步增加末梢感受伤害的受体敏感性。近年来有研究表明:肌肉代谢障碍,肌肉水肿和正常肌肉功能恢复延迟均与持续的术后疼痛、反射性血管收缩和运动受限有关。

八、术后疼痛对精神状态的影响

疼痛刺激能使患者出现恐惧、不安、易怒、失眠和悲观厌世;甚至有一种无援的感觉,这种心理因素再加之上述疼痛的种种不利影响,无疑延缓了患者术后的康复过程。长期慢性疼痛可致精神抑郁,在一些患者甚至可遗留较为严重的精神并发症。

一般来说,疼痛刺激的程度取决于腔镜微创手术创伤的程度、时间长短及手术部位等,手术愈大时间愈长,则疼痛刺激越大。胸、腹腔的微创手术操作涉及范围广且位置较深在,胸部手术时又撑开肋间隙或切断肋骨,加之深呼吸或咳嗽动作时均有牵涉腹肌活动,病人主诉要比四肢关节的微创手术的疼痛刺激大。而颅内微创手术引起的疼痛刺激则较小,加之颅内手术相对手术范围小,无气腹,且脑组织中缺乏疼痛感受体。

第二节　术后疼痛程度分级和镇痛效果判断

疼痛是一种主观体验,对于这种主观的感受进行定量分析是临床工作所必须的。疼痛的评定是指在疼痛治疗前及过程中利用一定的方法测定和评价患者的疼痛强度和性质。疼痛评定的目的包括以下几个方面:①明确诊断,更准确地判定疼痛的特征,有助于确定控制疼痛最有效的治疗方案;②在疼痛诊疗过程中,结合病人主观感受变化,提供比较客观的依据,及时调整治疗方案,减少或避免单纯依赖病人做出回顾性比较而引起的偏差;③用定量的方法来估计治疗效果,针对不同的治疗方法(包括特效的和非特效的治疗,药物的、物理的和心理的治疗),比较和总结各种方法的疗效,进一步选择有效的治疗方法。根据疼痛的消失、减轻,确定今后治疗方针;④疼痛研究工作中,对科研结果作出判断分析和对照比较。由于疼痛不仅与生理、病理有关,还受情绪、心理等因素的影响,因此迄今为止,虽然已经有不少的测痛方法,但还没有一种方法达到精确客观、简便易行,尚有待不断改进完善。本节仅就目前国内外较常采用的定量方法分别介绍如下。

一、术后疼痛程度分级

(一)Prince-Henry 评分法

该评分方法主要用于胸腹部手术后疼痛的测量。从 0 分到 4 分共分为 5 级,评分方法如下:①0 分:咳嗽时无疼痛;②1 分:咳嗽时才有疼痛发生;③2 分:深度呼吸时即有疼痛,安静时无疼痛;④3 分:静息状态下即有疼痛,但较轻,可忍受;⑤4 分:静息状态下即有剧烈疼痛,难以忍受。此方法用于评价开胸手术后疼痛较常用,也很简便,对于那些术后因气管切开或保留气管导管不能说话的病人,应在术前训练,病人用 5 个手指来表达从 0～4 分的 5 级疼痛评分。

（二）视觉模拟评分法

视觉模拟评分法（visual analogue scale,VAS）又称视觉模拟量表,是一种简单、有效,疼痛强度最低限度地参与的测量方法。它已广泛地用于临床和研究工作中,可获得疼痛的快速指标,并设计了数量值。VAS 通常采用 10 cm 长的直线,两端分别标有"无疼痛(0)"和"最严重的疼痛(10)"（或类似的描述语）,病人根据自己所感受的疼痛程度,在直线上某一点作一记号,以表示疼痛的强度及心理上的冲击。从起点至记号处的距离长度也就是疼痛的量。

VAS 亦可用于评估疼痛的缓解情况。在线的一端上"疼痛无缓解",而另一端标上"疼痛完全缓解",疼痛的缓解也就是初次疼痛评分减去治疗后的疼痛评分,此方法称为疼痛缓解的视觉模拟评分法（VAP）。

（三）口述描绘评分法

口述描绘评分法（verbal rating scales,VRS）是另一种评价疼痛强度和变化的方法,该方法是采用形容词来描述疼痛的强度。文献报道有许多不同的 VRS,包括 4 级评分,5 级评分,6 级评分,12 级评分和 15 级评分。这些词通常按从疼痛最轻到最强的顺序排列,最轻程度疼痛的描述常被评估为 0 分,以后每级增加 1 分,因此每个形容疼痛的形容词都有相应的评分,以便于定量分析疼痛。这样,病人的总疼痛程度评分就是最适合其疼痛水平有关的形容词所代表的数字。

VRS 也可用于疼痛缓解的评级法。在 Dunclee 提出的方法中,采用的词汇有:优、良、中等、差、可疑、没有。在 Huskisson 提出的方法中采用的词汇为:无、轻微、中等、完全缓解。

（四）数字评分法

数字评分法（numerical rating scales,NRS）常用于测定疼痛的强度。最早由 Budzynski 和 Melzack 等提出,由于病人易于理解和表达,明显减轻了医务人员的负担,是一种简单有效和最为常用的评价方法,目前临床应用广泛。不足之处是病人容易受到数字和描述字的干扰,降低了其灵敏性和准确性。

1. 11 点数字评分法（the 11-point numeric rating scale,NRS-11）

此方法要求病人用"0～10"这 11 个点来描述疼痛的强度。0 表示无疼痛,疼痛较强时增加点数,10 表示最剧烈的疼痛。这是临床上最简单最常使用的测量主观疼痛的方法,容易被病人理解和接受,可以口述也可以记录,结果较为可靠。

2. 101 点数字评分法（the 101-piont numeric rating scale,NRS-101）

与 11 点数字评分法相似,在 1 根直尺上有从 0～100 共 101 个点,0 表示无痛,100 表示最剧烈的疼痛,由于可供选择的点增多,从而使疼痛的评分更加数据化。

（五）行为疼痛测定法

1. 六点行为评分法（the 6-point behavioral rating scale，BRS-6）

六点行为评分法是由 Budzynski 等人推出，目前临床上多用于测定头痛和其他疼痛，也用于对疼痛病人的对比性研究，该方法将疼痛分为 6 级：①无疼痛；②有疼痛，但易被忽视；③有疼痛，无法忽视，不干扰日常生活；④有疼痛，无法忽视，干扰注意力；⑤有疼痛，无法忽视，所有日常活动均受影响，但能完成基本生理需求如进食和排便等；⑥存在剧烈疼痛，无法忽视，需休息或卧床休息。此方法的特点在于将行为改变列入评分范围。病人回答时以疼痛及对当时行为的影响来表达疼痛强度。病人的回答贴近个人的生活，有一定的客观性。每级定为 1 分，从 0 分（无疼痛）到 5 分（剧烈疼痛，无法从事正常工作和生活），都容易与病人的描述相关联，便于病人理解。此方法也用于病人出院后随访。病人将疼痛复发后的感受及影响以记日记的方式记录下来，便于医生分析病情。

2. 疼痛日记评分法（pain diary scale，PDS）

疼痛日记评分法也是临床上常用的测定疼痛的方法。由病人、病人亲属或护士记录每天各时间段（每 4 小时或 2 小时，或 1 小时或 0.5 小时）与疼痛有关的活动，其活动方式为坐位、行走、卧位。在疼痛日记表内注明某时间段内某种活动方式，使用的药物名称和剂量。疼痛强度用 0～10 的数字量级来表示，睡眠过程按无疼痛记分（0 分）。此方法具有以下特点：①比较真实可靠；②便于比较疗法，方法简单；③便于发现病人的行为与疼痛，疼痛与药物用量之间的关系；等等。

（六）生理生化指标测定法

生理测定法是通过记录患者肌电图的变化或根据心率、血压、呼吸、肺活量、脑电图、诱发电位及局部皮肤温度对疼痛进行评定。生化测定法是通过测定神经内分泌的变化，如血浆儿茶酚胺浓度、皮质醇含量、血和脑脊液中 β-内啡肽变化等来作为疼痛评定的辅助方法。这些生理生化指标虽可以反映疼痛时的变化，但一般无特异性。生理、生化方法均属于间接评定法。

（七）其他术后疼痛分级法

根据世界卫生组织标准和术后病人的表现，有人将术后疼痛程度分为如下四级。

0 级（无痛）：病人咳嗽时切口无痛；

1 级（轻）：轻度可忍受的疼痛，能正常生活，睡眠基本不受干扰；咳嗽时感受切口轻度疼痛，但仍能有效地咳嗽；

2 级（中）：中度持续的疼痛，睡眠受干扰，需用镇痛药；病人不敢咳嗽，怕轻微振动，切口中度疼痛；

3 级（重）：强烈持续的剧烈疼痛，睡眠受到严重干扰，需用镇痛药物治疗。

上述手术后疼痛分级标准均具有标准明确和使用方便等优点，并各有一定的特点和适用范围，在临床实践中可根据病人的特点和临床需要来选择最适合的方法。

二、镇痛效果判断标准

①无效：与治疗前比较疼痛无变化。②中度缓解：疼痛减轻需用镇痛药。③完全缓

解:病人完全无痛。

第三节　腹腔镜手术术后疼痛的治疗方法

虽然术后疼痛程度低于传统开放性手术,但80%手术患者术后需使用止痛剂。目前,微创外科的术后疼痛治疗方法和开刀手术的术后疼痛治疗方法是大同小异,多数的术后疼痛治疗是以单一药物或模式进行。由于微创外科术后疼痛的多样性、复杂性等特点,在临床治疗中单靠一种治疗措施,往往难以使所有的镇痛都能收到满意的效果,尤其在实施一些复杂、时间长的手术的病人。因此手术后疼痛治疗的方法应该是多种多样的。应根据"因病而异""因人而施"的原则选择最为有效、安全的治疗方法。也可同时采用两种或多种方法配合使用,以提高疗效和减少副作用,即平衡镇痛。

一、腹腔镜手术术后镇痛的原则

1.确定伤害性刺激的来源和强度。

2.根据手术部位和性质,对估计术后疼痛较剧烈的病人,在麻醉药物作用未完全消失前应主动预防给药。

3.术后需应用镇痛药的病人,应首先采用非麻醉性镇痛药和镇静药联合应用,尽量避免或少用麻醉性镇痛药。

4.用于术后镇痛的药物,应从最小有效剂量开始,其用药间隔时间应尽量延长,以减少用药的量和次数,用药时间应短,通常镇痛药的应用不应超过48 h。

5.建立有效的镇痛药水平,保证和维持镇痛效果。

6.根据病人的个体需要,定时评估和调整镇痛方案。临床上应综合考虑病人的不同类型和疼痛的程度以及环境因素,采用相应的镇痛方法。

二、腹腔镜手术术后疼痛的治疗方法

目前,术后止痛的主要方法仍然以全身应用非麻醉性镇痛药或麻醉性镇痛药、硬膜外腔应用麻醉性镇痛药或低浓度长效局麻药以及局部神经阻滞为主要手段,疗效显著,效果确切。本节重点介绍镇痛药的不同给药途径和临床局部镇痛技术以及临床上近年来常用的"患者自控镇痛技术(PCA)"。

(一)口服

因微创外科手术创伤小,术后疼痛刺激较轻,部分患者给予口服镇痛药即可达到满意的镇痛效果,且口服是相对容易和使用方便的给药途径。但它也存在一些缺点,如难以筛选给药剂量、起效慢、达到所需最低有效血药浓度时间长,并且需要病人胃肠功能正常才能奏效,往往疼痛最为剧烈时血药浓度仍较低。非阿片类和阿片类镇痛药都可以采用单独口服给予药,但口服给药法尤其适用于生物利用度较高的药物,如吗啡1次60 mg,6 h 1次很容易达到稳态血浓度。常用口服麻醉性镇痛药物如美施康定,非麻醉性镇痛药如消炎痛、扶他林等,神经安定药如苯二氮卓类、吩噻嗪类药物。口服给药可作为多模式镇痛的一部分,同时可与其他给药途径联合应用。习惯上对住院病人一般都采用注射给药,然后再酌情经口服追加。虽然新的给药途径(如皮肤或口腔黏膜给药)已逐步应用于临床,但经口服途径给药目前仍较常用。一般认为对手术后中、重度急性疼痛的病人不宜采用口服镇痛药物。

（二）肌肉注射

肌肉注射方法简单,药物起效快,易于迅速产生峰作用,且可按需分次给药。成人常用吗啡7～10 mg,哌替啶75～100 mg肌注。但阿片类药的药效和药代动力学在个体间很有差异,注射部位的药物吸收取决于药物的脂溶性及局部组织的血液灌流量。不同患者肌注标准剂量阿片类药物后最大的血浆药物浓度差值达3～5倍,药物的峰作用时间从4～108分钟不等。基于体重或体表面积计算镇痛药的剂量并不准确,这些因素可导致某些患者镇痛不全或药物过量。当肌肉注射大剂量阿片类镇痛药如吗啡或哌替啶后,血浆药物浓度波动可分别产生镇痛、镇静和镇痛不全等效果。这是因为药物吸收时间和体内药效动力学的变化所造成的。另外肌注给药也可发生呼吸抑制,严重者可发生呼吸暂停,脉搏血氧饱和度降低的发生率甚至比其他方法给药更为严重。因此术后肌注给药进行疼痛治疗是较难预测效应的给药方式。采用"标准剂量"和"尽可能少"的给药,仅在少数患者能持续有效止痛。另外,注射部位疼痛、病人对肌肉注射的恐惧也影响镇痛效果。尽管如此,肌内注射药物在术后镇痛中仍应用较广泛。

（三）皮下注射

术后应用皮下注射给药镇痛能起到良好的镇痛效果。如吗啡镇痛作用开始快而维持时间短,皮下注射10 mg,5分钟起效,维持2小时。其不良反应有呼吸抑制,成瘾等。美沙酮为人工合成的镇痛药,其化学结构中有左旋体及右旋体,前者较后者效力强8～50倍,常用其消旋体,镇痛强度为吗啡的2倍。皮下注射10分钟后可在血浆中出现,88%与血浆蛋白结合,反复给药可有蓄积作用,血浆半衰期为2小时。其镇痛效应较强,甚至超过吗啡,其剂量7.5～10 mg镇痛效能与哌替啶100 mg相当,持续时间长达4～6小时。

（四）经皮给药

芬太尼透皮贴剂已广泛应用于肿瘤止痛和慢性疼痛治疗,由于制剂采用基质型(骨架分散型)或采用控释膜和贮池,起效和失效均较慢,维持时间较长,达到血药峰浓度需6～12小时或12～24小时,维持作用为72小时,由于起效慢,达到所需最低有效血药浓度时间长,因此较少应用于手术后疼痛的治疗。

（五）静脉注射

静脉注射可迅速达到疼痛治疗所需的有效药物浓度,并产生满意镇痛作用。静脉给药镇痛分为间断静脉给药和持续静脉给药两种方式。单次间断静脉注射麻醉性镇痛药时,由于药物在体内快速再分布,所以血药峰浓度持续时间短,故需反复给药。在使用具有中、长半衰期的药物时可能发生蓄积和导致呼吸抑制,应经常评估药效密切观察治疗效果。通常的方法为吗啡 5～10 mg(0.1～0.2 mg/kg)静注,1 次/(8～10 h);芬太尼 0.05～0.08 mg 静注,1 次/(2～3 h);哌替啶 50 mg(1 mg/kg)静注,1 次/4 h。其起效快,但镇痛效果不能长久持续,需计时追加药量,操作繁琐,同时增加医务人员工作量,一般多作为口服或硬膜外镇痛效果不佳时的补救治疗。持续静脉点滴则节约人力,血药浓度亦很少波动。为使药物浓度尽快达到有效水平,持续静滴之前往往需要注射一次负荷剂量的药物,如用持续静脉滴注利多卡因解除术后疼痛的方法:术前半小时静脉单次推注利多卡因 100 mg,然后将 2%利多卡因加入 500 mL 0.9%氯化钠内,以 2 mg/min 的速度静脉滴注,持续到术后 24 小时,术后 1 小时就表现出镇痛效果。静滴利多卡因主要通过影响中枢部位而达到镇痛效应,同时少量的利多卡因持续静注也可能有外周镇痛作用。静脉注射哌替啶也可用于术后疼痛治疗,镇痛效果与血中哌替啶浓度有关,但浓度曲线十分陡峭,不易掌握。而且镇痛效果与哌替啶血浓度之间关系的个体差异很大。连续注射哌替啶 24～26 小时,则能比较稳定地过渡到治疗浓度,并能维持完全的无痛。连续给药的优点是避免了药物的峰剂量和峰作用,但不能及时达到止痛的目的,容易引起呼吸抑制等。与 PCA 方法相比较,持续静脉注射的呼吸抑制发生率要高出 3～4 倍。目前静脉注射给药方法临床上已较少应用,逐渐被静脉 PCA 所取代。

全身应用镇痛药治疗的注意事项:①镇痛药的剂量应因人而异。镇痛药的正确剂量是应保证在一段时间内达到止痛效果,最好能维持 4 小时以上。因此,应根据每个患者具体情况,对常规药量予以加减,并有规律地按时给予,以免疼痛复发。②多次重复使用阿片类药有恶心、呕吐、皮肤瘙痒及呼吸抑制等副作用,也可发生药物耐受性。为减少用量及取得更好镇痛效果,现多主张阿片类药物与镇静剂或非甾类抗炎药合用。③如果用药效果不佳,盲目增加剂量非但不能起到镇痛效果,反而会增加副作用。应及时寻找原因或更换药物和治疗方法。④手术后患者接受疼痛治疗后,需仔细观察病人全身情况及镇痛效果(起效时间、维持时间、止痛程度及副作用),以策安全。

(六)神经阻滞镇痛

1.肋间神经阻滞:胸腹部手术后的疼痛可以通过阻滞支配切口区域及其相邻的上下各一条肋间神经而达到有效的镇痛。肋间神经阻滞不能阻断来自内脏或腹膜的深部疼痛,为解除深部疼痛还需配合应用镇痛药。一般每天注射布比卡因一次,持续 2～4 天。亦有人在胸科手术中将无水乙醇作肋间神经阻滞,每一次神经注射 1～2 mL,使神经变性而获得较长时间的镇痛,但术后可有相当时期神经支配区域麻木,因而目前较少采用。肋间神经阻滞后,病人能进行深呼吸,并能有效地咳嗽排痰。

2.臂丛神经阻滞:臂丛神经阻滞对上肢术后疼痛很有效,可置管分次或连续注射,尤其是在断肢再植手术中应用,既可镇痛又可解除血管痉挛,效果满意,操作简便。锁骨上法可出现气胸、出血、神经损伤、局麻药中毒、椎动脉注药致毒性反应。

3.椎旁阻滞:除头部外,身体其他部位疼痛均可采用椎旁阻滞来解除。此法可阻滞除迷走神经以外的所有(包括来自内脏的)疼痛感觉神经纤维。

(七)硬膜外腔镇痛

由于采用硬膜外麻醉的手术较多,给药方便,镇痛效果确切,无肌注给药的痛苦,可持续给药等优点,所以术后硬膜外腔镇痛被广泛应用。

1.适应证及禁忌证

(1)适应证:患者愿接受、未接受抗凝治疗且在术后早期也不会接受抗凝治疗的患者,特别适用于心功能或肺功能不全的患者。

(2)禁忌证:患者拒绝接受、凝血功能异常患者、目前正在或准备接受低分子肝素治疗患者、合并菌血症患者、硬膜外穿刺部位局部感染者、合并脊柱疾病者(相对禁忌证)。

2.给药方法

(1)单次或分次法:术终单次给药法是在手术结束前,经硬膜外导管一次注入预定的术后镇痛药,观察 10～15 分钟,术终拔出硬膜外导管后回病房。各种局部麻醉药、阿片类药、非甾类抗炎药及 α_2-肾上腺素受体激动药(可乐定)等均有用于术后硬膜外腔镇痛的报道,但效果最佳、病例最多的仍是小剂量吗啡(1～2 mg 加入 0.9％氯化钠 10 mL)或小剂量吗啡与低浓度局部麻醉药(如 0.125％布比卡因 10 mL)混合平衡镇痛。此给药方式具有给药和操作简单,不需要连续注药设备等优点。但适用于此方法的镇痛药较少,且剂量不易控制,应用中副作用发生率较高。单次给药后的镇痛时间有限,其后需改用其他镇痛法;分次给药时每 8～12 小时需反复注药,增加了管理人员的负担。

(2)持续给药:与单次或分次给药方法相比,持续给药方法的可选择药物较多,可采用稀释的局麻药以及较为短效的镇痛药如芬太尼和舒芬太尼。连续给药中药物不易向头侧扩散,因此副作用较少,另外感染的可能性也较分次给药减少。持续硬膜外腔注入药物之前应给予一小剂量作为负荷量,以缩短镇痛起效时间。芬太尼的起效时间为 4～5 分钟,峰作用时间在 20 分钟以内,易于调整剂量。吗啡的起效时间为 30 分钟,峰作用时间为 60～90 分钟不等。目前多主张在术后联合应用小剂量阿片类药物和低浓度局部麻醉药持续注入,如 0.125％布比卡因加 0.01％吗啡以 3～4 mL/h 速率持续硬膜外腔注入。

3.镇痛药的种类与效果

(1)阿片类药物:硬膜外腔注射镇痛最为有效,临床上首选吗啡,其次为哌替啶和芬太尼。注入硬膜外腔的阿片类药物需弥散透过硬脊膜进入蛛网膜下腔与脊髓后角阿片受体相结合方能发挥镇痛作用。药物若随脑脊液循环上行至枕大孔以上可进一步作用于脑阿片受体,易导致呼吸抑制、恶心呕吐、嗜睡等作用。临床上应依病人年龄、疼痛严重程度、病情而调整用量。吗啡常用量为 2～3 mg,一般不超过 5 mg,镇痛时间平均为 19～24 小时;哌替啶常用量为 20～50 mg,其术后镇痛时间平均为 15 小时,50％病人在 30 小时以内;芬太尼常用量为 0.03～0.1 mg,其术后镇痛时间为 6 小时,50％病人镇痛持续时间在 20 小时以内。一般用 0.9％生理盐水 10 mL 稀释后注入可取得满意效果,但容量不得少于 5～6 mL。硬膜外腔与静脉注药量比较,吗啡的剂量较静注可减少 75％,镇痛时间最长,较适合术后单次注药镇痛;哌替啶用量较静注减少 50％,其镇痛时间短于吗啡;而芬太尼用量与静脉比较,差距不大,其持续时间一般仅能维持 2～4 小时,从镇痛时间和作用机制(注入硬膜外腔后易被脂肪和脊髓白质吸收,极少芬太尼和脊髓的阿片受体结合)来看,芬太尼应用于硬膜外腔注药镇痛疗法较差。

(2)局部麻醉药:常用低浓度局部麻醉药,如 0.5％利多卡因或 0.125％布比卡因。

低浓度局部麻醉药无运动神经阻滞,可阻滞有关脊神经疼痛刺激的传导,抑制或消除机体对疼痛刺激的应激反应。因此,尤其适用于微创外科复杂手术严重疼痛病人,如胸腹部手术病人,一般局麻药的需要量是手术麻醉需要量的 2/3,可采用单次、分次或连续给药法。据报道,在术后应用硬膜外腔布比卡因镇痛的上腹部手术病人,血中应激反应激素如肾上腺素和去甲肾上腺素的浓度较低,术后恢复更为平稳,食欲和活动恢复早,住院期缩短。硬膜外腔应用局麻药镇痛时,如局麻药浓度过高,可产生广泛的运动阻滞,应用布比卡因的患者,下肢无力发生率平均为 22%,部分患者可发生低血压。

(3)局麻药-阿片类药合剂:局麻药和阿片类药合用有协同作用,联合用于硬膜外腔平衡镇痛时,不仅镇痛满意,而且可减少两药的用量和副作用发生率。如 0.125% 布比卡因加 1% 吗啡以 3～4 mL/h 速率持续硬膜外注入,与单独使用相同浓度的布比卡因或吗啡相比,合剂组和吗啡组的运动障碍、降压作用皆不明显,但止痛效果更好。单用阿片类药物控制疼痛不理想的患者,用 0.000 2%～0.000 4%(2～4 $\mu g/mL$)芬太尼或 2 mg/mL 哌替啶加上 0.062 5%～0.125% 布比卡因以 5～20 mL/h 速率连续硬膜外注入也可取得良好的止痛效果。局麻药-阿片类药合剂通常采用的局麻药是布比卡因、罗哌卡因;阿片类则以芬太尼、吗啡为主。目前认为,胸段硬膜外行上腹部或胸部手术后平衡镇痛时,以选用布比卡因(10 mg/h)合用吗啡(0.2 mg/h)最好;腰段硬膜外镇痛时,布比卡因用量可减少至 5 mg/h 以减少运动阻滞。如下腹部手术后病人拟行硬膜外持续镇痛时,可用 0.125% 布比卡因 20 mL 加吗啡 2 mg 在 10 小时内注入。

(4)氯胺酮:是一种强效麻醉镇痛药,它能直接作用于阿片受体产生止痛效应。对于硬膜外腔注入氯胺酮可得到镇痛效果是肯定的,目前争议问题是用药剂量大小,一般认为硬膜外腔应用氯胺酮在 10 mg 以内时,无明显临床镇痛效果;给药剂量达 30 mg 才能取得较为明显镇痛效果,镇痛时间为 1.5～5.5 小时,平均为 4 小时。用此剂量无呼吸抑制作用出现,全身副作用也较少,但随着剂量加大,呼吸抑制明显,全身副作用增加。由于硬膜外腔应用氯胺酮镇痛的持续时间较短,剂量难以掌握,过量无拮抗药可逆转,因此使用逐渐减少。

(5)咪唑安定:Serrao 等研究发现,在鞘内或硬膜外注入咪唑安定后具有明显的节段性镇痛作用,而全身给药则缺乏这种作用。椎管内应用咪唑安定的镇痛机理可能是:咪唑安定直接与脊髓的苯二氮卓受体结合,同时与氨基丁酸(GABA)的调控蛋白偶联,使细胞膜 Cl^- 通道开放,去除调节蛋白对 GABA-受体的抑制作用,使 GABA 活化,结果使 GABA 与其受体结合增加,从而产生脊髓镇痛作用。腹部手术后病人,硬膜外注射咪唑安定 2.5 mg,15 分钟后病人疼痛开始缓解,30 分钟后达完善镇痛,平均镇痛时间为 8.2±4.6 小时(3.6～12.8 小时)。常见的副作用为嗜睡,无呼吸抑制、瘙痒和尿潴留等并发症。

(6)曲马多:是非吗啡类强效镇痛药,其作用机制与吗啡相似。术后镇痛时,硬膜外腔的常用剂量为 50～100 mg,其镇痛效果为 92.8%,疼痛完全缓解为 85.7%,镇痛持续时间一般为 10～12 小时。最大的优点是无成瘾性、耐药性低及无呼吸抑制。最多并发症也是恶心、呕吐、嗜睡和尿潴留等。

(7)可乐定:可乐定是 α_2-肾上腺素能激动剂。硬膜外应用后,可乐定的镇痛与脊髓背根表层(疼痛传入冲动传导和调整的最重要单位)α₂-受体激活和 P 物质释放抑制有关。腰段硬膜外注射可乐定后足部的止痛作用优于手部,连续灌注长时间手和足部的止痛效果差别减小,提示止痛作用以硬膜外作用为主,中枢和外周作用为辅。据报道,可乐定镇痛效应与脑脊液浓度的相关性远胜于与血浓度的相关性,镇痛的最低有效脑脊液浓度为 $76\pm15\ \mu g/mL$。

硬膜外腔应用可乐定具有良好镇痛作用,而且与硬膜外腔应用局麻药镇痛不同,可乐定不影响运动或本体感觉功能;也明显优于硬膜外应用阿片类药物,因硬膜外应用可乐定时不仅无呼吸抑制、恶心、呕吐、瘙痒及尿潴留等并发症,而且对阿片类药物耐受的病人也同样有效。大量研究指出,硬膜外腔单纯给予可乐定不足以制止大手术后疼痛,但若与阿片类或局麻药或将三者合用,不仅镇痛满意,还可降低各种药单独应用的副作用。可乐定的副作用为镇静低血压等。

在行关节或腹部手术后的病人,硬膜外应用可乐定 $2\ \mu g/kg$,15 分钟后疼痛评分明显降低,平均最大疼痛缓解为 $68.2\pm24.1\%$,镇痛持续 210 ± 87 分钟。

4. 硬膜外阿片类药物镇痛效应和其他镇痛方法效应的比较

硬膜外注射阿片类镇痛药物可以有效地缓解术后病人的内脏疼痛(如胸腹部手术后)及躯体疼痛(如骨科四肢手术后),有利于病人术后生理功能的恢复。以 FEV_1 作为镇痛和呼吸改善的参数,发现硬膜外注射 5 mg 吗啡的病人,其 FEV_1 可恢复至对照值的 67%;而静脉注射 10 mg 吗啡仅使 FEV_1 恢复至对照值的 45%。胸部手术后病人分别接受硬膜外吗啡镇痛或静脉注射吗啡镇痛,前者可使呼吸功能明显改善。在关节手术后的病人,分别经硬膜外注射及肌肉注射等剂量(0.05 mg/kg)的吗啡,前者的镇痛效果更为满意,作用时间也较长。此外,血气和呼气峰流速在接受硬膜外吗啡镇痛者明显改善。总之,术后硬膜外给药镇痛较肌肉或静脉注射更为安全有效。

5. 影响镇痛效果的因素

硬膜外腔注入阿片类药物的镇痛作用和副作用均与其药理学浓度达到峰值有关,仅有小量的脂溶性非离子化成分存留于硬膜外腔,而 CSF 中高浓度的吗啡易于向头侧扩散,从而产生平面广泛的镇痛作用。经腰椎或骶管注射吗啡,不仅能使下腹部手术患者具有满意镇痛作用,只要剂量合适,在胸部甚至颈部手术的患者亦可达到满意的镇痛效果。吗啡的药代学特性决定了其镇痛起效较慢,而作用时间较长。而高脂溶性药物如芬太尼、哌替啶、阿芬太尼、舒芬太尼和海洛因等,硬膜外腔注射后发挥作用快,作用时间短,且趋于产生节段性镇痛作用,此可能是亲脂性药物能迅速与脊髓上的脂质结合以及又迅速透过脂膜向四周弥散的结果。所以当选用亲脂性药物时,硬膜外穿刺置管位置应选择相应的手术神经分布区域,并需采取连续给药或以硬膜外注射吗啡补充。

6. 副作用和处理

(1)尿潴留:发生率与镇痛药的种类及剂量有关。应用吗啡、哌替啶和芬太尼的患者,文献报道的尿潴留发生率分别为 3%～71%、8.2%～8.4%和 10%、应用吗啡 2～3 mg 时的尿潴留发生率为 15%～16%,而应用 5～10 mg 时为 95%,尤其在男性病人和采用连续硬膜外阻滞的病人。尿潴留的处理:可用纳洛酮 0.2～0.4 mg 抗,但同时可拮抗药物的镇痛作用;针灸和下腹部热敷疗法;也有人报道用去水吗啡和阿托品拮抗,可不降低镇痛作用,以上方法无效时给予导尿。

(2)呼吸抑制:其发生率与镇痛药用量呈正相关,发生率为 0.1%～0.2%,多发生在注射吗啡后 0.5～12 小时内。呼吸频率减慢不能作为硬膜外吗啡呼吸抑制的可靠指证,应观察呼吸深度、意识状态、恶心、呕吐、SaO_2 和 $P_{ET}CO_2$ 等指标。对年老体弱、中枢神经系统疾病或合用中枢抑制药者,应加强监测。呼吸抑制的处理:对轻微呼吸抑制,没影响通气量时,可先面罩吸氧继续观察;对较严重或严重呼吸抑制,明显影响通气量时,应给予辅助或控制人工呼吸并吸入纯氧,同时给予纳洛酮 0.2～0.4 mg 静注予以拮抗。

(3)恶心、呕吐:其诱因为膈肌刺激、胃管不适和电解质紊乱,药物扩散至中枢所致,静注枢复宁、胃复安或氟哌利多与镇痛药混合注入硬膜外腔,可减轻恶心、呕吐程度,降低发生率。

(4)瘙痒:在女性病人发生率最高,可局限于面部或为全身性,抗组织胺药可使之减轻。纳洛酮可将之消除,但有时需重复或持续用药。处理:可肌注非那根 25 mg,严重者用 0.2～0.4 mg 纳洛酮拮抗,或使用些止痒的外用药物,也可应用异丙酚 100 mg 静注,给予镇静及防止瘙痒,偶有血压下降等。

7.应用硬膜外镇痛时的注意事项

(1)严格掌握适应证和禁忌证。

(2)根据病情、年龄和镇痛需要给予适当的镇痛药,尽可能采用低浓度、低剂量,避免镇痛药过量,产生毒性反应。

(3)硬膜外注药后必须密切观察病人,最初的 24 小时以内,应每小时观察病人的呼吸频率和镇静状态的改变,以后每 4 小时监测记录一次。及时发现不良反应,早期治疗。同时观察镇痛的效果,并根据病人的要求,及时进行剂量调整,在保证完善镇痛前提下,尽可能减少药物用量。需每日检查硬膜外导管的置入部位,一旦疑有与硬膜外导管有关的感染征象,立即拔除导管,终止硬膜外治疗。

(4)曾经接受抗凝治疗的病人一旦凝血状态恢复正常,一般不易发生硬膜外血肿。术中需肝素化的病人,置入硬膜外导管应在肝素化至少 1 小时之前进行。

(5)硬膜外镇痛效果不全,往往是由于镇痛药剂量不够、病人对镇痛药反应的个体差异等造成,也可能是因为硬膜外导管打折、滑出或移位所造成,应及时寻找原因进行处理。

(6)呼吸抑制是硬膜外镇痛较为严重的并发症,对年龄较大、用药量大,以及全身情况较差,尤其有肺功能减退和肝肾功能障碍的病人,应特别注意呼吸抑制的发生,建立常规的血氧饱和度监测,必要时可用 $P_{ET}CO_2$ 监测。

(7)应用硬膜外注药时,必备氧气,简易人工呼吸囊和面罩,同时要有拮抗药纳洛酮。

(8)护理硬膜外镇痛的护士应接受相关教育和培训,包括常用药物剂量及浓度、各项观察指标、导管置入状态、输注泵使用方法及加强对相关并发症和不良反应的解释说明能力。

三、病人自控镇痛(patient controlled analgesia,PCA)

PCA 是 20 世纪 70 年代后期发展起来的一种新型止痛技术,自 1990 年微量泵问世,目前在疼痛治疗领域中发挥着其独特作用,在微创手术领域也具有一定的优越性,其应用前景广泛,是患者和医护人员所喜爱的一种技术,以下简单介绍 PCA 的相关知识。

1.患者自控镇痛药理学基础

不同途径的 PCA,其镇痛机制不同,不同个体在相同条件下,所需最低有效止痛药剂量和最低有效血药浓度不同。有许多报道证实,间断注射或口服止痛药难于保证患者血液中稳定的药物浓度。间断肌内注射吗啡后患者血中吗啡峰、谷浓度波动极大,或低于有效浓度或接近中毒水平;持续静脉注射过程中,血药浓度逐渐升高难于维持在恒定水平;当采用 PCA 时,每当阿片类药物的血药浓度小于最低有效浓度(MEAC)时,病人即可自行给药进行镇痛,最容易维持 MEAC。研究证实静脉注射阿片类药(如哌替啶)的血药浓度和止痛效应之间个体差异很大,患者严重疼痛时最高血药浓度(MCSP)和无痛时最低有效浓度(MEAC)不同,且 MCSP 与 MEAC 两者之间有效区域很狭窄,其线性斜率是陡峭的。PCA 给药系统可有效地减少不同病人个体之间药代动力学和药效动力学的波动,防止药物过量,即医生设定 PCA 药物种类、给药浓度、给药间隔时间→病人根据自身疼痛感受→PCA 控制机制→自行给药→缓解疼痛。病人使用 PCA 后可以按照自己的需要少量、频繁给药。总之,实施 PCA 技术的目的是能够使镇痛用药适合不同患者、不同生理活动和治疗需要的个体化用药;利用药代学特性加用或不加用背景剂量,以维持治疗药物较低的峰谷比。

2.PCA 结构和使用方法

PCA 治疗机一般由 3 部分组成。

(1)注药泵:有 2 种类型。①电子泵:将所需药液注入药盒内,设置锁定时间、负荷剂量、背景剂量后启动微泵自动注入药,当镇痛不完善时,病人可自行给予 1 次追加剂量,有报警装置。缺点是操作复杂,如设置错误,按钮不慎改动,可致用药超量或不足。PCA 治疗机故障也将影响治疗效果。②压力泵:实际上是一种持续注入器,使用前将镇痛药液注入药壶内,通过其可缩性皮囊的弹性回缩力及特制微孔通道按规定时间、按药物量将药液输入病人体内,它设锁定时间,可应用三通接头自行控制。

(2)自动控制装置:自动控制装置由微电脑控制的电子泵自动注药和应用可缩性皮囊的弹性回缩及特制微孔,按时按量自动控制注药。

(3)输注管道及单向活瓣(可防反流):使用前一般先由医师根据病人需要确定单次给药剂量和锁定每次给药的间歇时间,然后将输注管道与病人连接,并将按钮交给病人或其陪护人,讲明 PCA 的目的和按钮的正确用法。当病人感到疼痛而需要用药时,可按自己的意愿按钮,将预定的单剂止痛药注入自身内。如果预定的剂量等不适宜,医师就应根据每个病人的具体情况加以调节。但在锁定间隔期内,无论按多少次按钮均不能生效,目的在于防止用药过量。为避免药物过量,一般将基本输注剂量减少至总量的 50%～70%,另 30%～50%通过按需自注给予。

3.PCA 专用术语及意义

(1)负荷剂量(loading dose):是指 PCA 开始时首次用药剂量,旨在迅速达到镇痛所需的血药浓度,即最小有效镇痛浓度(MEAC),使病人迅速达到无痛状态。较好的方法是将负荷量持续静脉泵入，以免引起血药浓度峰值太高。目前使用 PCA 泵多具有负荷剂量功能和给药程序。

（2）单次给药剂量（bolus dose）：是指病人每次按压 PCA 泵所给的镇痛药剂量，单次给药剂量过大或过小均有可能导致并发症或镇痛效果欠佳，所以对 PCA 单次给药量的调整十分重要。如果病人在积极按压 PCA 泵给药后仍存在镇痛不完全，则应将剂量增加 25%～50%，相反，如果病人出现过度镇静，则应将剂量减少 25%～50%。

（3）锁定时间（lockout time）：是指 2 次用药的间隔时间，在该时间内 PCA 装置对病人再次给药的指令不作反应。设置锁定时间的目的在于防止用药过量，锁定时间应该足够长，并考虑到镇痛药的起效时间。但是锁定时间不宜太长，否则泵入用药只能达到治疗浓度以下水平，而达不到有效镇痛的目的。如果镇痛效果不好，应增加剂量或缩短锁定时间。

（4）连续背景输注给药（basal infusion or background infusion）：大部分电脑 PCA 泵除了 PCA 镇痛给药功能外，还有其他功能可供选择，包括 PCA 给药的同时，连续背景输注给药。理论上，连续背景输注给药将减少病人的 PCA 给药次数，减少镇痛药物的血药浓度，因此，可改善镇痛效果。背景泵注可能有害，因为即使基础剂量亦会引起某些敏感病人因镇痛药过量中毒，特别是呼吸抑制发生率增加。

（5）最大给药剂量（maximal dose）：最大给药剂量或限制剂量是 PCA 装置在单位时间内给药剂量限定参数，是 PCA 装置的另一保护性措施。剂量范围因个体不同差异较大，为防止反复用药致过量，PCA 以 1 小时或 4 小时为最大间隔限定单位时间使用剂量。电子 PCA 泵具有最大剂量的设定程序增加了安全性。

4. 患者自控镇痛的临床分类及其主要特征

手术 PCA 按照实施途径临床上可分为静脉 PCA（PCIA）、硬膜外 PCA（PCEA）、外周神经阻滞 PCA（PCNA）以及皮下 PCA（PCSA）等，其中 PCIA 和 PCEA 较为常用。不同种类的 PCA 的特征在于其单次给药量、锁定时间和选用的药物有所不同（表 13-1）。

表 13-1　常用 PCA 的分类及其主要特征

不同种类的 PCA	单次给药剂量	锁定时间	常用药物
静脉 PCA（PCIA）	0.5 mL（如吗啡 1 mg）	5～8 min	阿片类药物、非甾体类抗炎药
硬膜外 PCA（PCEA）	4.0 mL（如 0.125% 罗哌卡因）	15 min	局麻药和（或）阿片类镇痛药
外周神经阻滞 PCA（PCNA）	5～8 mL 如 0.125% 罗哌卡因）	30 min	长效局麻药，可乐定等
皮下 PCA（PCSA）	0.5 mL（如吗啡 2.5 mg）	20 min	吗啡等

5. 给药模式

PCA 的给药模式：①单纯 PCA：即病人完全自控，感觉疼痛时可自行按压单次给药（blous）钮。②持续给药＋PCA：用持续方法给一定剂量的基础药物，感觉疼痛时自行给药。③负荷剂量＋持续剂量＋PCA（loading dose contrneuons PCA，简称 LCP）：先给一个负荷量，再给持续剂量的药物，病人感觉疼痛时再自行给药。④神经阻滞＋PCA：在手术结束时先行区域性神经阻滞使用上述模式的 PCA，这样可明显减少镇痛药的用量。

　　有研究表明：用负荷剂量镇痛效果明显优于无负荷剂量组，且能更利于维持病人所需的 MEAC。PCA 使用 LCP 模式给药具有以下优点：①负荷剂量能快速使血液中药物浓度达到 MEAC，持续用药能使血液镇痛药浓度更为恒定；②能提高镇痛效果，尤其是便于睡眠期间的镇痛维持；③病人易于通过间断按压单次给药钮追加药物达到满意的镇痛效果，但 LCP 模式也有一定的缺点，主要表现在由于个体差异难以确定合适的持续给药剂量、速度，尤其是睡眠状态病人，可能出现用药过量。

　　6. PCA 药物剂量

　　(1)PCIA 常用麻醉性镇痛药剂量。静脉注射麻醉性镇痛药后，需透过血脑屏障才能发挥镇痛效应，由于血浆中药物与血浆蛋白结合，加之有的麻醉性镇痛药物脂溶性低不易通过血脑屏障，因此，当静脉给药镇痛时，只有少量通过血脑屏障到达中枢神经系统，故 PCIA 用药量大。表 13-2 为麻醉性镇痛药临床常用 PCIA 用药剂量。

表 13-2　阿片类药物 PCIA 用药方案

药物	浓度(mg/mL)	单次剂量(mg)	锁定时间(min)
吗啡	1	0.5～2.5	5～10
哌替啶	10	5～25	5～10
二氢吗啡酮	0.2	0.05～0.25	5～10
美沙酮	1	0.5～2.5	8～20
芬太尼	0.01	0.01～0.02	3～10
舒芬太尼	0.002	0.002～0.005	3～10
阿芬太尼	0.1	0.1～0.2	5～8
喷他佐辛	10	5～30	5～15
丁丙诺啡	0.03	0.03～0.1	8～20
曲马多	10	10～30	5～20

　　(2)PCEA 常用麻醉性镇痛药剂量。脊髓阿片受体的发现为椎管内使用麻醉性镇痛药提供了理论依据。硬膜外吗啡镇痛与静脉注射吗啡具有不同的药代学及药效学特征，硬膜外腔应用阿片类镇痛药作用机制：①透过硬脊膜经脑脊液与脊髓阿片受体结合发挥效应；②透过硬脊膜经脑脊液与脊上中枢阿片受体结合发挥效应；③经局部血管吸收后透过血脑屏障与脊上中枢阿片受体结合发挥镇痛效应。当脑脊液吗啡消失后，由于吗啡从脊髓作用部位清除缓慢，临床镇痛作用仍能持续达 18 小时之久，因此，硬膜外吗啡镇痛属直接镇痛。硬膜外吗啡镇痛既能在脊髓水平阻断伤害性刺激向中枢的传导，又能激活内源性镇痛系统，临床镇痛效果确切。新型长效局麻药罗哌卡因低浓度时无运动神经阻滞，可阻滞有关脊神经疼痛刺激的传导，抑制或消除机体对疼痛刺激的应激反应。阿片类药物与局麻药联合应用有协同作用，可降低两种药物用量，减少药物的毒性和不良反应，更好地阻断伤害性刺激引起的不良代谢和内分泌反应。表 13-3 为常用 PCEA 用药方案。

表 13-3　常用 PCEA 用药方案

镇痛药物	负荷量（mL）	PCA 量（mL）	持续量（mL）	最大量（mL）	锁定时间（min）
0.125％罗哌卡因＋芬太尼 2.5～5 μg/mL	5～6	1～4	0～4	4～15	15～30
0.125％丁哌卡因＋哌替啶 1.0～2.5 mg/mL	5～6	1～4	0～4	4～15	10～30
0.125％丁哌卡因＋吗啡 0.05～0.1 mg/mL	3～5	1～4	0～4	4～10	10～30
0.125％丁哌卡因＋丁丙诺啡 15～30 μg/mL	3～6	1～4	0～4	4～15	10～30

（3）病人神经阻滞自控镇痛 PCNA。近年才有报道病人自控注射局麻药进行外周神经阻滞治疗肢体术后疼痛，可将药液注入臂丛鞘、股神经鞘、腰丛或坐骨神经处，如以 0.125％罗哌卡因 2～5 mL/h 持续臂丛神经阻滞，PCA 最大剂量每小时 15 mL，亦可在局麻药中加入小剂量吗啡或丁丙诺啡。

（4）病人皮下注射自控镇痛 PCSA。一般采用吗啡、丁丙诺啡、氯胺酮行 PCSA。

7.镇痛效果评估

规律性疼痛评估是有效镇痛的基础。评估疼痛严重程度、镇痛不良反应及疼痛是否恢复是调整镇痛方案的主要依据。一般术后第一天患者疼痛较为剧烈，所以镇痛药的用量亦相应较大。手术数日后疼痛逐渐减轻，镇痛药的剂量也应逐渐减少。术后应及时随访，准确评估镇痛效果，以便相应调节当日镇痛药物的用量。

（1）口述评分法（vetbal rating scale，VRS）。是患者自身感受的疼痛状态，一般将疼痛分为四级：①无痛；②轻微疼痛；③中度疼痛；④剧烈疼痛。每级一分，如为"剧烈疼痛"，其评分为 4 分。让患者根据自己的感受告知当时疼痛的程度，当患者主观疼痛评分仅为 0～1 分时，即可停用 PCA 治疗。此法虽简单，患者也容易理解，但不够精确。

（2）疼痛客观评估法。由于痛觉是一种主观精神活动，进行客观评价极为困难，只能依靠间接法进行综合分析。呼吸功能，特别是第 1 秒最大通气量的测定，对评价胸部和上腹部手术后疼痛具有一定的作用。有人在应用 VAS 主观评价疼痛的基础上，再由镇痛护士根据下列 5 个方面评分进行客观的评价（表 13-4）。

表 13-4　手术后疼痛的客观评价

得分	主诉	肌紧张、体动	呼吸参数
1	无痛	能够轻松地改变体位，四肢移动平稳	能够完全按要求进行深呼吸
2	仅在运动时有疼痛	如果需要，可在短时间内改变体位，四肢移动平稳	勉强可以完成深呼吸
3	在安静时也感疼痛	在别人帮助下，勉强移动四肢但能忍受	呼吸平稳，间或完成深呼吸或改变体位
4	主诉有疼痛	改变体位，即感全身紧张	即使在指导下仍不能完成深呼吸
5	不断呻吟，诉说疼痛	全身高度紧张，完全不能对指令作出反应	呼吸表浅，偶尔出现憋气

（3）患者总按压数与实际进药数。患者总按压数与实际进药数（D1/D2）比值可作为评价镇痛效果的一项客观指标。PCA 泵中记录患者按压 bolus 键的总次数和实际进药次数。PCA 期间总按压次数可以反映患者用药需求的欲望，即镇痛越不满意的患者想改变这种痛苦愿望就越强烈，按压的次数就会越多，反之亦然。其比值小于 2 的患者中，镇痛效果优良率（VRS＜3）占 97%，提示 D1/D2 比值是一项评定镇痛效果有价值的参考指标。

（4）舒适程度评级。采用布氏舒适评分（Brugmann comfort scale，BCS）：0 级为持续疼痛；1 级为安静时不痛，深呼吸或咳嗽时严重疼痛；2 级为平卧安静时不痛，深呼吸或咳嗽时轻微疼痛；3 级为深呼吸时不痛；4 级为翻身咳嗽时不痛。

（5）镇静状态评级。采用 Ramesay 评分：1 级为烦躁不安；2 级为安静合作；3 级为嗜睡，对指令反应敏捷，但声音含糊；4 级为睡眠状态可唤醒；5 级为对呼叫反应迟钝；6 级为深睡或麻醉状态，呼唤无反应。其中 5～6 级为镇静相对过度。

8. 注意事项

（1）掌握好适应证：使用 PCA 前应严格掌握其适应证，并详细向病人及家属解释PCA 使用优点和注意事项，在得到病人认可时方可使用。

（2）加强监测和观察：使用中应做好监测和看护，发现问题及时处理，特别是注意有无呼吸抑制和药物过敏，随时注意各项生命体征变化情况。镇痛效果如何也是临床观察又一重点，当发现镇痛效果较差或无效时，应立即增加负荷量或缩短锁定时间，或更换其他镇痛药物或方法。

（3）用药个体化：由于不同病例的最小有效镇痛浓度（MEAC）差异较大（2～5 倍），而MEAC 又取决于 CSF 内源性阿片类药物的含量，术前 CSF 中内源性阿片类含量较低的病人，PCA 时需要较大量的外源性阿片药。个体差异在 PCEA 较大，老年体弱小儿 PCA时应十分注意。

第十四章　腹腔镜手术麻醉
常见并发症及处理

微创外科手术由于对病人创伤小、恢复快,近年来发展迅速,越来越被患者及临床医师所接受。但因其手术方法中加入了一些其他因素(如气腹等),使麻醉管理更加复杂,难度增加。期间,药物的特殊作用,病人自身的病理生理变化,麻醉处置遇到困难以及手术刺激等不良因素均可导致一些意想不到的情况发生。麻醉人员在手术期间除了解除病人疼痛,为施行手术提供方便条件外,如何防治这些意外和并发症极为重要。麻醉科医生如果不能正确识别、及时发现并处理,将使自身处于被动地位,最终给患者造成不同程度的伤害,严重的可危及患者的生命。

第一节　呼吸系统并发症

"麻醉始于呼吸"。由于肺是进行气体交换的主要场所,因此,临床麻醉工作的首要任务是必须维持病人的气道通畅、保证有效通气。在麻醉过程中,气道不畅可在极短时间内因缺氧而导致心跳骤停、重要脏器功能障碍,甚至脑死亡。文献统计表明,因麻醉意外死亡的病例中,有30%是呼吸系统并发症所致。因此,要解决呼吸系统并发症问题,提高麻醉气道管理的安全性与效能就显得尤为重要。

一、呼吸道梗阻

呼吸道是气体进出肺的必经之路,只有呼吸道通畅,才能保障有效通气,这是机体进行气体交换的前提。任何原因引起呼吸道梗阻,均可导致通气不足或障碍,甚至无法通气。麻醉期间发生呼吸道梗阻按部位可分为上呼吸道梗阻和下呼吸道梗阻;按程度可分为完全性梗阻和不完全性梗阻。临床表现为胸腹部呼吸反常,不同程度的吸气性哮鸣音,呼吸音低或无呼吸音,严重者出现"三凹征",病人呼吸困难,有呼吸动作而无通气或低通气量。

(一)舌后坠

舌体是上呼吸道中软组织肌性器官,除其根部外,舌体2/3处于游离状态,活动度显著,尤其容易向喉咽腔下垂(通常称舌后坠),故可阻塞咽喉,造成上呼吸道梗阻,尤其在婴幼儿、肥胖和高龄病人。全麻病人诱导期间、昏迷病人及非全麻病人辅用安定镇静药物或麻醉性镇痛药后,因舌肌及颈部肌肉松弛,仰卧位时在重力的作用下,难以将舌根抬举离开咽后壁而阻塞咽喉气道。

不完全性梗阻的典型特征是呼吸时带有鼾声,长时间鼾声导致病人呼吸困难和通气障碍。气道完全梗阻的病人,鼾声消失,可只见鼻翼煽动。吸气时呼吸肌强烈运动而无呼吸效果,面罩人工呼吸时阻力很大,SpO_2 进行性下降,既而全身紫绀、脉率增快。若不及时矫正,则可导致呼吸及循环衰竭。此时可采用以下方法:①病人去枕取头侧位,有助通畅呼吸道。②头后仰,开口和托下颌,可有效地使下坠的舌根上举开放阻塞的通气道。③安放合适的口咽或鼻咽通气导管。④提高 FiO_2。⑤上述方法无效,行辅助呼吸,必要时行气管插管控制呼吸。

(二)呼吸道异物

麻醉期间病人呼吸道异物可造成呼吸道堵塞,异物可为分泌物、痰液、血凝块、病人假牙和纱布、纱球块等。咽喉部分泌物过多病人出现鼾声,气管内分泌物可听到干罗音。其原因多为术前呼吸道有急、慢性炎症,如上感、支气管炎、支气管扩张等;术前未用抗胆碱能药物或用量不足;低氧、二氧化碳蓄积及维持较浅的麻醉等。

临床症状:病人突然出现呼吸困难,口唇及全身皮肤发绀、躁动;SpO_2 进行性下降,ECG 示心率减缓,心律失常,ST 段抬高。预防措施:①炎症控制良好后手术。②麻醉前给予足量的抗胆碱能药物。③选用双腔气管插管,使双肺隔离。④口腔手术病人应预防积血和填料阻塞呼吸道。⑤术毕拔管前应彻底清理呼吸道。⑥严防脱落的牙齿或假牙阻塞呼吸道。

处理方法:①立即口腔明视下吸除痰和分泌物及脓血、组织块。②用气管插管钳清除异物或较大血块组织。③清除干净后即刻用面罩吸氧人工呼吸,使血氧分压迅速升至正常。④如病人情况稳定可继续吸氧维持。⑤如病人 SpO_2 和 ECG 及血压不稳定且病人处于昏迷状态,应立即行气管内插管机械呼吸直至病情稳定为止。

(三)麻醉器械梗阻

气管导管扭曲、折弯、受压或老化,管径过小,管腔被痰血块等堵塞,插管过深误入一侧主支气管,气管导管斜面贴近管壁,套囊充气后前移阻塞前端开口,麻醉机螺纹管扭曲,呼吸活瓣失灵等均可导致呼吸道阻塞。

临床症状:①异常呼吸动作或无胸腹呼吸运动。②口唇及全身皮肤发绀。③两肺听不到呼吸音,或仅单侧能听到呼吸音。④气道压很高或无气道压(呼吸机没启动)。⑤SpO_2 呈进行性下降并固定在 $60\%\sim70\%$,严重者可下降至 50% 以下,ECG 示 ST 段明显抬高。

处理方法:①肺部听诊时可闻及呼吸音,但仅能听到单侧呼吸音。说明导管在一侧主支气管内,只需向外拔出 $1\sim2$ cm,病人情况即刻可改善。②当检查麻醉机时,充电良好,呼吸活瓣活动自如,螺纹管没脱落或扭曲,风箱上下运动正常,可基本排除麻醉故障。如上述有某一装置出问题及时给予处理。③麻醉期间出现不易解释的病人异常呼吸和哮鸣音以及低氧现象,应及时检查气管导管和麻醉机装置。当麻醉机和管道无问题且出现气道压很高,肺部听诊呼吸音很弱或无呼吸音,予吸痰管插入导管内将痰血吸除,如仍不能改善,情况许可只有更换导管(如不许可行气管切开),以尽快改善病人通气供氧。如呼吸机没问题,气道压很低,肺部又听不到呼吸音时,应考虑系导管脱出气管内移至口腔内,或者是气管导管接管处脱落。应在应用面罩吸氧通气时,再行气管插管,或把导管接口处重新接好。

(四)气管受压

颈部或纵隔的肿块、血肿、气肿或炎性水肿均可压迫气管导致气道梗阻,病人在术前可有不同程度的呼吸困难。长期压迫可使局部气管软骨软化,虽然术前病人无呼吸困难,但在肿块切除后,软化气管周围组织支架丧失可发生气管塌陷,导致严重气道阻塞。

临床表现:①病人呼吸极度困难。②气道压阻力极高。③肺部呼吸音较弱或缺失。④SpO_2 急剧下降至 $60\%\sim70\%$,ECG 示 ST 段明显抬高,并出现心律失常。

处理措施:①主要是预防为主,术前做 CT 检查,评估气管受压程度,准备好应用导管。插管时应选用质地较硬、不易受压则扁平的导管,最好应用细金属构成螺旋型支架的乳胶管,这种导管承受外力较大不易受压致扁平。②颈部巨大肿瘤可在局麻或颈丛神经阻滞下先行部分肿瘤切除后,再行气管插管,以减少压迫。③一旦发生,采用一细金属螺纹支架管从原导管内插入,或应用纤维光导支气管镜,从原气管导管内插入至气管内,并将导管退出,然后引导置入金属螺纹支架管即可。注意导管插入时必须通过受压和狭窄部位,以免造成导管前受压堵塞气道。

(五)呕吐、反流和误吸

呕吐物及胃液反流误吸进入下呼吸道可造成严重的呼吸道梗阻和窒息。在 1 000 例麻醉死亡病例病因分析中发现,18% 与误吸有关;在严重误吸的病例中,50%~75% 可导致死亡。值得注意的是,胃内容物反流并无呕吐时的典型征象,易为临床忽视。

麻醉过程中,反流与误吸的原因为:①药物对食管括约肌的影响,如抗胆碱类术前药、吗啡类镇痛药、硫喷妥钠、安氟醚等麻醉药均可降低食道下端括约肌张力,胃内容物易于反流。②饱胃急症病人、幽门梗阻及高位肠梗阻病人胃内容物过多,易发生反流。③麻醉及手术使胃肠蠕动减弱,胃内积存过多气体和胃液,胃肠道张力下降。④全麻诱导使用面罩正压供氧气道不畅或使用琥珀胆碱时过多气体进入胃内易发生反流。⑤胃食管交接处解剖缺陷,如膈疝病人也易发生反流。⑥口内或胃内大出血易发生误吸。⑦气管导管气囊阻塞不完全,病人头低位时。

临床表现:①急性呼吸道梗阻:机械性梗阻可造成缺氧和高碳酸血症,血压上升,SpO_2 下降至 80% 以下,ECG 示 ST 段明显抬高、心动过速继而心动减慢,引发室颤。②酸性胃液误吸综合征(Mendelson 综合征):据报道,误吸 25 mL pH 值低于 2.5 的酸性胃液即可发生严重的酸性胃液误吸综合征。病人可突然出现支气管痉挛,呼吸急速、困难,肺内可闻弥漫性罗音,皮肤、黏膜出现紫绀,血压下降,心动过速,可发生心搏骤停。③吸入性肺不张:吸入物阻塞支气管,加上分泌物增多,可形成完全性梗阻,受累部分出现肺不张。④吸入性肺炎:气道梗阻和肺不张导致肺内感染,势必引起肺炎,甚至肺脓肿。

为预防反流和误吸,应做到以下几点:①对于择期手术的病人,术前必须禁食6～8小时(小儿4～6小时)。②术前应用足量的抗胆碱药,对术中反流误吸可能性大的病人还可手术前一日晚口服 H$_2$-受体拮抗药,有效降低胃液酸度,对急症手术或不能口服的病人,H$_2$-受体拮抗药也可静脉注射。此外,术前或术中应用甲氧氯普胺10～20 mg 对呕吐误吸也有一定预防作用。③麻醉前准备好性能可靠的吸引设备。④已放置鼻胃管的病人,应先行充分吸引后再开始麻醉诱导。⑤采用合适的麻醉方法。正常胃排空时间至少需3小时,外伤疼痛和焦虑等可使胃排空显著延迟。对必须采用全身麻醉的病人,应先行气管内插管。为减少插管的反流误吸,推荐的措施包括:a.在表面麻醉下清醒插管;b.快速插管前行环状软骨-食道压迫(Selliek's 手法);c.采用透明面罩给氧,可明视呕吐或反流征象,以便及时处理。⑥恰当选用诱导药物。⑦术毕清醒后再拔除气管导管。

发生呕吐和误吸的处理措施:①立即停止加压给氧操作,取头低位并偏向一侧,清除口咽及气管内呕吐物和反流物。②插入支气管应用生理盐水200 mL(内可加庆大霉素8～16万 U,地塞米松10～20 mg)灌洗,每侧支气管每次用10～20 mL 冲洗,5分钟后用细长吸痰管吸出,反复冲洗,使吸出液 pH 值接近生理盐水为止。③应用氨茶碱200～250 mg 静注,氢化可的松100～300 mg 静注,大剂量使用强效敏感抗生素,予解痉和防止呼吸道感染。④气管插管或气管切开,应用机械呼吸行呼吸支持,吸氧浓度为100%,直至病人血氧分压正常。如病情稳定6～8小时后吸氧浓度可降至40%～50%。⑤加强心电监测。

（六）呼吸道痉挛

1. 喉痉挛:是其相关因素导致的声带肌肉收缩,致使声门关闭而造成气体难以通过气管进入肺泡。喉痉挛是呼吸道保护性反射,是声门闭合反射过度亢进的表现,常因咽喉部组织应激性增高或其他部位的刺激而诱发。缺氧及二氧化碳蓄积,硫喷妥钠浅麻醉后的迷走神经兴奋性增加均可使喉头组织兴奋性增加,此时胃液或分泌物、刺激性吸入麻醉药物、喉镜操作甚至内脏牵拉、扩肛、导尿等远方刺激均可诱发喉痉挛。喉痉挛严重影响通气,应注重预防,避免缺氧及二氧化碳蓄积。

临床表现和监测:①喉痉挛为吸气性呼吸困难,可伴干咳及吸气性哮鸣音。轻度喉痉挛仅真声带痉缩,声门变窄,仅吸气时发出典型的高亢尖锐喉鸣音。中度喉痉挛真假声带均痉缩,呼吸阻力明显增大,但声门未完全关闭,吸气和呼气都出现粗沉的喉鸣。重度喉痉挛时,声门紧闭,吸气时肋间和腹部下陷,通气中断无任何呼吸音,病人很快陷入紫绀状态。②轻度喉痉挛 SpO$_2$ 可保持在90%以上,中度在80%～90%,重度迅速降至50%以下。ECG 示轻度时窦性或室上性心动过速,重度时心动过缓。如在4分钟内不能有效通气供氧,致心跳骤停。

处理措施:①轻度喉痉挛去除病因和吸氧即可。②中度喉痉挛应立即停止或消除刺激,充分给氧,改善通气,纠正缺氧及二氧化碳蓄积,并静注安定0.04 mg/kg,地塞米松5～10 mg,多能缓解。③重度喉痉挛应立即停止手术检查并去除诱发因素,同时静注琥珀胆碱100 mg 解除痉挛,气管内插管正压人工通气,紧急情况下,也可用粗孔针头行环甲膜穿刺或紧急气管切开。

2.支气管痉挛：是由各种相关因素所致的支气管平滑肌痉挛性收缩，造成小支气管变窄，引起呼气性呼吸困难，呼气时间延长并费力，同时下呼吸道阻力骤然增加。病人有支气管哮喘或呼吸道慢性炎症病史时，支气管平滑肌过度敏感，同时受到气管内插管、吸痰、气管导管过深，分泌物及呕吐物反流入下呼吸道等刺激，或麻醉中用硫喷妥钠等使迷走神经兴奋性增高的药物、应用筒箭毒碱、吗啡等致使肥大细胞释放组胺的药物以及β-肾上腺素能受体阻滞药均可诱发支气管痉挛，多半发生在全麻病人。

临床表现：频繁呛咳，呼气性呼吸困难，呼气期延长，病人出现紫绀、心率增快和血压升高，甚至心律失常。肺部听诊闻及典型的哮鸣音，气道阻力异常增大。SpO_2 呈下降趋势，但一般可维持在 80％以上，严重者可能会更低。

处理措施：应从去除病因或诱因、舒张痉挛的支气管平滑肌两方面着手。①轻度支气管痉挛、无哮喘病史的病人，在去除刺激、手控呼吸改善通气，纠正缺氧及二氧化碳蓄积后，可自行缓解。②重症支气管痉挛需解痉治疗，氨茶碱为首选药物。以 0.25 g 加50％葡萄糖 20 mL 缓慢静注，多能收到良好的效果。但要注意过量快速静注氨茶碱有引起严重心律失常和低血压的危害。此外，氢化考的松 100～200 mg、地塞米松 5～10 mg、抗组胺药如异丙嗪 25～50 mg 对过敏性支气管痉挛亦有效。对上述治疗无效的病人，亦可用 0.3～0.5 mg 肾上腺素或异丙肾上腺素肌肉注射或稀释于 250～500 mL 葡萄糖液中静脉点滴（每分钟 0.1 μg/kg 起始）。③对于浅麻醉刺激引起的支气管痉挛，可加深麻醉，加用肌肉松弛剂或吸入安氟醚、异氟醚等吸入麻醉药；静注氯胺酮或利多卡因也可治疗麻醉期间的支气管痉挛。④对通气不足引发缺氧及二氧化碳蓄积所致痉挛者，应用氨茶碱 200～250 mg、地塞米松 10 mg 静注，行 IPPV 可解决。

二、呼吸抑制

呼吸抑制分中枢性（呼吸中枢抑制）和外周性（呼吸肌麻痹）两种，主要体现在通气和换气两方面。呼吸抑制表现为呼吸过缓（呼吸频率每分钟小于 12 次或呼吸浅速每分钟超过 40 次）、呼吸暂停、呼吸节律紊乱及呼吸无力造成通气不足。麻醉手术期间的许多因素包括药物、手术刺激、器械故障、病人原发病均可引起呼吸抑制或术后延迟呼吸抑制。

（一）中枢性呼吸抑制

1.麻醉药物所致呼吸抑制：临床常用的静脉全麻药、麻醉性镇痛药和镇静药大多对呼吸中枢有不同程度的抑制作用，其作用与给药方式、剂量和速度有关，复合应用时尤为明显。快速或大剂量静脉注射氯胺酮极易发生呼吸暂停，即"一过性呼吸抑制"，低龄小儿肌肉注射也可发生呼吸抑制。硫喷妥钠可减慢呼吸频率，减小潮气量，甚至发生呼吸暂停。γ-羟丁酸钠可使呼吸频率稍减慢，潮气量稍增加，每分钟通气量不变或稍增加，但如果注药速度太快，剂量较大，也可产生显著的呼吸抑制。挥发性全麻药如乙醚、氟烷、安氟醚或异氟醚等随麻醉加深均可造成呼吸抑制。所有的阿片类药物均可抑制呼吸中枢，大部分阿片类药物的呼吸抑制作用呈剂量依赖性。吗啡有显著的呼吸抑制作用，表现为呼吸频率减慢、潮气量一般减少，大剂量亦可造成呼吸停止，这是吗啡急性中毒的主要致死原因,老人、小儿、甲状腺功能低下、呼吸功能不全、呼吸道梗阻、颅内压增高及休克、衰竭病人对此尤为敏感。

2.低氧及二氧化碳所致呼吸抑制。PaO_2下降可以刺激呼吸,增加通气量。低氧对呼吸中枢的直接作用为抑制,刺激呼吸的作用主要通过刺激外周化学感受器。严重肺心病病人的中枢化学感受器对CO_2敏感性降低,主要依靠低氧刺激外周化学感受器兴奋呼吸中枢,增加通气量。$PaCO_2$增高时,呼吸加强,通气量增大;反之,过度通气使$PaCO_2$降低时,呼吸运动减弱或暂停。CO_2既可通过刺激中枢化学感受器又可通过刺激外周化学感受器兴奋呼吸。过度通气给氧、排出二氧化碳及过度涨肺,可引起反射性抑制呼吸,严重者可造成呼吸暂停。麻醉期间由于气管导管过深或过浅、钠石灰失效、麻醉机潮气量过小、吸呼比不当、麻醉机螺纹管过长,死腔量大,均可造成缺氧及二氧化碳蓄积。在麻醉期间或恢复期导致呼吸过速,通气不足,缺氧及二氧化碳蓄积晚期明显抑制呼吸中枢,可出现呼吸过缓。

3.局麻药中毒:如利多卡因、丁哌卡因、丁卡因、普鲁卡因等,过量使用吸收入血或不慎注入血管内造成局麻药中毒,可直接抑制呼吸中枢。

4.其他因素:浅麻醉下,较强的手术刺激,如牵拉腹膜、内脏、腹腔神经,刺激骨膜等均可引起屏气甚至呼吸暂停;术中发热及中毒休克可出现呼吸过速;长期过度通气所致的低碳酸血症、颅脑损伤及脑缺氧也可引起呼吸暂停。

治疗:①对于麻醉药及其他中枢抑制药物所造成的呼吸抑制可试行拮抗治疗,如纳洛酮可拮抗吗啡类麻醉性镇痛药,但因镇痛药作用消失而使病人产生强烈的疼痛,表现为烦躁、血压升高及心率增快等,增加心肌氧耗,不利于心功能的保护,故而多不主张用拮抗治疗。②过度通气CO_2排出过多及过度膨肺可反射性地抑制呼吸中枢,延迟呼吸恢复。为此,只要适当调整通气量和按照自主呼吸节律进行同步辅助呼吸,力求使$PaCO_2$或呼气末二氧化碳分压($P_{ET}CO_2$)保持在接近正常高界,即6.0 kPa(45 mmHg)水平,自主呼吸即会渐渐恢复正常。③适当用吸痰管进行呼吸道内刺激也有助于自主呼吸节律的重建。④体温过低影响呼吸恢复应予纠正。⑤氨茶碱能阻止腺苷受体结合,兴奋呼吸中枢,增加呼吸中枢对二氧化碳的敏感性,此外,也有增加膈肌和其他呼吸肌肌力的作用,临床上多被采用。不管任何原因导致的呼吸抑制,病人通气量不足时,应给予辅助或控制呼吸。

(二)外周性呼吸抑制

正常的呼吸除需要正常的呼吸调节中枢和化学感受器外,还需要健全的呼吸肌功能,而外周性的呼吸抑制多因呼吸肌的收缩无力造成。

1.麻醉因素:麻醉过程中肌肉松弛剂的使用可使呼吸肌完全麻痹,必须给予控制呼吸支持,但其在麻醉恢复期的残留作用可导致延迟性呼吸抑制,特别是老年、体弱、肝肾疾患、水电解质平衡紊乱或过多辅用其他药物等因素,可影响肌松药代谢,较长时间无法恢复自主呼吸。椎管内麻醉阻滞平面过高、全脊麻或颈丛神经阻滞时阻滞了支配呼吸肌的运动神经纤维,打断了肌紧张反射弧造成呼吸肌麻痹,可导致严重呼吸抑制甚至呼吸暂停。选择椎管内麻醉实施手术,如二氧化碳气腹致使膈肌向胸腔移位,肺容量减少而通气不足,间接引起呼吸抑制。

2.其他因素:病人本身呼吸肌的泵功能衰竭,造成呼吸肌无力,如重症肌无力、脊髓横断、肌营养不良等。长时间呼吸过速、过度通气、呼吸道阻力过高均可引起呼吸肌疲劳出现无力。电解质的紊乱,钾、镁、钙的代谢异常影响肌肉收缩导致呼吸肌无力。此外,病人呼吸运动受到遏止,如胸背部的外伤、急性胸膜炎、气胸和血胸,腹腔内巨大肿瘤、腹水等均可降低肺的顺应性,致使呼吸抑制。

3.治疗:①对于呼吸肌无力所致呼吸抑制,首先找出病因并加以矫正。②神经肌肉阻滞药产生不同程度的呼吸肌松弛,直至呼吸肌完全麻痹和自主呼吸停止。因此,凡是接受肌松药的病人都必须给予相应的呼吸支持。术后因肌松药的残余作用可导致呼吸再抑制应及时拮抗。③硬膜外麻醉或骶麻时多量局麻药误入蛛网膜下腔或阻滞平面过广的腰麻所致的全脊麻,以及高位硬膜外麻醉或颈丛神经阻滞时阻滞了支配呼吸肌的运动神经纤维导致的严重呼吸抑制和呼吸停止,只要及时进行辅助或控制呼吸多能逐渐恢复。④对于通气不足的给予辅助或控制呼吸,基本原则是维持足够的通气量。轻者可经鼻导管或面罩吸氧;无法自主呼吸者,可采用简易呼吸器或麻醉机经面罩进行手法或机械操作人工通气,此法是最简单而迅速有效的方式。对于不适于面罩通气或通气效果不佳的病人,应及时气管内插管进行人工通气,此法气道密闭性好,可控性强,不会漏气,也无胃肠胀和误吸的顾虑。

第二节　循环系统并发症

一、低血压

血压下降超过麻醉前血压的30%、收缩压<12 kPa(90 mmHg)或平均动脉压<8 kPa(60 mmHg)为低血压,为麻醉与手术期间最常见的并发症,可影响组织有效灌流量,而导致相应重要脏器功能障碍的意外发生。麻醉期间引起低血压的原因很多,归纳起来可分为以下几个方面的原因。

(一)麻醉因素

1.麻醉选择:术前已经有明显心肺储备功能低下、血容量不足、休克或严重复合外伤的病人,如果再选用椎管内麻醉,势必进一步使血压下降,加重循环抑制。

2.椎管内阻滞平面:椎管内麻醉时,由于交感神经节前纤维阻滞使血管扩张导致有效循环血量减少,病人会有不同程度的血压下降,但不至影响心功能。如果阻滞平面高于胸4,对于血容量不足、老年伴心肺功能不全代偿功能差的病人,阻滞后低血压发生率高且可能出现持续低血压,可导致严重心律失常甚至心衰。

3.全身麻醉过深和麻醉药物:临床使用的全身麻醉药和辅助麻醉药大多可抑制心血管功能,其直接或间接作用于周围血管引起血管扩张,均可因有效循环血容量降低而导致低血压。其血压下降的程度多与麻醉深度有关。①阿片类镇痛药:吗啡、哌替啶由于对血管平滑肌的直接抑制作用和释放组胺的间接作用,可引起外周血管扩张而致血压下降,特别是对老年、血容量不足及心功能不全病人;芬太尼对心血管系统的影响很轻,不抑制心肌收缩力,一般不影响血压,但其与安定类合用也会降低血压。②吸入全麻药:氟烷、安氟醚、异氟醚均可直接作用于周围血管,也可对心肌收缩性产生抑制而导致低血压,地氟醚和七氟醚对血压的降低均小于异氟醚等。③镇静催眠药与安定药:安定、咪唑安定对心血管功能影响轻微;氯丙嗪、乙酰普马嗪和氟哌啶有受体阻滞作用,血容量不足或椎管内阻滞病人血压下降尤为明显。④静脉全麻药:硫喷妥钠对血容量正常者可引起血压一过性下降,当剂量过大、注射速度过快、用于低血容量病人或已接受 β-受体阻滞剂的病人,血压可严重下降;异丙酚对心血管的影响较等效剂量的硫喷妥钠稍重,对老年病人抑制作用更重;氯胺酮既有直接抑制心肌的作用,又有通过兴奋交感神经中枢而间接地兴奋心血管系统的作用,临床上的表现是这两方面作用的综合作用。⑤肌松药:筒箭毒碱有释放组胺作用和神经节阻断作用,易使血管扩张引起血压下降;阿曲库铵快速静注时可因释放组胺引起低血压。上述药物如果用量大、注药速度过快或用于心功能不全、血容量不足的病人,均能引起血压急剧下降。⑥局麻药过量或吸收过快导致局麻药中毒,可抑制心肌和血管运动中枢造成低血压。⑦利尿药、部分抗心律失常药和降压药均可引起血压下降。

4. 麻醉管理:麻醉期间如果管理不善可导致低血压。如:①不适当的过度通气;②补液输血量不足,循环血容量下降;③严重酸中毒;④严重心律失常;⑤高颅内压突然降低;⑥二氧化碳排出综合征;⑦体位变动过剧等;⑧体温过低,尤其是易发生于小儿病人;⑨缺氧或(和)二氧化碳蓄积。

(二)手术因素

1. 失血:若术中失血量大而未能相应补充时,有效循环血容量减少,血压也随之降低。例如脑膜瘤或鼻咽纤维血管瘤摘除、肝叶切除以及心脏大血管手术等,术中常可突然发生难以控制的大出血意外,血压急剧下降,导致循环虚脱甚至心搏骤停。

2. 心脏大血管的机械压迫:胸腔、腹腔手术中,手术器械或手术操作(如搬动肺肿瘤或肝脾等实质性脏器)等,均直接或间接挤压心脏或大血管,影响心脏充盈和静脉血回流,可出现其他原因不能解释的血压骤降。二尖瓣探查、扩张操作可阻碍心脏搏血,必有严重低血压。

3. 手术刺激:在浅全麻或椎管内阻滞下进行副交感神经分布丰富区域的手术,例如探查胆囊、压迫眼球或剥离听神经瘤(刺激迷走神经根)等常可引起反射性的心动过缓和血压下降。颈部操作压迫或牵拉刺激颈动脉窦压力感受器时,强烈的减压反射也可导致严重的循环紊乱。颅内手术刺激血管运动中枢也可出现血压下降。

(三)病人因素

1. 血容量不足:术前禁饮食时间较长而液体补充不足;术前已存在休克症状,大量出血或血浆丧失,如外伤大出血、上消化道出血、大面积烧伤等;术前液体丢失量过多,如使用利尿药或脱水剂。

2.心力衰竭或急性心肌梗死发作:原有严重心脏病史的病人,心脏功能储备差,难以耐受麻醉及手术,麻醉和手术可引起严重的心律失常,心衰或心梗发作,导致血压下降,甚至心搏骤停。

3.低血糖:探查挤压胰岛 β 细胞瘤(胰岛素瘤)时,病人可出现严重低血糖反应。表现为出汗、心动过速和血压降低等。因其他情况如糖尿病或高血钾应用胰岛素治疗时,若用量过大,也可引起低血糖休克。

4.肾上腺皮质功能减退:肾上腺皮质激素可因肾上腺皮质严重破坏(肿瘤、结核)或缺血坏死(产后大出血)等原因而分泌量减少,术前长期应用肾上腺皮质激素治疗可因 ACTH 分泌量下降而使肾上腺皮质萎缩和功能减退。这类病人不能适应手术应激对肾上腺皮质激素分泌量增加的需要,容易发生急性肾上腺皮质功能衰竭,导致血压下降。

5.血内儿茶酚胺水平:接受蛇根草类降压药如利血平进行抗高血压治疗的病人或嗜铬细胞瘤切除术中肿瘤的回流静脉结扎后,均可因血内儿茶酚胺浓度的降低而血管扩张、血压下降。

(四)体位因素

不恰当的俯卧位、仰卧位时子宫或腹腔内巨大肿瘤压迫下腔静脉,可阻碍静脉回流致使血压下降;术中体位变动过度剧烈也可造成低血压。

(五)其他

1.输血反应:包括过敏反应、发热反应、急性溶血反应、血液污染反应、循环负担过重反应。除发热反应外均可造成低血压,尤其以细菌污染血反应为重,即使输入量极少,也呈严重感染性休克状态,血压极度低下。

2.药物过敏反应:普鲁卡因、硫喷妥钠、琥珀胆碱、潘库溴铵等药物均可致敏,重者全身血管扩张,毛细血管通透性增加致使大量液体渗入组织,导致血压下降,甚至过敏性休克。

(六)低血压的预防

(1)麻醉前仔细评估病人心血管状况,并积极加强术前准备。如:①补充血容量,增加功能性细胞外液量和改善贫血、纠正水电解质和酸碱平衡紊乱,强心利尿,保护心脏病人的心功能。②选择适宜手术时机,对房颤病人应将心室率控制在 100 次/分钟以下;急性心衰病人应于心衰控制后 2 周手术;心肌梗死发作后宜等待 6 月后再进行择期手术。③对Ⅲ度房室传导阻滞及病窦综合征病人,应安置起搏器,以确保心率正常。④对长期接受皮质激素治疗以及肾上腺皮质功能减退的病人,术前及术中应给予相应激素等。⑤选择合适的麻醉方法和药物。

(2)麻醉诱导前适当扩容,以防麻醉药物、体位变动对血压的影响。

(3)防止麻醉药过量或注入速度过快。

(4)椎管内麻醉应防止阻滞平面过高、过广。

(5)维持良好通气,避免缺氧和(或)二氧化碳蓄积。

(6)保持静脉通道畅通,及时有效补充血容量,包括晶体、胶体和红细胞。

（7）嗜铬细胞瘤病人,在瘤体切除前进行控制性降压和扩容,以防止瘤体切除后血压下降。

（8）麻醉期间要加强循环监测,临床麻醉中血压监测以袖套法为常用,对于血压可能在短时间内发生剧烈变动的应采用直接动脉压监测。

（七）低血压的处理

麻醉期间一旦发生低血压,应针对原因加以纠正,包括:

（1）全麻病人应减浅麻醉,纠正可能存在的缺氧或二氧化碳蓄积。

（2）如外周血管阻力降低(全麻药的血管扩张作用、椎管内阻滞)引起的低血压,应在积极扩容的基础上,给予去氧肾上腺素 $50\sim200$ μg 静注,若同时伴有心率减慢可加用阿托品 $0.25\sim0.5$ mg 或麻黄素 $5\sim15$ mg 静注。若使用血管扩张药应停止或减慢血管扩张药的应用。

（3）对手术牵拉反射所致低血压,应暂停手术操作,尽量施行局部阻滞,静注阿托品和(或)麻黄素。

（4）由心律紊乱引起的低血压,应及时进行相应的抗心律失常处理。

（5）由心包填塞所致低血压,应及时引流,并进行相应的治疗;心脏大血管机械压迫所致,则应立即解除。

（6）由药物等过敏所致低血压,除维持呼吸道通畅、吸氧、皮质激素、扩容治疗以外,根据血压给予麻黄素(10～30 mg)或去氧肾上腺素(100～500 μg)静注,必要时采用肾上腺素 $0.25\sim0.5$ mg 肌注或静注。

（7）急性大出血所致低血压,可静注麻黄碱30～50 mg 或间羟胺1 mg,提高血压维持生命脏器的血液灌流,为采取加速输血输液等其他措施赢得时间,若血压测不出,则应想到有心搏骤停的可能,应迅速作出判断并进行复苏抢救。

（8）心功能不全性低血压,应强心利尿(西地兰 $0.4\sim0.6$ mg 静注,速尿 $20\sim40$ mg 静注),疗效不佳可应用多巴胺或多巴酚丁胺以支持心功能,提升血压。

（9）拟有肾上腺皮质功能不全时,可加用氢化考的松 100 mg 静注,常可收到良好效果。

（10）妊娠仰卧位低血压时,可采取右侧垫高将子宫左移的方法。

二、高血压

高血压是指血压超过麻醉前的 20% 或血压升高达 21.33/12.67 kPa(160/95 mmHg)以上,血压过高是指血压升高超过麻醉前 4 kPa(30 mmHg)。血压过高对心肌供血的影响有时可能较低血压更为严重,能增加心肌作功和心肌耗氧,并且可能发生高血压危象,造成严重的心脑血管意外,如左心衰、心肌梗死和脑溢血等,导致致命后果。其原因有以下方面。

（一）麻醉因素

1.麻醉过浅或镇痛不全:应用镇痛药物过少尤其是应用吗啡或芬太尼实施全凭静脉

麻醉时,由于麻醉深度不够,一些刺激较重的手术操作,如切皮、腹腔探查时,可因疼痛引起血压升高、心率增快。

2.麻醉操作:在浅麻醉下进行气管插管,以及术后气管内吸引、拔管时,喉镜、气管插管、吸引管刺激鼻、咽喉及气管感受器引起神经反射均可使血压升高、心率增快,甚至心律失常。

3.麻醉药或术中用药的作用:如泮库溴铵、氯胺酮常可引起一过性血压升高;多量注射含肾上腺素的局麻药液或生理盐水(如头皮切口浸润)后,吸收入血循环的肾上腺素可致一过性心率增速和血压升高;此外,不正当使用升压药,单次注入剂量过大或静滴过快也会造成血压急剧升高。

4.轻度或中度缺氧和二氧化碳蓄积:呼吸道不通畅,全麻药或镇痛药抑制呼吸中枢,控制呼吸操作不当,钠石灰失效等均可使二氧化碳蓄积。当 $PaCO_2$ 升高时,主动脉、颈动脉化学感受器可反射性地兴奋延髓心血管中枢,使心率增快、心肌收缩增强,引起血压升高。轻度缺氧可兴奋化学感受器使血压升高,严重缺氧则抑制循环。

5.血容量急剧增加,低温所致寒战及膀胱过于涨满也可引起高血压。

(二)手术因素

手术强烈刺激如骨膜剥离、劈胸骨、开颅锯骨等,颅脑外伤和颅内占位病变的病人,颅内压升高时,颅内手术刺激牵拉额叶及Ⅴ、Ⅸ、Ⅹ颅神经均可引起高血压;嗜铬细胞瘤病人术中探查挤压肿瘤可使大量儿茶酚胺进入血循环使血压骤升。

(三)病人因素

1.病人并发高血压疾病,尤其是术前准备不充分的,术中也常有血压升高:①原发性高血压;②肾性高血压;③内分泌疾病如嗜铬细胞瘤,皮质醇增多症,甲状腺功能亢进等;④神经系统疾病,颅内压增高;⑤心血管疾病如动脉狭窄等;⑥妊娠高血压综合征。

2.术前紧张和焦虑,镇静镇痛及降压等术前准备不足。

(四)高血压的防治

针对手术中高血压的原因以预防为主,尤其是在麻醉诱导期(如气管插管),手术强刺激(切皮、劈胸骨等)以及麻醉苏醒时气管拔管期间。

1.做好思想工作,术前应给予充分镇静,消除患者紧张情绪。

2.除紧急手术外,择期手术一般应在高血压得到控制后进行,降压药物应持续用到手术日,使血压控制在适当的水平。此外,对甲状腺功能亢进和嗜铬细胞瘤病人术前病情应控制好,并且术中做好控制性降压准备。

3.对于喉镜刺激和气管插管引起的高血压反应,应采取综合预防措施:①喉部及气管内采取充分的表面麻醉。②插管前给予足量的适当的镇静、镇痛药物,使麻醉达一定的深度,可静注咪达唑仑 $0.1\sim0.4$ mg/kg,芬太尼 $6\sim8$ μg/kg 效果确实。③诱导期静注利多卡因 $0.5\sim1.5$ mg/kg。④麻醉诱导前β-受体阻滞药如艾司洛尔,可减弱插管时心动过速和高血压反应。⑤对交感神经兴奋性较高及高血压病人,麻醉诱导期加用适量抗高血压药,例如乌拉地尔 $0.2\sim0.4$ mg/kg 静注。⑥气管插管动作应轻柔,切忌粗暴、长时间插管。

4.近年来已不主张浅麻醉,全麻维持期间应在心血管可耐受限度内达到适当深度,在较重手术刺激前补充镇痛药,保证镇痛完全,使手术创伤及牵拉不致引起剧烈的应激反应,有利于防止高血压的发生。

5.麻醉维持期间应保持呼吸道通畅及维持良好的通气,避免低氧血症和高碳酸血症。

6.若血压持续升高或血压骤升,在加深麻醉的基础上,应给予降压药,以降低血管张力。例如 0.01％硝普钠溶液或 0.01％硝酸甘油溶液静滴降压,滴速根据血压变化调整。

7.术毕麻醉变浅,病人在意识恢复过程中,由于疼痛、吸痰、呛咳、缺氧或高碳酸血症、拔管、恶心、呕吐、尿潴留等因素,可引起强烈的心血管反应,加上病人的焦虑、烦躁,使此期的血压升高程度甚至比诱导插管时更剧烈。因此,必须及时给予相应的处理,以及合理选用抗高血压药物,尽早拔除气管导管,并充分供氧和维持呼吸道通畅。

第三节　腹腔镜手术二氧化碳气腹所致并发症

腹腔镜手术具有创伤小、安全、操作简单、术后恢复快、住院时间短,术后疼痛轻、费用相对较低等优点,自 1987 年 Philipe Mouret 在里昂首次应用腹腔镜胆囊切除手术至今,手术在全世界范围内的外科领域获得广泛开展。现已广泛应用于普外科,成为消化道肿瘤外科最成熟的手术方式,也应用于妇产科、胸外科和泌尿外科,并成为当前世界医学发展的三大主要标志之一(微创手术、大器官移植、基因治疗)。为了手术操作便利,手术采用金属支架(已不常用)或人工向腹腔内注入某种气体将腹壁及相关脏器挤迫至周边,暴露手术野,使手术空间因之相对扩大。在正常情况下,腹部完全松弛腹内压为 0 mmHg,与大气压相近,任何腹腔内容积和体积增加均可以增加腹腔内压力,形成腹腔室膈综合征(abdominal compartment syndrome,ACS)。由于气腹的建立,必定对心肺功能产生影响,更容易出现其他手术不易发生的并发症及意外情况,其在麻醉上的处理明显不同于其他不需要气腹的手术。

对人工气腹的气体原则上要求:无色、无可燃可爆性、不易吸收或吸收后可迅速排泄、无助燃性、在血中溶解度高不易形成气栓,以减少所用气体的不良影响。目前可供人气腹用的气体有:空气,氧气(O_2),二氧化碳(CO_2),氧化亚氮(笑气,N_2O)和氦气(He)等惰性气体。空气、He 可溶性极低,进入血液后极易形成气栓,而 O_2 具有助燃性,均逐渐不用于人工气腹;CO_2 和 N_2O 可溶性高,不易形成气栓,但后者具有助燃性。因此,比较符合人工气腹原则要求的气体是 CO_2,目前临床应用最为广泛。本节要介绍的是 CO_2 人工气腹所致的并发症。

一、气腹对呼吸的影响

(一)术中通气功能的变化

气腹对呼吸系统有明显的影响,其机械压迫作用是影响通气的主要因素。正常腹腔内压力与大气相近,人工气腹建立后,腹内压增高引起膈肌上抬,肺顺应性降低;同时腹壁膨胀,活动受限,腹壁顺应性也下降,气道压力上升,功能残气量(FRC)、潮气量及肺泡通气量减少,通气功能下降,二氧化碳蓄积,$PaCO_2$ 升高。

人工气腹建立后,平卧位肺正常患者 FRC 可进一步下降,胸腹顺应性可显著下降 43%,使肺底部易发生微小的肺不张,死腔量(VD/VT)增加,致通气-血流比值(V/Q)失调,给予正压通气可相当程度地防止 FRC 下降。体位对 FRC 和肺顺应性也有一定影响。头低位时,腹腔脏器头向移位,使膈肌活动受限,肺容量和顺应性显著下降,肥胖、老年患者及存在肺不张倾向的患者表现更甚。头低位时膈肌上移可导致气管插管的导管上移,并可能滑入右侧主支气管,形成意外单肺通气,临床应该注意。头高位时,FRC 可有一定程度增加,肺顺应性下降则波动在 32%~48% 之间。截石位条件下,肺顺应性是显著增加的,这可能与截石位条件下没有了平卧位时患者的腰椎前曲,腹腔容积因此增加,膈肌和胸腔的压力减小。

临床上,由于胸腹顺应性显著下降,人工气腹建立后为保证足够的肺泡通气量和维持 $P_{ET}CO_2$ 正常水平,通常增加分钟通气量(MV)。在容量控制式机械通气患者,气道压力曲线峰值和平台期值均升高。因此,人工气腹期间需要持续监测胸肺顺应性和呼吸压力—容量环的形态,如发现 P_{AW} 异常升高,应排除支气管痉挛、气管导管滑入支气管、肌松程度改变和气胸等并发症,必要时必须停止手术或转为开腹手术。

（二）高碳酸血症及酸碱失衡

外源性 CO_2 气体进入人体内,$PaCO_2$ 升高,可形成高碳酸血症。实际上大多数病人并不产生明显的二氧化碳蓄积,因为组织和血液 CO_2 浓度取决于许多因素,包括细胞代谢率,局部组织的血流灌注状况,区域血流和肺通气能力等一系列机体代偿能力。大多数心肺功能正常的病人通过上述代偿,pH 值一般能维持正常水平。对于心肺功能异常、休克等代偿能力较差的病人及人工气腹时间长的病人,则可能发生高碳酸血症以及 pH 值下降,即使将分钟通气量增加,仍可出现高碳酸血症或呼吸性酸中毒。

腹腔首次充入 CO_2 后,CO_2 经腹膜快速吸收后经血液输送至肺,排出总量增加,占机体 CO_2 总排出量的 20%~30%,受 CO_2 分压差、弥散性能及其与腹膜接触面积和腹膜血流灌注等多因素影响,绝大部分 CO_2 仍溶解和储存血液里,$PaCO_2$ 上升;随着充入气的增加,逐渐增加的腹内高压迫使腹膜血流灌注下降(包括心排出量下降和血管受压),因此一定程度上会延缓 CO_2 的吸收,CO_2 的排出量和 $PaCO_2$ 均是逐步升高的。

1. 原因

(1)CO_2 吸收增加:CO_2 人工气腹腹内压(intra-abdominal pressure,IAP)一般维持在 1.33~2 kPa(10~15 mmHg),成人腹内气体维持 3~4 L,CO_2 腹膜吸收速度为 14~90 mL/min。当腹内压小于 1.33 kPa(10 mmHg)时,CO_2 吸收量与 IAP 成正比;大于 1.33 kPa(10 mmHg)时,则 IAP 与 CO_2 吸收率不再呈线性增加,而呈现平台关系。因此 IAP 较低(如 1.33 kPa 时),CO_2 的吸收已经达到最大限度。这是手术高 CO_2 血症最主要的原因。

(2)外伤和手术操作必然会损伤腹腔内大小血管,加快了 CO_2 的吸收量。

（3）CO_2 的排出减少：腹内压增加，膈肌上抬，肺顺应性下降，呼吸受限，CO_2 呼出减少；腹内压和胸内压增加，肺血管受压，肺无效通气量增加；全麻时肺泡死腔量增加；$PaCO_2$ 增高，全肺血管收缩，阻力增加等会导致 $PaCO_2$ 显著增加，尤其在存在心肺疾病的病人，此作用更明显。

CO_2 易溶于血，当 CO_2 溶解后，溶液呈酸性，发生呼吸性酸中毒。

2. 病理生理改变

急性高碳酸血症可引起强烈的脑血管扩张。当 $PaCO_2$ 在 $2.67\sim8$ kPa（$20\sim60$ mmHg）波动时，与脑血流呈线性关系，$PaCO_2$ 每改变 0.133 kPa（1 mmHg），脑血流相应增减 $4\%\sim7\%$；当 $PaCO_2$ 从 5.33 kPa（40 mmHg）升至 8 kPa（60 mmHg）时，脑血流可迅速增加一倍，脑血容量也增加一倍；当 $PaCO_2$ 超过 16 kPa（120 mmHg）时，则脑血管可极度扩张。$PaCO_2$ 升高对呼吸系统的影响主要是兴奋呼吸中枢。对循环系统的影响是使心排出量增加，外周阻力轻度下降，血压上升。急性高 CO_2 可发生心律失常。高碳酸血症时，儿茶酚胺、肾上腺素、去甲肾上腺素升高，代偿 CO_2 对生命系统的抑制作用。

3. 预防与治疗

（1）在手术时，术中应常规监测 $P_{ET}CO_2$、脉搏血氧饱和度、肺通气量、动脉血气分析，有助于早期发现高碳酸血症和酸中毒，及早处理。临床上，呼气末二氧化碳分压（$P_{ET}CO_2$）是目前常用的呼吸监测项目，可间接反映 $PaCO_2$，正常情况下两者之间相差 $0.4\sim0.67$ kPa（$3\sim5$ mmHg），即 $P_{ET}CO_2$ 小于 $PaCO_2$ $0.4\sim0.67$ kPa（$3\sim5$ mmHg）。但是手术时随着气腹时间延长和气腹压力增大，机体排出 CO_2 的能力减弱，机体内残留的 CO_2 增加，因此在手术人工气腹过程中，$P_{ET}CO_2$ 和 $PaCO_2$ 相关性差，$P_{ET}CO_2$ 作为一项呼吸的常规监测可靠性下降，建议无论采用何种麻醉方式，手术过程中应多次采集血液标本进行监测。

（2）为了避免高二氧化碳血症和呼吸性酸中毒，在充入 CO_2 时病人每分钟通气量应增加 30%，最好是通过增加潮气量及保持呼吸频率来满足每分钟通气量的增加。

（3）肺部的潜在疾病会延迟 CO_2 的消除，且术后需要较长时间的呼吸支持。在苏醒期仍需辅助通气，以排除吸收的 CO_2，延长术后机械通气的时间对于肺部疾病病人是有益的。虽然术中已对这些病人实行过度通气，但仍存在高二氧化碳血症及酸中毒。

（4）如发现病人有高碳酸血症和酸中毒，在行过度通气时不能过速排出体内的 CO_2，否则将引起 CO_2 排出综合征，表现为呼吸抑制、血压剧降、心动过缓、心律失常甚至心跳停止。其原因有：①$PaCO_2$ 升高时的应激反应突然消失；②骨骼肌等血管扩张，加之过度通气时胸内压增高，使回心血量减少；③CO_2 突然排除可使冠状血管和脑血管收缩，以致心脏和脑供血不足。处理方法是对 $PaCO_2$ 升高的病人，人工通气的量要适当控制，逐步增加。此外，要注意补充血容量，必要时可使用多巴胺、间羟胺等升压药及异丙肾上腺素等 β 肾上腺素能兴奋药。另外，应尽快结束手术，排出腹腔内 CO_2，并适量应用碳酸氢钠等。

（5）采用硬膜外麻醉、腰麻或腰硬联合麻醉的手术中，通过增加通气频率而非潮气量的增加使分钟通气量显著增加，可以达到过度通气的目的来维持 $PaCO_2$ 不变。然而，在存在自主呼吸的全身麻醉和椎管内麻醉时发生呼吸抑制患者，$PaCO_2$ 随着手术时间和气腹压力的增加而上升。由于 $PaCO_2$ 达到高峰需要 $15\sim30$ 分钟的时间，因此保留自主呼吸的手术操作应尽量缩短时间，腹内压应维持较低水平，否则应进行辅助通气或控制呼吸，通过增加呼吸频率和通气量，调整 $PaCO_2$ 保持在正常范围。

二、气腹对循环的影响

气腹对循环有着广泛的影响，尤其对有明显心功能不全的病人、老年病人及体弱病人影响更为显著。

1. 原因

（1）高碳酸血症诱发心律失常；

（2）牵拉腹膜引起反射性的自主神经张力增加；

（3）挤压下腔静脉导致心输出量下降；

（4）出血；

（5）静脉气栓等。

2. 病理生理改变

腹腔内充气 IAP 超过 $1.33\ kPa(10\ mmHg)$ 可以引发显著的血流动力学改变，甚至心律失常，尤其对有明显心功能不全的病人、老年病人及体弱病人影响更为显著。腹内压的增加会引起体循环血管阻力（SVR）、平均动脉压（MAP）、右房压（RAP）增加，随着腹内压逐渐升高到 $5.33\ kPa(40\ mmHg)$，心脏跨壁压下降，心排出量（CO）在短暂性上升后逐渐下降，产生这种现象的原因则是增加的腹内压压迫内脏血管引起自身输血效应，另一方面腹内压增加可引起外周血管池增加和静脉血管张力增加，进而影响和增加外周血管阻力，最终引起 MAP 上升。气腹后平均动脉压升高，主要由于气腹刺激体内儿茶酚胺释放，外周血管明显收缩，阻力增大所致。心率增快是由于心脏后负荷增加代偿造成。而气腹造成腹膜伸展牵拉，迷走神经张力亢进，对心肌收缩力及传导系统有负性作用，同时因麻醉及药物作用通常使血压下降、心率减慢，加上交感神经刺激作用，可致心律失常。有研究认为手术时各项生理指标动态变化呈阶段性。麻醉诱导后心脏指数（CI）较基础值降低 $35\%\sim40\%$，头高位及腹腔内充气 IAP 达 $1.87\ kPa(14\ mmHg)$ 后 5 分钟，CI 降至术前的 50%，但 10 分钟后逐渐恢复。

心肺功能正常患者，人工气腹 CO_2 吸收后高碳酸血症并不严重（特别是在机械通气条件下），$PaCO_2$ 为 $6\sim7.07\ kPa(45\sim53\ mmHg)$，对循环功能影响轻微。随手术时间延长（15 分钟后）和气腹压力增大，CO_2 吸收增加，$PaCO_2$ 升高，发展为中度至重度高碳酸血症时，可产生严重的心血管系统功能的变化，表现为平均动脉压（MAP）、心率（HR）、中心静脉压（CVP）和每搏输出量（SV）升高，而外周血管阻力下降，其直接威胁可造成心肌抑制、心肌氧耗增加、心肌缺血缺氧和心律失常的风险增加。

一般普遍的观点是头低位有利于患者心血管系统功能的稳定，增加静脉血液回流，增加心排出量，而头高位则有利于膈肌运动和呼吸功能的稳定。有人研究发现，头低位时心室充盈压升高，刺激颈动脉窦和主动脉弓压力感受器反射性地引起心率减慢和外周阻力下降。因此,头低位不见得可给循环的稳定带来实质性好处,特别是低血压和低血容量患者。

严重心血管疾病病人手术时血流动力学改变与其他病人一致,但改变更显著。在对ASA Ⅲ～Ⅳ级病人的研究表明,尽管术前血流动力学已行调整,术中应用肺动脉导管监测,SvO_2 在 50% 的病人中下降。这类病人中最严重的血流动力学改变是伴有低氧供的情况下,术前存在心输出量和中心静脉压偏低,平均动脉压和全身血管阻力增高,而气腹加剧血流动力学改变。有许多研究发现手术中可能出现急性低血压、心律失常、心血管功能衰竭,甚至心肌梗死、心跳骤停。

3. 预防与治疗

(1)手术中应把心电图(ECG)、无创血压(NIBP)、呼气末二氧化碳($P_{ET}CO_2$)和脉搏氧饱和度(SpO_2)作为常规监测项目。ASAⅢ～Ⅳ级的病人需要用有创血流动力学监测如有创动脉监测(IBP)、中心静脉压(CVP)、Swan-Ganz 漂浮导管监测肺毛细血管楔压(PCWP)及心排出量(CO),以便全面了解心血管系统功能,指导复杂危重病人的治疗。

(2)在气腹建立过程中,应以低流量开始,逐渐增加以维持腹内压力稳定,腹内气压不宜超过 2.67 kPa(20 mmHg)以减少其对循环和呼吸功能的影响,ASAⅢ～Ⅳ级的病人建议腹内压上限控制在 1.07～1.6 kPa(8～12 mmHg)。

(3)在气腹前,可以通过增加液体负荷和(或)将病人置于头低位来增加灌注压。气腹时注意头高位的程度,防止心输出量下降。

(4)加深麻醉或使用肌松剂可降低腹内压。

(5)气腹和牵拉可能造成心动过缓,要随时准备阿托品并及时处理。

(6)在气腹的心脏病病人中,后负荷的增加是血流动力学改变的主要因素。尼卡地平选择性作用于动脉阻力血管,并不减少静脉血回流量。所以,这种药物适用于在充血性心力衰竭的病人中应用。

(7)对血流动力学明显受损的病人应及时转换为开腹手术。

三、其他并发症

(一)胃肠内容物反流

主要与腹腔内充气使胃内压力升高所致,头低足高位时亦可引起胃内压增高,一旦胃内压超过贲门括约肌屏闭压即可发生反流。麻醉状态下,贲门括约肌调节能力下降,如果病人代偿能力低下,术前处于饱胃状态,极易发生反流。一旦发生,应头偏向一侧,吸出反流物。

(二)组织气肿

包括皮下气肿、气胸、纵隔气肿、心包气肿等。

皮下气肿的最可能原因是充气针或套管针于经过皮下组织过程中,有大量 CO_2 弥散入皮下组织所致——气腹针没有穿透腹壁而进行充气所致。另外,腹内压过高、皮肤切口小而腹膜的戳孔较松弛,致气体漏进皮下也是其另一方面诱因。膈肌缺陷、食管和主动脉开口处可能是气体进入纵隔的入口。胸腔内气体可能由于胃食管交界处手术将胸膜撕破所致,也可由纵隔气肿或先天缺陷形成通道而致。气道压力过高也可造成肺泡破裂。

广泛的皮下气肿因机械压迫而影响通气,二氧化碳气胸(CO_2气胸)减少胸肺的顺应性并且增加气道压力,从而导致CO_2蓄积和低氧血症,继而引起血流动力学的改变。因此,腹内正压应保持适度,以维持在$1.33\sim2$ kPa($10\sim15$ mmHg)为佳(因为腹内压保持在1.73 kPa时,正好与毛细血管压力相等,而且可以防止空气进入血管形成致命的空气栓塞,同时也可减少出血)。麻醉中一旦发现皮下气肿,应立即观察呼吸情况,首先应排除气胸。如果已出现气胸,请术者立即解除气腹,施行胸腔穿刺和胸腔闭式引流术,并通过迅速查看膈肌是否有缺损,及时调整通气设置,纠正低氧血症,必要时给予呼气末正压通气(PEEP)。由先天性肺大泡引发的气胸,PEEP禁止使用。皮下气肿通过检查可以发现捻发音,主要最常见于皮肤松弛处,一般不用特殊处理,但应该注意严重的皮下气肿可致高碳酸血症、纵隔气肿、喉头气肿,最严重者可导致心功能衰竭。

(三)气体栓塞

气体栓塞是气腹时罕见而致死的并发症,是高压CO_2气体经破损静脉血管进入循环系统所致,此时往往有穿刺部位出血或手术操作部位出血。出现气栓必须具备两个条件:①有较大的静脉血管暴露在二氧化碳气体中;②有较高的二氧化碳压力。多由于气腹针和Trocar直接置入血管,充气时气体进入血管或直接充入腹腔脏器中。这种并发症多发生于手术充气时,既往有腹部手术病史者好发,有时也见于手术后期。由于CO_2在血液内溶解度高,进入血管内能很快转为碳酸经肺泡排出,不易形成气体栓塞,安全性高。当大量CO_2气团进入血管且不能被及时溶解吸收时,进入右心房到右心室再到肺动脉形成肺栓塞。栓塞也可发生于冠状动脉、其他内脏血管或脑血管。当患者仰卧位时,血中的气体最易栓塞冠状动脉而引起心律失常;患者头低脚高位时,气栓多发生在内脏血管;当体位变成头高位时,可引起脑栓塞。

有关气体栓塞的途径有人归纳为:①气腹针插入腹膜后或其他部位的静脉内,气体直接进入血管内;②对组织实施解剖时,静脉断裂开放;③实质性器官损伤的存在,使气体由创面小静脉进入动脉内;④在原有腹部手术史的病人,分离粘连带时,粘连带内血管破裂、开放,有腹部手术史的患者术中更易发生气体栓塞;⑤溶解在血液中的CO_2重新聚合形成气泡,造成栓塞。

CO_2气栓的临床表现和体征主要与气体进入静脉系统的速度和量以及栓塞的部位有关。CO_2在血中有很强的溶解性,少量吸收入血仅引起动脉血和肺泡中$PaCO_2$增高以及中心静脉压升高。当进入中心静脉系统内的气体达到一定的量时就会出现临床症状。中枢神经系统可出现双侧瞳孔散大、皮质盲、意识障碍,偏瘫甚至深度昏迷。呼吸系统可出现呼吸困难、发绀、脉搏血氧饱和度降低,$P_{ET}CO_2$突然降低、甚至降到零,其中$P_{ET}CO_2$突然降低有时是最先出现的表现。循环系统可出现低血压、心动过缓、室性心动过速或心律失常、心功能衰竭、甚至心跳骤停。通常急性肺栓塞多表现为突然血压急剧下降、急性肺动脉高压、右心衰竭致心脏骤停,可见双侧瞳孔散大、无光反应、周围性发绀等,因此非常危急。在体征检查方面,心前区听诊可闻及"磨轮音(mill-wheel)",第二心音加重。心电图方面可表现为 V_1 导联 R 波高耸、Ⅱ导联 P 波高尖、房颤和右束支传导阻滞。SpO_2 下降,$P_{ET}CO_2$ 在气腹前升高,气腹后下降。经食管多普勒检查可发现心腔或下腔静脉有典型的气体噪音、主动脉血流降低等。继多普勒超声之后,经食管心动图被认为是心脏内气体最敏感的检测手段,有助于快速诊断。

预防措施包括:①正确放置 Veress 针,明确气针进入腹腔后方开始充气;②建立气腹注气前,抽吸有无回血;③形成气腹的速度不宜过快,开始充气时气体的注入速度不应超过 1 L/min,腹内压不要超过 1.33~2 kPa(10~15 mmHg),并且要尽量缩短手术时间;④加强监测,包括心律、血压、心前区听诊、$P_{ET}CO_2$ 等;⑤重视既往有腹腔、盆腔手术病史者。

治疗原则:缓解临床症状、稳定生命体征、控制气体输入和扩散。①一旦发生气体栓塞应立即停止手术、排尽腹腔内 CO_2 气体。②病人置于头低位、左侧(durant)斜坡卧位。如果病人处于此体位,气体进入肺循环的量较少,因为气泡会置于心尖一侧远离右心室流出道。③吸入高浓度氧可纠正缺氧,随后可减少气栓的大小和后续反应。由于生理死腔的增大,高通气量可以增加 CO_2 的排出量。④如果这种简单的方法没有效果,可以通过中心静脉或肺动脉导管吸出气体。紧急情况下,右心房穿刺,抽出气泡。⑤若发生心跳停止,除采用上述措施外,应及时进行心肺复苏处理(胸外心脏按压、静脉注射肾上腺素、促血管收缩药、除颤)。胸外心脏按压可以将 CO_2 栓子粉碎成小气泡,CO_2 血中的高溶解性,导致其会被血流快速吸收,临床上 CO_2 栓塞的症状可迅速缓解。⑥心肺旁路可以成功地用于治疗大量 CO_2 气栓。⑦如果怀疑脑部气栓,一定要考虑高压氧治疗,它可以促进气体吸收,缩小气泡体积,提高缺血组织的氧分压。⑧当气体栓塞时是否用 PEEP 通气仍有争议。它可通过升高中心静脉压来防止气体进入,但同时将影响静脉回流,从而使心排血量降低。

(四)气管导管误入支气管

气腹后膈肌上提,使隆突向头端移动,使气管导管有误入支气管的危险。病人可出现氧饱和度下降,气道压力增大,心率增快,$P_{ET}CO_2$ 增高等。因此术中应常规监测 ECG、$P_{ET}CO_2$、SpO_2、NIBP 等,在气腹和摆体位期间应严密观察,发现异常情况应及时处理。

第四节　其他并发症

一、气管插管并发症

气管插管并发症多为操作及管理不当引起,可分为:气管插管即时并发症、气管导管留置引起的并发症、气管拔管即时并发症和气管拔管后并发症。如正确使用麻醉药及肌松药,遵守操作规程,可降低发生率。

（一）气管插管即时并发症

1. 牙齿及口腔软组织损伤：多为操作粗暴所引起，较常见的有：①喉镜置入不当，误将下唇或舌尖挤在喉镜片和下切牙之间，造成下唇或舌尖切伤血肿。喉镜置入过猛过深，可能损伤咽后壁黏膜引起出血，偶尔挑破梨状窝发生颈部皮下气肿，应取粗针在颈部皮下气肿处穿刺吸引。如上提喉镜不当，误将上切牙作杠杆支点，用力向后旋压，常造成上切牙松动或脱落。脱落牙齿必须即时找到，避免进入呼吸道，应置于生理盐水中以备再植，如找不到时应急做胸腹透视，务必找到下落。喉镜置入后用力过猛也可使下颌脱臼。②插管粗暴也可引起软组织损伤，但极为少见，临床上曾有鼻插管经鼻孔后误向头顶猛插，造成黏膜出血。过鼻后孔后暴力探插误入咽后间隙，造成术后咽后壁血肿。气管壁损伤致纵隔气肿、皮下气肿等。使用正确轻柔的操作手法可避免上述损伤。

2. 循环紊乱：喉镜置入、气管插管、转动体位或套囊充气时均可能并发一过性血压升高、心率增快，多与舌根感受器及气管黏膜感受器受刺激，引起交感神经兴奋释放去甲肾上腺素入血有关，与应用直喉镜片或弯喉镜片无关。如喉镜置入时间限制在 15 秒以内，在插管前用 4% 利多卡因喷喉，则可显著缩短此反应时间。又因喉及气管内的表面麻醉起效时间即刻发生，所以喷药后，无须等待 3～5 分钟再进行插管。由于喉镜及气管插管引起的一过性循环反应对正常循环功能的病人影响轻微，不应为减轻此反应而采取加深麻醉、静注局麻药、神经抑制药或扩血管药等处理。但对高血压、瓣膜心脏病、脑血管病变、缺血性心脏病等可构成生命威胁。预防方法可采取：①插管前加用麻醉性镇痛药，如芬太尼 8 μg/kg 等；②表面麻醉，插管前使用 2% 丁卡因喷咽、喉、气管黏膜；③置喉镜前 90 秒静注利多卡因 1～1.5 mg/kg；④使用血管扩张药、β-肾上腺素能受体阻滞药及钙离子通道阻滞药；⑤插管前面罩加压充分给氧；⑥限制显露声门的时间。

3. 心律失常：在浅麻下气管插管有 5%～15% 发生窦性心动过速，加深麻醉可控制。心动过缓往往是药物作用所致，但要区别是否缺氧所致；应用阿托品 0.2～0.5 mg 静注以纠正。室性心律失常，往往是低氧血症所致或原发心脏病插管刺激或诱导药物所致。应立即充分面罩给氧，暂停插管，应用利多卡因 1 mg/kg 静注，并保持静脉点滴用药治疗。成人插管前给纯氧面罩 1 分钟，则插管时不呼吸 2～3 分钟、动脉血氧分压仍高于清醒时水平。

4. 颅内压增高：喉镜置入及气管插管本身即可引起一过性颅内压升高。通常对正常颅内压的病人，影响不大。但对颅内压已很高的病人，气管插管可进一步增高颅内压，甚至出现呼吸停止及瞳孔散大。而硫喷妥钠常用诱导剂量（5 mg/kg）不能防止插管引起的颅内压增高，应在置喉镜前 90 秒静注利多卡因 1～1.5 mg/kg 及过度通气可有效防治。

5. 气管导管误入食管：由于气管、食管平行为邻，呈前后排列下行，且声门与食管口在同一平面，仰卧位时气管位于腹侧，食管位于背侧，二者非常接近，咽为呼吸道与消化道共同通道。因此，稍不慎很容易将气管导管误插入食管内。气管导管滑入食管通常不难即时发现，也不致引起窒息意外。但临床上确有误插食管未能及时发现，甚至出现窒息死亡的病例，主要还是警惕不够。肥胖者、肺气肿病人、孕妇有时容易被忽视，而致误诊。尤其肥胖病人通气时胸廓运动也不显著，外加腹壁脂肪丰满，误入食管加压给氧，腹壁膨隆也不明显,通气时腹壁听诊也不清晰,另外,由于插管前给肌松药和纯氧吸入,呼吸消失,误入食管也不迅速出现发绀体征,从而混淆了窒息体征。其实稍加注意,还是可以鉴别诊断。如压迫胸壁时气管导管无气体喷出或麻醉机气囊呼气时不见膨胀,通气时听诊双肺无呼吸音,同时应鉴别胃内"咕噜"声的传导。如用呼气末 CO_2 监测,即可立即确诊。

（二）留置气管内导管期间的并发症

全身麻醉下用气管插管容易保持气道通畅。只有极个别情况下出现导管梗阻、脱出等并发症。

1. 气管导管梗阻:常见的为导管斜口与气管相贴梗阻,如左侧卧位垫枕过高使头位过度偏右,或气管受压变形气管壁易与导管斜口相贴,导管质地太软、易折,尤其是头颈位手术需注意。套囊厚薄不均,充气后畸型膨胀阻塞斜口或斜口压向气管壁。此外,导管内附着干涸黏痰、血块、分泌物或异物等均可造成导管梗阻。一旦发现梗阻应及时查明原因及时纠正,一般通过调整头位、导管位置、套囊放气、换气管导管等方法都能解决,如以上方法不能解决,可行气管切开或应用支气管纤维镜检查确诊。

2. 导管脱出:多为术中管理不当所致,如导管固定不牢、胶布脱落、插入过浅、变动体位、头位过度后伸屈、呛咳动作或麻醉过浅病人自行拔出等,均可能使导管脱出声门外。此外,应用高容低压套囊长期间断正压通气,也可能使导管脱出。因此,必须妥善固定、深度足够及抑制呛咳,特别在小儿更为多见。

3. 导管误入单侧主支气管:气管导管置入太深,接近隆突部,变动体位,头由中间位改为前屈位或固定导管时下压过深易误入单侧主支气管,一般易进入右侧支气管,特别在小儿插管更易发生。有怀疑时应迅速听诊右肺上叶呼吸音是否消失及快速使套囊充气,同时触摸胸骨上凹套囊膨胀感是否消失。确诊后应及时将导管退至气管内。

4. 呛咳动作(bucking):麻醉过浅、未用肌松药或用量过少进行气管插管,常出现剧烈的变相"咳嗽",称为"呛咳动作",即插管后声门不能关闭,而胸壁及腹壁肌肉仍可持久出现类似咳嗽的阵发性收缩动作。呛咳动作既增加耗氧量又妨碍通气,极易产生低氧血症,又可致血压、颅内压及腹内压增高和缝合创口撕裂。杓状软骨的用力内收,挟闭导管还可使咽喉组织损伤或使导管脱出。因此,出现呛咳时应立即加深麻醉,给予足量的肌松药并静注芬太尼 0.3 mg。

5. 支气管痉挛:浅麻醉下进行气管插管、插管后肌松药作用消失、气管导管插入过深刺激隆突、误吸反流消化道液体如胃酸等均可能导致支气管痉挛。病人出现发绀, SpO_2 低于 90%,而贮气囊难以向肺内挤入气体,听诊可闻及明显喘鸣音。应排除原因,可给予地塞米松 10 mg、氨茶碱 100~250 mg、吸入卤烃类吸入麻醉药或静注氯胺酮 50 mg 即可解决。

6. 吸痰操作不当:气管内麻醉时如导管内无分泌物及湿罗音,不宜常规用吸痰管吸痰,以免逆行感染。但术中痰量过多或肺切除血液流入气管内,必须及时多次勤吸。如拖延时间,血性液体可能凝成支气管管状凝块,吸出困难,必要时需随吸痰管吸住后一起拖出。此外,切忌持续吸痰时间过长,以免引起肺萎陷、严重低氧血症,导致心动过缓甚至心跳骤停。新生儿吸痰时间过久,负压过大,除肺萎陷外,还可使上腔静脉、主肺动脉及心脏横径增大,增加静脉回流、使缺氧心脏增加负担,有发生心脏停跳的危险,应引起高度警惕。

7.气管黏膜缺血损伤:气管套囊压力过高、导管留置时间过长可导致气管黏膜损伤,甚至长时间后导致瘢痕性收缩,重者可致气管狭窄。

(三)气管拔管即时并发症

1.喉痉挛:浅麻下拔管时偶尔并发喉痉挛而"挟住"导管,使拔管困难。在颈部可见到喉结被曳动而不能将导管拔出。喉痉挛是拔管时严重的并发症,如不及时果断有效处理,可危及病人生命。处理措施:①应再加深麻醉,充分给氧后即可拔管,个别需要用肌松药协助拔管。②在拔管后出现喉痉挛窒息,应立即用双手托起下颌,用密闭面罩加压给氧,多能自行缓解;如吸氧不能缓解并缺氧症状逐渐加重,可应用司可林 1 mg/kg 快速静注并加压纯氧呼吸;如依然不能解决应立即环甲膜切开置管,或用 2 枚 16 号粗针头(硬膜外穿刺针)刺入环甲膜,一针进气一针出气,进针气可用普通吸氧,最好是高频通气,以通气供氧,解除窒息状态;以上方法不能解决或疗效不佳时,应采取气管切开术行呼吸支持,以策病人生命安全。

2.拔管后误吸:饱胃病人或肠梗阻病人,拔管时易发生呕吐误吸,应待病人完全清醒后拔管较为安全。如拔管前已有呕吐,可待病人吐尽呕吐物并清除口鼻腔呕吐物后,再放开套囊拔管,必要时可在侧卧或半俯卧头低位下拔管。口腔颌面外科手术,待清除干净口腔和咽喉部内血块、组织、纱布后再行拔管,以免拔管后堵塞上呼吸道。还有下颌手术后钢丝固定不能开口者,应让术者用尼龙丝穿透舌体牵引至口边,以防拔出鼻导管后舌后退窒息,必要时还应插入并留滞吸痰管后再拔管,以防出现窒息时,可再用经鼻气管导管沿吸痰管引导插管。肥胖病人、高龄病人和 3 岁以内的小儿术后应特别注意舌后坠堵塞气道,把舌头牵引出口腔外,或放置咽道通气管可预防。

3.拔管后气管萎陷:颈部巨大肿瘤、胸骨后肿瘤压迫气管时间较长,容易引起气管软化。切除肿瘤后气管失去周围组织的支持,拔管后气管在吸气时即可产生气管塌陷,出现完全窒息意外。预防最重要,拔管时应备好气管切开包,随时准备紧急气管切开,挽救病人。另外,在拔管时预先从气管导管内留一条细塑料管或吸痰管,当病人发生气管塌陷时它可通气供氧,病人不至于发生窒息,又可作为引导管引导气管导管再次插入。

(四)拔管后并发症

1.咽炎、喉炎:气管拔管后发生咽炎多为咽部黏膜上皮受损所致,发病率为 5.7%～90%。主诉为咽痛,轻者不需治疗,一般 48～72 小时即可自行消失。严重者可应用抗生素溶液雾化治疗,或应用抗生素和咽喉含片治疗。女性发病率较男性高,因女性声门后的黏膜较薄。咽痛发病率可能还与琥珀胆碱的肌震颤及套囊压迫气管范围增宽有关。喉炎发病率更少,仅 3%,自诉咽喉发紧,声音嘶哑,也可自行恢复。

2.喉头水肿:声门上区、声门区和声门下区均可发生水肿,以声门上区多见。主诉咽痛,多发生在婴幼儿,拔管后逐渐发生呼吸困难,只要轻度喉头水肿,就会严重影响呼吸。

因为婴幼儿喉腔孔径小,即使轻度喉头水肿,即可显著缩小喉腔孔径,如新生儿喉黏膜水肿 1 mm,即可减少喉腔横断面积 65%。如成人发生轻度喉水肿,只会出现声音嘶哑及咳嗽,而不会影响通气。间接喉镜检查可见杓-会厌皱襞、室带或声带水肿,在小儿严重者黏膜组织呈半透明状。小儿喉头水肿的发生机理主要为婴幼儿喉头黏膜下组织脆弱、疏松,易受插管及导管过粗损伤,又婴幼儿喉头呈漏斗状,更易出现声门下水肿。此外,导管不洁或感染,消毒液如新洁尔灭冲洗不干净,插管至喉头直接形成化学刺激而致喉头水肿。头、颈、气管、口腔颌面等部位手术造成气管导管直接挤压喉头而致喉头水肿。导管留置时间与水肿的发病率似无关联。如用聚氯乙烯导管及硅胶管对喉刺激较橡胶导管为小。术前、术中应用地塞米松 5～10 mg 静注,有较好预防作用。一旦出现喉水肿,即应使病儿镇静、安定,轻度喉头水肿应用地塞米松 10 mg 或氢化可的松 100～200 mg 静注。严重喉头水肿造成呼吸困难即应及时行环甲膜造口,置管高频通气,气管紧急切开行呼吸支持。局部应用庆大霉素 8 万 U、地塞米松 10 mg、麻黄碱 30 mg 雾化吸入,可收到良好效果。

3.声带麻痹:单纯因气管插管引起的两侧声带麻痹极为少见,偶尔出现单侧声带麻痹,发生机制不清,可能为套囊不规则膨胀,位置不正确使喉返神经在套囊和甲状软骨之间受压,或插管时头颅过度后仰,压迫和牵拉造成喉返神经损伤,或导管消毒液没冲洗干净直接刺激喉返神经所致。左侧声带麻痹比右侧多 2 倍,男性又比女性多 7 倍。单侧声带麻痹主要症状为声音嘶哑、呛咳等,一般 7～8 周多可恢复声带功能或为对侧声带所代偿。两侧声带麻痹可出现呼吸困难,多需行气管切开造口通气。间接喉镜检查可确诊单侧声带麻痹,可见一侧声带固定于正中位或中间位,必要时请耳鼻喉科专家会诊协助诊治。无症状的喉返神经麻痹也可能在插管前已存在,可能误认为插管所致。

4.杓状软骨脱臼:多为气管插管过程中,直喉镜片置入过深直达环状软骨后上提喉镜或导管尖端过度推挤杓状软骨所致,较罕见。表现为拔管后不久即出现喉部疼痛、声音嘶哑或不能出声、呛咳等症状,且持久不愈。间接喉镜检查可见到杓状软骨脱向侧位或后位,环杓关节脱位,受损声带外展,内收受限使声带不能正常振颤而发声,严重者可掩盖声带突和声带。治疗上应及早行脱臼整复术,也可行环杓关节固定术。

5.上颌窦炎:一般发生在经鼻气管插管术后及全身性菌血症,主要是鼻腔内细菌随导管带入气管或经损伤鼻黏膜入血。临床上多在术后数天出现脸痛、鼻闷胀感、流脓性分泌物及发热。7～8 天后 X 线片即显示上颌窦影像模糊,有时有气液面,应选用敏感抗生素及鼻腔滴呋麻合剂收缩鼻黏膜血管,以利脓汁引流出来,约数周才能痊愈。

6.肺部感染:注意插管时无菌操作,尤其吸痰和插管用器消毒,以防止感染发生。肺部感染不一定由气管插管引起,然而口咽鼻腔内细菌并不存在于气管内,良好的口腔卫生及治好龋齿确可减少肺感染。治疗上应用敏感抗生素,以迅速控制病情。

7.气管狭窄:是最严重的延滞并发症。随着机械通气的应用,气管插管及充气套囊的滞留时间也日益延长。套囊压力过高,超过毛细血管小动脉压,即可使受压气管壁黏膜缺血。

如果置管时间过久(超过 48 小时)、并用高频通气使气管不断移动与套囊壁磨擦,细菌感染或持久低血压,可进行性使气管黏膜坏死,直至破坏气管软骨环,溃疡愈合形成环状瘢痕挛缩导致气管狭窄。成人气管内径小于 5 mm 时才出现呼吸困难症状。某些病人可进行气管扩张术可治愈,但严重狭窄多需进行狭窄段气管切除成形术。气管狭窄主要在于预防,长时间留管病人每天要定时放开导管气囊充气,以恢复被压迫的气管黏膜血流,防止缺血坏死。但是长时间(一般超过 3 天)留导管行机械通气的病人,应当使用高容低压套囊的导管行插管,可明显减少这一并发症发生。

二、硬膜外麻醉并发症

硬膜外麻醉的并发症虽亦有难以避免者,但如麻醉的操作和管理以及麻醉器械药物的处理适当并着意于并发症的防止,仍可使情况显著改善,更不致使其恶化。

1. 全脊麻:硬脊膜外隙神经阻滞时,无论局麻药系经硬膜外导管误注入或是经其他途径(例如绒毛组织)进入蛛网膜下间隙且量较大时,全部脊神经甚至颅神经都可被阻滞,称全脊麻。发生率为 0.050%~0.10%,主要临床表现为呼吸麻痹或抑制、心动过缓、血压下降、意识丧失、瞳孔散大,全部脊神经支配区域无痛觉。处理原则为维持病人呼吸及循环功能。气管插管行机械呼吸支持病人呼吸,循环以扩容和血管收缩药物支持,使循环稳定,病人可在 30 分钟后苏醒。心跳停止按心肺复苏处理。预防十分重要,硬膜外麻醉必须试验给药,试验剂量应不大于 3~5 mL,注药后仔细观察病情 5~10 min,如出现麻醉平面广泛,下肢运动神经被阻滞现象应放弃硬膜外麻醉,并支持病人循环和呼吸至平稳为止。如能及时发现并立即进行人工呼吸,阻滞平面消退后病人即可恢复,除对麻醉经过无记忆外,一般无任何中枢神经系统后遗症。但如稍有延误,继发于缺氧的生理功能紊乱迅速发展,呼吸心搏停止的后果即难避免。

2. 广泛硬膜外阻滞:导管虽未进入蛛网膜下腔,仍可发生与蛛网膜下阻滞完全相同的临床表现,称为"广泛硬膜外阻滞"。发生率虽不高(约 0.4‰),但颇值警惕,尤以老年、虚弱及脱水病例为然。硬膜外麻醉时常用量局麻药造成异常广泛阻滞平面,有以下 3 种可能性:①局麻药误入蛛网膜下腔产生全脊麻;②局麻药误入硬膜下间隙引起广泛阻滞;③局麻药在硬膜外腔出现异常广泛阻滞平面。特点:多发生于注入局麻药后 20~30 分钟内,前驱症状有胸闷、呼吸困难、烦躁不安,然后出现呼吸衰竭甚至呼吸停止。血压多出现明显下降,有的病例血压下降不明显,脊神经被阻滞常达到 12~15 节段。因此,硬膜外麻醉应遵循分次给药原则,以较少用药量达到满意阻滞平面,试验剂量一般不宜省略,忌一次注入大容量局麻药(8~15 mL),以免造成病人广泛脊神经被阻滞。一旦出现广泛硬膜外阻滞应支持呼吸和循环功能。

3. 穿刺置管损伤血管:棘突周围有血管呈棱形围绕,穿刺针如偏离中线,易损伤血管并引起出血,但可无不良后果。硬膜外腔内则血管极其丰富,走向复杂且管壁脆薄,穿刺、尤其置管时极易损伤,但绝大多数都属轻微,半数以上的损伤临床均未必察觉。轻微的损伤不致引起不良后果。如果血液不断由穿刺针或导管滴出,可注入生理盐水 10 mL,2~3 分钟后如果出血停止或缓解,可以继续进行操作,否则宜更换穿刺点或更改麻醉。

4.导管进入并滞留血管：硬膜外间隙有丰富血管，有时发生穿刺针或导管误入血管，发生率据文献报告为 0.2%～0.3%，尤其是足月妊娠者，因硬膜外腔静脉怒张故更易发生。若经针干或硬膜外导管里出血较少，经调整穿刺针和导管位置（一般可将导管退出 1～2 cm），用生理盐水冲洗后，再没血液流出，可注射 2%利多卡因 1～2 mL，观察有无局麻药毒性反应，5～10 分钟后无毒性反应，可继续给药。如针干或硬膜外导管里出血量较多，应用 1∶40 万肾上腺素生理盐水冲洗硬膜外腔后，更换穿刺点重新穿刺。若再发生出血应禁用硬膜外麻醉。导管质地过坚硬、置管过深或置管时插管过于用力都是导致导管进入血管内的原因。多数会因回抽见血而发现，少数因血凝块堵塞而未察觉，注药后出现毒性反应，麻醉作用缺如。

5.硬膜外血肿：硬膜外间隙有丰富的静脉丛，穿刺出血率为 2%～5%。但出现血肿形成的病人，其发生率仅为 0.001%～0.006%。其直接原因是由于穿刺针或置管损伤；间接原因是病人凝血机制异常及抗凝血治疗。虽然硬膜外血肿极少见，但它在硬膜外麻醉并发截瘫发病原因中占首位。临床表现为开始时背部剧痛，若没及时治疗病人出现肌无力及括约肌障碍，直至完全瘫痪。行椎管造影、CT 或磁共振检查对于诊断及明确阻塞部位很有帮助。预防措施：①有凝血障碍及正在行抗凝治疗的病人应避免椎管内麻醉；②一般病人操作时应细致轻柔，忌反复无限制地穿刺，如出血可用生理盐水轻柔冲洗，每次 5 mL，待回流液血色变浅后，改全身麻醉；③术后应注意下肢运动的恢复情况，如怀疑出现硬膜外血肿者，应尽早确诊。治疗措施：及早手术治疗，在血肿形成后 8 小时内行椎板切除减压，均可恢复神经功能。手术延迟必将导致永久性残废，故争取时间尽快采取手术减压是治疗关键。

6.神经根或脊髓损伤

（1）神经根损伤：硬膜外阻滞穿刺都是在背部进行，故神经根损伤主要为后根。临床症状主要是根痛，即受损伤神经根分布的区域疼痛，如胸脊神经根损伤则呈"束带样痛"，四肢呈条形分布，表现为感觉减退或消失。根痛症状的典型伴发现象是脑脊液冲击症，即咳嗽、喷嚏或用力憋气时疼痛加重。根痛以损伤后 3 天之内疼痛最剧烈，随时间推移，症状逐渐减轻，2 周左右大多数病人疼痛可缓解或消失，遗留片状麻木区可达数月以上。对症治疗，预后均较好。提高穿刺技术则是预防的最有效措施。

（2）脊神经损伤：损伤程度有轻有重，如穿刺针、导管直接插入脊髓或局麻药直接注入脊髓，可造成严重损伤，甚至横贯性损害。临床病人感到剧痛并立即出现短时意识消失，随即出现完全性、松弛性截瘫，部分病人因局麻药溢出至蛛网膜下腔而出现脊麻或全脊麻，暂时不会出现截瘫症状。脊髓横贯性伤害时血压偏低而不稳定。严重损伤病人多死于并发症或残废生存。脊髓损伤早期与神经根损伤的鉴别：①脊髓损伤时病人出现剧痛而神经根损伤当时有"触电"感或痛感。②神经根损伤后感觉缺失仅限于 1～2 根脊神经支配的皮区，与穿刺点棘突平面相一致；而脊髓损伤感觉障碍与穿刺点不在同一平面，颈部低 1 节段，上胸部低 2 个节段，下胸部低 3 个节段。脊髓损伤重点在于预防，腰 2 以上穿刺应谨慎小心，遇到异感或疼痛，应退针观察，避免扩大损伤。但是一旦发生要积极治疗，重点在于治疗早期的继发性水肿：主要应用大剂量皮质类固醇，以防止溶酶体破坏,减轻脊髓损伤后的自体溶解;应用脱水治疗,减轻水肿对血管内部压迫,减少神经元的损害;应用大剂量 B 族维生素,以促进神经组织康复。中后期治疗可应用针灸、推拿按摩、理疗行康复治疗,经治疗后部分病例可望基本康复。

(7)穿破硬膜:随着硬膜外麻醉在临床上广泛应用,不断积累经验,至现代穿破率小于 1%。常见穿破发生原因:①硬膜穿刺系一种盲探性质穿刺,因此穿刺者应熟悉解剖层次,穿刺时缓慢进针,仔细体会各椎间韧带不同层次刺破感觉,并边进针边试阻力消失和负压现象,可避免穿破硬脊膜致发生全脊麻和脊髓损伤。如不按上述程序进行穿刺,穿破率发生增高;②麻醉者思想麻痹大意,求快而进针过猛,有时失误而致硬膜穿破;③穿刺针斜面过长,导管质地过硬,都增加穿破硬膜可能性,这种穿破有时不易及时发现;④多次施行硬膜外阻滞病人,硬膜外腔由于反复创伤出血,药物化学刺激硬膜外腔使其粘连而变窄,严重者甚至闭锁,易穿破硬膜;⑤脊柱畸形或病变、腹内巨大肿瘤或腹水、脊柱不易弯曲、穿刺困难、反复穿刺,易穿破硬膜;⑥老年人韧带钙化、穿刺时需用力过大,可致穿破;⑦小儿硬膜外腔较成人窄,如小儿没施行基础麻醉或药量不足,穿刺时稍动,就可致硬膜穿破。一旦穿破,穿刺在腰 2 间隙以下,手术区域在下腹部、下肢或肛门、会阴区,改脊麻;也可于上一椎间隙重新穿刺,向上置管,但硬膜外用药应减量,且有发生腰麻的可能,应密切观察;以改全麻为安全。

(8)导管折断:导管折断的常见原因有:①导管被穿刺针斜口割断;②体位不当,骨椎板或脊柱韧带将导管夹住出现拔管困难,强行拔管可致导管断裂;③导管质量不好,拔管时易拉断;④置管过深,导管在硬外腔圈绕成结,致导管难以拔出,强行拔即断裂。对于拔管困难者,不应强行拔,通过改变体位,或可将导管端按无菌要求保存好带回病房,待导管周围形成管道再将导管拔出。若导管已断裂在硬膜外腔很难取出,而且目前使用无活性的聚四乙烯导管留在硬膜外腔一般不引起并发症,向病人及家属说清楚,不必担心,并应加强随访,留意其对机体影响。施行椎板切除手术,以寻找导管,成功率较低,并造成较大创伤,加重病人痛苦,并易引起医疗纠纷。另外,强调检查导管质量。

(9)空气栓塞:硬膜外穿刺时利用空气行注气试验以利判断穿刺针是否进入硬膜外腔,是常用的鉴别手段,但是空气常随损伤血管而进入循环,致空气栓塞的发生。临床上应用空气 1～2 mL,不致引起明显症状,如注气速度达 2 mL/(kg·min),进入血液空气超过 10 mL,就可能致病人死亡。空气栓塞临床表现有气体交换障碍(肺动脉栓塞),缺氧和发绀,继而喘息性呼吸。意识迅速丧失,呼吸停止,随后血压下降,心跳停止。因此,尽可能减少注入空气到硬膜外腔,限制在 2 mL 以内。一旦发生应立即取头低左侧卧位,防止气栓进入脑,又可使气栓停留在右心房被心搏击碎,避免形成气团阻塞。心跳停止病人可剖胸行心室内抽气,心脏复苏。

(10)感染:穿刺部位及硬膜外隙感染非常罕见,常见原因:①穿刺针具、导管污染(消毒液浸泡、灭菌消毒不严密)和麻醉剂的污染是椎管内感染最主要的原因。提倡使用一次性的麻醉器具,可以减少感染机会。但是对一次性麻醉器具,在使用前应对消毒效果、时间进行审查。按照无菌消毒原则要求,每一个批号的一次性麻醉套件包都应进行毒理学检查。②长期的硬膜外导管置入(晚期癌症置管置泵镇痛),皮肤表面的病菌沿置管的皮下隧道进入硬膜外腔,导致硬膜外腔感染。③穿刺点周围局部皮肤感染、受损,使病菌可沿穿刺点及置管的皮下隧道进入硬膜外腔。④菌血症、败血症、脓毒血症病人应用腰麻和硬膜外麻醉,穿刺针将血液中致病菌带入蛛网膜下隙或硬膜外腔,术后出现急性化脓性脑、脊髓膜炎症状,或硬膜外腔感染继而形成脓肿。临床症状:病人除有脊髓压迫症状外,还合并有全身症状,如发热、白细胞增高等。蛛网膜下隙麻醉发生感染,可累及颅内,出现头痛、颈项强直等脑膜刺激症状以及喷射性呕吐等。防治措施:①实施椎管内麻醉时,应严格执行无菌操作原则和不接触技术。穿刺针具应提倡一次性使用,禁止经消毒液浸泡再次使用。②菌血症、败血症、脓毒血症病人手术应避免选择椎管内麻醉。③硬膜外导管在体内不宜放置过久,如果超过3天,应将导管皮肤外暴露部分碘酒消毒、酒精脱碘,然后用无菌敷料妥善覆盖固定。④针对致病菌药敏试验选用抗生素治疗。

第十五章 心肺脑复苏

复苏的定义是指为了挽救生命而采取的所有医疗措施。在本章中主要讨论心肺脑复苏(cardio-pulmonary resuscitation，CPR)，即针对心搏骤停所采取的紧急医疗措施。心搏骤停是指心脏因急性原因突然丧失其有效的排血功能而导致循环和呼吸功能停止，周身血液循环停滞，组织缺血、缺氧的临床死亡状态。心搏骤停时心脏功能状态可表现为四种形式：①心室颤动(ventricular fibrillation，VF)；②无脉性室性心动过速(pulseless ventricular tachycardia，VT)；③无脉性心电活动(pulseless electric activity，PEA)：包括心肌电-机械分离、室性自搏心律、室性逸搏心律等；④心脏静止(asystole，ventricular asystole)。但无论什么原因引起的心搏骤停，其临床表现和可能带来的后果基本上是相同的，即全身有效血液循环停止，组织细胞立即失去血液灌流，导致缺血缺氧。若不能迅速恢复血液循环，心、脑等生命器官将发生不可逆性损害。因此，在基本生命支持阶段的处理程序和基本方法相同。

对于成年人来说，"生存链"包括：①早期识别心搏骤停和启动紧急医疗服务系统(EMSs)；②尽早进行 PCR，强调立即进行胸外心脏按压；③尽早进行电除颤；④进行有效的高级生命支持；⑤实施全面的复苏后治疗。如果以上"生存链"能有效实行，对于院前因室颤引起的心搏骤停的生存率可达 50%。复苏工作一般分为三个阶段，即基本生命支持(basic life support，BLS)、高级生命支持(advanced cardiovascular life support，ACLS)和复苏后治疗或心搏骤停后治疗(post-cardiac arrest care，PCAC)。

第一节 基本生命支持

基本生命支持(BLS)是心搏骤停后挽救患者生命的基本急救措施。胸外心脏按压和人工呼吸是 BLS 的主要措施。成人 BLS 的基本内容包括：立即识别心搏骤停和启动紧急医疗服务系统(EMSs)；尽早实施高质量的 CPR；早期进行电除颤。通过 BLS 可维持患者生存的基本需要，以便专业复苏队伍进行高质量的复苏，或可使病情恢复到可转运的程度，以便尽早得到高级生命支持和全面的复苏后治疗。

(一)尽早识别心搏骤停和启动紧急医疗服务系统(EMSs)

对心搏骤停的早期识别是十分重要的，但这对非专业或专业人员来说都是很困难的。一旦犹豫不定，就可能失去宝贵的抢救时间。因此，为了避免在判断过程中花费过多的时间，在 2010 年 AHA 复苏指南中不再强调检查是否有大动脉搏动作为诊断心搏骤停的必要条件,也将"看、听、感"作为判断是否有呼吸存在的方法从传统的复苏指南中删除。

一、保持气道畅通

(一)舌后坠的处理

舌后坠是心跳骤停病人气道不通畅的最常见原因,舌根附于下颌。病人处于平卧位,采用仰头、抬颏的手法,一手放在患者前额,用手掌用力推额头,使头部后仰,另一手指放在下颏骨处,向上抬颏,使牙齿几乎闭合或呈里反咬合状态,随着舌离开咽后壁而开放气道,向上抬颏时避免用力压迫下颌部软组织,避免人为造成气道阻塞。也可采用双手托颌手法,将肘部放在患者所处平面上,双手放置在患者头部两侧并握紧下颌角,同时用力向上抬起下颌,可使舌根离开咽后壁,气道即可开放。

(二)清除气道异物和呼吸道分泌物

1. 吸除病人口腔、鼻腔内血痰、分泌物、呕吐物等。

2. 吸除口腔内气道异物如泥砂、金属、食物,可采用手指、吸引器或器械取出异物,使上呼吸道及气管保持畅通状态。

3. 喉头水肿行气管切开术。

4. 下呼吸道梗阻常有支气管痉挛、黏膜水肿、胃内容物反流。处理:应用氨茶碱、氢化可的松解除支气管痉挛,加用抗生素和气管内冲洗吸除气道分泌物和胃内容物,使其开放畅通。

二、人工通气

(一)人工呼吸

在手术室中发生的呼吸心跳骤停一般与麻醉和手术有关。由于抢救条件具备,一旦明确诊断,可用面罩或气管内导管连接到带贮气囊的半开放或紧闭回路上进行通气,大多可在短时间内完成,故抢救容易成功。当麻醉机出现故障时、麻醉回路被吸入性麻醉药所污染,或者是将手术病人从手术室转移到苏醒室的途中出现呼吸停止,那就必须用口对口、口对管吹气。应准备好氧气袋和简易呼吸囊以应付这种局面。任何情况下,在通气不足时,都应进行辅助呼吸。口对口人工呼吸步骤介绍如下。

1. 病人仰卧,并使头后仰,同时解衣领、上衣、腰带以免影响呼吸动作,急救者一手按住额部、一手抬起颏部。

2. 如病人牙关紧闭或下颌松弛,将颈下之手移来提颏,钩起下颌使口微张,便于吹气。

3. 操作者一手捏紧患者鼻孔,患者口上垫纱布,深吸一口气后,将患者的口(对婴儿或小孩则封住口鼻)完全包在急救者的口中,然后用力吹入,吹力大小根据病人个体大小而定,吹气使胸部上升(抬起)方能确定有效。

4. 吹气完毕,松开捏住病人鼻孔的手,离开患者的口,并抬起头,拉直颈部,抬起下颌有利于呼气,看到患者胸廓。

5.呼气完毕后给予另一次吹气,这样往返重复至有机械通气为止。每次人工呼吸的吸气时间应大于1秒,通气量一般每次吹入气体量为2倍的病人潮气量或成人可达800～1 000 mL或10 mL/kg,但每次吹气量应<1 200 mL,吹气量过大易致胃部扩张。目前认为,应减慢吹气频率,吹气时间增至1.5～2秒(以往标准为1.0～1.5秒),使吹入气流压力低,不超过食管开放压,从而降低反流误吸的机会。胸廓起伏运动表示吹气有效。有心跳者,人工呼吸成人为10～12次/分。当人工气道建立后,2人进行CPR时,通气频率为8～10次/分。

6.人工通气和心脏按压配合施行复苏术,人工通气与心脏按压的比为2∶30。

7.对于口腔颌面创伤、牙关紧闭不能张口或口对口封闭困难的病人,可捏闭口唇对鼻孔吹气。

(二)气管内插管

口对口人工通气可致胃膨胀,多见于小儿。对气道不畅通和吹气过度的病人应对症处理,尽快气管插管行机械呼吸,只有行机械呼吸才能真正保证病人良好通气和供氧。要完成气管内插管,麻醉医师必须在心脏按压的时间内迅速置入气管导管。但如果发生下列征象,如有打嗝声、气过水声、腹部迅速膨隆、听不到呼吸音,可能是导管误插入食管,需要立即重新更换气管导管的位置。如果插入气管,胸廓应起伏良好,可听到呼吸音,并可监测到呼气中二氧化碳的含量(在心脏按压有效,恢复部分心输出量时)。还应注意检测气管导管不要误入支气管内。常有这种情况,在如此紧急的情况下,正确完成插管,成功的喜悦让操作者忘乎所以,可能把整个导管都置入气管内,这会使左主支气管无法通气,也常使右上肺无法通气。

(三)并发症

1.胃扩张。其发生与吹气量过大、吹气频率过快和咽喉部及气管承受的压力超过食管口开放压等原因有关,尤其是在小儿和气道部分或完全梗阻时更易发生。为降低其发生率,首要的是确保气道通畅,同时适度掌握吹气量和吹气频率。双人CPR时,可向颈椎方向压环状软骨以闭阻食管腔,防止气体入胃和胃内容物反流。胃一旦被吹张,若确定气道通畅和肺胀缩无碍,不应急于试图压腹将胃排空,以免反流和误吸。若胃扩张影响通气,方有将胃排空的必要,可插入胃管放气减压并作好吸引清除咽喉部异物的一切准备。已经作气管插管或造口的病人,在应用口吹法时,可避免胃扩张的发生。

2.胃内容物反流。如果出现胃内容物反流,应立即将头偏向一侧,清除气道和口腔异物后再继续进行CPR。

3.交叉感染。急救人员口唇和手指直接接触病人的呼出气、唾液、分泌物或血浆,是否会感染到某些传染性疾病(如肝炎、艾滋病、肺结核或流行性感冒等),常为人所顾虑。经调查,在从事急救专业的医务和辅助医务人员中,与上述传染病的接触机会虽然多,但只要平时注意防护,如在口对口呼吸时在病人口鼻部垫一块纱布或手帕,戴一次性手套,经常洗手,被感染的可能性并不比其他职业人员为高。当然避免交叉感染的方法还是以利用工具,避免直接接触最为有效。

三、建立人工循环

在 CPR 全过程中,循环的恢复是前提,呼吸的恢复是必要条件,在此基础上才能有脑复苏的希望和可能。因此,在确定心跳已停止后,立即用人工方法促使血液在血管内流动,并将人工呼吸后带有新鲜氧气的血液从肺部血管流向心脏,再灌注于全身重要器官。"泵肺"(人工呼吸)与"心泵"(人工循环)必须同步进行才能达到有效复苏的目的。

(一)心前区叩击法(不要随意使用)

在医院内,尤其在心电监测下,术者可先试行胸前区叩击,以争取心脏能复跳。如果血压、脉搏没有立即恢复,就应该立即开始 CPR。连续使用心前区捶击,寄希望于第三或第四次捶击可出现有效心律通常是行不通的。方法是:在病人前胸壁上方 30~40 cm 高处,握右拳,用拳头的小鱼际部位迅速有力地一次性捶击叩击胸骨中下 1/3 处,以争取心脏震颤性复跳。心脏室颤之处的 30 秒内,一次叩击能产生 5~10 J 电能,在这种状态下,心肌可能未能达到严重缺氧程度时,一次振动刺激,有可能使心搏获得恢复。但叩击法应在心搏停止后 1 分钟内进行,若心肌已有严重缺氧则无效果,不必使用,否则反而诱发心室颤动可能。如果叩击无效,应立即进行胸外心脏按压。小儿禁用,以免损伤内脏。

(二)胸外心脏按压

1.胸外心脏按压机制

(1)过去(20 世纪 60 年代)学者们提出胸外心脏按压的机制是心泵机制,即胸外按压作用于前胸壁,心脏在胸骨与脊柱之间受到挤压。因而心室内产生正压,使心脏腔室内血流入肺动脉和主动脉。而放松时心内压力下降,二尖瓣和三尖瓣开放,血液从上下腔静脉流入心脏,使心脏充盈周而复始进行下次搏出。

(2)20 世纪 70 年代末学者又提出不同观点,即胸泵机制:胸外按压胸骨时,胸内压增高,这种压力传递至胸内的心脏和血管,再传至胸外的各动脉,推动血液前进。此时房室瓣是开放的,心脏只是被动通道,并无泵的功能。在按压解除时,胸内压下降,低于大气压,此时上下腔静脉血液又回流入心脏。有节律的胸外按压和放松期间,主动脉和右心房间的压力差是心肺复苏期间心肌灌注的主要决定因素,此压力差也是心脏复苏成功的决定因素。

现代研究表明,胸外心脏按压导致人工循环属于胸泵机制占 80%,心泵机制占 20%,但具体情况视不同病人、不同病情而定。也有人认为随 CPR 的时间不同,心泵机制和胸泵机制的作用有所不同。在 CPR 早期或持续时间较短的 CPR 过程中,心泵机制占主导地位。随着 CPR 时间的延长,心脏顺应性下降,这时胸泵机制逐渐占主导地位。但须指出,在胸泵机制占主导地位时,心脏挤压所致的心排血量已明显少于心泵机制占主导地位时。

2.胸外心脏按压方法

(1)要使胸外心脏按压有效,必须将病人置于水平坚硬的物体表面,手术床是最理想的,但在手术室外应迅速将病人移至地面或硬板床上或将病人平卧、去枕,在病人背后垫一块足够大的硬板,头部与心脏处于同一平面。

(2)病人双下肢抬高10°~15°,有利于下肢静脉血液回流和增加心排血量。

(3)操作者站或双膝跪在病人身体右侧,左腿与病人肩齐平,两腿之间相距一拳,膝部与病人一拳距离。

(4)操作者将手掌根部放在病人胸骨中、下1/3交界处,手掌根部与病人胸骨纵轴平行,以免直接按压肋骨,另一手掌交叉重叠在该手背上。手指绞锁或上仰以免同胸壁接触,压断肋骨,使其骨折。不要按压剑突以免引起肝破裂或者脾破裂。

(5)操作者上肢与病人的胸廓垂直,肘关节呈伸直位,用身体的重量和肩部、臂部肌肉的力量垂直用力节律性按压胸骨,成人要使胸骨下压4~5 cm,5~14岁儿童为3 cm,婴幼儿为2 cm左右。

(6)按压要均匀有力,一般每分钟按压100次以上;术者下压(相当心脏收缩期)及放松(相当心舒张期)时间相等(50%:50%),但也有的学者提出按压:放松时间为40%:60%,每次按压后手掌应放松,使胸壁充分弹性复位,但掌根部不能离开胸骨面。

(7)胸外心脏按压不与人工呼吸同时进行,心脏按压:人工呼吸=30:2。急救者应定时更换角色,以减少因疲劳而对胸部按压的频率和幅度产生不利影响。如果有两名或更多急救者在场,应每两分钟(或在5个比例为30:2的按压与人工呼吸周期后)更换按压者,每次更换尽量在5秒内完成。

(8)连续实施5个周期CPR(约2分钟)后判断复苏效果。临床上胸外心脏按压的有效标志是:①心音及大动脉搏动恢复;②口唇发绀消失,皮肤转为红润;③可测得血压,收缩压≥7.98 kPa(60 mmHg);④散大的瞳孔开始缩小;⑤甚至出现自主呼吸,说明脑灌注已经重建。以上标志仅说明抢救初步成功,必须继续进行综合性心肺脑复苏。

(9)复苏成功后应整理衣被保暖,并移去硬板或将病人移至床上,为病人取舒适卧位。

(10)检查有无复苏并发症:肋骨骨折、肝裂伤、气胸、血胸、心包积血等。并发症的发生多与按压手法和位置不恰当成正比,应重视并及时对并发症进行处理。

3.胸外心脏按压技术操作上的失误最常见的情况如下:①手常放置过低以致放在剑突上;②肘部弯曲,这样削弱了由躯干及肩部产生的力量;③手指没有离开肋骨而引起肋骨骨折或肋骨软骨断裂;④在按压周期手掌脱离了胸骨引起了力量反弹;⑤按压没有对准胸骨导致胸廓损伤;⑥不能持续有规律地按压胸骨。按压胸骨的力量是有变化的,对于儿童使用手掌和手臂的力量即可,而对于成年人要用肩部和躯体的全力。老年人肋骨质地较脆,要格外小心以免发生肋骨断裂或关节离断。

4.有条件时可使用机械胸外心脏按压器。

(三)胸内心脏按压法(open chest caidiac compression,OCC)

经过近20年的临床实践总结,接受胸外心脏按压的病人最终完全康复者仅为10%~15%,而开胸心脏按压的长期存活率却可达30%左右。实验研究也证实,胸外按压时的心排出量仅为开胸复苏时的一半;胸外心脏按压时,胸腔压力升高,使颈动脉和颈静脉压力同时升高,不利于颅内静脉回流,并致颅内压升高和脑灌注压下降,对脑灌流不利。因开胸心脏按压不增加胸腔内压力,提升脑灌注压,有利于脑的复苏,并能直接除颤,能直接观察和感觉心脏对各种治疗作出的反应,又可压迫止血,所以胸内心脏按压越来越被人们重视。一般认为常规胸外按压 10~15 分钟,如果超过 20 分钟按压仍无效,若有条件或适应证,则应迅速开胸进行胸内心脏按压。但胸内心脏按压必须在气管插管或气管切开行机械呼吸的前提下实施。

1.适应证

(1)凡经常规胸外心脏按压 10~15 分钟或 ECC 效果不佳(表现为摸不到大动脉搏动持续 10 分钟以上)者;

(2)估计存在胸内情况,如胸内出血、胸部穿透伤、胸部挤压伤、连枷胸、张力性气胸、心包填塞和心脏外伤等;

(3)肥胖、胸廓或脊柱畸形伴心脏移位者;

(4)多次胸外除颤无效的顽固 VF 或 VT,需针对原因进行处理者,例如肺动脉大块栓塞便于碎栓或取栓、意外低温便于直接心脏复温和除颤;

(5)晚期妊娠;

(6)在手术中发生的心跳停止,尤其是已经开胸者。若存在二尖瓣狭窄或梗阻(如黏液瘤脱落),只有在去除狭窄或梗阻后心脏方有复苏的可能。腹部大出血一时不易控制者,在膈肌上临时阻断主动脉行 OCC 是救急的有效措施。

2.操作方法:在 ECC 支持下,尽快行皮肤消毒(为争取时间可不必过分拘泥于严格的无菌操作);立即气管插管,自胸骨左缘 2 cm 处起至腋中线作第 4 肋间隙开胸,迅速切开皮肤、皮下组织、肋间肌和胸膜,撑开肋间隙。心跳停止无须止血。右手伸入胸腔先进行心包外挤压,其方法有以下 3 种。

(1)单手挤压法:右手四指并拢平放心脏的后面(左心室),拇指和大鱼际肌在心脏前面(右心室)有节奏地挤压心脏,每分钟 60~80 次,每次挤压后要迅速松开手掌。

(2)双手挤压法:双手分别置于左、右心室两边,双手协调适宜用力挤压心脏,同样每分钟 60~80 次。

(3)向胸骨推压法:右手四指并拢平放在心脏的后面,将心脏向胸骨方向挤压。按压频率均为每分钟 60~80 次。小儿因胸腔小,往往只能以二指或三指向胸骨推压。心包外挤压 1~2 min 后若仍未能使心脏复跳或出现心室颤动发生,则可在左膈神经前纵行心包切口 8~10 cm,注意勿损伤膈神经和冠状血管,心包切开后,应立即行单手或双手挤压心脏。

三种方法可视具体情况实施或交替选择。

3.胸内心脏按压时的注意事项

(1)正确应用挤压法,应以拇指与其他并拢的四指均匀按压,避免损伤心肌甚至穿透心室壁,每次按压后应迅速放松手指,以利于心脏充盈。

(2)在按压过程中,尽可能不要压迫心房、瓣膜口和冠状动脉主支。

(3)胸内心脏挤压术应与机械呼吸配合,其比例是(4~5):1。

（4）心脏复跳后仍须观察 15～20 分钟动态变化后方可关胸缝合，防止心脏可能再次停跳。

（5）关胸时心包须留 2～3 cm 长孔隙，以利心包引流，但裂口不应过小，防止发生心壁疝，若心脏膨胀则不予缝合。缝合胸壁前，要注意完善止血和留置引流管，胸腔引流或水封引流瓶一般于 36～48 h 后拔除。

（6）伺机选取左心尖无血管区穿刺至心腔内注药。

（7）胸内心脏挤压时，若发现室颤，则应立即进行胸内电击除颤。将用盐水纱布包好的两极板分别紧压在左、右心室壁上进行除颤。胸内除颤电能成人从 10～20 J 开始，若无效，可逐渐加大电能，一般不宜超过 40 J；小儿一般从 5 J 开始，一般不超过 20 J。

四、紧急体外循环

美国 Peter Safar 所在的国际复苏研究中心，已将紧急体外循环应用于较长时间心搏骤停病人的复苏。本法可应用于常规复苏无效的病人，利用股静、动脉插管，经过泵和氧合器（最好用膜式氧合器，ECMO）作不开胸体外循环。紧急体外循环对恢复稳定的自主循环，以至随后脑复苏清醒存活，都比常规心肺复苏疗法好。它能作较长时间的辅助循环，可以充分控制血流量、血压、体温和血液的组成成分，有利于脑及各重要器官功能的保护和康复。

五、其他

如插入式腹部反搏术（interposed abdominal counterpulsation，IAC-CPR）是在胸外心脏按压的舒张期进行腹部按压，可增加主动脉舒张压和冠状动脉灌注压，增加静脉回流和强化胸泵机制。

第二节 高级生命支持

高级生命支持（ACLS）是基本生命支持的继续，是专业人员以高质量的复苏技术，复苏器械、设备和药物治疗争取最佳疗效和预后的复苏阶段，也是生存链中的重要环节。

一、控制气道

1. 当代医院病区或门（急）诊室都必须备有面罩和简易呼吸器，一旦病人发生呼吸停止、心搏骤停应立即用面罩和呼吸器行人工呼吸，并尽快应用纯氧吸入。一边人工呼吸，一边行气管插管，接呼吸机行机械呼吸。

2. 食管-气管联合导管（cornbitube）：为了尽快进行人工呼吸，在急救时可先插入食管-气管联合导管，该导管由 2 个腔和 2 个气囊组成。急救时可盲目插管，若进入气管，充气后即可进行人工呼吸；若插到食管，2 个气囊充气后将食管堵塞，可通过另一孔进入气管进行有效通气，同时也防止胃内容物反流而致误吸。缺点是若气囊充气后不与咽喉壁贴合,则通气量不足。

3. 喉罩气道(laryngeal mask airway,LMA):由通气道和通气导管组成,通气导管类似气管导管,通气罩呈椭圆形隆起罩,由软胶制成周边围绕气囊,可经注气管向内注入气体膨胀。在困难气管插管病人中可用此应急,但不能防止反流误吸。

4. 为确保呼吸支持,只有在气管插管后才能做到,上述方法和设备都属权宜措施,故气管插管要尽可能提前进行。在麻醉科、手术室、急诊室、ICU 和其他诊疗场合应随手可取得气管插管用具,机械通气机也随时备用。总之,气管插管和机械通气在 CPR 中有不可替代的价值,在后续的脑复苏过程中,还需继续应用。

5. 紧急的气管切开术是对气管插管困难和有插管禁忌证病人的最后一种可选择方法。该方法能较长时间保持气道畅通,易于清除呼吸道分泌物,减少呼吸道阻力和呼吸道解剖死腔。对于心肺复苏后仍昏迷、痰液潴留、需经常吸引及需长期机械通气者可选择气管切开术。

二、药物应用

通过迅速建立静脉通道,以便静脉注射肾上腺素及其他相关用药,若未能建立静脉通道,可直接经气管插管行气管内给药。

CPR 给药的目的总不外乎:①增加心肌与脑的血液灌注量,以作为心脏按压的辅助手段,协助提高心脏按压效果,促使心脏尽早复跳,增强心肌收缩力;②降低除颤阈值,利于电击除颤和防止室颤复发;③治疗心律失常,增加心肌兴奋性与传导性;④纠正酸中毒和电解质紊乱,有助于发挥心血管活性药物的效应;⑤脱水利尿,减轻长时间脑缺氧性水肿损害,以利于脑功能的保护。为此,常用药物有以下几类。

1. 肾上腺素:CPR 时应用肾上腺素(EP)的效果已久经考验,是 CPR 的必备药,具有同时兴奋 α、β-受体作用,是心脏复苏首选用药。其 α-受体兴奋作用可增加全身外周血管阻力,但并不收缩冠状血管与脑血管,可提高胸外心脏按压时的动脉收缩压与舒张压,从而改善心肌与脑血流,增强心肌兴奋,并促使心脏自主收缩的恢复。肾上腺素还可以使室颤波由细颤转变为粗颤,心肌色泽由发绀转为红润,为电除颤创造良好的条件。肾上腺素血流动力学效应明显与剂量相关。传统的推荐剂量为每次 $0.5\sim1.0$ mg,若无效,每 $3\sim5$ 分钟可重复给药,虽然它能产生较单纯胸外心脏按压高 4 倍的心肌血流量,但仍低于基础需要量。因此若首次应用效果不好时,应采用大剂量肾上腺素,剂量为 $0.1\sim0.2$ mg/kg 静注,不仅可显著提高心肌灌注压,增加脑血流量,而且心脏复跳率亦明显提高。目前主张一旦证实心跳骤停,应立即静脉注射肾上腺素 1 mg(10 mL 稀释液)。如无静脉通路,应将肾上腺素 $1\sim2$ mg 稀释于 10 mL 生理盐水中,立即气管内注射,若标准剂量(1 mg)用药无效,则可考虑大剂量(5 mg)静脉注射。临床上静脉应用标准剂量肾上腺素效果不佳或无效,另一种因素可能与一次性使用注射器及输液管吸附药物有关,甚至吸附严重,这些器具材料大多为聚氯乙烯(PVC)制造,若按标准剂量药物应用,可能被此材料壁所吸附,而真正进入人体内的药物则明显减少。

2. 碳酸氢钠:到目前为止仍是纠正代谢性酸中毒的首选药。心跳骤停后机体可发生的酸中毒,早期可能以呼吸性酸中毒为主,缺血时间或低血压时间较长者可伴有严重乳酸酸中毒。因此,心跳骤停后的酸中毒是以呼吸性酸中毒为主,早期用过度通气即可纠正。目前不主张盲目应用碳酸氢钠,在常规方法如除颤,心脏按压,气管插管,人工通气,多次使用肾上腺素无效后才考虑使用,而且应在动脉血气分析结果的指导下有选择性地应用。应用碳酸氢钠的指征有:①心跳骤停超过 10 分钟,pH 小于 7.20;②心跳骤停前已有代谢性酸中毒或高钾血症;③孕妇心跳骤停,且 pH 小于 7.30。碳酸氢钠的初量一般可用 1.0 mmoL/kg,以后每隔 10 分钟追加量不多于初量的 1/2,一旦有条件时,即应根据酸碱血气分析的结果来决定随后的用量,但碳酸氢钠的剂量超过 2 mmoL/kg,可引起代谢性碱中毒。

3. 阿托品:降低心脏迷走神经张力,增强窦房结兴奋性,加速房室传导,适用于治疗心动过缓和房室传导阻滞,可对抗胆碱能所致血管阻力和血压下降,对顽固性完全心室停搏可能有效。心动过缓或房室传导阻滞时可静脉注射阿托品 0.5～1.0 mg,并根据情况 5 分钟后可重复 1 次。心跳停止时用阿托品 1.0 mg 静脉注射,3 分钟后无效可重复注射,总量为 3 mg,此量可导致完全性迷走神经阻滞。阿托品经稀释后,也可行气管内给药。但是,在延长复苏中使用肾上腺素后不应再给阿托品。

4. 利多卡因:可降低心肌应激性,提高心室颤动阈,抑制心肌异位起搏点,对室性异位起搏点最有效,是目前治疗室性心律失常的首选药,对室上性心律失常无效。它对血流动力学影响小,可逆转缺血或梗死引起的室颤阈值下降,但也增大除颤阈值。病人如有心室颤动,应用利多卡因协助除颤和防止心室颤动复发。要使利多卡因达到并维持有效的血浓度,首次 1～2 mg/kg 静注,继而 1～4 mg/(kg·h)静滴,气管内用药是静脉注射的 3～5 倍,需稀释 10 mL 应用。

5. 胺碘酮:除阻断 α、β-受体作用外,对钠、钾和钙离子通道都有作用,对室上性和室性心律失常都有效,对顽固性室颤病人,给予胺碘酮可增加除颤成功率。故目前有人主张以胺碘酮代替利多卡因作为一线抗心律失常药。但胺碘酮有导致低血压、心动过缓、价格昂贵及使用不便等缺点,使用时必须用 5% 葡萄糖溶液稀释至 20 mL,新鲜配制才可使用。首次量 150 mg 缓注,以后维持 0.5～1 mg/min。

6. 多巴胺:属于儿茶酚胺类药物,是去甲肾上腺素的化学前体,既有 α-受体激动作用,还有多巴胺受体激动作用。生理状态下,该药通过 α-受体和 β-受体作用于心脏。在外周血管,多巴胺可以释放储存在末梢神经内的去甲肾上腺素,但去甲肾上腺素的缩血管作用多被多巴胺受体 DA_2 的活性拮抗,所以生理浓度的多巴胺起扩血管作用。在中枢神经系统,多巴胺是一种重要的神经递质。作为药物使用的多巴胺既是强有力的肾上腺素能样受体激动剂,也是强有力的周围多巴胺受体激动剂,而这些效应均与剂量有关。①多巴胺用药剂量 2～4 μg/(kg·min)时,主要发挥多巴胺样激动剂作用,有轻度的正性肌力作用和肾血管扩张作用;②用药剂量为 5～10 μg/(kg·min)时,主要起 $β_1$-和 $β_2$-受体激动作用,另外在此剂量范围内 5-羟色胺和多巴胺介导的血管收缩作用占主要地位;③用药剂量为 10～20 μg/(kg·min)时,α-受体激动效应占主要地位,可以造成体循环和内脏血管收缩。多巴胺给药的推荐剂量为 5～20 μg/(kg·min),超过 10 μg/(kg·min)

可导致体循环和内脏血管收缩,更大剂量的多巴胺对一些患者可引起内脏灌注不足的副作用。以 $2\sim4$ $\mu g/(kg\cdot min)$ 的剂量治疗急性肾衰竭少尿期,尽管此剂量的多巴胺可以偶尔增加尿量,但尿量的增加并不能代表肾小球滤过率的改善。所以,目前不建议以小剂量多巴胺 $2\sim4$ $\mu g/(kg\cdot min)$ 治疗急性肾衰竭少尿期。复苏过程中,由于心动过缓和恢复自主循环后造成的低血压状态,往往选用多巴胺治疗。多巴胺和其他药物合用仍是治疗复苏后休克的一种方案。如果充盈压改善,低血压持续存在,可以使用正性肌力药或血管收缩药(如去甲肾上腺素),这些治疗可以纠正和维持体循环的灌注和氧的供给。不能将碳酸氢钠或其他碱性液与多巴胺液在同一输液器内混合,碱性药物可使多巴胺失活。多巴胺的治疗也不能突然停药,需要逐渐减量。

7.异丙肾上腺素:只兴奋 β-受体,心肌收缩力增强,心率增加,心肌做功增加,氧耗量增加,在心肌缺血情况下可加重心肌缺血,引起心律失常。因此它不适用于缺血性心脏病病人,有加重心肌缺血和心律失常的可能,也不适用心脏停搏的病人,因用药后外周血管扩张,心肌血流量下降,因此只有适应于房室传导阻滞用阿托品无效的病例,在置起搏器治疗之前采用的临时性措施。它常用异丙肾上腺素 1 mg 加于 5% 葡萄糖液 250 mL 中,静脉滴注速率为 $2\sim10$ $\mu g/min$,依据心率和心律的反应加以调节,需要床旁监测。

8.钙剂:虽然钙剂能增加心肌收缩力,但临床应用和实验研究证实钙剂应用于心肺复苏中并无助于心脏复苏,相反在缺血和再灌注期间大量钙离子积聚于细胞内,对机体有害。血浆 Ca^{2+} 浓度过高,形成石头心的机会增多,也可能加重脑的再灌注损伤。因此,除有高钾血症、低钙血症或钙通道阻滞药中毒引起的心跳骤停外,一般不使用钙剂。一旦心跳转呈有力,即适可而止。氯化钙 $2\sim4$ mg/kg 静注,必要时可重复。

9.血管加压素(vasopressin):是外源性抗利尿激素,在高于生理剂量时(超过抗利尿作用所需剂量时)可产生非肾上腺素样外周血管收缩作用。血管加压素作用于加压素 V_1-受体,无 β 效应,使平滑肌收缩,升高血压,增加冠脉流量,因为此药可增加外周血管阻力而诱发心绞痛。首次 40 IU。血管加压素的半衰期为 $10\sim20$ 分钟,长于肾上腺素。现在研究发现,在 CPR 恢复自主心跳的病人血中的血管加压素水平明显高于 CPR 后未恢复自主心跳的病人,由此提示给予血管加压素可能有助于自主心跳的恢复。血管加压素主要收缩皮肤、骨骼肌、胃肠道、脂肪的血管,而对冠状动脉和肾血管的影响较小,且具有扩张脑血管的作用。血管加压素并不引起骨骼肌舒张也不增加心肌耗氧量,因其无 β-受体兴奋作用。血管加压素的另一优点是严重酸中毒时并不影响其疗效的发挥。因此,目前主张在 CPR 时可考虑选用血管加压素,或以此代替肾上腺素为除颤创造条件。

10.甲氧胺:是 α-受体药,用药后理论上更能广泛收缩外周血管,明显使全身小动脉小静脉收缩,有效提高动脉血压,舒张血压相应提升,有利于冠状动脉灌注压提高,改善心肌缺血和氧供,促进心脏复苏。因此不少学者主张应用于心脏复苏,作者认为该药更适合于血容量较低病人的心跳骤停的复苏。

11.溴苄胺:能提高心室颤动阈值,延长心室浦肯野纤维的不应期,还能增加心肌收缩力。因该药具有肾上腺素能神经节后阻滞作用,易发生体位性低血压,有时需使用小剂量升压药或输液扩容来纠正。所以,不作 CPR 一线用药,只用于利多卡因和电除颤不能逆转的心室纤颤,利多卡因不能控制的再发性室颤病人。

第三节　复苏后治疗

复苏后治疗指自主循环恢复后,以脑复苏为目标对全身各重要器官的支持治疗,它包括判断和治疗心跳骤停的原发疾病,病人的预后和脑复苏及对重要生命器官进行支持治疗。后期生命支持(PLS)亦包括 GHI 三个步骤:G:Gauge 病情估计;H:Human Mentation 以恢复神志为重点的脑复苏;I:Intensive Care 重症监测治疗。

一、脑复苏

部分心跳骤停的病人,经心肺复苏后虽然心跳、呼吸恢复,但脑功能受到不同程度的损害,严重者呈脑死亡或持续植物状态。根据这种情况 Safar 于 1970 年提出脑复苏这一概念,将心肺复苏扩展为心肺脑复苏,并强调心肺复苏的主要目标是恢复脑的功能。脑复苏的成败关键在三方面:尽量缩短脑循环停止的绝对时间;采取确实有效的措施,为脑复苏创造良好的生理环境;在降低颅内压、降低脑代谢和改善脑循环的基础上,采取特异性脑复苏措施,打断病理生理进程,促进脑功能恢复。

二、一般治疗

(一)维持循环系统功能稳定

经复苏抢救后,虽心搏已恢复,但心脏功能的恢复仍需予以支持与维护,避免再次停搏。应常规监测动脉血压、中心静脉压、尿量、心电图。左心功能不全时还应放置漂浮导管,以监测肺动脉压、肺毛细血管楔嵌压、心排出量等。可根据血压、中心静脉压、尿量等,应用各种液体补充血容量;使用有关心血管活性药物维持心血管功能、改善组织灌注;选用相应的抗心律失常药防治心律失常;分析心跳骤停的诱发因素,治疗原发病,纠正当前病因。自主循环恢复后,应要求维持正常或稍高于正常的动脉压 12～13.3 kPa(90～100 mmHg),防止发生高血压,最高不宜超过自动调节范围 17.33 kPa(130 mmHg)。若血压过高,应使用硝普钠、硝酸甘油。更要防止血压过低,收缩压不宜低于 12 kPa,一旦发生低血压应使用血浆或血浆代用品如低分子右旋糖酐等扩容,同时使用多巴胺以维持血压。采取血液稀释方法维持 HCT 在 30%～35%,有利于脑内微循环血流的重建,改善脑血流灌注,促进神经功能的恢复。

(二)维持呼吸系统功能稳定

心脏复跳后,自主呼吸未必立即恢复,即使恢复,其时间也不尽相同,且呼吸功能不一定理想。此外,从复苏的效果推测,一般认为自主呼吸出现得越早,表明延髓功能已恢复。为进一步使机体组织维持氧供与氧耗的平衡,便于呼吸道管理与酸碱平衡调控,可先保留气管内插管与控制呼吸。若呼吸功能恢复,且神志清醒,$P_{ET}CO_2$ 和 SpO_2 正常,清除呼吸道分泌物后,可考虑拔除气管插管,而改用面罩或鼻导管吸氧。对神志不清和病情不稳定及需氧疗病人应行机械通气,根据监测病人血氧饱和度、动脉血气和呼吸末二氧化碳等结果,考虑选用间歇正压通气、呼气末正压通气等,保持中等过度通气,维持 $PaCO_2$ 在 $3.33\sim4.67$ kPa($25\sim35$ mmHg),这样可降低颅内压,减轻脑水肿。机械通气超过 $48\sim72$ h,可考虑气管切开。机械通气时应避免纯氧吸入。当病人有自主呼吸,而又考虑应继续机械通气或辅助呼吸,且有人机对抗时,可应用适量镇静药或少量肌松药。另外,做好呼吸道雾化、湿化治疗,合理应用抗生素,预防肺部感染。在脑血流减少情况下使用血管扩张剂,脑内受缺氧损害较轻的部位,保持自动调节功能,使该部位血管扩张;而脑内受缺氧损害较重部位,则失去对血管扩张剂的反应,这样就使脑内损害重的部位的血液转入损害较轻的区域,这种现象称为窃血现象。过度换气的效果是,$PaCO_2$ 降低使损害较轻的部位血管收缩,较重的部位的血管对 CO_2 浓度改变没有反应,使脑内损害轻的部位的血液转流入损害重的部位,此即为反窃血。效果与上述窃血现象相反。

(三)是否使用含糖溶液

临床实践证实(据有关资料报道),脑缺血后使用含糖溶液可以增加神经的损害。主要是在脑的血流较少部位增加乳酸生成和细胞内酸中毒而加剧脑损害。实验研究发现,心搏骤停后在复苏过程中血糖升高病人的神经元损害难以恢复。如使血糖＞13.5 mmoL/L 则更为有害,尤其是心搏骤停行心肺复苏时就给糖溶液,即使血糖低于 11 mmoL/L,也会造成脑功能损害。因此复苏过程中应用糖溶液做法的概念应更改,但复苏后期如需维持病人机体能量,使用含糖溶液是正确的。但在应用胰岛素控制高血糖时,一定要避免低血糖的发生,因为低血糖本身就可导致不可逆脑损伤,建议用快速血糖仪加强血糖监测,开始至少每小时监测血糖一次,稳定后每天监测数次。

三、其他综合治疗

(一)低温治疗(浅低温)

所有复苏后患者均应避免高热。

1. 恢复脑血流和脑氧供需平衡是脑复苏的重要因素。低温可降低脑代谢,减轻脑水肿,稳定细胞膜,维持离子内环境稳定,抑制氧自由基的产生与脂质过氧化反应,减少兴奋性氨基酸的释放,抑制破坏性酶反应等,因此从多方面对脑缺氧起到保护作用。心脏停搏未超过 $3\sim4$ min 或已呈软瘫状态,不是低温的适应证。心脏停搏时间较久,或呈现体温升高或肌张力增高者应降温。

2. 目前临床上主张用浅低温(食管温度 32℃～33℃)治疗。呼吸心跳停止后,在心肺复苏同时立即放置冰帽,实施头部重点降温,也可在头、颈、腋窝及腹股沟放置冰袋。特别是在炎热季节病人体温较高时,必须有效使体温降至较正常体温低 5℃～6℃,但应避免低于 30℃,以免造成不必要并发症发生。保持浅低温,能有效地减轻神经元的损伤和复苏轻度受伤的神经元,其主要机制是稳定细胞膜和阻断高代谢状态。当循环恢复后,再灌注开始时,还能起到遏制常温再灌流损伤,并能使已经损伤的神经元组织逆转及保护、保存未损伤神经元。这种保护作用与低温实施时机、降温效果和持续时间成正比关系，所以实施降温的原则如下。

（1）及早降温：为优先和重点降低脑温，可用自制的冰帽（冰水槽）作头部降温，也可用近年来试制成功的冷气冰帽，再配合腹股沟、腋窝部放置冰袋，以尽快降低脑温。在心跳恢复，能测得血压即开始，因当时病人的御寒反应尚未恢复，故无须用药控制寒战，若延迟到6 h后方才开始降温即无效。

（2）足够降温：需监测鼻咽部、食管下段及直肠温以分别了解脑温、心温和全身其他部位的温度。争取在3～6 h内使鼻咽部温度达28℃上下，食管和直肠温度不低于28℃～30℃。必要时在颈部及腹股沟加用冰袋。在此温度条件下维持12～24 h，然后视情况任体温自行回升到32℃上下。

（3）降温到底：降温的持续时间长短视病人中枢神经功能恢复程度而定。低温的底是以恢复听觉为准，表现为能转头寻找声音来源、听从命令举手、抬头和睁眼等，提示大脑皮质功能已初步恢复。此后，即可停用冰帽，任其自行复温至36℃～37℃。要严格防止体温反跳性升高。

（4）复温方法：待四肢协调活动和听觉等大脑皮质功能开始恢复后才进行复温，以每24 h温度回升1℃为宜。在降温的过程中，为避免寒战、制止抽搐，可应用冬眠药等。

（二）利尿脱水

脱水目的是减少细胞内液。脱水过程首先是血管内液，其次是组织间液，最后是细胞内液。脱水应以增加排出量来完成，而不应使入量低于代谢的需要。利尿脱水是降低颅内压，减轻脑水肿，改善脑循环的重要措施。可先用速尿20～40 mg静注，然后快速输注甘露醇（20～30 min滴完250 mL）使利尿效果更好。甘露醇是高渗性脱水药，不通过血脑屏障，可将脑内水分吸入血管内，经肾排出而产生明显脱水效果，故能较好地控制颅内高压。该药具体用量0.5～1.0 g/kg，每天快速滴注2～3次，快速静滴后30分钟作用最强，可维持4～6 h。对疑有颅内出血、脑血管畸形应慎用或不用甘露醇，否则健康脑组织皱缩，可引起颅内血肿扩大使进入矢状窦的静脉或脑膜中动脉被撕破形成颅内血肿。行脱水利尿时应注意监测动脉压、CVP、渗透压、尿量。血容量不足时应先补充血容量再脱水利尿，否则达不到脱水目的。利尿脱水目标：①最初72 h，争取摄入量小于尿量500～1 000 mL；②两眼球稍凹陷，眼球张力降低；③皮肤弹性降低，但血压仍能维持；④中心静脉压正常，血红蛋白及血细胞比容不过高。脱水时需注意：①维持动脉压正常，CVP值不低于正常最低值。②脱水不可过度，否则造成血液浓缩。脱水治疗时行血红蛋白、血细胞比容监测，以防脱水过度。③脱水时注意测定钾和补钾，以约500 mL尿补钾1 g估算，以监测血钾为准。

（三）止痉

心跳恢复后，可出现惊厥，这主要是脑损害后脑水肿所致。不仅可增高机体代谢率，增加全身耗氧量，而且影响呼吸，升高体温，从而使脑损害加重，因此必须用药物制止惊厥。临床上可应用安定或咪唑安定，先静脉缓慢注射安定或咪唑安定3～5 mg，然后持续输注,一般能控制惊厥。如果无效可使用硫贲妥钠 50～100 mg 静注,必要时应用非去极化肌松剂止痉。巴比妥盐可使颅内压降低,降低脑氧耗量,使正常脑血管收缩,使血液流至受损脑组织从而起到保护局灶性脑缺血的作用。但硫贲妥钠本身对心血管功能有抑制作用,在病人血压心率等循环功能未稳定情况下,不宜盲目使用,未行气管插管、气管切开的病人,在存在通气无保障情况下禁止使用,因它对呼吸也同样有较大抑制作用。

(四)大剂量肾上腺皮质激素

激素能缓解神经胶质细胞的水肿,临床应尽早使用,一般使用 3～4 天即可全部停药,以免引起不良并发症。大剂量肾上腺皮质激素具有降低毛细血管通透性,维持血脑屏障完整性,稳定生物膜,清除自由基,促进利尿,使脑脊液形成减少,从而减轻脑水肿等作用。临床上一般短时间内大剂量应用,如每日每千克体重用地塞米松 1 mg,或甲泼尼松龙 5 mg,分 3 次静脉注射,共用 3～4 d。氢化可的松也可使用,临床应用后均有效,而有效程度大小目前还没有一个明确定论。

(五)促进脑组织血流再灌注

复苏早期维持血压正常或稍高于正常,可促进脑内血流再灌注。血液稀释可降低血液黏度、血细胞比容、红细胞及血小板凝聚性,使心排出量增加,末梢血管阻力下降,从而使脑血流量增加。

(六)高压氧治疗(HBO)

该方法是治疗脑缺血缺氧的有效方法,初步体会是经 HBO 处理的脑缺血病人,具有清醒提前而后遗症减轻或全无等特点。它的主要作用如下。

1.使脑血管收缩,降低颅内压。

2.改变全身机体组织缺氧状态,尤其是脑、心、肾等重要器官缺氧得到改善,并使酸碱平衡。

3.明显增加脑组织的含氧量(比常规氧疗),有效改善脑缺血缺氧状态。

(七)过度通气

应用机械呼吸,使 $PaCO_2$ 降至 3.33～4 kPa,可有效降低颅内压,减轻脑水肿、脑损害。致呼吸性碱中毒又有利于代偿代谢性酸中毒,使脑组织 pH 值升高,帮助脑循环自动调节机制恢复。

(八)促进脑代谢药物的应用

如 ATP、精氨酸、辅酶 A、辅酶 Q、细胞色素 C 等均可用于配合治疗,以促进脑代谢。

四、心肺脑复苏后病人的转归

(一)脑功能恢复过程

心搏骤停后经上述心肺脑复苏治疗,脑功能的恢复基本上按自尾端向上发展的规律,其恢复顺序大致为:心跳、呼吸、对光反应、吞咽反射、咳嗽反射、痛觉反应、头部转动、四肢活动、听觉反应、意识恢复、视觉恢复。凡病人心跳恢复后,自主呼吸迟迟不出现,瞳孔持续散大,肌肉无张力,对光无反应、咳嗽反射消失,循环依靠升压药维持,而且使用药物浓度越来越高,均提示预后不良。

(二)脑功能分级

按脑功能分级与机体总体功能分级综合评估,可将心肺脑复苏后病人的转归分为五个等级:①一类:完全正常,无伤残;②二类:清醒,有一定的伤残,但是一般生活尚能自理;③三类:清醒,存在严重伤残,生活不能自理;④四类:昏迷或植物状态,但是无脑死亡;⑤五类:脑死亡或死亡。

(三)植物状态(PVS)的定义

所谓植物状态(植物人)通常是指长期昏迷病人,而有些植物人可睁眼环视,貌似清醒,故又有"清醒昏迷"之称。当病人完全丧失了社会生活功能,如感知觉、记忆、语言、认知、思维、运动等,而仅具有:①对环境毫无反应,完全丧失对自身和周围的认知功能;②病人可有入睡及觉醒规律,但无白天黑夜之分;③病人存在吞咽食物功能,但不能随意移动肢体,完全失去生活自理能力;④病人仅存在最基本的生理功能,如呼吸、心跳、胃肠蠕动、新陈代谢、生长及发育等功能。上述状态称为植物状态。

(四)对脑死亡(brain death)的判断

临床上所指的脑死亡,是指包括脑干在内的全脑功能丧失的不可逆转的状态。脑死亡实际上意味着人的生命真正结束。关于脑死亡的临床判断标准如下。

1. 自主呼吸停止

(1)病人需要不停地进行人工呼吸。判断自主呼吸是否停止是决定脑死亡诊断最重要的指标,因为只要有一次微弱的自主呼吸就不能诊断脑死亡。凡是有自发的、甚至是极表浅的呼吸存在都不能诊断为脑死亡。还有人认为在 15 min 内病人无自主呼吸就可诊断为呼吸停止。

(2)临床上可采取如下的判断方法:用纯氧给病人在人工呼吸吸入 10 min,然后停用人工呼吸机观察 6 min,如仍无自主呼吸,说明呼吸中枢已经衰竭。通常情况下,此时二氧化碳分压可达 8 kPa(60 mmHg)以上,足以兴奋呼吸中枢,是诊断脑死亡有利依据之一。

2. 不可逆性深度昏迷

病人对外界环境毫无反应,不按指令行事,对语言、声觉或疼痛刺激无任何反应,也不会发音,一切意识均消失,无任何自发性肌肉运动。但是,由于脊髓可能尚未死亡,反射性活动可能存在,如强烈刺激足底,病人可能保留膝部屈曲动作等。这种脊髓反射性活动要与自发性肌肉运动区别开来,以免误诊。

3. 脑干反射消失

如果脑干反射全部消失,说明作为中枢的脑干功能已经丧失,也就是说脑干已经死亡。所以,脑干反射消失是临床判断脑死亡的关键。脑干反射包括 6 个方面:①瞳孔散大、固定;②角膜反射消失;③垂直性眼球运动(玩偶眼运动)试验:脑死亡时轻轻俯仰病人头部,病人的眼球固定,不上下移动;④眼-前庭反射消失;⑤眼-心反射消失;⑥阿托品试验:用阿托品 1 mg 静脉注射,在 5～10 min 内心率无变化(少于 5 次)者说明延髓功能衰竭。

4.脑电图呈平直线

脑电图必须按操作规程严密观察,如果在 12 小时内 2 次(每次间隔 6 小时以上)观察的结果都是平直线,可以考虑为脑死亡。如果能做脑电图的动态观察,则持续的平直线达 6 h,可以诊断为脑死亡。

5.脑死亡的诊断必须持续 12 小时以上

如果符合以上各条标准,而且这种状态经过 12 小时的反复检查都相同,就可以诊断脑死亡。

6.脑死亡判断四步骤

脑死亡判断四步骤是指:①临床相关指标判断;②实验室指标判定;③呼吸停止试验;④阿托品注射试验。

第十六章 腹腔镜手术摆位前准备和体位

腹腔镜手术中为达到方便手术治疗的目的,根据需要常采用不同的体位。在常规条件下,这些体位不影响麻醉科医生的观察和管理。但是由于腹腔镜手术期间外科医生及其助手和洗手护士的站位不同于普通外科手术,麻醉科医生应对此造成的管理和观察不便所构成的风险有充分认识,能判断出患者对某种体位的耐受能力,手术时间越长,其危险性相应越大。在手术期间,麻醉科医生应密切监测因体位改变而引起的生理变化,以便及时采取有效的防治措施,确保患者的生命安全。

第一节 腹腔镜外科手术中常见体位和管理

一、腹腔镜外科手术摆位前患者的准备

一般情况下,外科医生的站位分布在手术区的两侧,麻醉科医生可以近距离观察头部及上肢的情况,但在手术时,外科医生不仅占据患者的两侧,而且有时可能站在患者的头侧。例如,在常规的疝修补术中,外科医生站在腹股沟的位置,麻醉科医生很容易观察患者。而在腹腔镜下疝修补术中,外科医生为了控制手术器械,则要站在患者的头端。此时患者的头部几乎被无菌单全部遮盖,麻醉科医生很难观察患者头部及黏膜颜色变化,气道和静脉通路的管理也变得困难重重。麻醉和手术前必须充分考虑到上述因素构成的风险。

1.静脉通路的准备。全身麻醉时,静脉麻醉药通过外周静脉进入机体内的必由之路,也是紧急条件下救治所必需的。手术之前,建立静脉通路的上肢宜外展,若双手必须固定在患者躯干的两侧,应考虑连接一条延长管或者颈内静脉直接插管,以便随时追加药物。老年患者、心肺功能差或体弱者颈内静脉插管尤显重要,病情需要时可以监测中心静脉压。

2.气道的准备。在不同医院,即使相同的手术,也可能选择不同的麻醉方式。全身麻醉气管插管对维持气道通畅是有利的,无菌单和外科医生在头部操作则可能使患者头部受压,气管导管可能因此打折,也无法观察到颜面部的黏膜颜色。通常情况下,患者头部正上方安装麻醉支架,以便给气管导管腾出足够空间或暴露头部,否则在紧急情况下处理起来非常困难。气管插管或插入双腔支气管导管后,常规听诊确定气管导管或支气管导管的位置和双侧肺的呼吸音是否对称,一旦体位调整需要重新听诊确认,有条件的

术中间隔一定时间检查一次。

3.尿道的准备。胆囊切除术或其他时间短的上腹部手术无须插导尿管,术前排尿即可,但疝修补等下腹部或妇科盆腔区手术则必须插入尿管,以避免膨胀的膀胱妨碍外科操作或意外损伤膀胱。

4.监测的准备。和普通手术一样,腔镜微创手术麻醉的监测包括无创动脉血压(NiBP)、心率(HR)、脉搏氧饱和度(SpO_2)、呼吸频率(RR)和呼吸末二氧化碳分压($P_{ET}CO_2$),麻醉深度监测现在也进入此类手术的常规监测手段。心肺贮备功能较差、手术时间长的患者,根据需要可选择监测中心静脉压(CVP)、有创动脉压、尿量和体温,而胸腔镜手术的麻醉有必要进行呼吸力学监测。

二、腹腔镜外科手术中常见体位和管理

腔镜微创手术患者的体位取决于手术的种类和手术部位。利用重力作用,通过摆体位使非手术区器官或组织向下移位,为手术区腾出更多空间,以利于手术进行。例如,上腹部的胆囊切除术、肝的手术和胃的手术,患者一般取头高仰卧位,以利于外科医生观察上腹部脏器;下腹部的疝成形术、阑尾切除术、子宫切除术和结肠直肠的手术,患者呈头低仰卧位;而胸腔镜食管或肺的手术,患者取侧卧位,手术侧朝上。这些体位有时对患者的循环和呼吸等生理功能造成不利影响,甚至生命威胁。因此,在安置患者手术体位时,操作应缓慢,动作应轻柔,确保麻醉稳定,密切监测患者的生理变化,以免因体位变化,手术尚未实施即发生意外。下面介绍几种常见体位。

1.仰卧位。水平仰卧位是常见的微创手术体位,多用于普通微创外科手术。这种体位患者自然地仰身平卧于手术台上,头部垫一薄枕以保持前屈位。手术根据部位是上腹部还是下腹部或盆腔手术,可以选择仰卧头低位或头高位。无论头低位还是头高位,人工气腹后,无论上腔静脉还是下腔静脉回流均受限、内脏向横膈方向移位,呼吸因此受限,应加强对呼吸及循环的监测。老年患者、体质衰弱及心肺代偿功能较差者,在改变体位时应谨慎小心。

2.屈氏体位。屈氏体位(Trendelenburs)是仰卧头低位的修正体位,也是妇科微创手术常用体位。让患者仰身平卧,腘窝部位于手术床可折处;先将手术床置于头低10°～15°斜坡位,再将腿板降低15°～30°使膝屈曲下垂,这样患者不会向头方向下滑。这种体位常用于下腹部或妇科盆腔的手术。人工气腹后加重内脏向头方向移位,对呼吸影响大,功能残气量下降,肺总量和肺顺应性均下降;下腔静脉回流减少,对循环的影响同样较大。在屈氏体位时,CVP、肺静脉压、颅内压和眼压升高,心脏做功增加,胸肺顺应性和FRC降低。

3.反屈氏体位。反屈氏体位是头高脚低位,主要用于上腹部手术,回心血量减少,心排出量和平均动脉压下降。身体倾斜度越大,对心排血量影响明显增加,在气腹条件下,此一体位对血流动力学的影响大于头低位。

4.颈后仰卧位。颈后仰卧位是微创甲状腺手术常用的体位。在仰身平卧头高10°～20°体位的基础上,再将双肩垫高,头部尽量后仰,使颈部皮肤展开并处于高位。有利于手

术野的暴露,并可减少失血。颈部人工充气后,对气管压迫明显,术中应加强对呼吸道的管理。长时间头部过度后仰,可引起面部、眼睑及球结膜的水肿,有的因颈部肌肉牵拉而导致术后头痛。

5.截石位。截石位是微创泌尿外科手术常用的,如经尿道前列腺电切术等。让患者仰身平卧,双上肢紧靠躯体;患者下移使骶尾部位于手术床背板的下缘;两大腿外展60°~90°角并置搁于腿架上,穿上袜套或以软布料包裹并固定。在腿架上一定要垫一软垫,并避免腿架过高而压迫腘窝部位,以免发生腓总神经损伤或引起动静脉栓塞等严重并发症。这种体位对腰麻平面可能有一定的影响。由于下肢抬高可使回心血量增加,而当下肢突然放平时而使回心血量降低,对血流动力学的影响较大,尤其是对心功能较差的患者应特别注意。

6.侧卧位。侧卧位常用于微创胸外科手术。患者手术侧在上,背部平面靠近手术台边缘并与手术台垂直。头颈部与躯体保持正常关系,头部垫一稍厚的头圈,以避免肩部和耳朵过分受压。下方的下肢取髋膝屈曲接近90°位,便于固定侧卧姿势和放松腹壁。而上方的下肢可保持伸直位置,在两膝及大腿之间垫一软垫。双上肢向前平行伸开,或与躯体垂直,或肘部屈曲向头稍过伸,用双层支架固定。有时需上肢高于肩部,但应特别注意避免上肢过伸而损伤臂丛神经。固定上肢时应避免在肘部和桡关节处压迫尺神经和桡神经。在下侧胸壁靠近腋窝处垫一薄垫,以防腋窝部的血管和神经受压。骨盆为固定侧卧姿势的主要部位,其次是胸部,可以在骨盆或胸部前后以支架和软垫固定,也可以在骨盆腹侧置一沙袋,用束带固定。用于肾脏手术时,手术床的腰桥应对准第11~12肋,当腰桥升高时可使手术侧展平,有利于肾脏的显露。

7.俯卧位。俯卧位是微创泌尿外科、脊柱及其他背部手术常用体位。麻醉稳定后,将患者双臂下垂紧靠躯体,在保持头部与颈、胸部位置正常的情况下,以脊柱为轴心向一侧缓慢旋转为俯卧位。俯卧位时,胸腹部受压可限制呼吸时胸廓的扩张,引起限制性的呼吸困难,使肺活量和功能残气量降低,严重时可导致 CO_2 蓄积和低氧血症;可压迫下腔静脉使静脉血回流受阻。在俯卧位全麻下手术时,应特别注意呼吸道的管理。在改变体位的前后都要听诊,以确保导管位置正确。麻醉期间应监测有效通气量、气道压、$P_{ET}CO_2$ 及 SpO_2,如发生通气不足、气道压过高或氧合障碍,应迅速查明原因,如是否发生导管脱出、过深或扭折,或因患者的体位发生改变而严重限制胸廓的扩张等。此种体位,选择椎管内麻醉宜慎重,特别是肥胖、心肺功能差或预期气道困难者。

第二节 不同腹腔镜手术患者的摆位

目前各专业外科均开展了微创手术治疗,其体位的摆放在不同医院不同专科均有不同的要求,本节主要介绍几个典型的微创手术的体位。

一、普通外科腹腔镜手术的摆位

1.胆囊切除术。由于胆囊解剖位置低于肝脏,手术医生必须站在患者肝胆以下位置,以便面向患者头部和显示屏操作手术器械。一般而言,外科医生的站位有两种方式,一种是法式站位,也称为欧式站位,患者呈仰卧位,大腿轻度外展,并屈曲至臀部。主刀医生站位于患者两腿之间,显示屏置于患者右侧头肩部或是患者头部正上方的支架上,第1助手站在患者的右侧,第2助手和洗手护士站在患者的左侧,麻醉管理和观察非常困难。

另一种是美式站位,也是目前国内通用的方式,患者仰卧位或轻度头高的位置,双脚并拢。主刀医生站位于患者左臀部,第1助手站位和显示屏放置于患者的右侧,患者的一侧手臂可以外展至90°,头部暴露较好,因此不影响麻醉管理和观察。有建议认为,胆囊手术患者宜左侧卧位,有利于术中在内镜下逆行胆胰管造影术。

2.胃和肝的手术。胃手术(如胃底折叠术、胃溃疡手术、迷走神经切断术和胃成形术)或者下肝的手术,患者的摆位总体上与胆囊切除术相类似,外科医生站位或者在患者双腿之间,或者站位于患者一侧臀部水平。此类手术外科医生的站位对麻醉管理影响不大。

3.腹股沟疝成形术。下腹部手术和上腹部手术相反,主刀医生恰恰要站手术区以上部位。双侧疝修补术要求手术医生站在患者头侧,有利于观察腹股沟疝及操作,有的甚至要求站在患者对侧肩膀附近,而患者双手紧贴身体,便于手术医生有较大活动空间。患者的这个摆位不便于麻醉医生对液体治疗的管理。如果患者头部覆盖无菌巾时,麻醉科医生对患者的手部和头面部的观察和管理都较为困难。

4.阑尾切除术和结肠、直肠的手术。阑尾切除术,结肠和直肠的手术外科医生的站位不同于疝修补术那样必须处于患者纵轴线附近。阑尾切除术和升结肠手术时,外科医生站位是患者手术部位的对侧,即左侧。此时,患者右手可以外展和建立静脉通路,不影响麻醉医生对患者头面部的观察。

二、妇科腹腔镜手术的摆位

妇科手术的手术医生的站位根据不同手术的需要大体与普通外科下腹部手术站位类似,但有时患者需摆截石位。主刀医生站在患者胸部水平位置,一个助手站在对侧,另一助手则站在截石位两腿之间。若非截石位,有时助手站于患者头侧,则不便于麻醉科医生对头部的观察。

三、泌尿外科腹腔镜手术的摆位

大部分泌尿外科手术,如睾丸固定术、精索静脉曲张和隐睾症等手术患者的摆位和外科医生站位与疝修补术相似。

肾切除术或经腹膜肾上腺切除术的患者取侧卧位,手术侧朝上。不经腹膜的肾上腺切除术患者取俯卧轻度折刀式体位,大腿稍微低于肋缘,外科医生和助手站在患者的同一侧,麻醉管理的困难在于呼吸道的管理,推荐呼气末正压通气。

四、术前准备不足相关意外情况的典型病例

麻醉意外及并发症的发生往往突然急促,情况严重,处理稍有延误即能引起严重后

果。2001 年,荷兰回顾了国内 1995~1997 年 869 483 份麻醉病历,术后 24 小时内死亡 811 例,其中 119(15％)例与麻醉相关,麻醉相关死亡常见原因和发生率的次序排列为:术前准备不充分、麻醉选择不当、对危重患者处理不当和药物过量,可见术前准备是否完善与患者围术期的并发症和死亡率密切相关,许多麻醉和手术意外是在患者的病理状态未得到改善的情况下仓促麻醉和手术发生的。充分的术前准备可提高患者对麻醉和手术的耐受力,减少术后并发症,有利于患者康复。现介绍两例微创手术前准备不足的相关意外情况和危险性典型病例。

病例 1:男性,58 岁,体重 60 kg,身高 171 cm。拟气管插管全麻下行胆囊切除,既往有高血压、胃食管反流病史,ASA Ⅱ级,气管插管评级 Ⅰ级。麻醉前 30 分钟肌注咪达唑仑 4 mg 和阿托品 0.5 mg,入手术室后开通输液,常规心电监测。诱导前用 Datex-Ohmeda 麻醉机回路面罩轻盖患者口鼻给氧,患者 SpO$_2$ 由 96％升至 100％。静脉注射丙泊酚、芬太尼、琥珀胆碱诱导,患者入睡后,麻醉科医生准备给患者经面罩手控通气,此时发现没有足够气道压维持手控呼吸,急按快速充氧开关,情况也无改善。患者 SpO$_2$ 开始下降,麻醉医生立即用备用的呼吸球囊加面罩控制呼吸,待患者 SpO$_2$ 上升后气管插管,第 1 次插入食管,拔出后第 2 次试插成功。检查麻醉机,发现两个钠石灰罐中上面那个是空的,并处于开放位置。患者用丙泊酚维持麻醉,直到钠石灰装好并回复关闭位,麻醉机重新检查调试工作正常才接上气管导管控制呼吸。静吸复合麻醉直至术毕,术后 15 分钟,患者清醒,自主呼吸好,安返病房。

病例分析:此患者是当日该手术间第 2 台手术,同组麻醉医生是一名主治医生和一名轮科医生(来麻醉科才 3 周)。第 1 台手术结束后,主治医生送患者回病房,并嘱轮科医生做好接台手术的准备并更换钠石灰,轮科医生因办公室有事离开,钠石灰倒出后未及时补充,并处于开放位。主治医生回来后,接台手术患者躺在手术台上,手术医生已在旁等候,由于是接台手术,更换螺纹管、面罩和过滤器后便开始全麻诱导,刚开始患者面罩不加压给氧、SpO$_2$ 上升是因为虽然钠石灰罐处于开放位,但回路中吸入相有新鲜气流向患者。由于钠石灰罐处开放漏气,入睡后加压手控呼吸失灵。幸好手术室放有备用的简易呼吸球囊,如此紧急情况下,用简易呼吸球囊加面罩控制呼吸,才化险为夷。

病例 2:女性,25 岁,体重 51 kg,身高 163 cm。已婚。因停经 62 天,下腹胀痛伴阴道不规则流血 1 天入院。患者平素月经规则,1 天前患者出现下腹胀痛,痛时有少量不规则阴道流血,门诊以异位妊娠收入院。查体:体温 36.5℃,血压 13.3/9.1 kPa,一般情况可,在全麻下行右侧输卵管壶腹部开窗取胚术,手术顺利,手术历时 2 小时,术后第 4 天发现左下肢麻木无力,足不能背屈,左小腿外侧及足背痛觉减退,双侧病理征(一),左下肢肌力 1 级,肌张力正常。神经内科会诊为左腓总神经麻痹。经治疗 1 个月后,明显好转(体位典型病例)。

病例分析:此病例在全麻下行输卵管壶腹部开窗取胚术。术后腓总神经损伤的主要症状是足不能背屈外翻和伸趾,足下垂,患者行走困难,呈跨越步态。小腿外侧、足背和趾背皮肤感觉迟钝或消失,由于重力和后群肌的过度牵拉,呈马蹄内翻足。该患者完全符合腓总神经损伤的诊断。损伤原因可能是在手术时采取膀胱截石位,因腘窝上方的腓总神经长时间受压损伤(缺血、缺氧),加之患者静养,用止痛药,活动少,未能及时发现,直至术后 72 小时下床活动时始发现。该例提醒在取膀胱截石位手术时,要注意腿架高度适宜和向外倾斜的角度,并在腿架上垫厚软的垫子。摆体位时注意询问患者是否舒适,术中台下护士注意被动活动患者腿部,一般每 30 分钟～1 小时 1 次,防止腓总神经压迫损伤。一旦损伤,应立即用营养神经、扩血管、活血化瘀的药物。理疗、按摩、多活动腿部,促进局部血液循环,加强局部代谢,使损伤的神经恢复功能。

第十七章　腹腔镜手术护理配合

微创外科手术是一项现代化高科技手术,以创伤小、疼痛轻、恢复快等优点而被人们所接受。随着微创外科技术的普及和提高,应用领域的不断扩大,给护理人员也增加了新的课题,需要护士除掌握各种检测手段和有关先进仪器的使用以外,还应加强围手术期护理。围手术期护理是从病人的整体来考虑,包含病人的生理、社会、环境对疾病影响的转归因素,病人对手术需求与精神准备的护理需求、特殊情况的护理以及手术后并发症的预防与护理等,有了这些才能确保病人度过围手术期,取得手术成功。

第一节　手术前护理

一、一般护理

(一)心理准备

患病阶段是人生最痛苦的时期,也是心理最脆弱的时期。及时发现并掌握患者的心理状态,运用心理学理论和技术,给予适时的疏导心理压力,对微创手术病人的治疗和康复有着十分重要的意义。护士应学会分析、观察和改变病人的负性心理状态和不良心理因素,是争取手术成功的内在动力。对于病人来说,手术是一件大事,手术既能解除病人的病痛,也能给病人带来极大的躯体痛苦和心理刺激。手术是一种侵入性的、破坏性的治疗过程,需要手术治疗的患者,不但要受到疾病自身的折磨,还要受到手术和麻醉的打击,无论哪一种手术都具有一定的伤害性和危险性,由此可能改变个人或家庭的生活模式,甚至带来家庭危机,因此手术必然给患者带来不同的心理压力。

手术前期病人及家属心理动态非常活跃,普遍存在对手术的恐惧、焦虑、紧张等心理状态,担心术中、术后可能出现意外情况及不良效果。处于此种精神状态下施行手术有害无益,使机体适应环境的内分泌系统受到损害,增加术后并发症的机会。相反,积极的情绪和良好的心理状态对病人能起到治疗和促进康复的作用。因此,护士应加强病人自入院至手术日之间的心理调整,针对焦虑恐惧,教给病人自我放松的方法,如腹式呼吸;对伴有失眠者利用音乐效果让病人接受渐进性肌肉放松训练;针对抑郁,主要利用情绪疗法的原理,帮助病人认识到其认知过程中存在的自我贬低的思维方式并努力改变它,教给病人及时阻断负向思维和不良情绪。

护士和蔼热情的态度、娴熟高超的护理技术和一丝不苟的工作精神是获得病人及家属信赖的保证。语言是人们进行社会交流的工具,有无比丰富性。因此,针对病人对疾病和手术、麻醉知识的了解不足,护士应用通俗易懂的语言,给予病人及家属必要的宣教和解释,讲解手术的目的、必要性、方法、微创手术的优点、麻醉及手术对机体的影响,如何正确对待术中、术后可能出现的问题。对肿瘤给予恰如其分的解释,医生和护士解释病情必须一致,如有出入必将增加患者心理负担,给手术和治疗带来不良影响。还应向病人及家属交代手术前后注意事项,使病人心理上有充分准备,对不便向病人交代的病情和手术危险性,应详细地向病人家属说明,取得家属的理解,并在手术协议书上签字,以避免术后医疗纠纷的发生。鼓励病人多与家属、朋友及其他病人沟通,如实表达内心需求,同时帮助病人提高对社会支持的利用度。病人最担心术后疼痛,护士可以示范止痛技术;病人担心无陪人,护士可告知病人,我们实施的是整体化的护理模式。病人焦虑仍然明显,护士遵医嘱给予镇静剂,以保证充足的睡眠。

（二）完成整体护理病历的书写和化验标本的采集

病人入院以后责任护士要询问护理病史和做好护理体检,并了解其家属、社会、信仰、文化、现存的和潜在的健康问题、生命体征、饮食、嗜好、睡眠、大小便等情况,以及有无过敏史,从而明确护理诊断,制定护理计划,确保护理措施及目标。

抽取化验标本时应按标本采集要求,以提高化验的准确性,若化验结果异常应及时告知医师给予纠正,以保证手术的顺利进行。

（三）开展术前卫生宣教

术前护士应传授给病人及有关人员对疾病的认识和配合治疗的知识和方法,与手术相关的康复训练知识,并提供现代化演示手段,让病人了解围手术期的重要性。手术后病人常因切口疼痛而不敢咳嗽,因此,对有吸烟嗜好的病人应术前 1~2 周劝其戒烟,以减轻对呼吸道的刺激。指导病人做深呼吸运动和有效地咳嗽、咳痰,防止术后肺部感染和肺不张的发生。因大多数病人手术后不习惯在床上小便,故术前嘱病人做床上小便的练习,可防止术后尿潴留。同时说明术后吸氧、胃肠减压、脑室、腹腔、胸腔等引流、导尿的目的和重要性以及麻醉镇痛药的副作用。

（四）皮肤准备

皮肤清洁是防止切口感染的重要环节,术前请搞好个人卫生如洗头、冲凉、剪指甲、擦去指甲油等。术前一日剔除手术范围的毛发,备皮范围应与手术范围相一致。手术第一穿刺孔紧靠脐缘,脐窝是腹部最脏的部位,对脐部皮肤准备的要求是:既要彻底清除脐内的污垢,又要保证脐内皮肤完整无损。鼻窦镜手术备皮范围较小但尽量将鼻毛清理干净;宫腔镜手术应保持会阴部清洁。

（五）全身准备

手术是一种创伤性的治疗手段,要使机体从组织创伤到组织愈合需要足够的营养成分,术前合理安排病人饮食,给予高蛋白、高热量、高维生素饮食。有贫血、低蛋白血症者,对于手术及麻醉的耐受力均较差,术中、术后易发生并发症,术前必须纠正。贫血者除对因治疗外还应适当输新鲜红细胞混悬液,使血红蛋白提高到 90～100 g/L。纠正低蛋白血症,可用白蛋白,使血浆总蛋白提高到 60 g/L,至少不低于 50 g/L,以提高对手术的耐受力。维生素与身体酶系统有密切关系,如缺乏维生素 C 会影响胶原纤维形成,使血管壁的脆性增加,也可引起蛋白质和碳水化合物代谢紊乱,所以,术前要补充足够的维生素 B、C、K,改善凝血机制,促进手术切口的愈合。

1. 饮食要求。根据各种手术性质、部位、范围给予不同的准备方法,如施行肠道手术给予低渣饮食,手术前一日改为清淡、易消化半流质饮食,以粥为主。胆囊手术应给低脂饮食。但无论何种腹部手术,术前二日禁食易产气的鱼肉、豆类、奶类食品,以减少肠腔积气。任何手术术前 12 小时禁食,4～6 小时禁水。但脑室镜、胸腔镜、宫腔镜、鼻窦镜等手术并无特殊的饮食要求,以有利于手术为原则。而肾上腺切除的病人常伴原发性醛固酮增多症,术前低钠、低钾饮食 1 周,给予氯化钾 4～6 g 口服,每日 3 次。

2. 放置胃管。一般于术前 30 分至 1 小时置胃管,接负压吸引,胃肠减压,排空胃内容物,可减少手术过程中损伤胃的危险,又利于手术野充分暴露,同时也可防止因麻醉或手术过程的呕吐而引起窒息或吸入性肺炎。对择期手术的阑尾炎、疝气以及其他外科的内窥镜手术可不必置胃管。

3. 肠道准备。病人麻醉后肛门括约肌松弛,不能控制粪便的排出,增加了污染机会,清洁肠道可防止上述情形的发生并减少术后腹胀不适。宫腔镜手术病人肠道准备同开腹手术,术前晚进行清洁灌肠,不宜离开病房。其他外科的微创手术对肠道干扰较小,术前一般不必常规灌肠。对于急症手术的病人,须在短时间内做好必要的术前准备,可一律免于灌肠。

4. 膀胱准备。任何微创手术的病人术前均需常规排空膀胱,但由于 LC、宫腔镜、鼻窦镜、间盘镜、胸腔镜等手术时间短,术后清醒快,排尿功能恢复迅速,很少出现尿潴留,术前勿需常规留置导尿,以减少医源性尿路感染的机会。估计手术时间长短,如脑室镜、泌尿外手术或盆腔手术,应置尿管以排空膀胱,既可避免术中损伤膀胱,又可便于术中观察尿量,指导补液。肾切除术,术前常规插入 7F 输尿导管,便于术中寻找输尿管。对于膀胱镜手术,术前需要膀胱充盈,以利于病变的观察,顺利施行手术。

5. 衣物准备。术前更衣、不能穿自己的衣物,包括内衣内裤,必须换医院要求的手术衣,请将上衣调转穿,在背后扣衣扣;不能带活动假牙、首饰、手表、发夹、隐形眼镜等入手术室,衣服口袋不能有任何物品。

6. 术前皮肤过敏试验。术前应做好常规使用的抗生素及麻醉药物的皮肤过敏试验如青霉素皮试、普鲁卡因皮试。皮试之前应仔细询问有无过敏史,如青霉素皮试阳性但无过敏史者,可用先锋霉素 V 号或氧哌嗪青霉素的原液配制后作皮试过敏试验。护士应严格掌握皮试判断的标准,阳性者通知医生改为其他的抗生素和麻醉药物,并将试验结果记录在病历上。

7. 术前用药。术前麻醉用药:术前 30～60 min 肌肉注射阿托品 0.5 mg 或哌替啶 50 mg,对过度紧张者给予安定 5～10 mg 或鲁米那钠 0.1。术前特殊用药:肾上腺切除病人术前一周口服安体舒通 20 mg,每日 3 次,并给予醋酸可的松 100 mg 肌注,行脑室镜手术的病人,术前可静脉给予20％的甘露醇,以降低颅内压。

8.特殊准备。行 LC 手术的病人,术前需行静脉(口服)胆囊造影术。此检查有助于了解胆囊功能和胆管解剖,估计手术难易程度,但有碘过敏史、甲亢、肝功能不良、肾功能不良、重症高血压、心脏病者禁忌。病人造影前 2～3 日应进高脂肪饮食,造影前 1 日晚口服液体石蜡 20～30 mL 或清洁灌肠。检查当日晨禁食,做碘过敏实验。造影术毕后,护士对口服法病人应观察有无恶心、呕吐、皮肤瘙痒等症状。对静脉法病人应严密观察有无头晕、恶心、呕吐、胃疼、血压下降等反应。发现有以上情况及时通知医生处理。妇科微创手术,术前要行子宫、输卵管碘造影,了解输卵管与卵巢的粘连梗阻部位。精索静脉结扎术,术前需查黄体生成素、卵泡雌激素、泌乳素及精液常规,应用彩色多普勒超声检查确定级别。椎间盘镜行髓核摘除的病人,若有条件术前可采用 MRI 或多普勒超声确定大血管的位置和手术入路。

9.预防围手术期感染。围手术期感染主要来自病人本身和医院内的环境及各种医疗操作。糖尿病、肥胖、营养不良、身体某些部位存在感染灶、病人曾应用过肾上腺皮质激素、患某些代谢病等,均是导致感染的潜在因素,术前应予以发现并加以处理。微创手术都是通过进入腔内完成,而器械旋钮开关易残留污物,如器械消毒不彻底,这些污物带入腔内,引起感染。因此微创手术器械在每例手术完毕后都应清洗干净,钳夹部位的血渍用软刷轻轻刷洗,用软布擦干上油后放入器械柜内备用。

近年来,抗生素的预防性应用,对预防术后感染的作用与用法有着不同的结论。但预防性抗生素的应用绝不能代替术中的仔细操作,不能依赖预防性抗生素的应用而违背外科原则。

10.并发症的护理和准备。外科病人的全身状况与手术有着直接关系。术前对一些其他系统的合并症要有充分的认识并做好术前准备和治疗,使病人尽可能在正常的生理水平下接受手术,以提高对手术的耐受性,减少术后并发症。

(1)合并高血压病人的护理与准备。正确防治高血压的并发症,应首先了解高血压的程度,发病时间及既往治疗,充分估计麻醉及术中可能发生的意外,以便制定有效的预防和治疗措施。高血压对微创手术的病人来说,它会给手术造成一定的危险,危险性与高血压的程度和病程长短呈正比。手术前因精神因素所致的一时性血压增高,应及时消除精神紧张因素或服用镇静药。对有高血压病史的病人应全面了解病史和查体,加强对血压的观察,并做好记录。协助病人合理调节饮食、戒烟,保证充分的休息。在降血压药物选择上既要有效降压,又要为麻醉创造条件,使血压控制在正常范围,有利于手术和术后的恢复,减少术中高血压危象和脑血管意外的发生。术后切口疼痛、情绪波动、缺氧、膀胱充盈等均可引起血压升高,护士应尽早发现、及时处理。

(2)合并肝功能不全病人的护理和准备。肝脏是维持生命的重要器官,具有多种生理功能及强大的储备与代偿能力。当肝实质损害及肝功能代偿不全时,发生蛋白质、糖类、脂肪代谢以及凝血和解毒功能的障碍,对手术耐受性及麻醉都有显著的影响,使手术危险性增大,死亡率增加。因此,急性肝炎或严重肝功能损害者是微创手术的绝对禁忌证。对轻度肝功能损害者,不影响对手术的耐受力,可择期手术。术前进行各项肝功能检查、保肝治疗。加强营养,以高蛋白、高热量、低脂肪、含有丰富维生素食物为主,改善全身情况,增加肝糖储备量,从而保证手术的顺利进行。

(3)合并糖尿病病人的护理和准备。糖尿病是最常见的代谢紊乱疾病之一,对微创手术也是一个危险因素,常伴有动脉粥样硬化、肾脏微血管病变及免疫功能低下,病人耐受手术的应激能力降低,增加术中、术后的危险性,并易发生化脓性感染,甚至出现败血症、酮中毒和昏迷。因此,术前常规检查空腹血糖和尿糖,如有异常及时处理。同时,应对病人做糖尿病的知识宣教,合理膳食,并给予抗生素预防感染。

(4)合并慢性呼吸道疾病及肺功能不全病人的护理和准备。慢性呼吸道疾病及肺功能不全的病人因麻醉、二氧化碳气腹、手术创伤、切口疼痛等发生不同的缺氧,术后并发肺感染、肺不张及呼吸衰竭是手术死亡的主要原因之一。因此,对合并慢性呼吸道疾病的病人,术前准备主要是呼吸道的清理和肺功能的改善。应行肺功能的测定和血气分析,拍胸片观察心脏情况。术前2周督促戒烟,对痰多而黏稠的病人可给祛痰药、超声雾化吸入,胸部理疗,体位引流,深呼吸锻炼,选用抗生素控制感染。对少数阻塞严重的病人可插入 Carlen 双腔管,通过纤维支气管镜用生理盐水作支气管冲洗并给予积极的氧疗。对肺部有急性炎症及上呼吸道感染的病人,感染控制1～2周方可施行手术。

COPD病人手术危险因素的预测和评估:危险因素包括 COPD 的严重性、伴发病、年龄、吸烟、肥胖、营养状况、手术种类和时间及术后护理。在评估中病史及体格检查很重要,尤其上述因素对估计预后、手术、麻醉方法的选择是重要的。特别是注意吸烟、咳痰量及有无心脏功能损害和肺部感染。

COPD 的严重程度主要依靠肺功能检测。判断肺功能的参数有:MVV、VC、PO/TLC%。MVV(49%～30%手术要慎重),MVV(30%为手术禁忌)。PO/TLC 50%、$PaCO_2$ 6.6%者,视为高危病人。

(5)合并冠心病病人的护理和准备。随着外科学与麻醉学的发展,冠心病病人的非心脏手术适应证已明显放宽。但围手术期心脏并发症和猝死等意外也日见增多,尤其是3～6个月内有心肌梗死发生者。

对于冠心病病人术前首先应做好病人的思想工作,解除紧张心理,可适量应用镇静剂,另外,术前给予能量合剂对心肌保护也极为有利。冠心病病人术前需常规行血糖、血脂检查并检测血压,应用药物降低血脂黏稠度。因此,对冠心病病人应恰当地选择手术时机,充分准备后,在严密检测下方可施行手术。

二、环境准备

(一)病区环境准备

普通病室要求整洁、安静、舒适、安全、通风好、空气新鲜、阳光充足,室内物品摆放有序,陈设统一,给人以和谐、舒适感,符合护理要求。监护病室要求选择环境安静,不受外界干扰和影响小的地方,房间以2～4张床为宜,床与床距大于普通病室,以便于抢救。内设空调,保持室内温度在20℃～22℃,室内光线柔和。监护抢救设备及药品齐全,并固定放置,以利于使用。定时消毒和空气培养。

（二）手术环境准备

1.手术设在大手术间内进行,室内备有各种抢救设备及物品,将放有各仪器设备的可移动车摆放在相应的操作位置。

2.通风条件好,温湿度适宜。仪器环境温度应控制在20℃～30℃之间,相对湿度控制在60%左右,在工作间内应装温湿度表,尽量避免灰尘、各种震动及酸、碱、热气对仪器的影响,以保证仪器正常工作。

3.避免强光直射,各种腔镜均属精密光学仪器,对光特别敏感,长期强光直射会导致仪器中的元件过度"疲劳"而损坏,所以仪器设备间应选阴暗面或深厚窗帘隔开光线。

4.供电电压要稳,供电电压不稳不但影响使用,而且极易损坏电路及元件,故必须提供一个良好的供电稳压环境。

5.避免强电和强磁场的干扰,精密仪器很容易受到强电、强磁场的干扰而影响其正常使用。因此,仪器之间必须有一定的距离,避免相互干扰,各仪器应使用专用插座,以防短路损坏。

三、器械、仪器设备及敷料、特殊物品准备

（一）微创手术器械

各专业所用手术器械不同,现分别列举如下。

1.微创手术普通器械

（1）手术普通器械:卵圆钳1把、7号刀柄1把、解剖镊(12.5 cm)2把、持针器(18 cm)1把、线剪1把、组织剪1把、弯头止血钳(24 cm)4把、专用手巾钳(14 cm)6把、组织钳(16 cm)4把。

（2）椎间盘镜手术普通器械:卵圆钳1把、7号刀丙1把、解剖镊(12.5 cm)2把、持针器(18 cm)1把、线剪1把、组织剪1把、手巾钳4把、组织钳4把、弯头止血钳2把、枪式镊2把。

（3）小儿膀胱镜手术普通器械:卵圆钳1把、手巾钳4把、组织钳4把、持针器(16 cm)1把、线剪1把、止血钳2把。

（4）宫腔镜手术普通器械:同手术普通器械。

（5）脑室镜手术普通器械:同神经外科开颅器械。

（6）鼻窦镜手术普通器械:上颌窦手术器械。

（7）胸腔镜手术普通器械:手术普通器械另加一把肺钳和两把止血钳(24 cm)。

2.微创手术专用器械

（1）手术专用器械

①锥鞘套管(trocar):针芯有两种,一种为锥型,另一种为多刃型。前者穿刺时不易损伤腹壁血管,但较钝,穿刺时比较费力;后者有刃,穿刺时省力,但由于切割作用,会损伤肌肉和腹壁血管。有金属的套管针可反复使用,也有一次性使用的塑料制品。套管针规格很多,其内径由3 mm至33 mm不等,外科常用5 mm和10 mm两种。标准的手术

出入口有 10 mm、11 mm、12 mm。辅助器械出入口内径可为 5 mm、5.5 mm 或 7 mm。需特殊器械时,如吻合器,根据其型号不同,出入口可为 12 mm 或 15 mm 大小。20 mm 及 33 mm 大小的套管针用于拉出脾脏、子宫、胃肠等较大的器官。套管针的长度有 96 mm、100 mm 和 120 mm,应根据病人的体型选择合适的套管针。套管针的尾端均装有防止漏气的、能自动关闭的阀门,使用时,将套管针刺入腹壁,作为手术器械进出腹腔的通道。由于使用的各种器械外径不等,所以有时需要使用转换套管,以便于更换不同直径的器械,而防止漏气,也可以使用密封垫圈和密封帽。

②气腹针(Veress 针):是穿刺法建立气腹时使用的最普遍、最安全的器械。它由钝头、带有弹簧的内芯和锐利的外套针组成。气腹针外套直径 2 mm,长度分别为 100 mm、120 mm、140 mm 三种。针芯前端圆钝、中空、有侧孔,可以通过针芯注水、注气和抽吸。现在也有一次性使用的气腹针且附加了性能,如监控气流的球阀,可放大穿刺腹壁时气流冲出小通道的声音。

③分离钳:分离钳有两种,一种是直分离钳,其尖端尖细,便于分离和夹住细小血管电凝止血;另一种是左弯分离钳。两者长度均为 330 mm,可以旋转 360°。

④抓钳:是手术中最常使用的器械,由把手、可旋转器械轴和各种工作头部组成,根据器械头端的形状和对组织是否造成损伤可分为活检抓钳、无创伤抓钳、齿状抓钳。

⑤手术剪:用于皮下组织的锐性分离,手术中可根据组织的软硬度、薄厚度和组织韧性不同来灵活选用。手术剪种类较多,常用有直头、弯头分离剪、微型剪。

⑥电凝钩:电凝钩以"L"型钩或直角钩最常用,主要用于解剖、分离、电切和电凝止血。

⑦钛夹与施夹器:钛夹分大、中、小 3 种型号,主要用于对血管、胆囊管的结扎。施夹器外径 10 cm,长 330 mm,可反复消毒使用,一次只能夹持一个钛夹,术中需反复换夹。

⑧吸引和冲洗管:吸引和冲洗管为一体,管体外径 5 mm,长度 330 mm。用于冲洗腹腔和吸引腹腔内的血液,以暴露手术野。

⑨拉钩:如扇形拉钩、库氏拉钩。

(2)椎间盘镜手术专用器械

①通道扩张器:5.3 mm、9.4 mm、12.8 mm、14.6 mm、16.8 mm 各一个。

②探针一个。

③固定架一套。

④自由臂一套。

⑤吸引器头 3 个。

⑥刮匙:直头 2 个、上弯 2 个、侧弯 2 个。

⑦神经拉勾:90℃ 1 个、120℃ 1 个。

⑧神经剥离子:直角 4 个、平头 3 个。

⑨椎板咬骨钳:根据咬合面的宽度和角度不同有五种,5 mm 90° 1 把、5 mm 40° 1 把、3 mm 90° 1 把、3 mm 90° 1 把、3 mm 90° 2 把。

⑩髓核咬骨钳:3 mm 上弯 2 把、下弯 2 把、直头 1 把,2 mm 直头、上弯各 1 把。

⑪双极电凝:直头、上弯各1个。

(3)小儿膀胱尿道镜手术专用器械

①鞘附闭孔器:鞘附闭孔器有不同口径,17.5Fr.鞘,可容一支5Fr.或4Fr.的器械;19.5Fr.鞘,可容一支7Fr.或两支5Fr.的器械;21Fr.鞘,可容一支10Fr.或两支6Fr.的器械;23Fr.鞘,可容一支12Fr.或两支7Fr.的器械。还有12Fr.和4Fr.的鞘。

②活检钳:活检钳可分为可弯性、高频性、硬质性,可弯性活检钳常用的有三种类型:5Fr.、7Fr.、10Fr.;高频活检钳用于21Fr.以上鞘;硬质活检钳用于19.5Fr.以上鞘。

③接头:接头有两种,一种是尿道检查接头,另一种是单通道器械接头,配用于0°镜或5°镜。

④异物钳:异物钳有5Fr.可弯性异物钳,7Fr.可弯性异物钳;用于19.5Fr.以上鞘的硬质异物钳。

⑤取小结石钳:此钳只配用于23Fr.鞘。

⑥电极:电极类型较多,有可弯性止血电极、电切电极、针形电极、铲形气化电极、环形气化电极、椭圆形电切电极、酒桶状齿形气化电极。

⑦切开刀:切开刀常用的有半月形切开刀、镰刀形切开刀、钩状形切开刀。

⑧电切操作件:电切操作件分主动与被动两种。

(4)宫腔镜手术专用器械

宫腔镜手术专用器械绝大多数和手术专用器械相同,其特殊器械大致有如下几种:持宫器、子宫切割器、各种镜鞘、鞘芯、主动式工作手件、被动式工作手件、各种电极、工作通道、高频电线、活检钳等。

(5)脑室镜手术专用器械:抓取钳1把,活检钳2把,止血钳4把(弯头2把、直头2把),直型单头电烧2把,直头勾型电烧2把,微型剪刀(直头1把、弯头1把),固定臂一套。

(6)鼻窦镜手术专用器械:上颌窦专用包。鼻息肉刨削切割头(有弯头和直头两种);鼻息肉刨削系统连接手柄。

(7)胸腔镜手术专用器械:除肺钳、肺叶拉钩以外,其余器械同。

(二)基本设备

微创手术的基本设备大致相同,下面就基本设备简介如下。

1.窥镜。通常用于外科的窥镜有两种:诊断性窥镜和手术性窥镜。手术性窥镜又有不同的视角可供选择:0°镜,5°镜,15°、25°、30°、45°、70°、110°斜视镜,宫腔镜,胸腔镜手术常用0°、5°;小儿膀胱尿道镜常用5°、25°、70°;脑室镜手术常用5°(硬镜、软镜、观察镜各一个);椎间盘镜手术常用5°;鼻窦镜手术常用0°、30°、70°、110°。

2.内镜电视摄像系统:包括摄像头、信号转换器、监视器,一切操作均显示在监视器屏上。

3.冷光源系统:主要包括冷光源和冷光源线,用于微创手术的光源输出功率均在150W以上。现代冷光源都装有两盏卤素灯,以便当其中一只灯泡不亮时立即切换到另一备用灯泡处,保证手术顺利进行。内镜光源的传导借助光导纤维束,长度180 cm,它和光源间有一隔热玻璃,进入光缆的光就不会有热的成分,但会有很高的照明度。

4. CO_2 气腹系统:CO_2 气腹系统由气腹机、CO_2 钢瓶、输气导管、2.5 m 长硅胶管组成。建立 CO_2 气腹的目的是为检查、手术提供广阔的空间和视野,也是避免意外损伤其他脏器的必要条件。

5. 冲气和吸引装置:全自动冲吸装置作腔内吸引用,负压一般为 70 kPa。

6. 单、双极多功能高频电刀。

7. 其他:鼻窦镜刨削动力系统、超声刀、二氧化碳电子膨宫器,气体持续流量 90 毫升/分,压力调节范围 4/18.62 kPa(30/140 mmHg),对病人高度安全。

8. 备好中转器械。

(三)敷料及特殊物品准备

各专业所用的敷料与其常规敷料相同。椎间盘镜手术备俯卧位翻身架、生物蛋白胶;鼻窦镜手术备鼻腔湿性填塞敷料;脑室镜手术备神经外科专用头架。另备免缝胶带或生物粘合剂。

第二节　手术中护理

一、心理准备

患者进入手术室后,面对陌生的环境和即将开始的手术,会产生孤独无助感和强烈的恐惧心理,对此,应由术前最为信任的心理护理人员陪伴。如果是全麻患者,最理想的是陪到全麻生效再离开。同时保持环境安静,避免不良刺激,适时询问患者有无不适,必要时触摸和轻握患者的手,使其感到来自医护人员的支持与关怀。在不影响手术的前提下,尽可能给患者创造轻松舒适的氛围,比如与患者做简短的语言交流等,对于过分紧张的患者,可用分散注意力等方式,减轻或消除其恐惧心理,必要时调动家属方面的支持系统。总之,最终目的是为了使患者感到安心,让其意识到并不是孤军作战,而是有一个积极温暖的团队在支持着,使其能勇敢地迎接手术的到来。

二、整体配合

病人进手术室后,手术室护士对病人除实施整体护理外,为顺利完成微创手术,还需手术室人员的整体配合,密切分工和合作,有条不紊的工作。参加手术人员必须了解和熟悉仪器设备的性能、主要手术步骤,手术过程中才能配合得积极、灵活、主动。手术室人员的整体配合包括以下方面。

1. 巡回护士:应在手术开始前将所需设备摆放到位,认真检查仪器性能并调至正常状态。按术前要求安置病人体位,确保病人的舒适与安全。LC 手术采用仰卧位,胆囊区垫一方垫使局部抬高,头高、足低 $10°$,向左侧倾斜 $10°\sim15°$;腹股沟疝修补及阑尾切除手术采用头低足高 $10°$,向左侧或向右侧倾斜 $10°\sim15°$;椎间盘镜手术采用俯卧位;胸腔镜手术采用侧卧位;宫腔镜、小儿膀胱尿道镜手术采用膀胱截石位;鼻窦镜手术采用半坐卧位或仰卧位;膝关节镜、脑室镜及泌尿外手术的体位与其相应手术体位相同。

2.器械护士:提前15~20 min上台,将浸泡或熏蒸的手术器械置于盛有无菌生理盐水或无菌蒸馏水的无菌盆内反复冲洗,擦干并检查其性能,按手术过程中使用的先后顺序摆放于无菌器械车上,然后依次将高频电刀头、电凝导线及冲洗吸引管上端固定于孔单的左上侧,冷光源导线、摄像系统连接线及 CO_2 连接管上端固定于孔单右下侧。下端递给巡回护士正确、妥善连接,最后打开各仪器开关。

3.手术室护士:应掌握手术中仪器的使用方法和注意事项,指导医师正确使用,以免在使用过程中因操作不当损坏仪器及器械,影响正常使用。镜下手术操作与直视手术操作不仅有深浅巨细的差别,更有视觉、定向和运动协调上的差别。为配合默契,传递手术器械必须要达到平面视觉的适应、定向和协调的适应。因此,手术中护士应能熟练观看显示屏并能主动快速传递手术所需物品。

4.巡回护士:根据术者要求,调节冷光源亮度、电刀强度,手术需启动气腹机,使气腹机压力维持在 1.5~2.0 kPa,必要时连接开启冲洗器。

5.在整个手术过程中,巡回护士应坚守岗位,密切观察病情,监督台上无菌操作,保证系统正常运行。手术尤其要加强气腹的护理。气腹要求预设适度的气腹压,选择安全的充气流量,加强气道管理,动态监测血气结果,心电监测列为常规。为避免镜头雾化,保证手术野的清晰度,巡回护士要备好 70℃~80℃ 的热无菌生理盐水或擦镜纸供应台上。

6.手术中要爱护器械,使用得当。每次手术完毕后,巡回护士应逐一检查仪器性能是否完好,将各仪器旋纽旋至零位,再关闭电源开关。慎重卸下各种连接导线,将主机系统妥善置于固定位置。保持仪器的清洁,监视器、录像设备、气腹机、电凝器等在手术完成后擦净仪器上的灰尘,用防尘罩遮起来,妥善保存,防止损坏。

7.器械护士擦净各连接导线上的血迹,盘旋勿成锐角,以防折断。各种器械应严格按照其清洗原则处理后气枪吹干上油,以防受潮生锈。

8.中转开腹时,器械护士应将台上的器械及时撤下,换上开腹器械,并与巡回护士清点纱布、器械等。撤下的器械不可拿出手术间,以便手术结束时查对。

9.特殊情况需连台手术时,手术室应做好连台手术的整体配合。多例连台微创手术,要求手术室护士熟悉各手术步骤,手术配合准确紧凑,术后对窥镜器械严格消毒灭菌,安全实施麻醉,保证手术顺利进行。多例连台手术应配置两个巡回护士、一个器械护士。第一台手术结束前30分,第二个巡回护士用平车接下一个病人到手术室待第一手术完毕与麻醉医师一起送病人回病房。上一例做完手术的病人离开手术床后,手术房间做简单消毒处理后,第一巡回护士又将下一例病人送上手术床,继续配合麻醉及手术。多例连台手术需专业组完美协调的配合与器械的熟练运用,还需严密的组织工作,确保病人的安全。

10.配合中应注意的方面

(1)冷光源灯泡的亮度可自动调节,有灯泡寿命显示,一般金属卤素灯泡寿命为 250

小时，氙气灯泡寿命为 500 小时。

（2）使用冷光源时，光源机发出的强光直接照射眼睛，可能会引致视网膜受损；接冷光源后，电线末端会温度升高，可能会烧伤病人或同事，甚至可能烧着手术巾。冷光源在使用过程中，主机应放置于通风、散热的台车上，以延长使用寿命。另外，减少光源无效工作时间，也能相应延长灯泡寿命。

（3）使用二氧化碳气腹机前，应注意各接头及高压泵管是否牢固，检查气腹机工作是否正常，若有不安全因素，应修理调试后方可使用。充气导管要求无菌。

（4）使用电刀时应注意以下事项：①负极板要紧贴病人肌肉最丰富、距离手术部位较近处，以缩短安全回路的距离。②输出功率不得大于 200 W，功能调试要由小到大进行。③所有电缆、插头、器械绝缘部分要完好，使用时电极不能接触其他金属部分。当电极与被电凝组织完全接触后才能通电流使用。④电凝止血效果不佳时，应改用其他止血方法，不可任意延长止血时间。⑤作用电极接触组织的面积不可过大，以直径 3 mm 为宜，整个操作过程必须在视野范围内进行。

（5）超声刀的使用可以使（与电刀相比）烟雾减少；导致的组织损伤少，无游离的能量，不会有电流转移经过病人身体。

第三节　手术后护理

微创手术后，护士要根据病情、麻醉和手术情况，密切观察生命体征和病情变化，给予必要的护理，减轻病人痛苦及不适，预防和早期发现并发症，使病人早日康复。

在病人返回病房后 2 h 内，护士需对病人术中情况做出充分估计，通过阅读麻醉记录、手术记录，了解麻醉及时间、麻醉用药、术中输血、输液情况、术中病人的反应及耐受性；与医生交谈，了解手术方式及过程、手术大小、手术复杂性及对功能与外形的影响。其护理内容可大致包括如下几个方面：心理护理、良好的恢复环境、生命体征与重要器官功能的检测与异常情况的观察、术后常规护理技术、专业护理技术、维持内稳态平衡与良好的代谢环境、术后所需特殊治疗与护理、术后并发症的护理、病人出院健康教育等。

一、心理护理

手术后的心理护理，是指手术后返回病房直至出院的这一段时间，目的是尽快恢复各项生理功能，尽量减轻身体痛苦，预防各种并发症的发生。由于手术麻醉期已安全渡过，患者有一种如释重负的解脱感，但仍有新的问题出现，比如不敢翻身、活动、不敢咳嗽、不敢进食、不敢排便，担心术后留有后遗症，对手术恢复健康缺乏信心，身体不适，切口疼痛等因素，都增加了新的心理负担。因此，针对新的问题，要及时讲解哪些问题是手术后的正常反应，手术后应该注意的事项，怎样应对要条理清晰，详略得体。在适当的时间说出手术过程中的心理感受，缓解手术和麻醉所造成的心理压力。针对患者不良的心理状态和家庭背景、个性特点以及手术的不同类型给予人性化的服务，所以完善的心理支持系统能够帮助患者顺利渡过难关。

二、病情观察

手术完毕护士应向医生了解病人手术情况、麻醉程度、失血量。检查各种引流管是否通畅，密切观察生命体征的变化，保证静脉管道通畅，防止输液速度过快或过慢。全麻术后的病人应住重症监护室，严密守护，注意保暖和安全，密切观察生命体征的变化至病人清醒，以病人能准确回答问题为标准，否则不易离开。

三、加强监护

心电监测能及时发现各种心律失常及血流动力学变化，以便能在短时间内处理。心电监测时间一般是术后 $6 \sim 8$ h 或根据病人病情延长监测时间。若发现有 T 波低平或倒置，ST 段下移，明显的 U 波，QT 间期延长等异常心电图，应及时与医生联系给予处理。对血流动力学的监测临床上最常用的方法是监测血压和脉搏，血压和脉搏的变化是维持功能状态的重要因素，护士应加强血压、脉搏监测，并根据病人血压、脉搏的变化结合临床表现及时进行判断和调整。血氧饱和度和动脉血气分析可反映心肺功能，术后 $4 \sim 6$ h 内应严密监测，若发现异常及时处理。

1. 吸氧。微创手术后大都需吸氧，尤其是手术因采用 CO_2 气腹，CO_2 弥散能力强，被大量吸收而进入血液，超过了肺呼吸排出 CO_2 的能力，因而病人表现为一种类似呼吸性酸中毒的状态，术后 CO_2 过高性酸中毒仍可维持一段时间。故术后常规给予低流量、间断性吸氧，以提高氧分压，促进 CO_2 排出。同时要密切观察呼吸运动的深浅和次数，待病人清醒后，鼓励病人深呼吸，并协助病人翻身、拍背等促进痰液排出，保护呼吸道通畅。

2. 保持呼吸道通畅。术后观察呼吸道通畅的程度、呼吸幅度和呼吸频率。口腔及呼吸道有分泌物时要及时吸出。遇有舌后坠，应将下颌部向前向上托起或用舌钳将舌头拉出。如肺部有痰鸣音，做吸痰处理。肺部呼吸音粗，痰黏稠不易咳出，应嘱其深呼吸，有效地咳嗽、咳痰，并协助拍背，超声雾化吸入，给祛痰剂，使痰液稀释，有利于咳出，防止肺部感染。

3. 切口的护理。微创手术切口一般在 $0.5 \sim 1$ cm 大小，皮肤表层无需缝合，采用免缝胶带拉合切口，一般不发生感染和裂开。因此一周后腹部敷料即可去掉，并可淋浴，然后即可逐步恢复正常活动。但术后也应观察切口有无红、肿、热、痛、渗血、渗液等情况，如发生有早期炎症征象，应积极采取措施。在一周前还是要注意适当、轻便活动，使身体早日复原。

4. 引流管的护理。引流管及袋应保持无菌，固定牢固，避免滑脱，经常检查引流管是否通畅，有无堵塞、扭曲、受压等。密切观察引流液的性质、颜色和量，并认真做好记录。无菌引流袋每日更换一次严格无菌操作，预防逆行感染的发生，如无特殊变化，48 h 左右可拔除引流管。术后一般情况 6 h 后拔除尿管，特殊情况可暂不拔除。

5. 疼痛的护理。微创手术术后疼痛多不严重，可不使用镇痛药，对痛阈较低的病人可采用口服或肌注痛药物。对由于精神紧张、管道刺激引起的不适或环境改变等因素产生的焦虑情绪而导致的疼痛不适入睡困难者,应进行心理护理,向病人解释使用镇痛药的不良反应和副作用。对个别主诉疼痛严重者,应及时报告医生,排除其他并发症外,遵医嘱给予麻醉止痛剂。手术后,病人可能出现肋骨、胃区及肩膀疼痛,或感到腹部有气体,此属于正常现象,只要多活动,深呼吸,气体会尽早排出。另外,不要忽略按摩病人的腰部和腿部,1~2 h为病人翻身一次,以促进血液循环,防止褥疮发生;术后应尽早活动(床上翻身—活动四肢—坐起—离床活动),活动时注意避免镇痛泵、尿管或引流管脱出。

6. 术后呕吐的护理。术后 6 h 内,采用去枕平卧位,头侧向一边,防止呕吐物吸入气管。术后呕吐的原因很多,全麻术后呕吐多因麻醉药物所致。要防止呕吐,麻醉前应禁食禁饮,插胃管,进行有效的胃肠减压,术后一旦发生呕吐,要防止呕吐物误吸。

7. 抗生素的应用。术前和术后常规应用抗生素能预防和控制感染。护士应熟悉和了解各种抗生素的性能及特点,严格准确地执行医嘱,并认真观察用药后的反应及效果,发生问题及时与医生联系,以做到安全、有效、合理使用抗生素。

8. CO_2 气腹的护理。二氧化碳气腹是外科手术的重要步骤,术中为充分显露手术部位创造条件。由于腹腔内注入大量的二氧化碳气体,使腹内压增高,膈肌上升,胸腔容积和肺容积缩小,可致心肺功能下降或腔静脉回流减慢,出现呼吸困难、血压下降、脉搏加快等。二氧化碳经腹膜及腹腔内脏高弥散吸收又可并发高碳酸血症及皮下气肿。

9. 高碳酸血症的观察。由于二氧化碳气腹后,腹膜后胃肠道浆膜下血管扩张,二氧化碳弥散入血产生高碳酸血症和酸中毒、气体栓塞,故术后应严密观察病人有无疲乏、烦躁、呼吸浅慢、肌肉颤抖、双手扑动等症状,如伴有 $PaCO_2$ 升高,应考虑有高碳酸血症的可能。

10. 皮下气肿的护理。皮下气肿是手术特有的并发症。少量皮下气肿在腹壁戳口周围,触及时有捻发音,一般无需特殊处理,待手术结束,气腹解除,多可自行吸收。若范围广泛,波及到胸腔部、腋下、面颊、眼周甚至下腹及会阴部,皮下有明显握雪感,并伴有呼吸急促和紫绀等,此时如在术中应立即解除气腹,用粗针头穿刺排气,同时向穿刺孔方向推压肿胀组织,尽量排出皮下积气,一般 24 h 后肿胀消失。如发生气胸和纵隔气肿,应行胸腔闭式引流。

11. 加强营养支持和出院指导。病人术后应加强营养支持,给予高蛋白、高热量、高维生素饮食。一般在知道病理结果后才能出院,未有结果前,请耐心等候;出院时以安全为主,给病人制订出院后半年计划,做到经常随访及定期复查。护士还要对所做的护理进行效果评价和总结,提高护理质量,从而达到术后早日康复的目的。

第四节　器械的清洗、消毒和保养

腔镜手术与传统的开腹手术不同,它更多地依赖于手术器械,仪器、设备处于最佳状态是保障腔镜手术顺利进行的重要前提。价格昂贵、材料精密的器械的保养与消毒跟一般器械有所不同,因此,器械管理者必须具备相关知识,对器械要进行正确的保养与消毒。正确的消毒方法是患者不被手术感染,安全度过手术期的保障,对仪器、设备和器械的保养是手术成功的关键。只有保养与消毒及时,才能避免手术感染,确保手术安全。

一、器械的清洗

1. 每例手术完毕,经适酶及流动水清洗,再用软布擦干,如多例连台手术,可马上将器械放入适酶盒内浸泡 30 min,经流动水冲洗后,用低温消毒或快速消毒锅高压灭菌,为下一台手术做准备。若为当日最后 1 例手术,可用器械气枪吹干上油后放入器械柜备用。

2. 注意保护物镜镜面,可用脱脂棉球顺时针方向擦拭,不要用粗糙的布巾擦拭以免划伤镜面,影响使用。

3. 各类有内腔的导管、冲洗吸引管,应在流水下反复冲洗,然后用通条刷反复通刷,防止血痂胆泥阻塞,冲洗干净后,用长卷棉子将内腔擦干、上油。

4. 手术后拆卸穿刺器时,拧下阀门上的螺旋帽,用棉签清洗阀门内腔、弹簧、密封圈及穿刺锥的侧孔。清洗时应按压打开道口,冲洗干净内腔,关节活动部分上油,并及时将阀门还原,以免阀门内的小部件丢失。

5. 清洗各类钳子时,注意洗净关节面的血迹、乳液,可将钳子关节边开闭边清洗,然后用自来水冲洗,最后擦去水珠并吹干、上油。

6. 摄像头、冷光源电线、视角窥镜用软布擦干、晾干,电线避免折叠,盘旋的角度应成钝角,以免损伤光导纤维。

7. 锐器的部分,洗净后应加保护套,以防伤人及损害其尖锐性。

8. 可拆卸的部分应及时拆开清洗,由于器械精密复杂,很多器械都配有小的附件,因此,在拆卸清洗时,刷洗槽内最好铺有过滤网,以防冲入下水道丢失,待晾干上油后再行安装。

9. 采用化学消毒法消毒后的器械使用时,必须用大量无菌蒸馏水反复冲洗(不少于 3 遍),尤其是各管腔内,以防止消毒后残留化学物的毒性作用。

二、器械的消毒

1. 消毒方式。微创手术器械昂贵而精密,手术的成功在很大程度上有赖于所用器械能够有效、正常地工作。如微创器械和其他常规器械一起消毒,难免遭受损坏或丢失。因此,选择正确的消毒方法,对延长器械的寿命及保证消毒效果十分重要。故根据微创器械及其部件性能的不同,分别采取如下的消毒方式。

(1)预真空高压蒸汽灭菌:预真空高压蒸汽灭菌是目前最有效的灭菌方法,对于可耐高温高压的器械及部件可采用此方法。如各类硅胶吸引、充气管、仪器接头等。预真空高压蒸汽灭菌的压力是 21 kPa、消毒时间 5 min、温度 134℃。

(2)浸泡灭菌:微创手术器械以浸泡灭菌为主。此种消毒方法时间短、效果好,对器械的损害较其他消毒方法小,目前对精密仪器消毒最为理想,特别适用于一套器械的连台手术的快速消毒。对内窥镜的消毒一般不宜浸泡。虽其防水密封性能较好,可以浸泡,但浸泡后镜面和接口中的液体不易擦净,使用过程中会产生雾状水蒸气而影响镜面清晰度。常见的化学消毒剂见表17-1。

表 17-1　常用的化学消毒剂

名称	配制方法	浸泡时间	有效期
诗乐氏灭菌王液	原液 1 份加蒸馏水 4 份	10 min	2 周
甲醛(福尔马林)	10％溶液	30 min	1 周
戊二醛	2％溶液	10 min	1 周

(3)气体熏蒸灭菌:它是利用一种化学剂在气体或蒸发状态下杀死细菌的方法,适用于不能耐高热和浸泡的器械。它对包括内窥镜在内的所有器械损害最小,无疑为最佳消毒方法。

消毒方法:按每立方米 100 克高锰酸钾加 200 mL 甲醛(1:2)熏蒸,密闭 4～6 h,加大用量 1 倍 40 min 即可。

2.器械消毒的注意事项

(1)微创手术器械应严格消毒,严格无菌操作,在多例连台手术使用中,可采用消毒时间短而有效的 2％戊二醛浸泡消毒。

(2)化学消毒剂浸泡及气体熏蒸器械前,应擦去器械表面油脂后再进行消毒。

(3)特殊感染(结核、肝炎、艾滋病等):如为连台手术,应最后做,手术后器械及管子必须及时放入 0.2％健之素消毒液中浸泡 45 min,再清洗、擦干,放入 40％甲醛消毒箱内进行第二次消毒。有条件者,对 HBsAg 阳性病人最好能采用器械分开使用(两套器械为 HBsAg 阴性一套,HBsAg 阳性一套),这将更安全有效地保护病人,防止交叉感染。

三、器械的保养

设备为贵重精密仪器,须指派专人负责管理和保养,以延长器械的使用寿命,减少故障的发生,更重要的是直接影响手术能否完成。操作人员要有较强的责任心,严格按照操作规程操作,并经专门的技术培训,不仅要熟练掌握仪器的常规操作,了解基本性能,而且还要学会日常维护及保养。

1.在投入临床使用之前,请有关专家或设备专业人员进行专题讲座,让大家熟悉其性能、特点、原理、操作步骤与维护和保养要求。

2.主要设备如光源、信号转换和监视系统、电切电凝系统、气腹机系统,应有固定的放置室及专用的放置台(架),或放在 1 个有脚轮的器械柜内,柜内四周须有散热装置。如能设置固定而专用的手术间,可防止过多移动而造成对设备震动损害。

3.手术中要爱护器械,使用得当。所有器械在使用、清洗、保养过程中,关节不要硬扳,尖端不能碰及硬物,管状不能敲打。用后认真用清水刷洗,气枪吹干后上油,以防受潮生锈。用后放回器械柜内,做好登记。

4.监视器、录像机等擦净灰尘,妥善保存。设备保持清洁,不用时用防尘罩遮住。

5. 使用过程中设备发生故障,不得任意拆卸,应及时请专业人员维修并调试。

6. 腹腔视角窥镜应注意保护目镜,镜面清洗后需用软布擦干,保护帽套住,避免摩擦碰撞,磨损镜片,影响清晰度。

7. 摄像头、光缆线用湿布擦净后,再用细软布擦干,不可折叠,应无角度盘旋。

8. 气腹针应保证针尖锐利和通畅,手术完毕后擦干上油。

9. 穿刺锥防止碰撞影响其锋利性。穿刺锥鞘的侧孔清洗时应按压打开通口,冲洗干净内腔,用卷棉子擦干,关节活动部分擦干上油。

10. 各类有内腔的导管,使用后在流水下反复冲洗,必要时用通条用水冲,用毛刷清除血痂、胆泥残渣,管腔部分接氧气吹干,让其水分充分挥发后上油。

11. 基本手术器械:转换管、电凝钩、微型剪、施夹钳、抓钳、冲洗三通器、针持等均为手术操作之用。这些操作器械精密细长,都应轻拿、轻放,不得投掷或互相碰撞,不可一手拿 2 件,以防滑落摔坏,保护轴节灵活,尖端合拢良好,保护各种微型分离器的利刃部分,清洁时用柔细毛刷洗净上油。

12. 对各种钳类要经常检查,注意活动关节,将钳关节涂上专用保护油。不经常使用的器械每周至少保养 1 次,防止生锈。吸引管道及外套管上均有 1 个阀门,可定期拆卸进行清洁、上油,以保持阀门的灵活性。

13. 浸泡消毒时,必须了解消毒剂的性能,禁止使用对器械有腐蚀性的溶剂作消毒灭菌剂。除常规开腹器械及冲洗管道高压灭菌外,镜头、导光纤维、电凝线可根据器械性能决定消毒方法,可使用卡式快速高压灭菌锅进行高压灭菌消毒或环氧乙烷灭菌。

14. 冷光源灯泡的功率均大于 150 W,一般正常工作时间是 250~300 h。其主机应放于通风、散热良好的器械车上,以延长使用寿命。

15. 使用 CO_2 气腹机之前,应注意各接头及高压泵管是否牢固,若有不安全因素应及时处理。使用高频电刀时,输出功率小于 200 W,以保证病人安全。

16. 放置的地点应防潮、防晒,并远离油污,远离有毒、有害、易燃、易暴及腐蚀性液体及气体。

附录　麻醉科常用计算公式

1. 体表面积计算公式

体表面积(cm^2)＝0.006 1×身高(cm)＋0.012 8×体重(kg)－0.152 9

2. kPa 和 mmHg,cmH_2O 换算公式

kPa×7.5＝mmHg

mmHg×0.13＝kPa

kPa×10.0＝cmH_2O

3. 脑灌注压计算公式

脑灌注压(CPP)＝平均动脉压(MAP)－颅内压(ICP)

平均动脉压＝舒张压＋1/3 脉压

4. 氧浓度(FiO_2)换算公式

吸入氧浓度(%)＝21＋4×氧流量(L/min)

5. 补钾计算公式

应补钾(mmol/L)＝(4.0－血清钾测得值)×体重(kg)×0.3

1 mmol/L 氯化钾＝75 mg 氯化钾

所计算出的补钾总量应在 2 h 内输完

6. 补钠计算公式

应补钠(mmol/L)＝(140－血清钠测得值)×体重(kg)×0.6(女性 0.5)

1 mmol/L 氯化钠＝59 mg 氯化钠

7. 补碱计算公式

应补碳酸氢钠(mmol/L)＝BE(绝对值)×0.3×体重(kg)

1 mmol/L 碳酸氢钠＝84 mg 碳酸氢钠

一般首次给计算量的 1/3～1/2,复查血气后再决定是否需要再补充。

8. 小儿用药剂量计算公式

(1)按体表面积计算公式

小儿用药剂量＝成人剂量/1.73(m^2)×小儿体表面积(m^2)

小儿体表面积(m^2)＝(4×体重(kg)＋7)/(体重(kg)＋90)

(2)按体重计算公式

小儿用药剂量＝成人剂量×小儿体重/50

在称小儿体重有困难时,可用以下方法推算:

1～6 个月:体重(kg)＝3＋月龄×0.6

7～12 个月:体重(kg)＝3＋月龄×0.5

12 个月以上:体重(kg)＝8＋年龄×2

9. 6 岁以内小儿气管导管内径的选择

公式 1 导管内径(mm ID)＝4.0＋年龄(岁)/4

公式 2 导管内径(mm ID)＝(16～18＋年龄(岁))/4

10. 2 岁以上小儿气管插管深度

公式 1 经口插管的深度(cm)＝12＋年龄(岁)/2

公式 2 经鼻插管的深度(cm)＝15＋年龄(岁)/2

11. 小儿液体治疗维持量

0～10 kg：4 mL/(kg・h)

10～20 kg：40 mL＋2 mL/(kg・h)(>10 kg 部分)

>20 kg：60 mL＋4 mL/(kg・h)(>20 kg 部分)

12. 最大允许出血量

最大允许出血量＝估计血容量×(病人 HCT－30)/病人 HCT

参 考 文 献

[1] 胡志向,徐建,等. 实用微创手术麻醉技术[M]. 青岛:中国海洋大学出版社,2010.

[2] 吴在德,吴肇汉. 外科学[M]. 7版. 北京:人民卫生出版社,2008.

[3] 葛均波,徐永健. 内科学[M]. 8版. 北京:人民卫生出版社,2014.

[4] 胡志向,王惠英. 冠心病病人手术期间心电图分析[J]. 中国实用心电杂志,1997,5(12):869-870.

[5] 胡志向,高玉亮,韩希文,等. 直肠癌根治术不同麻醉方法对应激反应的影响[J]. 外科杂志,2007,12(5):438-439.

[6] 胡志向,葛秀娟,李梦良,等. 直肠癌术后硬膜外与静脉自控镇痛对老年病人镇痛效果及血气的影响[J]. 外科杂志,2008,13(2):160-163.

[7] 胡志向,李梦良,崔超,等. 全麻胃癌术中应用小潮气量联合低水平呼气末正压通气对老年患者呼吸功能的影响[J]. 外科杂志,2009,14(6):460-462.

[8] 胡志向,韩希文,高玉亮,等. 父母陪护麻醉诱导对小儿围手术期应激反应的影响[J]. 齐鲁医学杂志,2006,21(5):431-432.

[9] 胡志向,高玉亮,韩希文,等. 腰硬联合阻滞复合气管内全麻在直肠癌手术中的应用[J]. 齐鲁医学杂志,2007,22(5):433-434.

[10] 胡志向,张增高. 椎间孔穿刺注药加手法整复治疗腰椎间盘突出症[J]. 齐鲁医学杂志,2001,16(3):210-211.

[11] 胡志向,张新琪,王惠英,等. 椎旁神经根注药治疗带状疱疹后遗神经痛27例[J]. 齐鲁医学杂志,1998,13(2):143.

[12] 胡志向,张增高. 应用SPP-1A疼痛治疗仪治疗肩周炎116例分析[J]. 青岛医学院学报,1999,35(1):3.

[13] 韩希文,胡志向,葛秀娟. 外科手术麻醉诱导期家长陪伴对学龄前小儿心理应激反应的影响[J]. 中国实用儿科杂志,2006,21(7):556.

[14] 高玉亮,胡志向,韩希文,等. 两种麻醉方法对直肠癌根治术中应激反应变化的比较[J]. 实用诊断与治疗杂志,2007,11(11):850-851.

[15] 李梦良,胡志向,崔超,等. 老年病人全麻胃癌根治术中肺保护性通气的应用[J]. 齐鲁医学杂志,2010,25(1):31-33.

[16] 胡志向,葛秀娟. 腰—硬联合麻醉在下腹部手术中应用总结[J]. 外科杂志,2010,16(8):160-163.

[17] 胡志向,韩希文,王庆亮. 异丙酚辅助硬腰联合麻醉在腹腔镜疝修补术中气腹时患者

体动反应的半数有效效应室靶浓度[J].腹腔镜外科杂志,2011,16(7):553.

[18] 李梦良,胡志向,毛武德,等.腹腔镜疝修补术中应用丙泊酚辅助硬腰联合麻醉与全身麻醉的对比研究[J].腹腔镜外科杂志,2012,17(3):237.

[19] 胡志向,李梦良,王庆亮,等.地佐辛在妇科腹腔镜手术后镇痛效果的观察体会[J].腹腔镜外科杂志,2012,17(11):870.

[20] 王庆亮,胡志向,韩希文,等.全麻与腰硬联合麻醉在腹腔镜疝修补术中不同气腹阶段应激反应的变化[J].腹腔镜外科杂志,2014,19(8):630.

[21] 李梦良,胡志向,崔超,等.鼻窦内窥镜手术术中应用右美托咪啶对患者术后苏醒期的影响[J].中国医师进修杂志,2015,38(7):529.

[22] 王庆亮,况倩倩,胡志向,等.右美托咪啶局部用药对左布比卡因超声引导下胫神经阻滞半数有效浓度的影响[J].中国医师进修杂志,2017,40(1):85.